EVIDENCE BASED TREATMENTS
FOR
TRAUMA-RELATED PSYCHOLOGICAL DISORDERS

抚平伤痛
创伤性心理障碍治疗指南

［瑞士］乌尔里希·施奈德（Ulrich Schnyder）
［美］玛丽莱纳·克卢瓦特（Marylène Cloitre） 编

王建平 徐 慰 徐佳音 等 译
施琪嘉 审校

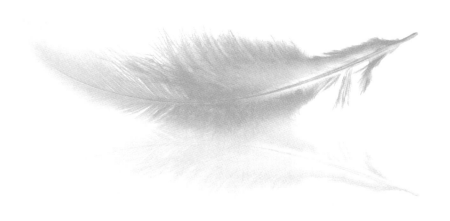

中国人民大学出版社
·北京·

译者序

近年，灾后心理援助随着大大小小的灾难事件逐渐走进人们的视野。如何更好地帮助创伤相关障碍患者成为治疗师讨论的一个热点。在国内，科学有效的治疗方法普及率不高，同时治疗师自身水平也良莠不齐，甚至会出现一些明显"不当"的做法。作为一名工作在心理咨询与治疗一线的治疗师，我一直以来都在关注这个领域研究和治疗的进展。前年，在参加一次创伤相关障碍的会议时，我与本书的第一作者刚好相邻而坐，席间讨论时他提到自己有一本关于治疗创伤相关障碍的书即将问世，当即我就表示很有兴趣阅读，并将其介绍给中国的读者。

将这本书推荐给广大读者的原因有：（1）权威全面。该书涵盖了当今对创伤相关障碍有效的各种治疗方法，信息丰富权威，反映了最新的进展。（2）科学严谨。书中的每一种疗法都是在实证研究的基础上形成和完善的，这样科学和严谨的理论指导，可以使我们在治疗中减少不当方法的使用。（3）操作性强。书中的每一种疗法都有明确的操作步骤，从第一次会谈到治疗结束，以及治疗中需要注意的问题，这些尤其对新手治疗师会有很大的帮助。（4）通俗易懂。该书的语言风格简洁明了，并充分体现了用实践来佐证理论，用理论来指导实践。不仅一线临床工作者和心理咨询与治疗师可以将它作为实操指南，同时心理学爱好者以及想要了解创伤相关障碍的广大读者也可以从中获益。

本书共 27 章，分为 8 个部分。第一部分介绍了创伤相关障碍的原理，让读者有一个整体的了解。第二部分引出创伤相关障碍的评估与诊断。第三部分是本书的核心，具体描述了各种治疗方法。每种方法都从一个简单的理论介绍开始，接着展示这种治疗方法的实施过程，然后通过案例提出治疗过程中可能会遇到的挑战。第四部分列举了创伤相关障碍的共病的治疗。第五和第六部分介绍了针对特殊人群以及特殊形式的治疗方法。第七部分是相关的药物治疗。第八部分是对全书的总结。本书资料丰富，脉络清晰，逻辑连贯，展示了创伤相关障碍的循证治疗方法的全貌。

本书由施琪嘉老师审校，翻译全部由我和我的硕士、博士研究生完成。我首先组织翻译索引，尽量做到同一术语在全书各章中既统一又灵活，体现原书的含义；然后确定翻译风格，各个译者遵守共同的原则；每个人完成初稿之后进行两两配对互相校对，就翻译中出现的问题在全体译者的讨论会上作汇报，从全书的角度来更好地理解各章的内容，形成第一次校对稿；之后扩大范围组成小组，针对仍然不确定的有争论的词句进行讨论和修改，形成第二次校对稿。在整个的翻译和校对过程中，我全程监督和指导，全力保证翻译质量。整个翻译过程也是一个学习的过程，每个译者要在实务例会上报告翻译的内容，对此大家觉得很有收获。各章具体的翻译执笔情况为：第 1 章、第 27 章，彭海龙；第 2 章，闫煜蕾；第 3 章，曹婧宜；第 4 章、第 11 章，罗浩贤；第 5 章、第 6 章，范文超；第 7 章，付丽萍；第 8 章、第 10 章，刘超；第 9 章，徐慰；第 12 章、第 16 章，徐佳音；第 13 章，尉玮；第 14 章、第 15 章，何丽；第 17 章，唐森；第 18 章、第 21 章，朱雅雯；第 19 章、第 20 章，杨微；第 22 章，符仲芳；第 23 章、第 24 章，余萌；第 25 章、第 26 章，邢怡伦。学生们为本书的翻译定稿付出了极大的努力和心血。在此，对我的学生以及在本书翻译中提供帮助并给予支持的各位老师和同学表示由衷的感谢！

尽管力求完美，但由于能力和水平有限，翻译中难免有错误和不当之处，敬请各位专家和读者批评指正，诚挚地希望能得到反馈。我的电子邮箱：wjphh @bnu.edu.cn。

王建平

2018 年 7 月于北京师范大学

目录

第 1 章　引言

Ulrich Schnyder
Marylène Cloitre

一、为什么要编写这本书？

在过去的 30 年里，与创伤性应激相关的研究和临床实践迅猛发展。越战之后，与近代史上其他类似的时期——如一战和二战——一样，精神卫生专业人员、政策制定者和一般公众逐渐意识到，难以承受的创伤经历会对士兵和平民产生生物-心理-社会方面的影响（Weisæth，2014）。然而，与较早时期不同的是，越战之后，专业人员和公众对创伤经历的关注一直保持着高涨，从而使得政府政策、精神卫生服务和社会观念发生了巨大的改变。以往创伤领域从来没有遇到过这种被科学家和临床医生长期并持续关注的情况。在 1980 年出版的《精神疾病诊断与统计手册》（DSM-Ⅲ；

U. Schnyder（⊠）

Department of Psychiatry and Psychotherapy，University Hospital Zurich，

Zurich，Switzerland

e-mail：ulrich. schnyder@access. uzh. ch

M. Cloitre

Dissemination & Training Division，National Center for PTSD，

San Francisco，CA，USA.

e-mail：marylene. cloitre@nyumc. org

APA，1980）中，创伤后应激障碍（posttraumatic stress disorder，PTSD）作为一种新的诊断分类被引进来，这一举措激起了一次史无前例，至少是在一定程度上的意想不到的发展。在过去的 35 年里，精神卫生领域仅有少数方面能够取得如此有力且持续稳定的发展。在基础和临床研究中，与创伤有关的出版物的数目以及创伤领域的整体知识，已经呈几何倍数增长，而且还在继续增长着。

在基础知识不断积累的同时，治疗 PTSD 和其他与创伤相关的心理问题的方法也在发展着。如今，有大量循证的心理和药物治疗可以被拿来用于临床实践（Bisson et al.，2013；Bradley et al.，2005；Watts et al.，2013）。总体来看，相对药物治疗来说，心理治疗的影响似乎更大。在对各种创伤幸存者进行的精确控制的试验表明，以创伤为中心的心理疗法对治疗 PTSD 是有效的。然而，脱落率还是相对较高，而且多数患者在完成了心理治疗和/或药物治疗之后，依旧符合 PTSD 的诊断，在治疗后的评估中仍然无法达到最终的良好功能水平。因此，这一领域仍需要新的发展（Schnyder，2005）。一个向前推进的办法，就是要进一步提炼既定的、有实证支持的疗法。通过拆解研究，可以确认症状改变的机制，能够将治疗中最有效的部分识别出来，并且淘汰掉不太有效的成分。此外，必须对新疗法和可替代的疗法（精神药理学干预、替代或补充疗法）进行进一步的探讨，并系统地测试，还要想办法提升对精神卫生资源全球化的使用（例如，现代科技和远程精神健康方法的使用；见第 25 章）。

那么，到底为什么要编写这本书呢？毕竟在市场上早已有非常多的关于创伤性应激各个方面的优秀的最新书籍。然而，这些书大部分是由科学家写给科学家看的或者临床医生写给临床医生看的。因此我们想要出版另一本书（即本书）的动机是，我们希望编一本由有临床经验的研究者和经过科学训练的临床医生写的书，一本牢牢植根于可靠的科学之中但又能吸引临床医生的书。这本书的撰稿者是为那些在临床环境中的治疗师写的，这些治疗师可能接受过学术的训练，但主要兴趣却在于怎样能最好地治疗他们的心理受创的患者。

这本书为临床心理学家、精神病学家、心理治疗师和其他在各种环境中与创伤幸存者一起工作的临床医生提供了基于实证的指导。它在创伤性应激研究和实践的基础上提供了容易理解的、最新的信息，如心理学和社会学的理论，以及流行病学、精神病学和神经生物学的研究发现。上述是本书给治疗师们带来的主要好处，不过，这本书的核心焦点是针对创伤性应激相关精神障碍的循证的心理治疗。更重要的是，本书囊括了创伤相关精神障碍的各个方面的信息，包括急性应激反应、复杂性 PTSD 和延长哀伤障碍，并反映了在《国际疾病分类》第 11 版（ICD -11）诊断分类中所预测的重大的变化。其他章节中介绍了关于共病、特殊人群和特殊治疗模块的治疗方法，以及创伤相关障碍的药物治疗。这本书以解决"如何对症下药？"这个根本问题作为结尾。

二、这本书的内容

本书在第一部分简明扼要地介绍了目前为止我们所了解到的与创伤性应激有关的基本原理，以此为理解创伤带来的影响以及治疗的作用奠定基础。本书以潜在的创伤性事件和创伤相关障碍的流行病学作为开端，并开门见山地清楚地表明了创伤是一个重要的公共卫生议题。书中描述了有关 PTSD 的最重要的心理学和社会学理论，如恐惧条件作用、双重表征理论、认知理论和"热点"（hotspots）、心理动力学理论，以及 PTSD 的社交与社会视角。接下来则会呈现有关 PTSD 的神经生物学的最新研究进展，以及创伤暴露、PTSD 和躯体健康之间的关系。

第二部分介绍了创伤相关障碍的诊断谱系。它覆盖了 PTSD、急性应激障碍和急性应激反应、复杂性 PTSD 和延长哀伤障碍，还讨论了 DSM 和 ICD 这两个主要的诊断体系的异同。不过，DSM-5 是在 2013 年 5 月出版的，而 ICD-11 在 2017 年之前似乎也不会问世①。但是就目前来看，DSM-5 与 ICD-11 之间的差异可能会比 DSM-Ⅳ 与 ICD-10 之间的差异更加巨大。这将带来一些有趣的难题，但是对创伤领域的进一步发展、分化和多样化来说，这或许也是一种机遇。

第三部分是本书的核心，并且相应地，也是本书篇幅最多的一个部分。在其中的 9 章里，我们提出了一些有实证支持创伤聚焦心理干预方法。第三部分开始于对创伤的早期干预，其受众包括两部分人群：没被筛选出来的近期遭受过创伤的幸存者，以及被筛选出来的有可能发展出慢性创伤相关障碍的高危人群。接下来介绍了各种针对 PTSD 的有实证支持的心理治疗，包括延长暴露（prolonged exposure，PE）疗法、认知疗法（cognitive therapy）、认知加工疗法（cognitive processing therapy，CPT）、眼动脱敏与再加工（eye movement desensitization and reprocessing，EMDR）疗法、叙事暴露疗法（narrative exposure therapy，NET）和短程折中心理治疗（brief eclectic psychotherapy，BEPP），每种疗法会在单独的一章中进行详细介绍。情感和人际调节技能训练（skills training in affective and interpersonal regulation，STAIR）叙事疗法是在更复杂的条件下使用的，如复杂性 PTSD，

3

---

① ICD-10 于 2018 年 6 月问世。——译者注

它会在单独一章中被讨论。针对延长哀伤障碍的复杂性哀伤治疗（complicated grief treatment，CGT），也是放在单独一章中来讨论的。

为了给各种治疗方法之间提供一定的连贯性，我们要求本书这部分的作者们使用一种相似的方式来组织他们的内容：开篇是用通俗易懂的语言来对一种疗法的理论基础进行简短的总结，并且要求这些语言能够被缺乏文献阅读经验的临床治疗师所理解。然后，该章的主要部分展示该疗法怎样在临床实践中进行应用。基本上，每个治疗方案都是通过一个或者几个案例来呈现的。我们希望读者们读完这一部分的每一章后，都可以弄清楚如何在现实的临床实践中开展治疗工作。这些案例的后面会列出一些临床医生经常遇到的挑战，这些挑战会出现在具体的操作过程中。每章的最后都会就临床经验上的治疗效果和其他与该疗法相关的研究发现进行总结。

第四部分涉及对创伤相关障碍共病的治疗，这些共病经常在创伤相关障碍患者身上出现，它们分别是：物质使用障碍、边缘型人格障碍和慢性疼痛（如躯体形式疼痛障碍）。

第五部分解决与特殊人群相关的临床治疗难题，如儿童与青少年、老人、难民以及战争老兵。当计划本书的这部分内容时，我们就意识到儿童与青少年心理创伤领域的工作在过去的几十年里已经得到迅速发展和扩大。在某些方面，如今儿童与青少年心理创伤领域的工作甚至走在了作为创伤工作"主流"的成年人创伤工作的前面。所以，我们要求这一章的作者写的与其他各章略有不同，他们要提供针对儿童与青少年创伤的循证治疗方法的总体概要，而不是对一个特定的方法进行深入描述。我们还决定在这本书出版之后，编写一本有实证支持的针对儿童与青少年创伤治疗方法的书籍。

第六部分的内容是特殊的治疗模块，比如针对 PTSD 的团体治疗、夫妻治疗，远程心理健康的新兴领域，以及基于科技手段的评估和治疗创伤幸存者的方法。

第七部分的内容是针对 PTSD 的药物治疗。

本书的第八部分是总结性的，致力于讨论对什么样的患者使用哪种治疗方法效果最好。它还描述了其他领域的有关患者-治疗匹配方面的研究和临床进展，我们可以将这些成果运用到创伤治疗中去。这包括：通过患者与治疗师的合作来共同确定治疗的重点，确立包含多种成分的干预措施的策略，以及使用"以评估为基础的看护"的原则来指导治疗和干预的时长。

通过标题，我们可以知道本书的主要关注点是基于实证的治疗方法。Chambless 和 Hollon（1998）提出了一种治疗方法是否满足"循证"（evidence-based）或"有实证支持"（empirically supported）的标准。首先，该疗法的疗效必须已经通过一系列使用合适的样本的随机对照试验（randomized controlled trials，RCTs）的验证。其次，在这些试验里，不仅要对样本进行充分的描述，还必须使用有效和可靠的方法来测量结果。最后，结果必须通过了至少一个独立研究团队的重复检验。Foa 和他的同事们（2009）指出，在过去 25 年里，创伤领域的心理治疗研究的严格程度在不断提高。然而，循证医学被定义为以面向过去为导向的，因为它只告诉我们那些早已经被证明有效的并且成熟的和有实证支持的治疗方法的有关知识。如果我们只依靠现有的可行的科学证据，那么将会极大地阻碍新的进展。由于很多患者拒绝治疗或者一点儿也不愿意去寻找专业的帮助，我们需要提高人们对于治疗的接受度。同时，我们也应该给那些新的、有创造力的但还没获得科学验证的方法提供余地。

　　本书所涉及的不同领域，其科学化的水平存在着很大的差异。一方面，有一系列实证支持的 PTSD 疗法，临床医生和患者都可以从中做出选择。另一方面，对于饱受磨难的难民们所患的创伤相关障碍及其共病的慢性疼痛的治疗来说，科学证据的发展水平仍然显得非常不足。正如前面所提到的，还有需要改进和发展的空间。非常有发展空间的方面可能包括：基于正念的方法、对具体问题跨诊断的"迷你干预"（mini-interventions），以及基于网络的疗法、其他远程的精神健康技术和科技化的手段。

三、心理治疗的共性

　　当阅读完各章，尤其是第三部分的章节之后，我们可以非常清楚地看到那些有实证支持的针对创伤幸存者的心理疗法有着很多共同之处。我们认为，虽然在各种疗法间存在着一些重要的差异，但是共性还是要远远多于差异。治疗的干预和特征常常会有以下共同点：

- 心理教育提供了有关创伤性应激反应的性质和过程的信息（应该确认它们是可理解和可预期的），帮助患者识别和运用针对创伤提示物的应对方法，讨论如何处理应激反应的办法（Schnyder et al.，2012）。简单地说，就像 Wessely 和他的同事们（2008）所认为的，心理教育提供了"关于应激性质、创伤后和其他的一些症状以及关于这些我们应该怎么做的信息"。在个体或大规模的、集体的创伤发生之后要提供心理教育，如心理急救（psychological first aid，PFA）的实施，就是为了防止出现急性的和慢性的与创伤相关的精神障碍，同时增强复原力。心理教育也是 PTSD 治疗中以创伤为中心的心理疗法的一个重要成分。在这里面，心理教育旨在促进治疗性干预，优化患者的合作，并防止复发。虽然大部分心理健康专家都把创伤教育或心理教育视为一个重要的工具，但是对它的目的和核心成分却没有一个统一的认可。因此，对它的陈述并没有标准化的程序，而且几乎没有任何公开发表过的关于心理教育有效性的研究，这也就不足为奇了（Schnyder et al.，2012）。

- 情绪调节和应对技能的传授和训练会在很多疗法中得到使用。在某些情况下，这种做法是比较隐蔽的，但有时却是非常明显的，如在 Cloitre 的 STAIR 叙事疗法中，情绪调节技能的训练是治疗协议第一部分中的核心阶段。在大多数的治疗中，情绪调节技能是在治疗的初始或者治疗的第一阶段被引入的。从另一个角度来看，教授情绪调节技能还可以被当作增强创伤幸存者的复原力的治疗元素。

- 想象暴露在 PE 疗法中会被着重强调：对创伤记忆的想象暴露会和对创伤提示物的现实暴露结合起来。不过，通过某种形式对患者的创伤记忆进行暴露，基本可以在所有基于实证的创伤相关障碍的心理治疗中找到。在 EMDR 疗法中，患者把注意力集中在创伤上，同时保持沉默并做扫视和水平眼动的动作；在 CPT 中，患者要在家里制作一个书面的描述并在治疗期间将其读给治疗师听；在 BEPP 中，通过想象暴露来促进精神宣泄；等等。

- 认知加工和重建是另外一种几乎可以在所有得到实证支持的 PTSD 心理治疗中发现的治疗元素。虽然在认知疗法和 CPT 中，苏格拉底式对话和认知重建都是最重要的治疗成分，但是在诸如 PE 和 EMDR 的其他方法中，认知重建则被当作在暴露或一组眼动之后融入的一个成分。

- 情绪在所有的心理治疗中，都会被或多或少地视为工作的目标。一些疗法（NET、PE）主要处理患者的创伤或者恐惧，其他的疗法会更注重内疚和羞愧（CPT）、愤怒（STAIR），或者哀伤与悲伤（BEPP）。道德损伤会出现在特别复杂的创伤经历中，并且混杂着部分由于身处道德困境而导致的矛盾情绪。虽然（目前）大多数治疗手册没有对道德损伤进行具体的描述，但是它越来越多地被当作在创伤治疗中需要解决的一个问题，其受众包括：受到创伤的老兵、受磨难的难民以及其他在复杂创伤经历中存活下来的人群。

- 记忆加工在针对创伤相关障碍的治疗中也发挥了重要的作用。PTSD 可以被看作一种记忆障碍。根据 Brewin 的双重表征理论（dual representation theory），近感觉表征（sensation-near representations）与类语境表征（contextualized representations）是不同的，即以前所提到的情境通达记忆（situationally accessible memory，SAM）系统与言语通达记忆（verbally accessible memory，VAM）系统（Brewin et al.，2010）（第3章）。NET治疗师的工作是把热记忆转化为冷记忆。不论使用哪种技术术语，在以创伤为中心的疗法中，恢复记忆功能和完成连贯的创伤叙述（coherent trauma narrative）似乎都是治疗的核心目标。

四、文化维度

世界文化精神病学会（World Association of Cultural Psychiatry，WACP）首任主席Wen-Shing Tseng把文化定义为一个动态的概念，它指的是一套信念、态度和价值系统，它起源于在早期的生活阶段个体对某种文化的适应，进而发展成一种调节行为、活动和情绪的内部模式（Tseng & Streltzer，2001）。因此，文化不是静态的，而是随着时代不断变化的，反映了不断变化的环境的要求。此外，Wen-Shing Tseng认为文化对每个个体来说都是特定的，因此文化比种族或者民族更为重要。有经验的治疗师常常会根据每个患者的具体情况、精神病理学特征以及治疗的阶段等来调整心理治疗。然而，如果把文化这一维度纳入其中，治疗就可能更加有效。文化相关、文化敏感或者文化胜任的疗法试图去理解文化因素如何增强患者生命的意义、患者的病情和求助行为的文化成分，以及患者对治疗的期望。

创伤是一个全球性的问题（Schnyder，2013）。我们的精神创伤患者来自全世界。我们不能再理所当然地认为，他们都说着我们的语言或者有着与我们一样的文化价值观。所以，我们需要提高自身的文化胜任力。对文化问题保持敏感已经成为一名优秀治疗师的必备条件。我们当中只有少数人会在定期的专业阐释的帮助下开展心理治疗（第21章）。一方面，考虑文化因素给我们本已要求很高的职业又增加了一个更大的挑战；另一方面，它也丰富了我们的工作，给我们提供机会去学习人类的多样性以及对同一个现象进行解释时所存在的差异性，比如，对闪回或者一段创伤经历的某个方面所进行的理解和解释，可能取决于患者及其治疗师的文化背景。

致谢 编写这本书的整个过程，我们都是受益匪浅并且乐在其中的。我们很荣幸能够和那些撰稿人一起工作，他们真的非常优秀，他们中的大多数人在创伤领域是世界级的领军人物。他们不仅及时地提交他们的手稿，还积极地对编辑的反馈和意见进行回应。我们也从他们那里学到很多。和这样一群人一起工作简直太美妙了。感谢我们所有的作者！

谢谢 Springer 国际出版公司的 Corinna Schaefer 和 Wilma McHugh。从一开始有关本书大纲的不断摸索，到随后的整个出版过程，Corinna Schaefer 和 Wilma McHugh 给我们提供了专业的支持，这些帮助对这本书的成功出版来说是非常重要的。谢谢你们的关心和持续不断的鼓励！

最后，这本书包含很多很多的临床案例。谢谢所有案例中的患者，是他们通过该章节的作者向我们分享了他们的故事，所以我们才可以从他们身上学习，然后变成更优秀的治疗师。

第一部分
创伤性应激：基本原理

第 2 章　作为公共健康议题的创伤：创伤和创伤相关障碍的流行病学

Sarah R. Lowe

Jaclyn Blachman-Forshay

Karestan C. Koenen

　　主流媒体的报道表明，创伤事件（如自然灾害、性侵害和儿童虐待）在全世界范
围内都发生得非常频繁，并会给个体和社会群体都带来巨大的心理代价。在这一章
里，我们的目标是阐述创伤给世界带来的公共健康负担。为了达到这个目标，我们会
对以往流行病学研究中创伤事件和创伤相关障碍的流行率和分布进行综述。流行病学
是公共健康的基石，它聚焦于人群中疾病的分布和原因，以及发展和检验预防与控制
疾病的方法。流行病学研究提供了创伤的高流行率的实证证据，以及创伤相关障碍所
带来的破坏性后果。这些实证研究显示，创伤并不是在人群中均匀分布的。当呈现这
些结果时，我们注意到方法论上的差异使得跨研究的比较变得困难。最后，我们使用
这些流行病学的数据来讨论应对创伤和创伤相关障碍的公共健康方法。我们得到的结
论是，创伤是一个重要的公共健康议题，而它带来的健康负担才刚刚受到重视。

一、创伤暴露的流行病学

　　表 2.1 总结了流行病学研究的结果，这些研究记录了多种创伤事件的发生率。

S. R. Lowe（⊠）· J. Blachman-Forshay · K. C. Koenen

Department of Epidemiology, Mailman School of Public Health, Columbia University,

New York. NY, USA

e-mail：srlowe@gmail.com

这篇综述囊括的研究满足了以下标准中的至少一条：（a）任何年龄段群体的全国或全地区代表性样本；（b）如果在某些国家或地区得不到全国或全地区代表性的样本，就得是局部代表性样本；（c）某个特定人群（如难民、有全国或全地区代表性的军人样本）的流行病学研究。如表所示，美国有全国代表性的研究包括全国共病研究（National Comorbidity Study，NCS；Kessler et al.，1995）、全国共病重复研究（National Comorbidity Study-Replication，NCS-R；Nickerson et al.，2012）和全国女性研究（National Women's Study，NWS；Resnick et al.，1993）。这些研究发现，大多数的美国成年人经历过至少一次潜在创伤事件（PTE）。在美国的研究中，最为普遍的潜在创伤事件包括：未预料的密友或家庭成员突然死亡，目睹其他人严重受伤或被伤害，以及暴露在人为或自然灾难中（参见 McLaughlin et al.，2013；Nickerson et al.，2012）。针对其他高收入国家或地区的成年居民的全国或全地区代表性研究包括澳大利亚（Mills et al.，2011）、加拿大（Van Ameringen et al.，2008）、北爱尔兰（Bunting et al.，2013）和荷兰（Bronner et al.，2009）的研究，这些研究也得到了相似的结果，即大多数成年人经历过至少一次潜在创伤事件。但在德国和韩国的研究中报告的全国流行率要低一些，只有三分之一或更少的受访者报告了终生创伤暴露（Hauffa et al.，2011；Jeon et al.，2007）。大量的研究结果显示，创伤在中等和低收入国家或地区中也非常普遍，如在柬埔寨（de Jong et al.，2001）、东帝汶（Soosay et al.，2012）、墨西哥（Medina-Mora et al.，2005）和南非（Atwoli et al.，2013）。但是，这些研究中有很多仅聚焦于特定的区域（如大城市）或群体（如青少年），这限制了将结论推广至整个人群。

尽管创伤在全球范围内都很普遍，但特定创伤事件的发生率在不同的国家或地区还是有显著的差异。至少有四个因素会影响国家或地区之间的差异。首先，差异可能反映了发生率确实不同。例如，强奸可能在高冲突地区更加普遍，因此带来了更高的发生率［与非战斗人员相比，利比亚前战斗人员中有更高的强奸率（Johnson et al.，2008）］。其次，在报告创伤事件的接受度上存在着文化差异，尤其是性侵害事件。受到文化的影响，受访者的尴尬或害怕被报复很可能会影响他们去报告创伤事件（例如，Chan et al.，2013）。再次，受访者可能更少去报告那些看起来正常的创伤事件。从这个角度来看，那些可能会有更多创伤事件的地区并不一定会从数据上显示出具有更高的创伤事件的发生率［例如，战后环境的潜在创伤事件发生率就存在显著差异（de Jong et al.，2001）］。最后，评估本身也会影响报告的准确性，比如使用了措辞不当的问题。

表 2.1　对潜在的创伤事件（PTEs）和创伤后应激障碍（PTSD）的发病率的流行病学研究

研究	国家或地区	设计	人数	PTE 发生率	PTSD 评估（工具；标准；指标事件）	PTSD 发病率
de Jong 等 (2001)**	阿尔及利亚	从阿尔及尔大省随机抽取的居民	653	战争相关（1*）：91.9%	CIDI；DSM-Ⅳ；所有的创伤事件	终生：37.4%
Chapman 等 (2010)；Mills 等 (2011)	澳大利亚	澳大利亚全国心理健康及幸福感调查 (2007)，全国代表性样本 (18～65)	8 841	任何 PTE (29)，74.9%；儿童期 (1*)，10.1%；性 (1*)，9.6%；战争相关 (1*)，4.1%；灾难(1*)，8.4%；意外 (1)，34.4%	修改后的 CIDI；DSM-Ⅳ；最糟糕的创伤事件	终生，7.2%；过去一年，4.4%
Ikin 等 (2004)**	澳大利亚	海湾战争的所有退伍军人	1 381	—	CIDI；DSM-Ⅳ；未注明	终生，1.3%（战前发病），5.3%（战后发病）；过去一年，5.1%
Rosenman (2002)	澳大利亚	全国心理健康及幸福感调查 (1997)，全国代表性样本 (18 岁以上)	10 641	任何 PTE(10),57.4%；性 (1*),10.6%；战争相关(1),3.2%；灾难(1),16.8%	修改后的 CIDI；DSM-Ⅳ、ICD-10；最糟糕的创伤事件	过去一年:1.5%（DSM-Ⅳ）,3.6%(ICD-10)

13

研究	国家或地区	设计	人数	PTE 发生率	PTSD 评估（工具；标准；指标事件）	PTSD 发病率
O'Toole 等 (1996)**	澳大利亚	澳大利亚越南战争退伍军人健康研究。服役期为1962年至1972年的退伍军人全国性随机样本	641	—	DIS，AUSCID，密西西比量表；DSM-Ⅲ；多种创伤事件	终生，17.1%（DIS，所有事件），11.7%（DIS，战争相关），20.9%（AUSCID；当前，11.6%（AUSCID），8.1%（密西西比量表）
Darves-Bornoz 等 (2008)	比利时	ESEMeD，全国代表性样本（18岁以上）	1 043	—	CIDI；DSM-Ⅳ；最糟糕的创伤事件	过去一年：0.8%
Karam 等 (2013)	巴西	圣保罗大都会研究，圣保罗大都会地区代表性样本（18岁以上）	2 942	—	CIDI；DSM-Ⅳ；最糟糕和随机的创伤事件	过去一年：1.0%
Karam 等 (2013)	保加利亚	保加利亚全国健康及应激调查，全国代表性样本（18岁以上）	2 233	—	CIDI；DSM-Ⅳ；最糟糕的和随机的创伤事件	过去一年：0.9%
de Jong 等 (2001)**	柬埔寨	从以下三个地区随机抽取的居民：（1）马德望省桑科地区的澳大利亚难民一号公社；（2）磅士卑省优东地区的维旁公社；（3）首都金边的桑卡塔斯姆多姆哪村	610	战争相关（1*）：74.4%	CIDI；DSM-Ⅳ；所有的创伤事件	终生：28.4%

续前表

续前表

研究	国家或地区	设计	人数	PTE 发生率	PTSD 评估（工具；标准；指标事件）	PTSD 发病率
Nelson 等 (2011)；Fikretoglu 和 Liu (2012)**	加拿大	加拿大社区健康调查——加拿大增援部队，现役加拿大军人的代表性样本（16~64 岁）	8 441	—	CIDI; DSM-IV：最糟糕的创伤事件	终生，6.5%；过去一年，2.3%
Van Ameringen 等 (2008)	加拿大	全国代表性样本（18 岁以上）	2 991	任何 PTE (18)，75.9%；儿童期 (1*)，21.9%；性相关 (1*)，4.3%；灾难 (1)，15.6%；丧亲 (1)，41.1%	加拿大社区健康调查（以 CIDI 为基础）；DSM-IV：最糟糕的创伤事件	终生，9.2%；当前，2.4%
Benitez 等 (2009)	智利	智利精神障碍流行率研究，圣地亚哥、康塞普西翁、考廷、伊基克的代表性家庭样本（15 岁以上）	2 978	任何 PTE (11)，46.7% (男)，33.2% (女)；性 (1)，1.0% (男)，3.8% (女)；战争相关 (1)，0.1% (男)，0.7% (女)；灾难 (1)，8.0% (男)，5.6% (女)；丧亲 (1)，3.4% (男)，1.8% (女)	CIDI; DSM-III-R；未注明	终生：4.4%

续前表

研究	国家或地区	设计	人数	PTE 发生率	PTSD 评估（工具；标准；指标事件）	PTSD 发病率
Karam 等 (2013)	哥伦比亚	哥伦比亚全国心理健康研究，城市地区的代表性样本（18~65岁）	2 381	—	CIDI；DSM-IV；最糟糕的和随机的创伤事件	过去一年：0.3%
Elkit (2002)	丹麦	八年级学生的全国代表性样本（13~15岁）	390	任何 PTE (20), 88.0%；儿童期 (1*), 7.4%；性 (1*), 1.8%；丧亲 (1), 51.8%	HTQ；DSM-III-R；最糟糕的创伤事件	终生：9.0%
Soosay 等 (2012)	东帝汶	对分别在城市和农村的两个村庄的全部人口的调查，宽泛地代表了全国人口（18岁以上）	1 245	任何 PTE (16), 100%；战争相关 (1), 34.3%；灾难 (1*), 76.3%；丧亲(1*), 18.3%	HTQ；DSM-IV；未注明	当前：5.0%
de Jong 等 (2001)**	埃塞俄比亚	随机抽取的在亚的斯亚贝巴临时避难所的庇立特里亚特难民	1 200	战争相关 (1*), 78.0%	CIDI；DSM-IV；所有的创伤事件	终生：15.8%
Darves-Bornoz 等 (2008)	法国	ESEMeD，全国代表性样本（18岁以上）	1 436	—	CIDI；DSM-IV；最糟糕的创伤事件	过去一年：2.3%
de Jong 等 (2001)**	加沙	随机抽取的3个难民营，3个城市和2个安置区的居民	653	战争相关 (1*), 59.3%	CIDI；DSM-IV；所有的创伤事件	终生：17.8%

续前表

研究	国家或地区	设计	人数	PTE 发生率	PTSD 评估（工具；标准；指标事件）	PTSD 发病率
Hauffa 等 (2011)	德国	全国代表性家庭样本（14 岁以上）	2 510	任何 PTE（12），23.8%；儿童期（1），1.2%；性（1），1.5%；战争相关(1*)，5.5%；灾难（1），0.6%	PSS；DSM-IV；未注明	终生：2.9%
Darves-Bornoz 等 (2008)	德国	ESEMeD，全国代表性样本（18 岁以上）	1 323	—	CIDI；DSM-IV；最糟糕的创伤事件	过去一年：0.7%
Maercker 等 (2008)	德国	全国代表性样本（14～93 岁）	2 426	任何 PTE（12），28.0%（女），20.9%（男）；儿童期（1），0.8%；性（1），1.2%；战争相关（1*），8.2%；灾难（1），0.8%	修改后的 PSS；DSM-IV；未注明	过去一个月：2.3%
Böðvarsdóttir 和 Elklit (2007)	冰岛	九年级学生的全国代表性样本（13～15 岁）	206	任何 PTE（20），77%；性（1*），3.9%；儿童期（1*），5.8%；丧亲（1），42.7%	HTQ；DSM-IV；最糟糕的创伤事件	在事件发生时类似于 PTSD 的状态：6.0%
Alhasnawi 等 (2009)	伊拉克	伊拉克心理健康调查。全国代表性家庭样本（18 岁以上）	4 332	—	CIDI；DSM-IV；未注明	终生，2.5%；过去一年，1.1%

研究	国家或地区	设计	人数	PTE发生率	PTSD评估（工具；标准；指标事件）	PTSD发病率
Karam等（2013）	以色列	以色列全国健康调查。全国代表性样本（21岁以上）	4 849	—	CIDI；DSM-IV；最糟糕的创伤事件	过去一年：0.4%
Darves-Bornoz等（2008）	意大利	ESEMeD，全国代表性样本（18岁以上）	1 779	—	CIDI；DSM-IV；最糟糕的创伤事件	过去一年：0.7%
Kawakami等（2014）	日本	世界心理健康（WMH）日本调查，来自1个大都市、2个一般城市和8个乡村自治体的随机样本（20岁以上）	1 682	任何PTE（29），60.7%；儿童期（1），6.9%；性（3），4.3%；战争相关（7），8.7%；丧亲（1），23.7%	CIDI；DSM-IV；最糟糕的和随机的创伤事件	终生，1.3%；过去一年，0.7%；过去一个月，0.2%
Karam等（2013）；Karam等（2008）	黎巴嫩	全国轻微疾病评估和需求负担评估，全国代表性样本（18岁以上）	2 857	战争相关（10），68.8%	CIDI；DSM-IV；未注明	终生，3.4%；过去一年，1.6%
Johnson等（2008）	利比里亚	全国代表性家庭样本（18岁以上）	1 666	性（1），42.3%（女前军人），9.2%（女非军人）；32.6%（男前军人），7.4%（男非军人）；战争相关（1），33.0%	修改后的PSS；DSM-IV；未注明	过去一个月：44%
Domanskaité-Gota等（2009）	立陶宛	九年级学生的全国代表性样本（13~17岁）	183	任何PTE（2），80.2%；儿童期（1*），4.4%；性（1*），4.4%；丧亲（1），24.2%	HTQ；DSM-IV；糟糕的创伤事件	终生，6.1%

续前表

研究	国家或地区	设计	人数	PTE 发生率	PTSD 评估（工具；标准；指标事件）	PTSD 发病率
Medina-Mora 等 (2003)；Medina-Mora 等 (2005)；Karam 等 (2013)	墨西哥	全国精神疾病流行病学调查，全国代表性样本（18~65 岁）	5 286	任何 PTE（28），68%；儿童期（1），18.3%；性相关（1*），5.4%；战争相关（1），1.0%；灾难（1），13.7%；丧亲（1），26.9%	CIDI；DSM-IV，ICD-10；最糟糕的创伤事件	终生，1.5%（DSM-IV），2.6%（ICD-10）；过去一年，0.3%（DSM-IV），0.6%（ICD-10）；过去一个月，0.2%（ICD-10）
Kadri 等 (2007)	摩洛哥	卡萨布兰卡城市居民代表性家庭样本（15 岁以上）	800	任何 PTE（未注明）：12.1%	MINI；DSM-IV；未注明	当前，3.4%
Bronner 等 (2009)	荷兰	全国代表性样本（18 岁以上）	2 238	任何 PTE（12），52.2%；性（1*），7.6%；战争相关（1），1.9%；灾难（1），11.1%；丧亲（5），9.3%	—	—
de Vries 和 Olff (2009)	荷兰	全国代表性样本（18~80 岁）	1 087	任何 PTE（36），80.7%；儿童期（1），3.9%；性（1*），3.7%；战争相关（1*），16.3%；灾难（1*），7.5%；丧亲（5），51.4%	CIDI；DSM-IV；最糟糕的创伤事件	终生，7.4%

续前表

研究	国家或地区	设计	人数	PTE 发生率	PTSD 评估（工具；标准；指标事件）	PTSD 发病率
Darves-Bornoz 等 (2008)	荷兰	ESEMeD，全国代表性样本（18 岁以上）	1 094	—	CIDI；DSM-Ⅳ；最糟糕的创伤事件	过去一年：2.6%
Karam 等 (2013)	新西兰	新西兰心理健康调查，全国代表性样本（18 岁以上）	7 312	—	CIDI；DSM-Ⅳ；最糟糕的和随机的创伤事件	过去一年：2.1%
Bunting 等 (2013)	北爱尔兰	北爱尔兰健康与压力研究，全国代表性样本（18 岁以上）	1 986	任何潜在创伤事件 (28)：60.6%；战争相关 (12)：39.0%	CIDI；DSM-Ⅳ；最糟糕的创伤事件	终生：8.8%；过去一年：5.1%
Karam 等 (2013)	中国	北京和上海的世界心理健康调查，北京和上海的大都会地区的代表性样本（18~70 岁）	1 628	—	CIDI；DSM-Ⅳ；最糟糕的和随机的创伤事件	过去一年：0.2%
de Albuquerque 等 (2003)	葡萄牙	成人的全国代表性样本（18 岁以上）	2 606	任何 PTE (10)，约 75%；战争相关 (1)，0.9%；灾难 (1)，16.7%；丧亲 (1)，29.3%	简明筛查量表；DSM-Ⅳ；最糟糕的创伤事件	当前：7.9%
Florescu 等 (2009)	罗马尼亚	罗马尼亚心理健康研究，全国代表性样本（18 岁以上）	2 357	—	CIDI；DSM-Ⅳ；未注明	过去一年：0.7%

19

研究	国家或地区	设计	人数	PTE 发生率	PTSD 评估 （工具；标准； 指标事件）	PTSD 发病率
Atwoli 等 （2013）	南非	南非应激和健康研究，家庭和酒店居民全国代表性样本（18 岁以上）	4 315	任何 PTE（27），73.8%；儿童期（1），12.9%；性相关（3），7.6%；战争相关（6），12.2%；灾难（1*），4.1%；丧亲（1），39.2%	CIDI；DSM-Ⅳ；随机的创伤事件	终生，2.3%；过去一年，0.7%
Jeon 等 （2007）	韩国	韩国下游地区流行病学研究，全国代表性家庭样本（18~64 岁）	6 258	任何 PTE（1），33.3%；儿童期（1），2.3%；战争相关（1），1.6%；灾难（1），5.4%	韩文版 CIDI；DSM-Ⅳ；最糟糕的创伤事件	终生，1.7%
Karam 等 （2013）	西班牙	ESEMeD，全国代表性样本（18 岁以上）	2 121		CIDI；DSM-Ⅳ；最糟糕的创伤事件	过去一年：0.6%
Landolt 等 （2013）	瑞士	九年级公立学校学生的全国代表性样本（12~20 岁以上，平均年龄：15.5 岁）	6 787	任何 PTE（13），56.4%；儿童期（1），6.9%；性相关（1），3.1%；战争相关（1），5.6%；灾难（1），14.4%；丧亲（1），22.4%	加利福尼亚大学洛杉矶分校 PTSD 反应指数青少年版；DSM-Ⅳ；未注明	终生（经历过 PTEs 的参与者），7.4%

续前表

研究	国家或地区	设计	人数	PTE 发生率	PTSD 评估（工具；标准；指标事件）	PTSD 发病率
Karam 等 (2013)	乌克兰	社会混乱时期共病的精神障碍调查，全国代表性样本（18岁以上）	1 719	—	CIDI；DSM-IV；最糟糕的和随机的创伤事件	过去一年：2.0%
Weich 等 (2011)；Bentall 等 (2012)	英国	2007年成人精神疾病共病调查，全国代表性家庭样本（16岁以上）	7 353	儿童期（1），2.9%；性（1*），8.7%	创伤筛查问卷；DSM-IV；未注明	过去一周 (n = 7 325)：2.9%
Fear 等 (2010)**	英国	三个随机的军队样本：(1) 2003年1月至2003年4月在伊拉克部署的军人；(2) 2006年4月至2007年4月在阿富汗部署的军人；(3) 2003年4月起新入伍者的补充样本	9 990	—	PCL；DSM-IV；未注明	当前：4.2%（正规军，部署），4.0%（正规军，未部署），5.0%（预备役，部署），1.8%（预备役，未部署）
McLaughlin 等 (2013)	美国	全国共病重复调查之青少年补充调查，全国代表性家庭和学校样本（13~17岁）	10 123	任何PTE (19)，61.8%；儿童期 (1)，2.0%；性 (1*)，3.8%；灾难 (1)，14.8%；丧亲 (1)，28.2%	CIDI；DSM-IV；最糟糕的创伤事件	终生：4.7%

续前表

研究	国家或地区	设计	人数	PTE 发生率	PTSD 评估（工具；标准；指标事件）	PTSD 发病率
Pietrzak 等 (2011)；Breslau 等 (2013)	美国	全国酒精相关情况流行病学调查。生活在家庭或集体宿舍的无业成人的全国代表性样本（18 岁以上）；对黑人、西班牙裔和 18～24 岁之间的人进行过度抽样	34 653	性（1），8.7%；灾难（1），41.6%；疾苦（1），15.7%	从酒精使用障碍和相关残障访谈表中选取的模块；DSM-Ⅳ；最糟糕的创伤事件	终生：6.4%
McCauley 等 (2010)；Cisler 等 (2011)	美国	全国青少年重复调查，说英语的全国代表性家庭样本（12～17 岁）	3 614	性（1）：7.5%	全国青少年调查和全国女性研究的 PTSD 模块；DSM-Ⅳ；未注明	过去 6 个月：3.9%
Smith 等 (2008)**	美国	千禧年队列研究，全国现役和预备役/国民警卫队总体部署前后研究	50 128	—	PCL-C；DSM-Ⅳ；未注明	当前、新发病：7.6%（部署、暴露），1.4%（部署、未暴露），2.3%（未部署、暴露）；当前、持续：43.5%（部署、暴露），26.2%（部署、未暴露），47.6%（未部署、未暴露）
Kessler 等 (2005)；Nickerson 等 (2012)	美国	全国共病重复调查，说英语的全国代表性成人样本（18 岁以上）	5 692	任何 PTE（26），86.9%；儿童期（1*），19.0%；性（1*），19.1%；战争相关（5），10.4%	CIDI；DSM-Ⅳ；最糟糕的创伤事件	过去一年：3.5%

21

研究	国家或地区	设计	人数	PTE 发生率	PTSD 评估（工具；标准；指标事件）	PTSD 发病率
Kang 等 (2003)**	美国	海湾战争时期退伍军人及家属全国健康调查。海湾战争和非海湾战争退伍军人随机样本	20 917	—	PCL; DSM-Ⅲ; 未注明	当前：12.1%（海湾战争退伍军人）、4.2%（非海湾战争退伍军人）
Acierno 等 (2000)；Rheingold 等 (2004)；Ford 等 (2010)	美国	全国青少年调查。全国代表性样本 (12~17岁)	4 023	任何 PTE (24)，83.3%；性 (1)，13.0%（女）、3.4%（男）	全国女性研究中的 PTSD 模块修订版；DSM-Ⅳ；未注明	过去 6 个月：5.0%
Kessler 等 (1995)	美国	全国共病调查第二阶段。美国本土 48 个州的无业城市平民的代表性样本 (15~54岁)	5 877	任何 PTE (10)，51.2%（女）、60.7%（男）；儿童期 (1*)，4.8%（女）、3.2%（男）；性 (1*)，12.3%（女）、2.8%（男）；战争相关 (1)，0.0%（女）、6.4%（男）；灾难 (1)，15.2%（女）、18.9%（女）	DIS 修订版、CIDI; DSM-Ⅲ-R; 最糟糕的创伤事件	终生：7.8%
Finkelhor 和 Dziuba-Leatherman (1994)	美国	青少年 (10~16岁) 及其照料者的全国代表性样本	2 000	任何 PTE (6)，35.1%；儿童期 (1*)，22.2%；性 (1*)，7.5%	—	—

续前表

研究	国家或地区	设计	人数	PTE 发生率	PTSD 评估（工具；标准；指标事件）	PTSD 发病率
Resnick 等 (1993)	美国	全国女性研究。全国代表性样本；对 18～34 岁的女性进行过度抽样	4 008	任何 PTE (11), 68.9%；性 (1*), 14.3%；丧亲 (1), 13.4%	全国越战退伍军人再适应研究中的 DIS 修订版；DSM-Ⅲ-R；未注明	终生，12.3%；当前，4.6%
CDC (1988)**	美国	越战经历研究，越战退伍军人的随机样本	2 490	—	DIS；DSM-Ⅲ；战争相关	终生，14.7%；过去一个月，2.2%
Kulka 等 (1988)**	美国	全国越战退伍军人再适应研究。越战退伍军人的代表性样本	1 632	—	SCID，密西西比战争相关 PTSD 量表，明尼苏达多相人格调查表；DSM-Ⅲ；多种创伤事件	终生，30.9%（男），26.9%（女）；当前，15.2%（男），8.5%（女）
Darves-Bornoz 等 (2008)	西欧（西班牙、意大利、德国、荷兰、比利时、法国）	ESEMeD，代表性样本（18 岁以上）	8 797	任何 PTE (28), 63.6%；儿童期(1), 3.6%；性(1*), 3.4%；战争相关(1*), 3.4%；丧亲, 5.9%；灾难, 24.6%	—	—

注：表中的这些研究包括了全国代表性样本，或当全国代表性样本不可获得时的地区代表性样本，以及对特殊人群的研究（例如，难民，军队样本会用标注）。括号中标明了年龄范围。创伤类型包括：儿童期非性创伤（如虐待、忽视），性创伤（如儿童性虐待，强奸），战争相关创伤（战斗、战争区的平民），灾难（如自然、人为），丧亲（如家庭成员或亲友的突然死亡）。在括号中的数字是包含的创伤事件的数量；* 表示包括了更多种类的创伤事件。报告总患病率；而数值则代表有最高发病率的事件。

缩写：CIDI，世界卫生组织复合型国际诊断访谈（World Health Organization Composite International Diagnostic Interview）；DIS，诊断访谈表（Diagnostic Interview Schedule）；HTQ，哈佛创伤问卷（Harvard Trauma Questionnaire）；MINI，微型国际神经精神病学访谈（Mini International Neuropsychiatric Interview）；ESEMeD，欧洲精神障碍流行病学研究（European Study of the Epidemiology of Mental Disorders）；PSS，PTSD 症状量表（PTSD Symptom Scale）；WMH，世界心理健康（World Mental Health）。

23

在进行跨研究的比较时，还需要考虑评估创伤事件时带来的差异。研究使用的创伤问卷不论是在数量还是类型上都有差异，每份问卷都只提供了它所包括的这些创伤事件的信息。研究发现，列举了更多创伤事件的问卷会产生更高的创伤发生率，而这仅仅是因为它们包括了更多的创伤事件（Mills et al.，2011）。创伤问卷里包括哪些事件的差异，参照的主要是《精神疾病诊断与统计手册》（DSM）对于创伤定义的变化。在 DSM-Ⅲ 和 DSM-Ⅲ-R 里，创伤事件被形容为"发生在人类通常的体验之外的"事情。但与之相反，DSM-Ⅳ 和 DSM-Ⅳ-R 中认为创伤事件包括"实际死亡，或受到死亡的威胁，或严重受伤，自己或他人躯体的完整性受到威胁"（标准 A1），以及"害怕、无助或恐惧"的情绪反应（标准 A2）。这个定义的变化提高了创伤的发生率，尽管并没有在根本上改变创伤后应激障碍（PTSD）的发生率（Breslau & Kessler，2001）。最新发布的 DSM-5 并不要求对创伤事件有情绪反应，这可能会进一步提高创伤事件的发生率。

二、创伤暴露的预测因素和相关因素

在每一个国家或地区，创伤会根据个体和群体水平的特征的变化而有所变化。流行病学研究显示，创伤事件有三种预测因素，分别是人口学特征、个体内因素和社会情境因素。

1. 人口学特征

创伤的人口学差异部分取决于创伤事件的性质。一些创伤事件从定义上被限定在人生的某些特定阶段。例如，很多创伤事件本身决定了受害者是未成年人，如儿童躯体、性和情感虐待，因此这些创伤事件也只发生在童年期和青少年期。在这个谱系的另一端，老人虐待——包括躯体虐待、忽视，以及被照顾者利用——从定义上就被限定在 65 岁以上的人中（例如，Lowenstein et al.，2009）。对于那些可以发生在生命周期中任何时间点上的创伤事件而言，创伤通常会随着年龄的增大而减少（例如，Norris，1992），尽管不同种类的事件会有些差异。例如，在 1996 年对底特律地区的创伤调查中调查了 45 岁以下的成年人，他们遭受暴力攻击、伤害以及他们的密友或家庭成员遭受创伤的年龄集中在 16～20 岁之间。尤其是暴力攻击会在那个年龄段之后锐减（Breslau et al.，1998）。反之，同一研究发现，所爱之人未预料的死亡在 40～45 岁之间发生得更为频繁。

男性与女性相比有更高的经历创伤的风险，不管是单一的还是累积的创伤事件（例如，Hatch & Dohrenwend，2007）。但是性别差异取决于创伤事件的特定特征。

如在墨西哥的一项流行病学研究发现，性别差异表现在创伤的类型（女性报告更多的性侵害，而男性报告更多的躯体侵害）、创伤发生的时间（女性报告更多的童年期创伤，男性报告更多的青少年期和成年期创伤）以及关系背景（女性报告更多的亲密伴侣和家庭暴力，而男性报告更多的来自朋友、熟人和陌生人的暴力）上（Baker et al.，2005）。

直到最近才有研究者开始研究性少数人群遭遇创伤事件的风险。一项流行病学研究发现，与没有同性偏好或行为模式的异性恋者相比，女同性恋者、男同性恋者、双性恋者和有过同性性行为的异性恋者有更高的概率遭遇童年虐待、人际暴力、所爱之人遭受创伤，或某个亲近之人未预料的死亡（Roberts et al.，2010）。

最后，有关创伤在种族和民族上差异的研究结果是不一致的（Hatch & Dohrenwend，2007）。同样，差异似乎部分取决于创伤事件的类型。例如，有研究发现，与白人相比，非裔美国人遭遇躯体侵害和朋友或家庭成员未预料死亡的风险更高（例如，Rheingold et al.，2004）。但也有研究报告显示，非裔美国人遭遇终生创伤和性侵害的风险更低（例如，Norris，1992）。

2. 个体内因素

对儿童进入成年早期的前瞻性研究识别出了几个可以预测后来遭遇创伤（尤其是暴力事件）的早期风险因素，它们分别是攻击性、破坏性和反社会行为，多动，难养型气质和低智商（例如，Breslau et al.，2006；Koenen et al.，2007；Storr et al.，2007）。也有研究表明，有过儿童躯体或性虐待史的青少年，其遭遇创伤的风险更高（例如，Amstadter et al.，2011；Elwood et al.，2011）。与此研究的发现相反，新西兰的一个纵向的出生队列研究发现，任何青少年期的精神障碍（包括焦虑、抑郁、行为和注意障碍）都是成年早期遭遇创伤的显著的预测因素，而童年期的虐待却不是预测因素（Breslau et al.，2013）。

还有些前瞻性研究检验了成人心理症状对预测后来创伤的作用，研究结果表明，症状的不同种类可能与不同形式的创伤有关。例如，在 NWS 中，PTSD 症状可以被强奸所预测，而抑郁和药物滥用则可以被躯体侵害所预测（Acierno et al.，1999）。而在德国的青少年和年轻人中，焦虑障碍和药物滥用都与暴力及性创伤显著相关，而与抑郁和酒精、尼古丁使用则不相关（Stein et al.，2002）。

3. 社会情境因素

一些研究发现教育水平和收入与创伤呈负相关，但也有研究表明它们呈正相关或者无关（Hatch & Dohrenwend，2007）。研究结果的差异来源于情境和被测量的创伤的类型。例如，一项墨西哥的流行病学研究发现，更低的教育水平和收入增加了遭遇某些创伤事件的风险（如性和躯体侵害、打斗），同时减少了遭遇另一些创伤事件的风险（如事故、武器的威胁）（Norris et al.，2003）。

在同一个研究中，四个墨西哥城市的创伤事件的发生率有着显著的差异，这说明地理位置或社区特征会影响创伤。与此结果一致，美国的研究结果也显示城区暴力侵犯的发生率比郊区更高（例如，Breslau et al.，1996）。

在社区内部，家庭环境是决定风险的一个非常重要的因素。如果青少年的父母教育水平较低，或只和单亲父母一起居住，则与其他的同龄人相比有更高的遭遇创伤的概率（例如，Landolt et al.，2013；McLaughlin et al.，2013）。父母的心理症状，包括创伤后应激和药物滥用也会增加遭遇创伤的风险（例如，Amstadter et al.，2011；Roberts et al.，2012）。

三、创伤暴露的后果

创伤暴露对心理健康造成的后果可能会非常严重，包括 PTSD、急性应激障碍（acute stress disorder，ASD）、丧亲相关障碍（bereavement-related disorder，BRD）和其他情况。

1. PTSD

表 2.1 总结了流行病学研究结果中 PTSD 的患病率。在比较这些数字时需要考虑到，有些研究报告了过去一个月、过去 6 个月和过去一年的患病率，而有的研究则报告了终生患病率。另一个差异的来源是创伤事件和哪些 PTSD 的症状相关联。例如，被试是报告了与他认为"最糟糕"的事件有关的症状、与随机挑选的创伤事件有关的症状，还是他遭遇过的所有的创伤事件？此外，这些研究使用了不同的量表去评估 PTSD，如世界精神卫生组织综合国际诊断访谈（World Mental Health Organization Composite International Diagnostic Interview，CIDI）、PTSD 症状量表（PTSD Symptom Scale）、哈佛创伤问卷（Harvard Trauma Questionnaire），并且这些研究定义病例的标准也不相同（如 DSM-Ⅳ、ICD-10）。在对成年居民进行的全国或全地区代表性研究中，均使用 CIDI 评估与"最糟糕的事件"有关的症状，并且症状标准参照的是 DSM-Ⅳ，得到的终生患病率在不同国家或地区有所差异，其中韩国最低，为 1.7%（Jeon et al.，2007），北爱尔兰最高，为 8.8%（Breslau et al.，2013）。而得到的过去一年患病率范围则为从西班牙的 0.6%（Karam et al.，2013）到北爱尔兰的 5.1%（Breslau et al.，2013）。

　　罹患 PTSD 的风险会因创伤事件类型的不同而有所差异。比如暴力侵害，尤其是强奸和性侵害会更容易导致 PTSD，而因其他人的创伤事件或目睹别人受伤而产生的创伤则更不容易导致 PTSD（例如，Breslau et al.，1996；Bronner et al.，2009）。然而，PTSD 的病例大多数是由所爱之人的未预料的死亡所导致，这是因为这种创伤发生的概率很高（例如，Breslau et al.，1996）。研究还显示，创伤的数量对罹患 PTSD 的风险有预测作用，因此更多的创伤与 PTSD 的高发病率相关（例如，Finkelhor et al.，2007；Neuner et al.，2004）。

　　本研究在方法论上之所以存在局限，是因为迄今为止发表的大多数研究是横断研究。只有非常有限的研究探索了某些单一事件幸存者的创伤后应激的纵向轨迹，也就是说，这些研究的参与者们经历了同样或同一类型的创伤事件，包括灾难（Norris et al.，2009）、创伤性受伤（deRoon-Cassini et al.，2010）、性侵害（Steenkamp et al.，2012）和军事部署（Dickstein et al.，2010）。这些研究发现，尽管大多数参与者表现出一贯的低症状轨迹，但有些人经历了不同的模式。最值得注意的是，慢性的高症状轨迹在每个研究中都非常明显，而 PTSD 的发病率从 3％到 22％不等。发病率的差异可能归因于多种因素，包括评估的工具、创伤事件的性质以及研究追踪的持续时间。迄今只有一个已发表的研究探索了有着更加宽泛的创伤经历的成人的创伤后应激轨迹（例如，Lowe et al.，2014）。在这个对城市居民所做的研究里，大多数参与者报告了持续性的低创伤后应激，而接近 1/4 的参与者呈现出持续性的阈下 PTSD 的轨迹，大约 10％的参与者有着慢性 PTSD 的轨迹。对创伤后应激轨迹的研究识别出了一些与较低水平的 PTSD 症状相比，与较高水平的 PTSD 症状有关的因素，如与社会经济劣势有关的人口学特征（如年龄小、收入低）、更多的密集创伤（如很多事件的创伤，或是更严重的创伤）、更少的社会资源（如更少的社会支持），以及更严重的共病症状（如更高水平的抑郁和酒精使用）（Dickstein et al.，2010；Lowe et al.，2014）。

　　流行病学领域尚没有对 DSM-5 提出的 PTSD 的解离性亚型进行很深入的研究。唯一的研究是世界精神卫生调查（World Mental Health Surveys），调查发现在来自 16 个国家或地区的超过 25 000 人的参与者中，14.4％的参与者报告他们有过解离性的体验（Stein et al.，2013）。在这个样本中，解离性症状与高水平的再体验、男性、童年期发病的 PTSD、大量的创伤暴露、在 PTSD 发病前的童年不幸（如家庭暴力、父母患有精神疾病）、分离焦虑障碍和特定恐惧症史、严重的功能受损，以及自杀显著相关。未来的研究若使用基于 DSM-5 症状标准的测量工具，就能进一步阐明 PTSD 解离性亚型的发病率。同样，未来的流行病学研究还需要去探索并记录复杂性 PTSD 的发病率。在世界卫生组织的 ICD-11 中，复杂性 PTSD 是在典型的 PTSD 症状基础上加上情感失调、消极自我概念和人际障碍（Cloitre et al.，2013）。

2. ASD

流行病学文献对 ASD 发病率的探索相对来说比较少。这可能是因为这种障碍的特殊性质，即它只发生在创伤事件发生后的头一个月里。在一个规范性的大规模调查中，很有可能只有很少的人刚好处在创伤事件发生后的一个月内，因此 ASD 的点发病率自然会非常小。一个可替代的方法是问参与者他们是否曾经体验过 ASD 症状，如果是的话，是否这些症状只发生在创伤事件发生后的头一个月里，用这样的方式来评估 ASD 的终生患病率。这种方法依赖于参与者对症状发生时间回答的准确性，因此可能会受到记忆偏差的影响。第三种方法是在大规模创伤事件发生后进行 ASD 的流行病学研究，如在一场自然灾难之后。当然这种方法也很难，因为研究者要在短时间内筹措到开展调查必需的资金和资源很不容易。尽管存在这些困难，Cohen 和 Yahav（2008）还是于 2006 年黎巴嫩战争期间，在以色列北部和中部实施了大规模调查，并发现在以色列北部的样本中有 6.8％ 的人符合 DSM-IV 的 ASD 标准，而在以色列中部的样本中有 3.9％ 的人符合这一诊断标准。进一步的分析发现，在北部样本中，20.3％ 的阿拉伯参与者符合 ASD 的标准，而犹太参与者只有 5.5％ 符合这一诊断标准（Yahav & Cohen，2007）。

除了大规模调查外，研究者们还使用住院被试来评估与创伤性疾病有关的 ASD 的发病率，如心肌梗死（Roberge et al.，2008）、癌症（例如，Pedersen & Zachariae，2010）和创伤性躯体受损〔如由摩托车事故而导致的（例如，Kassam-Adams & Winston，2004）和由烧伤导致的（Saxe et al.，2005）〕。在这些研究中，ASD 的发病率最低的是一级创伤中心里的患者，发病率为 1％（Creamer et al.，2004），最高的是地震幸存者中的受伤儿童和青少年，发病率为 54.3％（Liu et al.，2010）。最近一项在澳大利亚的五大创伤医院连续招募 1 054 名参与者的纵向研究发现，有 10％ 的参与者符合 DSM-IV 中关于 ASD 的诊断标准（Bryant et al.，2012）。值得注意的是，在 DSM-5 中对 ASD 的诊断标准做了一些改动，而据我们所知，尚无研究给出 DSM-5 中的 ASD 的发病率。

3. BRD

在 DSM-5 中出现了 BRD。有关文献对所爱之人去世之后正常的哀伤是怎样变成病理性哀伤的进行了描述，这其中也包括对于复杂性哀伤（complicated grief，

CG）的研究。虽然探索 BRD 的流行病学研究还没有发表，但至少有四个研究在流行病学样本中探索了 CG，并在这个问题上做出了一些解释。第一个研究是针对德国一般人群进行的，通过复杂性哀伤调查表修订版（Inventory of Complicated Grief-Revised，ICG-R）进行评估（Kersting et al.，2011；Prigerson et al.，1995），得到 CG 的发病率为 3.7%。第二个研究使用 ICG-R 对荷兰老年人进行评估，得到 CG 的发病率为 4.8%（Newson et al.，2011）。第三个研究使用复杂性哀伤模块（Complicated Grief Module）对瑞士的老年人进行评估，发现发病率是 4.2%（Horowitz et al.，1997），而使用创伤性哀伤调查表修订版（Inventory of Traumatic Grief-Revised）进行评估得到的发病率是 0.9%（Forstmeier & Maercker，2006）。第四个研究使用简明哀伤问卷（Brief Grief Questionnaire）对丧亲的日本成年人进行评估，发现样本中 2.4% 的人存在 CG（Fujisawa et al.，2010；Shear et al.，2006）。总之，这些研究结果说明 BRD 可能非常普遍，并且和 PTSD 一样与人口学、创伤相关及心理学特征有关。这些研究也强调了所估计出的发病率的差异取决于采用的测量工具。

4. 其他心理障碍

虽然创伤事件并不一定会导致其他障碍的发生，但流行病学研究还是发现创伤与心境障碍（重性抑郁症、心境恶劣）、焦虑障碍（惊恐障碍、广场恐惧、社交恐惧、特定恐惧）、物质滥用障碍（酒精和物质滥用、尼古丁依赖）及反社会人格障碍有关（例如，Bunting et al.，2013；Zlotnick et al.，2008）。

5. 躯体健康问题

越来越多的证据表明，即使排除了 PTSD 和其他心理症状的影响，创伤也可能会增加躯体健康情况不良的风险。首先，童年期创伤会增加出现很多健康问题的风险。例如，在 NCS 的成人样本中，童年期躯体虐待会带来更高的风险罹患肺病、消化性溃疡和关节炎；童年期性虐待则会带来更高的风险罹患心血管疾病，而童年期遭到忽视则会带来更高的风险罹患糖尿病和自身免疫性疾病（Goodwin & Stein，2004）。护士健康研究 2（Nurses Health Study 2，NHS2）提供了进一步的证据，即童年期和青少年期的躯体和性虐待经历会增加出现一系列成年健康问题的风险，包括心肌梗死、中风、高血压和 II 型糖尿病（Rich-Edwards et al.，2010，2012；Riley et al.，2010）。

其次，有证据表明在创伤和躯体健康问题之间存在着剂量-反应的关系。在 NCS-R 中，经历过的创伤事件的数量与 13 种健康状况发生的更高概率显著相关，包括关节炎、慢性疼痛、心血管疾病、哮喘、糖尿病和癌症（Sledjeski et al.，

2008）。同样，在城市成人的流行病学样本中，Keyes 等（2013）发现经历终生创伤事件与罹患关节炎的更高风险显著相关，并且，经历过更多创伤事件的参与者与经历过更少或没经历过创伤事件的参与者相比，会在 6 种躯体健康问题上有更早的发病时间。在世界精神卫生调查中，对来自 14 个国家或地区的成人研究也检验了创伤事件和躯体健康问题的最早发病时间之间的剂量－反应效应（Scott et al.，2013）。这一模式在 14 个国家或地区、11 种不同健康状况，以及 14 种不同的创伤形式中是一致的，只有非常少的值得注意的例外：终生创伤事件和更高的罹患癌症或中风的风险并不相关，而战争以及其他和战争有关的事件减少了出现躯体健康问题的概率。对酒精及相关情况的全国流行病学调查（NESARC）的第二次收集的数据的分析结果进一步显示，创伤事件和躯体健康问题的关系可能取决于创伤事件以及躯体健康情况的性质（Husarewycz et al.，2014）。研究者强调了在 6 种不同的创伤形式和 6 种健康问题（心血管疾病、动脉硬化和高血压、胃肠疾病、糖尿病、关节炎、肥胖症）之间的关系，并发现在多变量模型中统计显著性模式的差异：创伤性躯体受伤和目击创伤会增加所有这 6 种健康问题发生的风险，心理创伤增加了罹患心血管疾病和胃肠疾病的风险，灾难增加了罹患心血管疾病、胃肠疾病和关节炎的风险，而战争相关的创伤和其他创伤与出现躯体健康问题的更高风险并不相关。想要了解更多创伤带来的躯体健康问题，可以详见第 5 章。

6. 代际效应

流行病学研究的一个新领域是母亲的创伤对子女心理及生理健康的代际效应。有两篇已经发表的研究对 NHS2 中的大量母亲以及今日成长研究（Growing Up Today Study，GUTS）中她们的孩子相对应的纵向数据进行分析，得到了如下结果。第一，NHS2 中母亲的 PTSD 与 GUTS 中参与者的终生创伤事件数量以及 PTSD 症状存在显著性的联系（Roberts et al.，2013）。第二，NHS2 中的母亲遭遇童年期躯体、性及情感虐待与 GUTS 参与者报告的很早开始并持续增量的吸烟行为有关，超重或肥胖也是如此（Roberts et al.，2014）。在对 NHS2 参与者的第三个研究中，童年期的创伤增加了遭遇一系列不良围生期经历（如毒血症、妊娠期糖尿病、低出生体重、早产）的风险，除了这些之外，还增加了孩子罹患自闭症的风险（Roberts et al.，2013）。

四、关于治疗的公共卫生视角

迄今为止，我们已经表明了创伤事件在生命历程中是常见的现象，在人群中并不均匀分布，会带来精神和躯体健康的不良后果，并且这种不良影响还能代际传递。接下来，我们需要考虑如何从公共卫生的视角去处理创伤和它带来的后果。这里列出三种常见的方法，即一级、二级和三级预防，这些方法都是由与创伤事件有关的时机来定义的。

1. 一级预防

一级预防策略旨在预防创伤事件的发生或预防创伤相关障碍的发展。常规的方法包括改变与潜在创伤事件有关的态度或对常模的干预，来降低对创伤事件的接受程度和发生率。这种方法的一个例子是暴力预防运动和社会导师东北中心（Northeastern Center for Sport and Society Mentors in Violence Prevention，MVP）项目（www. northeastern. edu/sportandsociety）。在 MVP 项目中，曾经的校级和专业运动员举办工作坊，来激励年轻的参与者对鼓励和宽恕性别暴力的社会常模进行评估，并开展头脑风暴，思考旁观者该如何进行干预。社会政策和法规也能够降低创伤事件的发生率。在发生洪水和飓风这样的自然灾害的情况下，如果有一个充分合理的计划去提前遣散并转移居住在低洼地区的居民，就可以降低对可能威胁生命的创伤事件的暴露。制定法规来追究造成伤害的作恶者及其他实体的责任，也可以影响到这类创伤事件的发生率（Sorenson，2002）。除此之外，诸如《防止对女性施暴国际法案》（International Violence Against Women Act）的其他法规的提出，将有关对女性施暴问题的解决方法整合进外交政策，可能会对包括强奸、家庭暴力、人口贩卖在内的多种性别创伤事件产生国际化的影响（Amnesty International，2013/2014）。

当然，创伤不可能被完全消除，因此，其他的一级预防策略就创伤聚焦事件发生后，通过早期干预来预防创伤相关障碍。早期药物干预，如服用 β-肾上腺素阻滞剂普萘洛尔，可以减少医疗创伤患者中的 PTSD 罹患率，尽管研究结果并不完全一致（见第 7 章）。最近对有创伤的急诊患者的研究也提供了积极的证据，证明早期认知行为干预可以预防症状的发展（见第 7 章）。

2. 二级预防

与一级预防旨在预防创伤及创伤相关障碍的发展不同，二级预防的目标对象是症状变得严重之前或还未发生慢性共病的早期病例。二级预防的一个重要方面是对病例进行准确识别。临床医生在初始评估阶段对患者的创伤史进行评估，来决定现在呈现出的问题是否与创伤相关情况有关，这在案例识别中至关重要。当然，并不是所有罹患 PTSD 和有其他创伤相关情况的人都会寻求心理治疗。因此，其他能够接触到 PTSD 患者的工作人员，如初级护士、专科医生和社会服务机构的工作人员，应该得到关于创伤会给心理造成怎样的影响，以及怎样去筛查创伤相关的精神病理方面的教育。医生、社会工作者和心理学家组成医疗合作团队，将有利于转介可识别的临床病例。

一旦病例获得识别，就可以采用实证支持的治疗来减少创伤相关的精神病理状况。迄今为止，有几种减轻 PTSD 症状的治疗方法已经得到了实证支持，包括选择性 5-羟色胺再摄取抑制剂、认知行为疗法（如认知重建）、延长暴露和眼动脱敏与再加工（见第 8、9、10、11、12、13 章）。在创伤性哀伤方面的研究更加有限，包括 BRD 和 IDC-11 中定义的延长哀伤障碍（PGD），但这些有限的研究也提供了一些证据证明认知行为治疗和人际关系治疗的有效性（见第 15 章）。

3. 三级预防

三级预防的方法包括通过恢复社会功能和减少与疾病有关的并发症，来降低已经存在疾病的消极影响。与二级预防相同，三级预防的一个重要方面是要识别 PTSD 和其他创伤相关障碍。而两者的区别是三级预防要去识别慢性病例和创伤相关症状导致的病例，包括与其他精神健康问题（如物质滥用）的共病、躯体健康问题（如肥胖、偏头痛；见第 5 章）和心理社会功能损害（如失业、关系问题）。

一旦病例得到识别，那么三级预防策略也包括使用实证支持的治疗来减轻创伤有关症状的严重性。但在一些病例中，对共病情况的治疗要优先于创伤相关的病理状况，这是为了恢复一些社会功能以便进行创伤聚焦治疗（见第四部分，第 17 和 18 章）。与之相似，把功能损害作为治疗目标的干预（包括教育策略、伴侣治疗和工作训练）可以解决那些使患者没办法面对他们创伤史的紧迫问题（见第 14 和 24 章）。同样，精神卫生工作者与社工、临床医生等其他专业人员的合作，以及患者家属在治疗中的参与，对于三级预防也是至关重要的。

五、结论：创伤暴露的公共卫生负担

据我们所知，由创伤导致的生命历程中精神和躯体健康问题所带来的全球化的负担在撰写本章时还未被量化。然而，根据我们对于文献的综述，我们可以推断这个负担一定非常庞大。

对文献的综述显示，创伤暴露是非常普遍的。来自高收入国家或地区的大多数成年人在生命历程中至少经历过一次创伤，并且越来越多的证据显示在中等收入和低收入国家或地区也同样如此。并且，创伤事件还增加了很多消极后果产生的概率。

　　首先，创伤是三种精神疾病的必要前提。这三种精神疾病是 PTSD、ASD 和 BRD。虽然大多数创伤的幸存者并不会发展出这些障碍，但在上文中的综述还是显示有很多幸存者会罹患这些障碍。在大规模样本中，PTSD 的终生患病率可以高达 8.8%，而轨迹研究也显示少数创伤者会表现出慢性严重的 PTSD。尽管有关 ASD 和 BRD 的研究非常有限，但现存的文献也显示了大约有 10% 的创伤幸存者会发展出 ASD，而在一般人群中的 BRD 的终生患病率可高达 4.8%。

　　其次，创伤暴露会增加出现很多其他精神卫生问题的风险，包括焦虑障碍、物质使用障碍，以及最需要关注的重性抑郁症。例如在 2011 年，重性抑郁症在导致疾病负担的来源中排名第三，占到全球疾病负担的 4.3%，并且预计会在 2030 年成为全球疾病负担的头号来源（World Health Organization，2011）。创伤的负担可能远超过上述的这些估计值，因为创伤还能增加出现一系列慢性躯体健康问题的风险，包括心血管疾病、糖尿病和癌症，并且它带来的影响还存在代际传递。

　　总的来说，相关证据有力地支持了我们的观点，即创伤是一个非常重要的公共卫生议题。对创伤有效的干预可能会在代内及代际产生巨大和广泛的健康影响。

第3章 创伤后应激障碍的心理学和社会学理论

Mirjam J. Nijdam

Lutz Wittmann

一、引言

经历创伤后，为何某些幸存者会发展出创伤后应激障碍（post-traumatic stress disorder，PTSD），而另一些人则不会？随着心理学理论的逐步发展，这一问题已经找到答案。心理学理论通过对个体思维、记忆、情绪、行为及无意识过程的探究，以确认创伤幸存者有过怎样的个体经历。DSM-5 对 PTSD 的症状有着以下描述：反复出现非自愿的闯入性创伤记忆，使个体再次产生创伤体验的闪回，不能回忆起创伤事件的关键特征，且注意力不集中（American Psychiatric Association，2013）。由于存在记忆功能及创伤加工方式等相关的症状，PTSD 一直被许多理论学家认为是一种记忆障碍（Brewin，2003；McNally，2003；van der Kolk，2007）。

M. J. Nijdam（⊠）

Department of Psychiatry, Center for Psychological Trauma, Academic Medical Center at the University of Amsterdam, Meibergdreef 5, 1105 AZ Amsterdam, The Netherlands

e-mail: m. j. nijdam@amc. uva. n1

L. Wittmann

International Psychoanalytic University Berlin, Stromstraße 3, 10555 Berlin, Germany

e-mail: lutz. wittmann@ipu-berlin. de

创伤记忆是患者与治疗师工作的重点，因此创伤聚焦心理治疗也可称为记忆聚焦治疗（Grey & Holmes，2008）。

　　除了对 PTSD 成因的解释外，在帮助人们理解对 PTSD 的治疗方法上，心理学理论也起着非常重要的作用。例如，一些记忆理论认为个体反复地暴露于某段记忆中只会强化这一记忆（例如，Crowder，1976），尽管这听起来有些不合常理，但使创伤幸存者想象自己暴露于创伤记忆中却能够对 PTSD 产生治疗效果。在本章的第一部分我们将依次对恐惧的条件作用理论、双重表征理论、认知理论及"热点"概念，还有心理动力学理论加以介绍，其中包括对各种理论中重要概念的讨论。我们会探讨这些理论在 PTSD 患者的自然恢复过程中起到的作用，并介绍其各自所持的治疗方法。而在本章的第二部分，我们将从社会学视角出发对 PTSD 进行概述并探讨该领域的一些重要观点。每一理论后的案例用来帮助理解这些理论中的重要概念。

二、恐惧的条件作用理论

　　恐惧的条件作用理论认为 PTSD 的成因是：创伤事件以某种方式被储存并阻碍了个体从创伤及 PTSD 中的恢复。例如，创伤记忆会显著干扰患者的日常生活，使患者被栩栩如生的噩梦惊醒，减少其所需的睡眠时间从而影响患者的睡眠质量。在这些理论最初的版本中，从经历创伤事件到产生 PTSD 这一过程存在两种基本的条件作用。Mowrer 提出的二因素理论（1960）认为这两种条件作用在所有焦虑障碍中都起到了重要作用。之后，这一理论由 Keane 及其同事（1985）做了进一步的补充和发展。经典条件作用过程被认为是促进 PTSD 形成的重要因素，它认为在创伤事件发生时呈现的中性刺激（即条件刺激，如事故发生的那条隧道）通过与创伤本身（即非条件刺激）的联结，从而成为引起恐惧的又一刺激信号。例如，当一个经历过创伤事件的个体再次遇见与创伤联结的条件刺激（如事故发生的隧道）时，他将会再次陷入创伤回忆中，如回忆起事故中受到严重伤害的人和被撞得粉碎的车子。该理论的另一种条件反射即操作性条件作用，它被认为是导致维持 PTSD 症状的主要因素。操作性条件反射会使人们避免想到或因被提醒而想起创伤事件，因为这些回忆太过痛苦，会引发他们的焦虑感和紧张感。当个体避免在脑海中想起恐惧的条件刺激或创伤事件本身时，恐惧感会在短时期内降低，甚至恐惧和紧张会消失。可以想象，对于一个试图避开事故发生的隧道或者试图不再想起创伤事故的事故幸存者而言，别无选择地再次驾车经过同一隧道是一种怎样痛苦的体验。然而，这种回避会导致患者在之后想起创伤事件时变得更加紧张和焦虑，从而进一步强化对恐惧的反应。

由 Lang（1979，1985）提出的理论假定创伤事件储存在一个广泛的认知结构中，恐惧感会通过在某段认知网络中特定节点间的相互激活而浮现于记忆。其中，我们可以将认知网络视为一种原型，通过对创伤事件刺激信号（如某个画面或声音）、创伤事件的情绪及生理反应信息、事件的意义（重点是个体主观上对威胁程度的感知）等三类信息的处理，以识别有意义的情境。当一个经历过创伤事件的个体再次遇到该事件的相关信息时，这些信息会激活认知网络上的相应节点，通过节点间的相互联结，其他信息模块中的节点也将被自动激活，当足够多的节点被激活时，伴随着个体的主观经验及相应的行为反应，整个恐惧的网络系统都会被激活。Lang 认为恐惧记忆非常容易被模糊的刺激所激活，模糊刺激是指在某些方面上与最初激发焦虑的记忆内容相似的刺激。由于这类恐惧网络存在非常紧密的联结和非常强烈的情绪和生理反应，PTSD 被认为可能是由持续的恐惧网络的激活导致的。对创伤体验的认识可以通过强化某一情绪网络和另一种不相容的网络间的关联来改变。例如，若上述例子中的事故幸存者在穿过许多隧道且并没有出现如恐慌等的生理体验，则表示这个反应与焦虑和回避是不兼容的。

Foa（1989，1998）的情绪加工理论在前人理论的基础上更加强调创伤事件在记忆中的意义是有别于"正常"事件的。该理论假设创伤事件违反了人们之前所持有的基本安全观念。该理论的核心概念是恐惧网络，即恐惧的认知表征包括情绪反应和对环境中的威胁所持有的信念。Foa 及其同事假设，某一相关节点的激活（如事故发生地点）将会有选择地和自动地激发恐惧节点，并产生与在恐惧事件中一样的行为及生理反应（如出汗和心悸等）。因此大量的环境线索会导致恐惧网络的激活阈限降低从而更易激活该网络。一个 PTSD 患者会对创伤线索的激活格外警觉，当创伤体验的信息进入意识中，且其中某些部分被再次体验时，无论是被动回避还是主动抑制创伤体验的闯入，都会带来强烈的生理反应。该理论经过进一步的发展，关注点逐步聚焦到了个体创伤前观念及易感性在 PTSD 中的作用，以及强化自我无能感的反应和行为的负面评价上（Foa & Rothbaum，1998；Brewin & Holmes，2003；Foa et al.，2007）。太过刻板的创伤前观念（无论是积极的刻板观念还是消极的刻板观念）都会增加个体对 PTSD 的易感性。创伤事件的出现会破坏个体认为自己非常有能力且世界是非常安全的积极刻板观念，同时也会强化个体认为自己非常无能且世界非常危险的消极刻板观念。这些消极的刻板信念（或者积极刻板信念的破裂）会使人们倾向于对许多情境或他人做出有害的或者以偏概全的危险解读。该理论也强调创伤前、创伤期间及创伤后的信念，可能导致个体对创伤产生负面评价、无能感增强以及感觉自己处于危险之中。

Foa 和 Rothbaum（1998）进一步表示，通过整合新的信息，创伤记忆可以被重组和改变。个体的自然康复意味着一个人的恐惧记忆可以与记忆中的其他部分相互融合，强烈的反应也会因此被削弱。这一状态，可以通过重复暴露在恐惧地点或创伤记忆中，并整合与已有的创伤恐惧记忆所不一致的信息（如驾车经过曾经发生过事故的隧道时并没有再次发生事故）而实现。Foa 等（1989）提出，如果 PTSD 患者没有充分地暴露于恐惧刺激中或者没有暴露足够长的时间以适应产生的焦虑，症状就会持续存在。在这种情况下，仅有的部分联结会被削弱，其他条件反射仍然存在。过度情绪唤起或一味地想要逃避再次暴露都会阻碍创伤幸存者对焦虑情绪的适应，从而导致无法达到最佳暴露效果。于是，创伤幸存者依然认为这是一个充满危险的世界。

根据这一理论而提出的延长暴露（PE）疗法（Foa & Rothbaum，1998；Foa et al.，2007）被证实对 PTSD 的治疗非常有效，并被许多治疗指南作为治疗 PTSD 的推荐选择疗法（NICE，2005；Foa et al.，2008）。这个方法通过使患者反复暴露于创伤记忆中以消除恐惧。当然，Foa 及其同事认为，情绪信息的加工也是必不可少的，尤其是在幸存者情绪化地处理他们的创伤记忆、在他们组织并表达自己那些混乱的经历时，他们可以学着发展出"虽然会有灾难出现，但世界并没有那么糟糕"这样一种更为平衡的世界观（Foa & Riggs，1995；Foa & Street，2001）。有效的加工改变了非现实的联结，修正了错误的认知（Foa et al.，2007）。

案例

　　某女士是一位因火灾而失事的飞机事故的幸存者，她在事故后非常惧怕再次乘坐飞机。她曾经由于工作原因每周都要搭乘飞机，而今却无法成行，因为每当飞机起飞前，机舱关闭的一瞬间，她都会感到非常恐慌并要求下飞机。她将自己的事情讲给一些飞行员听，飞行员们都很理解她，并纷纷表示如果自己经历过类似事件一定再也不想开飞机了。于是这种反馈强化了她对飞行的恐惧。而重复暴露于事故发生时的记忆中并反复地体验最糟糕的瞬间——她认为自己快要死亡的时刻，则可有效缓解这段记忆被唤起时她的焦虑情绪。这种方法帮助她克服了不敢乘机的恐惧，而她自己也注意到，恐慌的反应在飞机起飞后和着陆后都会消退。

三、双重表征理论

PTSD 的双重表征理论（Brewin et al.，1996，2010；Brewin，2008）假定有两种记忆表征在 PTSD 中发挥作用。在这个理论模型中，PTSD 患者关于创伤的闪回体验源于对某段创伤事件编码的强化，这一现象被称作近感觉表征（sensation-near representations，S-reps）。在理论形成初期，它们被称作情境通达记忆（situationally accessible memory，SAM），因为当个体处在与创伤情境相似的背景中时，此类记忆能够被自动激活。这同时解释了为何 PTSD 患者某段被刀具刺伤的记忆闪回都会使他感到再次受创，因为这段记忆突出了其所传递的感觉信息，并且模糊了感觉信息的时空背景。这一记忆表征所包含的信息并未被更高级的认知过程所处理，而是直接通过更低级的知觉过程、个体的自主神经及感觉反应做出解释，并认为它们由一些负责特定情境行为的脑区所处理，如背侧视觉通路、脑岛及杏仁核等。这些信息与创伤事件本身具有直接的联系，当它们呈现时都会激发个体强烈的情绪反应。例如，一个被刺伤过的创伤幸存者，他的记忆就会与刀子刺入自己身体时的疼痛感紧密地联系在一起。此外，该模型还假设在类语境表征（contextualized representations，C-reps）中信息的编码是受到损坏的。在理论形成初期，这一表征被称为言语通达记忆（verbally accessible memory，VAM），因为个体可以自觉加工并与他人交流这些信息。C-reps 中的信息由腹侧视觉通路和内侧颞叶进行加工。个体在思考过创伤事件对自己的意义、影响及结果后，将其与先前经历及那些保存在自传记忆中的知识相联系。上述表征可以阻止个体再次产生创伤体验，但在 PTSD 中却不大能起作用。对 C-reps 的内容检索可以是主动回忆的结果（"被刺伤的时候我在哪里，和谁在一起？"），但也同样可以由个体创伤事件中的线索自动激活，提示个体创伤的存在。为了防止创伤事件的发生，注意力的焦点都会放在能引起高唤醒状态的危险和生存因素上，这就导致了 C-reps 的内容受到限制。

根据 Brewin（2008）的叙述，PTSD 中的优先编码可能是围创伤期的解离反应及前额皮层为了应对超过个体可承受范围内的应激而暂时"离线"的结果。闪回之后将会提供一个最初的适应性途径以帮助自我修复。这是一个编码 C-reps 中所缺信息并强化 S-reps 与 C-reps 间联系的机会，从而形成对创伤事件带有时空背景的新记忆表征。意识到创伤是发生在过去的，可以减少创伤幸存者在创伤反应线索中对感觉记忆的需求。双重表征理论认为，由于从 S-reps 到 C-reps 的过程没有在 PTSD 中发生，所以创伤幸存者会出现强烈而持久的闪回及噩梦，且其言语记忆的作用也被削弱。

双重表征理论也对创伤聚焦认知行为疗法如何起作用做出了解释（Brewin，2005）。Brewin 假设创伤治疗涉及基于意象的 S-reps 和更多言语导向的 C-reps。根据这一理论，创伤幸存者通过想象暴露的方式降低再次体验创伤症状的可能性，并通过认知重建技术改变其对自身及世界的信念。当创伤幸存者有意对闪回的内容予以关注并不再试图回避时，S-reps 中出现的信息将会在 C-reps 中被重新编码，从而强化了二者间的联系。创伤幸存者从而学会把他们的记忆留在过去，明白威胁已不存在。这样就能减少闪回和噩梦，从而减轻 PTSD 的症状。我们可以通过下面的案例了解治疗过程中不同的记忆表征及相应的再编码过程。

案例

一位在精神健康护理机构工作的护士遭遇了病人的袭击。病人房间的浴室门没有被同事上锁，这位护士也未能被及时告知。精神病人从浴室中找到一瓶须后水并将其打碎，当这位护士进来为精神病人做检查时，不幸被病人用碎瓶子刺伤了脸部。当时他们进入一种僵持的斗争状态。由于病人太过庞大，护士无力抵抗。她感到自己被命运抛弃了，认为这个病人会杀了自己。这起事故在她的脸庞和鼻子上留下了伤疤，时刻提醒着她自己曾经历过怎样的危险。在使用暴露疗法时，她想起了在创伤事件中被自己遗忘的两个部分。一个是她曾在某一时刻能够按下紧急按钮。她认识到其实自己当时是有能力灵活地处理那个场面的，那样她的同事会因警报而闯入房间从而及时阻止事情变得更加糟糕。另一部分是在某个暴露阶段中，在事故发生后她并没有体验到的——她想象自己在同事们的包围中，终于意识到发生了什么。她想象一个女同事拥抱着她，她放声大哭。之后，她认识到，那是一个有着严重精神问题的病人，所以被攻击的受害者可以是任何一个人，她并不是特定的目标受害者。这种想法使她不再感到那么疼痛。当她与病人在法庭上相见时，她也意识到他是一个体型正常的个体，而不是她之前以为的巨大无比的样子。

四、认知理论和创伤叙事中的"热点"

1. 针对 PTSD 的认知疗法

一些创伤幸存者的情绪反应取决于认知评价。Ehlers 和 Clark（2000）已经在他们提出的 PTSD 模型中，对像个体期待及其对环境的控制程度等的认知因素做了

47 详细的阐述。他们假设创伤幸存者体验到的极限应激程度取决于其对威胁的评价，这一体验是急性应激反应的一个重要因素，对个体的情绪、行为、生理等方面都会产生影响。如果创伤幸存者不能有效地控制自己的急性应激反应，他们将会经历持续的失调，直到最终发展出创伤后应激症状。Ehlers 和 Clark 描述了当创伤幸存者对创伤事件的处理使之当下产生了威胁感时，个体对创伤事件的病理反应。这种当下的威胁感可以聚焦于外部的威胁源（例如，一位创伤幸存者认为她无法信任别人的行为）或者聚焦于自我和未来等内部的威胁源（例如，一个创伤幸存者认为她的身体遭受了性侵犯的永久性伤害）。患有 PTSD 的创伤幸存者的一系列情绪体验受到个体对危险、违规、损失的负面评价的影响。

患有 PTSD 的创伤幸存者会体验到一种持续的威胁感，不仅仅因为他们担心创伤再次出现，也因为他们坚信自己无法处理自己的情绪问题。此外，创伤记忆本身的性质也不同于普通记忆。因此，威胁感持续存在的另一个原因是创伤记忆与个体更为广泛的自传体记忆及信念未能充分地融合。这意味着个体会产生一种创伤事件会经常发生的感觉，如觉得一次抢劫将要发生或者一场飞机事故将要出现。而在某些方面与创伤事件类似的情境，将会引发强烈的威胁感。这通常出现在一个无意识的线索驱动的行为中。与 Brewin 的双重表征理论相似，Ehlers 和 Clark 也将创伤记忆描述为一种未经充分分析的缺乏时空背景的记忆。在 Ehlers 和 Clark 的理论中有一个重要的差异，即数据驱动和概念化加工的区别。数据驱动加工更关注感觉信息，概念化加工则聚焦于解释情境的意义、组织信息并在适当的背景中使用信息。根据 Ehlers 和 Clark 的观点，概念化加工有助于创伤记忆与自传体信息的整合，而数据驱动加工则会导致启动效应的产生，使个体对创伤记忆的检索变得困难。在这一模型中，闪回被看作是创伤相关刺激的感觉阈限降低和启动效应增强的结果。

Ehlers 和 Clark 也提到许多对 PTSD 的产生和维持起着重要作用的应对策略。行为应对策略包括积极地尝试各种方法以抑制不必要的想法，利用酒精和药物控制自己的感知，试着分散注意力，回避与创伤相关的提示物及采取安全行为。认知应对策略则是持续地反刍、解离及选择性地注意威胁线索。

48 ## 案例

● Ehlers 和 Clark 的认知模型的几个方面可以通过以下示例来证实：众所周知，由于恐怖威胁，政治家们不得不生活在严密的保护措施之下（Nijdam et al.，2008，2010）。在同样经历过致命威胁的情况下，那些对此不以为意的政治家们几乎没有应激反应，而将这些威胁看得非常严重的政治家们则会比前者有更多的应激反应并受到反应干扰。因此，政治家们对于危险或威胁的评价很大程度上影响了他们是否会出现应激反应。在体验过高风险的情境或极端的警觉信号后，他们对威胁的感知也会增强。此外，一些政治家也表示，他们突然开始怀疑具有某一特定形象的人们会策划恐怖袭击，而这种怀疑没有任何真凭实据。

- 消极评价的外显表达就是心理挫败，Ehlers 及其同事将这一概念定义为"一种发自内心地放弃了为维持个体身份所做的努力，放弃全部自主性的状态"。无法左右自身的命运是导致个体消极自我评价的一个风险因素。一位创伤幸存者，在经历过几次危及生命的车祸并且后背和膝盖因此造成永久性损伤后，在女儿因婴儿猝死综合征过世后，觉得"自己的人生就像被毁了"。他担心自己的身体会因承受不了这些巨大的应激而完全崩溃。工作和私人生活中的紧张状态也强化了这一感知。当他正为防止紧急溃堤而工作时，创伤事件的相关记忆就会被激活。当他无意间在书中看到"这里的生活不安全"的语句时，他发现自己完全认同这个说法并感觉十分恐惧。

2. 创伤叙事中的"热点"

经由 Ehlers 和 Clark 发展的认知疗法，是一种对 PTSD 非常有效的治疗方法（Bradley et al.，2005）。在这一疗法中，个体消极的评价和认知会被更合理的评价和认知所取代。Ehlers 及其同事（2002）也在继续研究闯入性记忆，他们发现在伴有强烈情绪的创伤体验产生前，这些主要的代表性刺激会短暂出现。他们称这种刺激为"警告信号"，因为如果再次遇到类似事件，这一信号会对个体做出危险警告。这种刺激往往会与当时的恐惧建立联结并在之后被创伤幸存者重复体验。据此，Ehlers 及其同事（2004）发展出一种新的治疗策略：通过侵入性技术将治疗师带入患者情绪影响最为强烈的那一瞬间，这被称为"热点"。为了减轻 PTSD 症状，在创伤聚焦认知行为疗法中，关注热点并改变其意义是其中必经的步骤。

有趣的是，认知行为疗法最初将 PTSD 视为焦虑障碍，因而将治疗重点放在了应对焦虑的最佳方法上。关于热点的第一个个案序列往往非常重要，因为我们可以借此了解到在创伤事件中经常与高峰情绪时刻相联系的一系列的情绪状态。研究表明，继焦虑、无助或恐惧等典型的情绪反应之后，愤怒、悲伤、羞耻和内疚等情绪也常常与热点相联系（Grey et al.，2001，2002）。这使 Ehlers 及其同事（2004）相信想象暴露不仅能保证情绪的适应性，也可以识别创伤事件中的热点，并以此作

49

为认知重建的出发点。通过这种整合技术，可以在重温创伤记忆时加入新的信息，从而降低创伤对个体当前的威胁程度。Grey 及其同事（2002）之后对这项技术做出了完善，提出一种简练的方式——通过想象暴露及认知重建的结合以应对热点中涉及的广泛的情绪问题。在创伤聚焦心理治疗中，通过想象暴露解决热点问题的方法，对于症状的减轻可能非常重要（Nijdam et al.，2013）。

五、精神分析理论

精神分析理论对于创伤体验的研究有着非常悠久的历史。早在 120 年前，即精神分析思想形成之初，Freud 及其导师 Breuer（1895/1987）就试图对心理创伤的本质进行重构。他们假设，由于个体创伤情感的表达（宣泄）未能得到进一步的心理加工，创伤记忆因而停滞。他们对这一过程提出了两个可能的原因：第一个可能的原因是创伤事件的性质、当时的社会条件、个体动机引起了对事件的压抑；另一个可能的原因是创伤事件发生在个体处于催眠或解离状态期间（如受瘫痪的影响、催眠状态或自我催眠等），这阻碍了个体对事件产生足够的心理反应。我们可以看到，以 Charcot 和 Jane 为代表的法国学派对这个假设的影响显而易见（参见 Kudler，2012）。创伤事件在经历这样的过程后，其带来的产物是隔离的而不是整合的记忆片段。Freud（1920/1955）后来的观点建立在当时的心理生理学基础上，当时的心理生理学用类似于能量的术语来概念化心理过程，而 Freud 终其一生都非常喜欢这个观点。他假设，在创伤中，来自外界刺激的大量兴奋击溃了心理系统。为了保持其自身的稳定，心理系统被迫进入可能无止境的重复循环中，直到创伤能被成功掌控为止。

从那时起，大量的精神分析流派出版物对早期的创伤观点进行了补充或更改。但给出一个囊括所有相关方面的全面总结看起来是不大可能的。毕竟被公认为精神分析的主流的理论原本就不多。尽管如此，我们仍可以确定其中几个关键的方面。在本书中，我们主要强调心理动力学对心理创伤的三个核心观点：

- 创伤并非事件，而是一种主观体验。
- 被过去的人际经验塑造的部分人格会限制个体对处理潜在创伤体验的忍耐度。
- 创伤是一个有社会维度的过程。

1. 创伤作为一种主观体验

创伤涉及多样和复杂的过程。从创伤治疗师们所要面临的各种不同的创伤事件中，我们也很容易发现这一点。然而，创伤事件无数可能的种类仅仅是导致创伤复杂性的原因之一。另一个因素则是创伤受害者的相关特征及状态。即使两个个体在共同经历某一创伤事件后（如某一事故）都发展出了 PTSD，但他们在事故中的行为、思维、感受及之后的相关记忆、处理方式、个体症状及所需的改善方法可能大相径庭。

因此，考虑到事件间的交互作用、个体人格及其当前生活背景，我们很容易明白为什么精神分析师强调将创伤视为一种主观体验而非事件。早在 1954 年，Mitscherlich（1954）就强调破除创伤的"虚假的客观性"（p.565）的重要性，建议将创伤置于创伤事件受害者的动力关系中，并和他们本人相联系。这种主观的方式需要精神分析师不被事件惊人的创伤性所迷惑，并与创伤受害者一起详细分析事件对于受害者的意义。临床经验显示，那些最糟糕的影响并不总是源于客观上非常危险或受伤的瞬间。例如，一个受到性虐待的孩子，最痛苦的瞬间可能不是遭到继父强奸的时刻，而是发现自己的母亲假装什么都没有发生的时候。因此一个潜在的创伤体验可能并非源于事件本身，还要考虑事件发生前的生活经历、当前生活的主题或价值观之间的联系。这里有一些例子加以佐证：

- 遭受过青少年流氓欺辱的个体，其致病原因可能不仅仅是当时遭受的伤害及一时的无助感，还有这一事件成为与被同学欺辱相关的一段早期经历。受害者因此认为自己永远没有能力摆脱这一社会团体的憎恨并获得安全——这是影响其发病的重要因素。
- 我们都知道，在一起意外事故中，个体同伴的死亡可能会导致创伤后应激问题及内疚感。这种被称为"幸存者内疚"的感觉是很容易被理解的。然而，在一个案例中，通过对事件意义的广泛分析发现，幸存者尚未说出口的——想要和同伴分开的决定，才是导致其产生内疚感并阻碍其进行创伤叙述的主要原因。
- 在国内战争中，父母如果没有能力阻止自己的孩子死亡，可能会破坏他们身为"可靠父母"的自我知觉。这一过程的发现者——Abraham（1920/1955），描述了创伤是怎样摧毁个体刀枪不入的虚幻信念的（关于该理论的最新综合版本，可参照 Janoff-Bulman，1992）。
- 即使经历了最极端的创伤之一——折磨——个体的心理层面也会因此获得相应的意义。例如，Basoglu 等（1997）报告，相比于非活动型的政治家，政治活动家们的创伤后应激问题及其他精神问题程度都会较轻，即使是在受到更为严重的折磨时也是如此。

总之，创伤不（只）是一个事件，更是一种主观体验。除了事件的客观特征，个体赋予该体验的主观意义也能揭示出重要的临床信息。作为个体发展出 PTSD 所必然存在的创伤事件，其在数量上的巨大变化也佐证了上述观点（例如，Neuner et al.，2004）。

2. 人格在创伤后过程中的重要性

人际交往经验是影响个体心理结构及人格发展的重要因素。语言、意义及文化立场的习得都发生在人际交往情境中。所有这些交往活动都会对个体产生影响。根据 Kernberg（例如，Clarkin et al.，2006）提出的理论，心理结构包括一个自体表征、一个对别人的表征（称为"客体表征"）及两者间的情感联结。即使人际关系的本质并不能被记住，但由于人际交往经验会对心理结构及人格发展过程产生影响，其带来的结果会体现在个体生命的全程中。例如，成长于一个强调表现完美（例如，在学校要是最好的学生，运动时有最好的成绩等）并以此为条件来交换关注、认可和爱的家庭的人，其核心价值和自我价值可能就是做一个有抱负的人。然而，任何小事件，如学校里一次低分成绩或来自父亲的一次蔑视，都会与他的羞耻感相连，成为他人格的组成部分。而导致他产生"抱负心"的那些人际交往经验，则可能被记得，也可能被遗忘。因此，以人格为基础的心理结构往往反映了个体人际交往的经验，记住这一点是非常重要的。这些经验不仅影响了我们在以后人际交往情境中的感知、理解及行为，当我们自己独处时，它也时刻起着作用。

PTSD 的主要特征之一就是创伤幸存者会在回避创伤记忆和再次体验创伤经验两种状态间来回动荡。Horowitz（1986）的理论阐述了伴有创伤经历的创伤幸存者是如何体验到整合新信息的需要的，但与此同时，这些新信息也往往因为会激起"太多情绪反应"（p.100）而导致整合的失败。因此，再次体验（促进信息的加工）创伤与回避（通过抑制危险信息）创伤记忆之间形成了一种交替呈现的模式。根据 Horowitz 的理论，创伤幸存者对新信息整合出现停滞时，PTSD 会持续存在。理解个体为什么回避其创伤记忆十分重要。此时，我们需要考虑在个体人际交往经验中所形成的人格对个体回避创伤记忆的影响。为什么个体在心理治疗的过程中试图回避创伤记忆呢？第一种观点认为，这是一个简单的问题，答案很明显。例如，患者往往会用"这太痛苦了，我无法忍受"来表达其对某种压倒性情绪的恐惧感。然而，这只是源自"一个人"的心理学视角的答案（Gill，1982）。我们还要从"两个人"的心理学的视角出发，考虑到人际交往经验对个体的影响（Gill，1982）。

比如，想象一位患者不带一丝情绪信号地复述他所经历的某段创伤事件。我们可以假设，如果这位患者有更多的卷入，他将变得更加悲伤或气愤。那么，是不是过去的人际关系导致他不能或不会用哭泣或愤怒的语调来自我表达呢？或许，曾经他表达哭泣或愤怒的情绪时，收到了拒绝、惩罚或者忽视的回应。例如，当一个女孩试图使自己的父母注意到她叔叔对她的侵犯时，得到的却是父亲的嘲笑和母亲的忽视。而另一位患者则表示每当他表现出软弱（如哭泣）的一面时，总会受到来自哥哥的嘲笑。虽然精神分析认为个体的先前经验影响了当前状态，但先前经验并非必须作为治疗关注的首要焦点。先前经验对创伤幸存者当下的影响程度是治疗的意义所在。我们可以通过加强对创伤幸存者当前人际交往特点的探究，以了解其过去经验。治疗师可以自行扮演一位在冲突情绪的感知和交流方面存在障碍的人，从而确定治疗师如何被患者感知，这也是非常必要的。例如，一位患者可能不希望在他哭泣时还被以"大男人"的行为来要求，可能不希望当他展示自己攻击性时被认为"太危险"。通过从"两个人"的心理学视角对回避创伤记忆进行重新解读，我们可以确认创伤幸存者相关的人际关系模式存在的问题。而修复这种模式的必要步骤是不同的。通常情况下，将识别患者关系模式与思考该模式对治疗关系的保护作用相结合（例如，患者不能表达并体验愤怒，是担心会吓到那些会因此而放弃患者的治疗师）是治疗开始的第一步。

Bowlby（1969/1982），依恋理论的创始人，他提出个体从出生起的第一段人际关系是孩子与看护者的关系，在个体不甚稳定的生命之初，这段关系可以保证其安全并维系其生存。孩子逐渐发展出了被 Bowlby 称为突发事件"工作模型"的认知-情感或心理结构，这一"工作模型"保证了孩子与看护者之间良好的关系从而确保孩子的"安全"。Bowlby 之后拓展了"工作模型"的概念，将其应用于所有的重要关系中，包括个体与父母、同伴、配偶等。这一工作模型可以用于个体与他人交往中涉及的情绪、行为及互动等方面包含的所有假设，是维持人际关系的必要条件。同时，它也可以引导个体在新环境或新关系中的行为，并且在个体受到创伤或应激时也起到重要作用。

从依恋理论的观点来看，上述例子中的患者依照他过去的"工作模型"与治疗师相处并以这种方式维持治疗。患者不会表现出愤怒，因为他相信这是保证治疗师对他持续关注的必要条件。换句话说，患者会期望治疗师忽略创伤事件的重要性，这样，他自己或许也会因此忽视这一事件的重要性，从而更少地提及，更少地受到影响。在治疗关系的人际交往模型中，让患者从创伤中恢复，需要治疗师帮助患者认识到，个体在当前的生活中不需要基于其过去经验而对所有创伤都做出同样的反应。在以依恋为基础的干预中，治疗任务并不一定要拒绝旧的"工作模型"而是帮患者呈现一个建立新关系模型的机会，这段关系是可维持的，也可以允许患者表达替代性的行为和情绪（愤怒、伤心），这样，患者会生活得更美好、更健康。

为了适应一个更为灵活的人际关系模型，患者必须在治疗中或日常生活的许多情境中学会处理这些问题。因此，治疗工作中也包括应对患者的期待，即治疗师会对他们处理创伤的方式做出怎样的反应。在某个问题解决情境中，当治疗师的实际反应和患者的预期之间存在差异时，患者的"工作模型"会表现得非常明显。此时，治疗师可以承认，患者一边担心治疗师可能做出的任何情绪反馈一边还要处理创伤记忆，这一定是一件非常困难的事。当然，更快的解决方案是直接跳过这一步，治疗师直接说服患者面对必要的创伤记忆，以专家的身份直接告知患者应当去做什么。但是，这种做法很可能会错过那些重要机会，即帮助患者发展、认识或脱离那些与创伤经历相关的不断重复的人际关系模型的机会。在一个案例中，患者在听从了与他个人意愿相悖的坏建议（夜晚如此迷人，不妨去一个危险的地方玩一玩）后陷入一种创伤情境中。原来，无论在治疗中还是其他情况下，这名男子总期望别人能告诉他要去做什么。而任何指令式的方法都有重复患者创伤前工作模型的风险。因此，为了松动那些根深蒂固的人际关系模型，使患者有能力以自己的方式直面创伤，治疗师也可以在治疗中辅助使用别的方法。当然，加强对人格发展的关注，通过相关行为预防再次遭遇创伤的风险或提高个体的复原力，对规避未来的创伤也有着很大帮助。

如上所述，强调个体差异（如发展史、人格特质、现状、社会环境）导致我们很难提出一个可以覆盖所有含义的创伤概念。根据之前的讨论，一个可能的定义是：当创伤的受害者在以前互动经验的基础上对事件做出回避的判断而无法自由地感知及/或表达主观体验时，该事件即为创伤事件。因此，创伤幸存者有时候很难克服创伤记忆或某一部分创伤记忆带来的伤害，并将其整合为整个记忆结构的一部分。

3. 创伤作为有社会维度的过程

精神分析对有关创伤幸存者的临床工作的另一贡献和精神分析师 Keilson 的工作有关，他针对父母在大屠杀中被杀害的荷兰犹太孤儿进行了大量的临床及科学研究工作。他提出的顺序创伤理论（Keilson，1992）将创伤过程区分为三个阶段，分别是：在德国占领荷兰之后开始阶段的迫害和恐怖活动、严重的直接迫害（如被驱逐到集中营），以及战后时期。Keilson 观察到这些孩子在纳粹德国解放后的经历和状态很大程度上缓解了解放前所受创伤的恶劣影响。近期，Becker（2007）又对他的概念做了进一步的阐述，其中增加了社会创伤及迁移的交互作用。根据顺序创伤理论的概念，我们不难看出，创伤应被概念化为一个开放式的过程，而不是一个事件。在社会创伤中存在着伦理的维度，该伦理维度批评现有的诊断取向可能将社会责任置换成了个人的心理病态（Becker，1995）。但需要注意的一点是，即使在已经发展成熟的社会创伤概念框架之外，急性创伤期结束时，整个创伤过程仍未停止。个体在人际情境下之后的所有体验，不管是在个人的还是社会的维度，不管是伴随临床还是法律事件，都不应与创伤过程分离。个体是否谈及创伤事件、创伤症状或人格的改变，可能像公共/政治立场（例如，通过媒介进行传达）一样有意义，在处理创伤事件时，个体反应的意义已经为实践所证实（Mueller et al.，2008；Ullman et al.，2007）。此外，Belsher 等（2011）的研究表明，社会约束与创伤后病态之间的关系也受到负性创伤后认知的影响。另一个人际观点的应用例子是，在患者的梦例中对重复出现的创伤后反应进行分析（Gargner & Orner，2009；Lansky，1995）。

　　Lansky 观察到，创伤程度较为严重的患者其创伤后的噩梦并不是随机呈现的，似乎与当前的社会经验相关。噩梦产生前"由于人际关系失败（如无法适当地情感卷入等）而产生的自恋伤痕（一个或多个），使个体在创伤后更加脆弱。意识到自己人际关系的失败所产生的羞耻感像是一个信号，这意味着个体与外界进行有意义联结的可能性被切断了。因此，这些患者会认为自我与别人及外部世界是不同的，自己有意义的依恋是无价值的"（Lansky，1995，p.81）。Lansky 由此得出结论，那些人际经验带来的羞耻感转化成了恐惧感，并在之后的噩梦中被触发。这一可验证假说提出的整合观点是，创伤是一个处于当前（而不是过去的）社会维度中的过程（而不是一个事件）。

六、社会学视角下的 PTSD

　　如上所述，在创伤事件发生及 PTSD 症状产生时，考虑患者的人际关系及其所处的社会视角是非常重要的。与他人进行社会比较是其中重要的调节因素，例如，一些患者会因为相比于他人自己有过更多的创伤体验而感到"不公平"。此外，证据显示，在经历创伤事件后，缺乏领悟社会支持的能力会增加 PTSD 的罹患风险（Ozer et al.，2003）。下列例子佐证了这些现象：

- 一位处于受训中的新手警员，在工作的第二天需要审讯一位犯人，由于审讯前他没有对犯人进行全面检查，这位犯人有机会用私藏在衣服里的枪支射击头部自杀身亡。这位新手警员对这一事件的许多细节都记忆犹新，例如，犯人拿枪对准他的瞬间，还有犯人饮弹自尽的瞬间等。然而，他却想不起这个犯人的相貌，仅仅记得犯人愤怒的表情。在这起事件及其后续训练中又经历了许多其他自杀事件后，这位新手警员渐渐发展出了 PTSD 症状。这位新手警员的主管表示，存在 PTSD 症状的人是无法从事相关工作的，鉴于这位警员不能记起犯人的面孔，因此他怀疑是否这位警员曾经历的事件具有创伤性质。这位主管推断新手警员的 PTSD 症状源于他年轻时的早期经验。

- 一位在童年期经历过情感忽视和身体虐待的年轻母亲，通过创伤聚焦心理治疗，渐渐从过去的经历中恢复过来。这种治疗大大降低了患者受到过去创伤经历干扰的程度。她也注意到自己变得更加自信了，在自己和女儿受到不公平对待时也变得敢于反抗。不过，孩童时代曾被她照顾过的继妹却表示，她不相信自己的姐姐在童年受到过情感和身体虐待。尽管事实是，妹妹引以为傲的那些被记录在 Facebook 画面中精彩的生活事件，姐姐在青春期都未曾体验过。因此，这些问题阻碍了这位年轻母亲 PTSD 症状的进一步恢复。

56 创伤事件中重要他人的观点不仅对创伤幸存者有重要影响，还与创伤及 PTSD 的社会学观点相联系。从这方面来看，从 1980 年出版的 DSM（DSM-Ⅲ；American Psychiatric Association，1980）中了解哪些因素影响了我们对 PTSD 的识别是一件非常有趣的事。历史上，许多研究者的兴趣都集中在了那些由于"弹震症"（Myers，1940）或者"战争神经症"（Kardiner & Spiegel，1947）而无法继续战时任务的士兵身上。这些士兵表现的症状与 PTSD 的症状有很大的相似性。对 PTSD 的识别在越战后期引起了更多关注，尽管与前期相比后期战退的频率有所降低，但由战争导致的士兵们的延迟应激反应变得更为普遍（Lifton，1973；Figley，1978）。由于越战退伍军人经常受到蔑视，所以缺乏社会支持可能也是增加他们 PTSD 的患病率的原因之一。20 世纪 70 年代的另一个社会进步是，开始关注遭遇性虐待儿童的精神健康。女权主义者曾对强奸和近亲性交的后果发出过警告。第三个推动 PTSD 治疗正规化的社会发展因素是，二战后期产生战争后遗症的人数不断上涨，尤其在欧洲和美国（例如，Withuis，2010）。战争后遗症与由其他类型创伤引起的症状有着非常大的相似性。

女权主义者对非自愿性经历的抗议也促进了我们对 PTSD 这一概念的识别，PTSD 概念在之后的专业领域的发展中也变得更具争议性。20 世纪 80 年代期间，根据治疗师的描述，有过近亲性交经历的成年患者往往不愿向他人透露自己的受虐史（例如，Miller，1997/1979）。直到近些年，情况有所转变，不能回忆起自己遭受的性虐待经历成为这些患者无法倾诉的主要原因（McNally，2003）。催眠或引导进行的意向练习等技术可以帮助患者恢复其遭受过的性虐待经历，但有证据表明，这些方法会导致患者产生"虚假记忆",同时还强化了他们的信心,使他们相信自己真的曾经受到过这些伤害(Steblay & Bothwell,1994)。Mcnally(2003)介绍了日托中心有过的类似做法,在那里,儿童的异常行为被视为遭受过性虐待的标志,因此他们会一直接受相关问题的启发式询问,直到他们"坦诚"自己的受虐史。而这两种方式都会引起证据不实的起诉及定罪。类似的启发式治疗技术也会被应用于战争中或受审者阻抗状态中(例如,Enning,2009)。当越来越多的专业人员意识到启发式治疗技术落后的事实后,逐渐改变了自己的观点。McNally 及其同伴认为这个问题在创伤领域的专业判断是,虽然患者仅在创伤事件刚刚发生的几年内清楚记得这段经历,但这一创伤从未真正从他们的意识中消失。Geraerts 等(2009)表示,一些重新恢复的创伤记忆,尤其是在启发式治疗练习中没有再出现的那些记忆,可能更准确。在治疗过程中,治疗师不为找出患者参与诉讼时绝对的真相而负责,他们的任务是帮助患者恢复到健康的精神状态。

社会学家 Withuis(2010)描述了大众健康问题上的观念的变化,并强调了考虑症状的继发性获益和发病前概念的重要性。第二次世界大战后,社会上的观点是,对个体症状的过分关注会导致他们病情的恶化。由于第一次世界大战为治疗"弹震症"士兵的花费远超出预期,此后,英国、法国、德国、意大利及奥地利等欧洲国家对新的心理疾病患者群体都加强了关注。1975 年起,社会上的观点发生了翻天覆地的改变,大众开始认为个体缺乏关注才是他们出现健康问题的原因。20世纪 80 年代早期,社会的发展促进了 PTSD 问题的识别。Withuis 将患者由于生病而逃避自己义务的现象称为继发性获益。发病前概念指经历创伤后的幸存者,其创伤事件前精神健康状态对创伤结果的影响。19 世纪七八十年代,许多在第二次世界大战中参与抗争的工人们及士兵可以申请抵抗者或者战争抚恤金,但他们在战争所经历的创伤事件及其导致的相关症状并不被包括在抚恤内容里。Withuis 表示,这种只考虑外在创伤的行为存在的风险是,将精神健康问题单纯归因于外部应激源而否定个体本身与其精神健康问题之间的联系。在之后的几十年里,人们以此为借口,开始将各种心理问题都归因于创伤经验。与此同时,由于个体发病前的状态对创伤后心理的易感性及复原力的促进作用,许多研究开始将目标对准这一概念并获得了大量的 PTSD 临床表现。包括继发性获益的可能性及创伤前易损性在内的因素在我们的临床观点中依然非常重要。

总之,在对创伤幸存者的 PTSD 进行治疗的过程中,注重对症状的发展、维持及恢复等各阶段心理学理论的整合,并结合亲密关系及社会观点的影响是非常重要的。Maercker 和 Horn(2013)将 PTSD 患者的社会人际模型相关过程分为三个层面，分别是个体层面、亲密关系层面及社会层面。在个体层面，通过与他人的交往而产生的往往是特定社会情感，如羞耻、内疚或愤怒。在第二层面——亲密关系层面，创伤幸存者及其重要他人间交换着对彼此的社会支持或否定。基于文化与社会背景下的社会层面包括社会对创伤的承认、集体创伤经验及文化价值。Maercker 和 Horn 表示，知道并能在治疗中考虑到创伤幸存者社会人际模型的影响，有助于提高 PTSD 的治疗效果。

七、结论

当创伤幸存者发展出 PTSD 时，其创伤记忆往往以特殊的方式被储存并影响他的日常生活。心理学理论提出了关于 PTSD 的发展机制、自然恢复及治疗的不同的解释。一些理论将恐惧视为情绪网络中主要的情绪，也有理论认为，愤怒、委屈、内疚等情绪是同样重要的。一些理论强调消极评价或应激反应在创伤事件中的作用，另一些则关注创伤记忆的不同表征所带来的影响。当然，社会视角也非常重要，由于创伤经历是在他人评价和社会观点的背景中产生的，因此创伤幸存个体的症状也会受此影响。在关于 PTSD 的诸多心理学理论中存在的一个共同观念就是，当个体可以处理日常事务时，那些能够被清楚记得但不再被过分关注的创伤事件记忆就不再危险了。由于创伤记忆被线索激活的过程是与个体的生存密切相关的，所以这个过程与杏仁核及应激激素分泌导致的快速应激反应相联系。我们将在下一章详细阐述这些内容。

第 4 章 创伤后应激障碍的 神经生物学发现

Iris-Tatjana Kolassa

Sonja Illek

Sarah Wilker

Alexander Karabatsiakis

Thomas Elbert

有关战争、折磨或者自然灾难的大量研究都表明幸存者在经历这些创伤性应激之后会出现一系列的临床症状。出人意料的是，这些症状所表现出来的跨文化相似性和一致性都比文化、人种间的差异性要显著得多（Elbert & Schauer，2002）。据此可知，创伤后应激障碍（PTSD）的症状有一个共同的神经生物基础。在本章中，我们精选了一些有关 PTSD 的神经生物学基础的研究，特别是有关创伤记忆结构方面的研究。用恐惧网络模型可以对这些研究进行解释。恐惧网络模型是一个解释创伤记忆形成的理论，并且已经被证明是有助于整合不同的、与 PTSD 有关的神经生物学研究结果。

在本章中，我们首先总结高强度创伤记忆形成的重要风险因素以及 PTSD 的发病因素，共有以下两个：（1）长期累积性地暴露在高强度的创伤环境中；（2）作为个人生物因素的遗传风险。PTSD 的发病则还需要通过后天的表观遗传修饰（epigenetic

I. -T. Kolassa (⊠) • S. Illek • S. Wilker • A. Karabatsiakis

Clinical & Biological Psychology, Institute of Psychology & Education, University of Ulm,

Albert-Einstein-Allee 47, 89069 Ulm, Germany

e-mail: Iris. Kolassa@uni-ulm. de

T. Elbert

Clinical Psychology & Neuropsychology, University of Konstanz,

Universitätsstr. 10, 78457 Konstanz, Germany

modification，第三节），而后来的表观遗传修饰则是生物基因组以及社会文化环境交互作用的结果。在第四节中，我们会以 PTSD 患者脑部结构和功能的改变为实例进行进一步的说明。这些改变既有可能是创伤性应激积累的结果，同时又可能是导致发病的风险因素。另外，在第五节中，我们解释了可能导致 PTSD 人群健康受损和提前衰老的潜在分子机制。本章还会介绍：成功的创伤聚焦治疗，它使得由创伤导致的不良生理效应有潜在的可逆性（第六节）；对创伤相关心理健康障碍的神经生物学研究方向的展望（第七节）。

一、在创伤环境中的累积暴露形成了对创伤的增强记忆

绝大多数的人至少经历过一次创伤事件。根据数据统计，美国成人的 PTSD 终生患病率为 7%～12%（DiGangi et al.，2013；Kessler et al.，1995，2005；Pace & Heim，2011）。然而，在那些暴露于更多创伤性应激源的群体中，PTSD 的终生患病率则会明显增加。例如，在经历过战争的群体中高达 58%（Kessler et al.，1995），在乌干达的苏丹难民中高达 50%（Neuner et al.，2004）。这些数据表明，PTSD 的发展会受到不同创伤性应激的累积暴露的决定性影响。这种累积暴露的操作性定义是经历过的不同创伤事件类型的数目，在术语上被称作创伤负荷（Kolassa et al.，2010a，b；Neuner et al.，2004）。

累积创伤以剂量-反应的方式影响着抑郁症和 PTSD 的严重程度。即使创伤事件已经过去十年之久，这样的影响依旧存在。除了回避行为之外，所有抑郁症和 PTSD 的症状都与累积创伤存在高相关（Mollica et al.，1998）。Neuner 等（2004）对生活在西尼罗河地区的 3 371 名难民进行评估后发现，创伤负荷与 PTSD 的发病率呈正相关，与 PTSD 症状的严重程度呈正相关。在报告经历过三个或以下的创伤事件类型的被试中，PTSD 的发病率为 23%，然而在报告经历过 28 个事件的个体中则为 100%（Neuner et al.，2004）。研究者（Schauer et al.，2003）已经多次地重复验证了这种搭积木效应，并对其进行了详细说明（Eckart et al.，2009；Kolassa et al.，2010a，b，c）。有人提出，世上并没有个体拥有针对 PTSD 的完全适应力。也就是说，任何个体所经历的创伤暴露到达极端水平之后，都会发展出 PTSD。此外，创伤负荷不仅影响 PTSD 的患病风险和严重程度，还影响个体对于 PTSD 的自愈能力。也就是说，在没有治疗的情况下，PTSD 症状最严重的个体是最不可能自愈的人（Kolassa et al.，2010b）。

恐惧网络模型是由 Elbert 的工作团队（Elbert & Schauer，2002）建立的，是

Lang（1979）及 Foa 和 Kozak（1986）所提出的理论的延伸。在恐惧网络模型中解释了创伤性应激的累积可导致强烈的恐惧记忆。这个模型指出对创伤事件的记忆和其他记忆相似，都是储存在命题网络中的，而命题网络则是通过新的学习经验而形成的。当暴露在创伤性应激源中，在高唤起状态下时，感知觉信息（如血的景象、哭声、着火的气味）会和认知信息（如"我会死"的想法）、情绪信息（如恐惧、生气、恶心）以及生理反应（如心率增加或减少、流汗、双腿僵直或无力）共同储存在记忆当中（见图 4.1）。在经历一个创伤事件期间，生理反应能让个体更好地存活下去，具体表现为警觉反应的形式：意识和身体处于过度唤起状态，并且做好躲藏、战斗或逃跑的动作准备。如果当"战或逃"不可行时，就会采用另一种适应性防御反应：振奋或包括晕倒在内的活动能力减低（Schauer & Elbert，2010）。接下来我们介绍两个术语，它们是由 Metcalfe 和 Jacobs（1996）提出的：那些以感知觉、认知、情绪以及生理反应元素为结果的记忆网络，即"热记忆"；储存特定事件的环境信息（时间和空间），即"冷记忆"。65

来自认知心理学与来自神经科学的证据都表明，那些抽象、灵活、情境化的表征（冷记忆）与固着、感觉结合的表征在神经基础方面是存在差异的（Brewin et al.，2010；Kolassa & Elbert，2007）。热记忆系统被那些直接参与感知觉活动的脑区所支持（如表征皮层、杏仁核、脑岛），而不是那些控制高级认知的脑区。相对地，冷记忆则需要海马和周围内侧颞叶结构的参与（Brewin et al.，1996，2010）。至于在正常范围内的情绪体验，有关它的热和冷信息都被很好地整合并且共同存储在自传体记忆中。然而，如果在创伤暴露后发展出 PTSD，这两种记忆的形式将会因两种原因而发生分离：第一，经历创伤事件时的过度情绪唤起状态，会伴随着应激激素的释放，从而影响海马的运作。这也解释了在 PTSD 个体中，陈述性记忆巩固程度有所减少（Elzinga & Bremner，2002）。第二，经历过多次创伤（一般在发展出 PTSD 之前）会导致同一恐惧记忆结构的激活，因为不同的创伤经历都享有共同的元素（如恐惧、尖叫和血）。因此，多次创伤经历的热记忆合并成一个恐惧网络，并且加强了各个元素之间的联结强度。这种情况让个体更难去区分不同的创伤经历，特别是更难去回想相应的环境信息。根据联想学习的原则，一个内部相互联结的恐惧网络包含感知觉、认知、生理和情绪体验，以及与体验（感知觉表征、热记忆）相关的动作倾向，但是它与自传体背景信息则是分离的。此外，恐惧模型中内部联结的强度，以及整合到模型里的元素数目，两者都随着创伤暴露的累积而增加。这也解释了之前我们所提到的认知负荷的搭积木效应。环境刺激（如气味或噪声）和内部线索（如一个想法），通常能够以结合的方式在随后的任意时间点激活66

这个记忆网络。仅需点燃网络中几个元素便可完全激活整个模型，并且导致唤起强烈的非自主记忆（闯入性症状）。这种记忆网络的激活可能会以闪回的形式表现出来。闪回是一种知觉，这种知觉把个体重新拉回创伤事件之中，包括听到刺耳的声音、闻到鲜血的气味、感觉到恐惧、想到死亡（见图 4.1）。由于恐惧网络的激活所带来的是一种令人害怕和痛苦的回忆，许多有遭受创伤相关经历的人都学会了回避那些作为创伤事件提示物的线索。他们设法回避想起任何在恐惧/创伤网络中的表征部分，不去谈论它，并且躲避那些能够让他们想起所害怕事件的人或地方。

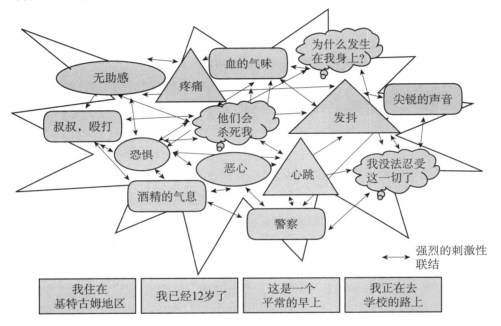

图 4.1　PTSD 中的恐惧网络

感知（矩形）、情绪（椭圆形）、认知（想法泡泡）和躯体感受（三角形）在网络中是相互高度联结的。而下面的自传体背景信息（下面的矩形）则是分开储存的。

资料来源：Wiker & Kolassa, 2013.

　　恐惧网络模型的假设与患有 PTSD 的创伤幸存者的脑部结构及其功能改变的结果非常一致。与此同时，它不仅提供了在创伤性应激后 PTSD 症状发展的神经生物学解释（见第四节），而且提供了创伤聚焦治疗的主要原理（Kolassa & Elbert，2007）。固着记忆的重新激活把它们转为易改变的状态，这也使调整这些记忆变成可能（Nadel et al.，2012）。因此，在治疗中，恐惧网络的激活使得当前的记忆结构可以通过习惯化和消退学习进行修改（Ehlers et al.，2010）。这种以暴露为治疗基础的一个例子就是叙事暴露疗法（Narrative Exposure Therapy，NET；Schauer et al.，2011），它是一种针对创伤性应激障碍的短程治疗。将有关创伤经历的"热"感知觉、情绪、认知和内感受器记忆联结到"冷"自传体记忆，使得原本相互分离的恐惧网络与环境信息交织在一起，从而使得患者可以控制痛苦的记忆。治疗师进一步支持患者按时序解决经历过的创伤，可以帮助患者区分融合在恐惧网络的各种创伤事件。NET 的有效性支持了 PTSD 恐惧网络的概念（对有关 NET 有效性的证据的综述参见 Robjant & Fazel，2010）。

二、PTSD 病因学、症状学以及治疗中的遗传因素

正如上述总结的，创伤负荷以剂量-反应的方式增加了患 PTSD 的风险。然而人们熟知的是，个人风险因素与创伤负荷的交互作用会影响接下来患 PTSD 的可能性。因此，从生物学的视角去看待 PTSD 的遗传和后天风险因素是很重要的。

1. PTSD 的遗传率

有关 PTSD 患者亲属的家庭研究首次表明，遗传风险因素是这一障碍的病因之一。举个例子来说，对于来自不同背景的 PTSD 患者（大屠杀幸存者、柬埔寨难民），他们的孩子在暴露于创伤后更可能罹患 PTSD（Sack et al.，1995；Yehuda et al.，2001）。考虑到家人会共享遗传和环境所带来的影响（例如观察学习和父母痛苦），需要双生子研究去更密切地考察 PTSD 的遗传率。对比罹患 PTSD 的同卵双生子和异卵双生子的研究结果表明，PTSD 遗传率大约为 30%～40%（Stein et al.，2002；True et al.，1993），这个数值与针对焦虑障碍的估计值相同（Hettema et al.，2003）。然而，我们仍需谨慎地对待这个结论，因为比起异卵双生子，同卵双生子更可能暴露于相似的应激之中。

鉴于双生子研究只对估计某种障碍或特质的遗传率有帮助，因此需要关联研究去鉴别在特定障碍的病因学中，有哪些基因或者生理机制参与其中。候选基因关联研究对比了受感染个体和健康个体的某些候选基因多态性区域的基因型频率。染色体基因组的多态性区域指的是个体之间自由变化的区域。最常被研究的多态性是单核苷酸多态性（Single nucleotide polymorphisms，SNPs；在基因组上单个核苷酸的变异）以及可变数目串联重复多态性（variable number of tandem repeat polymorphisms，VNTRs；重复的数目和由此而导致的基因组重复区域的长度不同）。这两种多态性可导致该基因表达产物出现功能上的差异。

由于发展出 PTSD 需要暴露于环境应激源，标准个案对照设计不能满足针对 PTSD 的研究要求。这是因为设计中的对照组依旧可能携带遗传风险因素，只是由

于个体并没有足够地暴露在创伤性应激源中，所以它们没有造成影响。因此，为了了解 PTSD 的遗传易感性，关键是仔细地评估创伤负荷以及将其纳入之后的基因分析中（Cornelis et al., 2010; Wilker & Kolassa, 2013）。

2. 恐惧网络模型的遗传机制

根据之前叙述的恐惧网络模型（Elbert & Schauer, 2002; Kolassa & Elbert, 2007），高强度的内在联结以及具有高通达性特质的感知觉恐惧记忆与自传体背景信息的相互分离，导致了 PTSD 的闯入性症状（Wilker & Kolassa, 2013）。

因此，恐惧记忆形成，特别是恐惧的条件作用，已经被当作理论模型广泛运用到对 PTSD 发展的解释之中。恐惧的条件作用是 PTSD 研究中的重要范式，因为它能够较容易地在动物中进行研究。同时，它能够合理地解释先前中性的刺激（如警察）为什么会在创伤经历后变成了恐惧的诱发物。动物研究发现，海马、内侧前额叶皮层（mPFC）和杏仁核（三者共同被称作恐惧的边缘-前额叶神经环路）被认为是参与、习得和调节恐惧条件作用的主要区域。这些区域在面临应激时的相互作用受到神经递质的神经调节作用的影响，如 5-羟色胺、多巴胺和去甲肾上腺素。同样，激素也会发挥作用，如糖皮质激素（相关综述参见 Ressler & Nemeroff, 2000; Rodrigues et al., 2009; Shin & Liberzon, 2009）。因此，针对 PTSD 的候选基因关联研究都已经将这些系统作为研究目标。

尽管那些只对比 PTSD 患者与对照组的遗传风险等位基因出现率的研究出现了不一致的结论，但那些导致前面所说的搭积木效应和基因-环境交互作用的实验已经得出一些有关遗传风险因素的统一结论。这将会在之后进行总结。

（1）5-羟色胺能系统的调节物质

神经递质 5-羟色胺因为能够通过抑制杏仁核活动而影响情绪学习和记忆为人熟知（参见 Meneses & Liy-Salmeron, 2012; Ressler & Nemeroff, 2000）。5-羟色胺转运体负责把具有活性的 5-羟色胺运输到突触间隙。实验结果一致表明，在那些参与到 5-羟色胺能系统中蛋白质编码的等位基因之中，5-羟色胺转运体基因会对发展出 PTSD 的风险性产生影响。5-羟色胺转运体基因启动子区（被称作 5-羟色胺转运体基因连锁多态性区域，即 5-HTTLPR）长度多态性，会影响它的活性：相对于长等位基因，短等位基因与更低的基因转录相关。因此，5-羟色胺转运体活性的减弱、杏仁核对情绪刺激反应的增强，促进了恐惧条件作用的形成（Greenberg et al., 1999; Heils et al., 1996; Lonsdorf et al., 2009; Munafò et al., 2008）。基因-环境交互作用的研究一致表明，较短的变体会增加经历创伤性应激后罹患 PTSD 的易感性（Kilpatrick et al., 2007; Kolassa et al., 2010a; Mercer, 2012; Pietrzak et

al.，2013；Xie et al.，2009，2012）。举例来说，在卢旺达大屠杀的幸存者中，携带
5-羟色胺转运体多态性较长变体的个体表现出典型的搭积木效应：经历的创伤事件
越多，越有可能罹患 PTSD。然而，这种搭积木效应并没有在携带短等位基因的个
体中观察到，这些个体在暴露于相对低负荷水平的创伤之后便发展出 PTSD（Ko-
lassa et al.，2010a；详见图 4.2）。

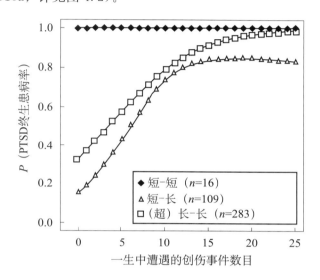

**图 4.2 不同基因型个体在一生中遭遇不同数目的
创伤事件之后罹患 PTSD 的可能性**

资料来源：Kolassa et al.，2010a.

有趣的是，短等位基因同样与更高的 PTSD 症状复发率相关，而这种复发是发生
在完成为期 8 周的创伤聚焦认知行为治疗之后的 6 个月（Bryant et al.，2010）。这也
意味着在这种基因型的携带者中，恐惧记忆的固着程度更高。此外，那些携带长等位
基因纯合子的 PTSD 患者对舍曲林有更高的敏感性，同时脱落率也更低（Mushtaq et
al.，2012）。然而，很少有研究聚焦于基因多态性对 PTSD 治疗成功率的影响，这方
面的研究应该首先要证明需要根据个体生物风险因素来制定个性化的治疗方案。

（2）多巴胺能系统的调节物质

多巴胺是另一种恐惧神经环路中的神经调节物质。更准确地来说，多巴胺涌入杏
仁核对加固恐惧记忆十分重要（Guarraci et al.，2000）。多巴胺能活性受儿茶酚-O-甲
基转移酶（catechol-O-methyltransferase，COMT）所调节，这种酶通过降低活性来使
多巴胺和儿茶酚胺失效。在 COMT 基因上的 SNP 会导致蛋氨酸（methionine，Met）
代替缬氨酸（valine，Val）来合成蛋白质（COMT Val158Met 多态性）。在功能水平

上，Met 等位基因与更低的 COMT 活性相关，从而导致细胞外产生更多的多巴胺（Lachman et al.，1996），同时损害了恐惧消退的习得（Lonsdorf et al.，2009）。与此相似，有研究发现 Met 等位基因与创伤负荷的交互作用能够预测更高的罹患 PTSD 的风险性（Boscarino et al.，2011；Kolassa et al.，2010c）。除此之外，有初步证据表明，这种多态性会影响心理治疗的成功率。截至目前，只有一个研究以惊恐障碍患者为对象考察了 COMT 基因型对心理治疗结果的影响，并且发现携带 Met 等位基因的患者从以暴露为基础的治疗中获益较少（Lonsdorf et al.，2011）。既然有效的 PTSD 治疗同样要求对以往创伤经历进行暴露，那么探讨这些研究结果是否同样适用于 PTSD 患者身上可能会是有趣的事情。

（3）生物应激反应的调节物质

在经历应激或创伤时，个体的警觉反应会通过两个主要的应激轴被触发，这两个应激轴分别是下丘脑-垂体-肾上腺（hypothalamus-pituitany-adrenal，HPA）轴和蓝斑去甲肾上腺素能（locus coeruleus noradrenergic，LCNA）系统。这两个系统会在个体发出求生信号时被共同激活，如调动血糖，增加心率、血压和增强肌肉紧张度。

HPA 轴的激活包括以下三个步骤：首先，下丘脑释放促肾上腺皮质激素释放激素。这会刺激脑下垂体分泌促肾上腺皮质激素，进而引起肾上腺释放皮质醇。虽然这种应激反应短时间内有助于个体适应环境，然而 HPA 轴的长时间激活会导致健康不良。为了避免 HPA 轴长期处于激活状态，皮质醇和糖皮质激素受体将会结合从而对促肾上腺皮质激素释放激素和促肾上腺皮质激素（分别由下丘脑和垂体分泌）的释放起到负反馈作用。更进一步的研究发现，皮质醇水平的提高有助于对情绪经历的记忆，这使得糖皮质激素系统成了对 PTSD 的候选基因关联分析的对象（相关综述参见 Wolf，2009）。然而，对糖皮质激素受体多态性的研究目前得出的结论并不一致（Bachmann et al.，2005；Hauer et al.，2011）。另一个在糖皮质激素系统中令人感兴趣的候选基因是编码伴侣分子 FK506 结合蛋白 51（FK506-binding protein 51，FKBP5）的基因，这个基因能调节糖皮质激素受体与皮质醇结合的亲和力。更具体来说，当 FKBP5 结合伴侣分子 FK506 时，受体综合体将降低与皮质醇结合的能力（Binder，2009），从而导致负反馈作用减弱以及长时间的应激反应。目前为止，研究一致表明 FKBP5 风险等位基因和成年或童年期创伤暴露的交互作用会增加罹患 PTSD 的风险性（Binder et al.，2008；Boscarino et al.，2011，2012；Xie et al.，2010）。

应激或情绪唤起会导致去甲肾上腺素从杏仁核的基底外侧释放，并且这种去甲肾上腺素能神经递质是形成情绪体验记忆的必需品（例如，McGaugh ＆ Roozendaal，2002）。PTSD 同时与中央和外周去甲肾上腺素能的过度活跃相关（Heim ＆ Nem-eroff，2009），然而很少有研究去考察去甲肾上腺素能系统相关基因。有一个有趣的例外是 de Quervain 和他的同事的研究（2007），他们考察了基因 ADRA2B 的缺失变化，这个基因能编码 α-2B-肾上腺素能受体。他们在健康的被试中发现，这个受体是情绪唤起的必要物质，并且与记忆增强有关。在卢旺达大屠杀幸存者中，这个受体与报告更多的闯入性记忆相关（de Quervain et al.，2007）。

　　总而言之，可靠的基因关联分析发现基因确实与病理性记忆的形成有关。理解遗传风险因素与高强度恐惧记忆的联系是特别重要的，因为这些生物系统呈现出了一个有前景的目标，那就是通过未来的治疗来对其进行修复，特别是在药理学水平上。

　　然而，尽管投入了越来越多的努力以及技术不断进步，但对于 PTSD 的遗传性来讲，仍只有很小一部分能够通过确切的遗传风险因素来进行解释。对于这种"遗传性缺失"（Manolio et al.，2009）有下列解释，包括复杂的多基因交互作用，以及个体环境暴露与基因构成之间的交互作用。除此之外，近十年的研究表明，环境因素能通过表观遗传修饰来塑造基因的表达（Zhang ＆ Meaney，2010）。因此，下一节将会叙述表观遗传机制，这对于全面了解 PTSD 患者病因学中先天与后天相互作用的机制是非常重要的。

三、与 PTSD 有关的表观遗传改变

　　表观遗传学（epigenetics）这个术语源自希腊语音节 epi（意思是"在此之上"）以及 genetics（遗传学）。表观基因组被看作"信息的第二层外衣"（Zhang ＆ Meaney，2010，p. 447），它由化学修饰组成，在不改变核苷酸序列的情况下，可以改变 DNA 的可及性。更具体来说，基因的表达依赖于转录因素与一个基因启动子区域的结合，然而不同的表观遗传机制能够不断地允许或阻止这种转录因素结合。这些机制对于细胞的分化是至关重要的，因为在人类个体中，几乎所有细胞的基因组都是一样的。表观遗传谱通过决定哪些基因序列作为蛋白质而表达使得细胞功能得以分化（例如，心脏细胞对神经元）。除此之外，表观遗传的改变使得基因表达能够根据环境需求进行动态的调整（Zhang ＆ Meaney，2010）。在过去几年中，开始不断有证据表明创伤性应激能够影响个体的表观遗传谱（Malan-Müller et al.，2013）。在最开始，有假设认为早期的发育不良会导致表观基因组的改变，使个体

在未来生活中表现出更高的应激易感性。在此之后，人们了解到表观遗传修饰会发生在个体生命周期的各个时间段中，并且对学习和记忆是至关重要的（Zhang & Meaney，2010）。因此，一方面，早期发育应激会导致表观基因稳定的改变，使之成为未来罹患 PTSD 的一个风险因素。另一方面，成年期的创伤性应激也可能导致表观基因的改变，从而可能反过来促进 PTSD 相关心理症状和生物方面的改变。

72   与 RNA 相关的基因沉默、组蛋白修饰以及 DNA 甲基化是不改变基因结构的三种表观遗传机制，而这三种机制可能会导致基因转录性的改变（Egger et al.，2004）。这些修饰方式能够加强或削弱甚至完全"压制"基因的表达能力（Sutherl & Costa，2003）。

第一个早期经历影响表观遗传谱的证据来自动物研究，研究表明大鼠母亲所付出的母性照料程度的高低会导致它们后代中 DNA 甲基化的不同（Weaver et al.，2004）。更具体一些，低母性照料与海马区的糖皮质激素受体基因（glucocorticoid receptor gene，GCCR）启动子的增强相关，进而降低 GCCR 的敏感性。正如之前提到的，GCCR 参与 HPA 轴的负调节反馈。增强 GCCR 启动子的甲基化能够降低 GCCR 的敏感性，这可能会导致在应激情境下 HPA 轴长时间的激活。回到 Weaver 等（2004）的研究，这些可能持续到成年期的表观遗传改变能够通过给小鼠提供高水平的母性照料来阻止。这个发现对于心理创伤的心理治疗至关重要。

McGowan 等（2009）在人类中的比较研究得到了相似的结果：相对于童年期没有被虐待记录的自杀者，那些童年期有被虐待记录的自杀者其海马区的神经元特异性糖皮质激素受体基因（NR3C1，在 Weaver 等的研究中与大鼠的位置一致）的启动子甲基化得到了增强。这个研究意味着，早期的虐待经历对海马 GCCR 表达的表观遗传调节是常见的效应。这个假设被最近的一项研究所证实（Mehta et al.，2013），该研究对比了有童年和成年创伤的 PTSD 患者、没有童年创伤的 PTSD 患者以及经历创伤暴露但未患 PTSD 群体之间的 DNA 甲基化和基因表达情况。研究者在两个 PTSD 组中发现了不同的基因表达模式，这意味着涉及童年创伤史的 PTSD 病因有着不同的生物学路径。除此之外，只有在童年创伤组，基因表达的不同才大致与相应基因组的表观遗传修饰相吻合。这意味着童年创伤会导致持续的表观遗传改变，并且这种改变会影响到成年期的基因表达。

同样，Radtke 等（2011）的研究第一次表明了母亲孕期时经历应激（特别是亲密伴侣的暴力）会改变她后代的 GCCR 甲基化状态（估计在 10～19 岁时）。因此，该研究为孕期应激与未来生活中精神病理学之间提供了一种可能的联系（Radtke et al.，2011）。

　　诚然，最近的研究提供了表观遗传修饰影响发展出 PTSD 可能性的初步证据。例如，Koenen 及其同事在底特律社区健康研究中发现，在美国非裔群体中，5-HTTLPR 的甲基化水平和创伤负荷的交互作用能够预知 PTSD 的易感性（Koenen et al.，2011）。Chang 及其同事考察了另一个被发现与 PTSD 的易感性有关的基因位点，即多巴胺转运体基因（Drury et al.，2009；Segman et al.，2002；Valente et al.，2011；例外情况参见 Bailey et al.，2010）。他们发现高风险基因型携带者具有最高的罹患 PTSD 的可能性，这些携带者在这个基因位点还表现出更高的甲基化水平（Chang et al.，2012）。更重要的是，有研究表明 FKBP5 风险基因型和早期不利环境的结合会导致 FKBP5 位点的甲基化，这可能与未来生活中 FKBP5 的反应性增强以及应激反应增加有关（Klengel et al.，2012）。这些研究提供了创伤经历（特别是当这些创伤经历发生在发展早期时）能够塑造表观遗传谱，表观遗传谱又会反过来影响经历过创伤暴露而患上 PTSD 的可能性的第一手资料。除此之外，Klengel 及其同事的研究表明，表观遗传的改变可能受基因型影响。因此，在预测 PTSD 时，我们面对的是一个结合遗传学、表观遗传学和早期、晚期创伤暴露的复杂交互作用。

四、罹患 PTSD 的创伤幸存者大脑的结构和功能改变

　　与 PTSD 相关的大脑结构变化，如海马萎缩，可能是与 PTSD 有关的功能损伤和失调的原因（Sherin & Nemeroff，2011），不过也被当作风险因素而被讨论（Gilbertson et al.，2002）。

　　运用脑成像技术，PTSD 已经被证明与 mPFC、杏仁核以及海马的结构变化有关（相关综述，参见 Liberzon & Sripada，2008）。mPFC 通过与杏仁核的联结在应激反应中表现出抑制作用，它在恐惧的消退中扮演着重要的角色（Heim & Nemeroff，2009）。根据 PTSD 的神经环路模型，mPFC 的腹侧区域理应能够抑制杏仁核的活性，但是在 PTSD 患者中，这个区域出现了机能障碍。与此同时，当杏仁核的活性增强时，海马的外显学习和记忆功能会受到损伤，因此不能够识别安全的环境（Rauch et al.，2006）。海马（见图 4.3）在 PTSD 的发展中特别重要；它对于控制应激反应以及陈述性记忆至关重要，并且它在环境方面的恐惧条件作用形成中扮演主要的角色（Heim & Nemeroff，2009）。这个脑区因它的高可塑性而广为人知，关注由 PTSD 导致的脑结构变化的研究都主要聚焦在海马体积的变化上（Hughes & Shin，2011）。动物研究表明，病理性的应激能够导致海马体积的缩减，这可能是面

对不利环境时分泌的应激激素所致（Sapolsky et al.，1990）。有元分析表明，相比于没有创伤暴露的对照组，那些患有或未患有 PTSD 的创伤暴露被试的海马体积更小（Smith，2005；Woon et al.，2010）。然而，其他研究结果发现只有 PTSD 患者的海马体积减小了，而在其他两组之中并不存在这种情况（Karl et al.，2006；Kitayama et al.，2005）。

74

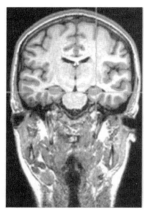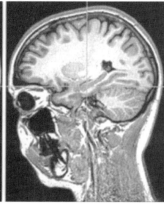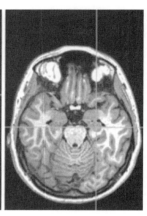

图 4.3　PTSD 患者海马的形态

不断有研究发现，在 PTSD 患者中海马的形态发生了改变。这预示着海马形态的变化可能是 PTSD 的风险因素或是结果。

　　Gillbertson 及其同事（2002）进行了一项双生子研究，他们对比了有战争暴露经历的老兵与他们没有战争暴露经历的双生同胞的情况。与先前的研究一致，他们发现 PTSD 患者的海马体积更小。然而，比起未患有 PTSD 的对照组，那些 PTSD 患者的双生同胞（既未患 PTSD 也没有战争暴露经历的双生同胞）的海马体积更小（Gilbertson et al.，2002）。这意味着更小的海马体积更像是导致 PTSD 的风险因素，而不是患 PTSD 之后的结果。在进一步的研究中，PTSD 患者对构形的加工表现显著差于创伤暴露对照组。虽然这些患者的双生同胞既没有患 PTSD，也没有在成年期遭遇创伤暴露，但他们的海马体积表现出同样的受损（Gilbertson et al.，2002）。然而，最近 Teicher 等（2012）的一项研究为 Gilbertson 团队的研究结果提供了另外一种解释，即童年期所遭受的负性经历会严重影响海马的发育。这可能是因为在脆弱的童年时期，这些双生子都曾经暴露在负性经历中，从而导致他们的海马体积减小，以及之后再次暴露在战争中时罹患 PTSD 的风险更高。这种海马组织发育的改变可能降低了对应激事件的情境化表征，并且可能使个体将恐惧泛化。虽然这个脑组织可能会适应危险情境，但具有扩展恐惧网络的风险，进而最终因适应不良而发展出 PTSD。

最后，另一个研究发现，比起罹患 PTSD 但已康复的对照组，PTSD 患者的海马体积更小。有两种说法可以对这个研究结果进行解释：一方面，更小的海马体积可以作为 PTSD 慢性病理学的风险因素。另一方面，更小的海马体积可能是 PTSD 的结果，它在障碍康复时会自动恢复（Apfel et al.，2011）。

总而言之，目前研究的状态并没有清楚地表明海马体积的减小是遭受创伤性应激的结果还是 PTSD 发生的（遗传）风险因素。然而，PTSD 和海马体积的联系已经被证实了，并且与恐惧网络模型中存在不稳定的自传体背景信息这一假设相一致。

既然杏仁核在恐惧神经环路，特别是条件性恐惧反应的习得和表达中扮演重要角色，有研究便关注 PTSD 康复者的杏仁核结构的改变情况。然而，相对于对海马体积的研究，关于杏仁核的研究的结论并不一致。举个例子来说，一篇 2009 年的元分析总结了 9 个研究后发现，比起有创伤暴露或无暴露对照组，PTSD 患者的左右杏仁核体积并无显著差异（Woon & Hedges，2009）。更多最近的文献也在持续提供不一致的结论。Kuo 及其同事（2012）发现，相比于未患 PTSD 但有战争暴露的退伍军人，有战争暴露且患有 PTSD 的退伍军人其杏仁核总体积更大；然而另外一个类似研究的却发现有战争暴露且患有 PTSD 的退伍军人的左右杏仁核体积更小（Morey et al.，2012）。

最后，与 PTSD 相关的 PFC 结构的改变也得到了研究，这个皮层通过抑制杏仁核活动从而在恐惧抑制和消退习得中扮演重要的角色。最近的一个元分析总结了 9 个研究，并运用像素形态分析方法测量了 PTSD 患者与创伤暴露对照组的灰质体积，结果发现 PTSD 患者的许多涉及恐惧神经环路的区域显著变小，包括左海马和腹侧 PFC（Kühn & Gallinat，2013）。

除了已经得到确认的恐惧神经环路中的结构变化，PTSD 患者的脑功能或这些脑结构之间的交互作用情况也是研究者所感兴趣的。研究一致表明，杏仁核对恐惧线索的反应在 PTSD 患者中得到加强。测量杏仁核活跃度的常用方法是，对比呈现中性刺激和恐惧刺激时杏仁核的活跃程度。举例来说，Brohwan 及其同事（2010）研究发现，比起创伤暴露对照组，PTSD 患者在观看负性图片时其杏仁核的活跃程度会显著地提升。这些结果已经在很多研究中被证实，表明在接触恐惧或恶心的刺激时 PTSD 患者的杏仁核活跃程度显著高于对照组（一个最近的元分析参见 Hayes et al.，2012）。PTSD 症状的严重程度和杏仁核对这些刺激的反应也存在相关（Armony et al.，2005；Dickie et al.，2008，2011）。除此之外，一个近期的研究发现 PTSD 患者自发性的杏仁核活动增强，这意味着 PTSD 患者杏仁核活动的增强不仅局限于特定的实验环境，还可以在一般的情境下发生（Yan et al.，2013）。在对恶心刺激的反应中，更强的杏仁核活动与 mPFC 活动的减弱有关（Hayes et al.，2012）。这一发现被近期的一个研究所证实，后者表明患有 PTSD 的创伤幸存者在对恐惧刺激进行反应时表现出杏仁核与 mPFC 功能性连通的减弱，这解释了为何 PTSD 患者中 mPFC 没有能够抑制增强的杏仁核反应（Stevens et al.，2013）。

与 PTSD 患者前额叶过度活跃这个一般研究结论稍有不同的是，Adenauer 及其同事（2010）发现相比于那些未患有 PTSD 但遭遇创伤暴露的个体以及没有创伤暴露的对照组，向 PTSD 患者呈现恶心图片会导致其右前额叶早期激活增强（Adenauer et al.，2010）。像这样的早期激活可能在功能性磁共振成像研究中被忽略，因为它比起 Adenauer 等使用的脑磁图描记（MEG）实验范式在时间分辨率上更差。这种前额叶的早期激活可能代表着创伤大脑对威胁刺激的习得性过度敏感，并构成恐惧网络表达的一种形式，从而能够为极速侦查危险做准备（Rockstroh & Elbert，2010）。这种早期适应性的激活很有可能伴随着前额区随后激活的减弱，这一警觉-回避模式同样也为其他焦虑障碍提供了解释（Adenauer et al.，2010）。

五、心理创伤对身体健康的影响：鉴别潜在的分子调节因素

已有研究证明 PTSD 不仅与自我报告的不良健康状况以及医疗保健使用的增加有关（Schnurr & Jankowski，1999），还与缺乏体育锻炼以及吸烟等不健康的生活方式相关（Zen et al.，2012）。已有研究证明心理应激［特别是如果以极端（创伤）形式发生的话］会增加患心血管、脑血管、呼吸系统、消化系统、肌肉骨骼系统以及免疫系统等方面疾病，以及其他与年龄相关的疾病，甚至包括癌症的风险（Boscarino，2004；Felitti et al.，1998；Fuller-Thomson & Brennenstuhl，2009；Glaesmer et al.，2011；Schnurr & Jankowski，1999）。详细情况请参见第 5 章。

尽管创伤经历和 PTSD 经常与各种不良健康结果相关，但这种关系之下具体的分子机制还需要更进一步的探索。个体暴露在不利环境（创伤性应激源）时会产生应激反应，这种应激反应似乎会导致免疫系统提早老化，从而改变各式各样的分子路径。Sommershof 等（2009）发现，PTSD 患者淋巴系统中初始细胞毒性 T 细胞和调节 T 细胞相对较少。同时，可能因为过去感染经历和高程度的免疫系统受损，记忆 T 细胞相对较多。初始细胞毒性 T 细胞的减少可能会导致免疫反应的退化，从而增加感染的可能性。在老年群体中也发现了类似的结果：初始 T 淋巴细胞减少会增加患病风险，并且与老化相关（Shen et al.，1999）。除此之外，调节 T 细胞的

减少可能使 PTSD 患者暴露在炎症和免疫系统疾病的风险当中。事实上，PTSD 患者罹患炎症和免疫系统疾病的概率更高（Boscarino，2004）。更有趣的是，在 Sommershof 等（2009）和 Morath 等（2014a）的研究中可以观察到，在没有被确诊为 PTSD 但曾遭遇过创伤暴露的个体中，初始细胞毒性 T 细胞和调节 T 细胞也显著地减少，其结果位于 PTSD 患者与对照组之间。因为与有创伤经历的非 PTSD 患者相比，PTSD 患者经历过更多的创伤事件，这意味着创伤性应激的搭积木效应对 T 细胞的分布影响是独立于 PTSD 诊断的（Sommershof et al.，2009）。

　　PTSD 和不良身体健康状况的另一个潜在联系是前者会增强促炎症状态，这个现象是在经历过创伤事件或遭受长期应激的个体身上观察到的。Gola 等（2013）在 PTSD 患者身上发现了增强的促炎症状态：外周血单核细胞（peripheral blood mononuclear cells，PBMCs）表现出促炎症细胞因子（IL-1β、IL-6 和 TNF-α）自发性分泌的增强。除此之外，IL-6 和 TNF-α 与 PTSD 病症严重程度呈显著正相关。PTSD 患者促炎症细胞因子自发性分泌的增强意味着创伤性应激会导致 PBMCs 的提前激活（Gola et al.，2013）。促炎症细胞因子的长期上调可能会增加患上各种身体疾病的风险，例如动脉硬化、心肌梗死以及卒中（Schnurr & Jankowski，1999）。长期处于炎症状态导致健康不良的一个机制是自由基的生产过剩。在低剂量情况下，自由基能够保护机体免受病原体的侵害；然而，在高浓度下，它们却会产生有害的结果，包括损伤 DNA、蛋白质和脂类的功能。总体而言，自由基的浓度过高所带来的不良后果被称为氧化应激（Khansari et al.，2009）。长期处于炎症状态（导致氧化应激）与许多类型的癌症、病理性衰老以及大部分年龄相关疾病（例如糖尿病、心血管疾病和免疫系统疾病）有关（Hold & El-Omar，2008）。

　　染色体端粒的长度可以作为生理年龄的生物标记（von Zglinicki & Martin-Ruiz，2005）。染色体端粒（覆盖染色体的末端，保护它们免受损害以及与周围染色体的不可控融合）对于染色体复制和稳定性是至关重要的。在细胞分裂时，染色体端粒会被相继消耗并且最终会逐渐变短（Chan & Blackburn，2004）。染色体端粒的变短不仅会增加罹患与年龄相关的疾病（例如心血管疾病）的风险，还可能会增加致癌率以及癌症的致死率（Epel et al.，2008；Willeit et al.，2010）。童年虐待（Tyrka et al.，2010）、童年慢性或严重疾病（Kananen et al.，2010）和心理应激（Epel et al.，2004）都与短染色体端粒变短有关。除此之外，Entringer 等（2011）对在孕期遭受心理应激的母亲的观察发现，她们后代的染色体端粒明显比其他人短。这个研究为孕期应激暴露导致不良健康后果存在跨代传递性提供了初步证据（Entringer et al.，2011）。

另外一个测量生理老化的生物指标是 N-聚糖状况。N-糖基化指的是糖分子通过酶附着到脂肪或蛋白质的过程。N-聚糖是次级基因产物，它并不直接受基因组调节，且能被环境应激所影响（Varki，2008）。在人体血浆中的 9 种不同 N-聚糖的浓度会随年龄而变化。具体来说，N-聚糖高峰 1 随着年龄增加，然而 N-聚糖高峰 6 随着年龄减少。这两种 N 聚糖结构浓度的对数比已经被用作生理老化的生物指标并且被称作糖基老化测试。这个测试甚至被拿来用作人体总体健康状况的指标（Vanhooren et al.，2010）。

Moreno-Villanueva 等（2013）发现，相比于对照组，PTSD 患者和有创伤暴露的个体在糖基老化测试中有显著改变。这种 N-糖基的改变相当于生理上衰老了 15 年。有创伤暴露的被试的结果位于 PTSD 患者以及低应激暴露组之间。除此之外，还发现创伤负荷与糖基老化测试结果之间存在正相关，具体来说，个体经历愈多的创伤性应激，其糖基老化测试的得分越高，因此，个体身体老化程度越高（Moreno-Villanueva et al.，2013）。总而言之，N-聚糖状况加强了创伤性应激会加速生理老化并受低程度炎症的调节这一观点。

六、心理治疗对 PTSD 免疫学及分子水平改变的可逆性

正如之前第五节所描述的，经历创伤性应激会导致严重的生物学改变。幸运的是，至少有一些生物学改变似乎能够通过心理治疗恢复到原来的样子。

Morath 等（2014a）在最近一个研究中发现，在为期一年的追踪中，通过叙事暴露疗法（NET），PTSD 患者的调节 T 细胞的数量能够在一定程度上恢复。这种患者免疫学水平上的积极影响并没有在对照组中观察到。不幸的是，免疫学谱的某些方面并不能通过心理治疗而得到改变，特别是初始和记忆 T 淋巴细胞的减少（Morath et al.，2014a）。

除此之外，Morath 等（2014b）发现，相比于对照组，PTSD 患者的基础 DNA 链断裂情况更多。有趣的是，NET 能够使 DNA 链断裂情况减少，同时伴随着 PTSD 症状的减轻（Morath et al.，2014b）。

此外，还发现创伤聚焦认知行为疗法（TF-CBT）与生理层面上应激症状的减轻（包括心率、血压和肌电活跃性降低）相关。这意味着 TF-CBT 能引起生理反应上的改变。这些发现表明可以通过心理治疗达到调节应激反应的效果（相关综述参见 Zantvoord et al.，2013）。

相应地，Adenauer 等（2011）发现，在接受 NET 治疗后，那些创伤幸存者在

接触威胁性刺激时，不仅 PTSD 及抑郁症状的严重性会显著减轻，而且大脑顶叶和枕叶的活性也会增强。这种活性的改变涉及能对注意进行自上而下调节的大脑皮层，这可能是因为在接受 NET 之后个体能够通过与原始创伤分离从而重新评估威胁性刺激（Adenauer et al.，2011）。因此，这个研究表明有效的创伤聚焦治疗（与对应脑区活性的改变有关）能够对恐惧记忆网络进行修正。 *79*

在 NET 这个例子里，这些初步的发现表明，即使在分子水平上心理治疗也是有效的，并且能够在个体遭受创伤相关的精神病理经历后逆转某些严重的生物学变化。因此，一些研究开始强调创伤幸存者获取足够心理治疗的重要性。

七、对创伤相关障碍神经生物学研究未来的展望

这一章的内容集中在 PTSD（在经历创伤暴露后最常发生的心理障碍）神经生物学研究发现上。但创伤的心理影响并不局限于可能会发展出 PTSD，还会导致幸存者在人格上发生重大改变。正如 LeDoux（2003）在其"突触自我"（synaptic self）概念中指出的，人格是通过基因构成和环境经历的交互作用塑造而成的，其中的环境经历表现为记忆的形成（即建立新的突触连接）。情绪唤起增强了记忆的稳固性，从而解释了创伤经历的决定性影响。此外，如果强烈的情绪性经历发生在发育敏感期，它对人格塑造的影响就会更加明显，这也解释了童年时期遭受虐待所造成的强烈影响（LeDoux，2003）。有几个概念尝试去解释个人发展中早期创伤的长远影响，包括新提出的"发展性创伤障碍"（van der Kolk，2005），以及"复杂性 PTSD"（Maercker et al.，2013）。

之前所提及的有关早年不幸会导致表观遗传改变的文献进一步强化了童年经历对神经生物发展并因而引起突触自我建立的重要影响。举例来说，Klengel 及其同事发现童年（而不是成年）时期的创伤暴露与 FKBP5 位点上等位基因的脱甲基化相关，这可能导致了应激系统持续的改变（Klengel et al.，2012）。虽然关注早期负性经历对神经生物改变（特别是表观遗传学）影响的研究正在不断累积，但区别复杂性 PTSD 和发展性创伤障碍特征的研究仍然相对处于空白状态。在未来，这些诊断类别是否通过不同的潜在生物分子机制来反映将会是很有意思的研究方向（参见 Miller，2010）。最近的技术进步使得测量和分析那些融合了遗传学、表观遗传学以及蛋白质组学等领域的大型生物数据成为可能（Patti et al.，2012），并可能因此使得我们能够识别不同创伤相关心理障碍生物路径的异同。一旦对之前所提到创伤相关障碍神经生物特征的鉴别成为可能，也许还可能发展出新的治疗复杂性 PTSD 的方法。 *80*

第 5 章　创伤是如何影响躯体健康的

Paula P. Schnurr

　　在有关创伤可能会带来的后果的研究中，许多都关注了心理的症状和功能；同时，大量研究表明，经历创伤事件也同样会对躯体健康造成一定的危害。例如，Felitti 和同事（1998）在美国的一个卫生保健组织中调查了大量被试，考察了他们童年所经历的创伤对其成年后造成的影响。对于几乎每一类疾病来说，人们在童年期经历的创伤次数越多，其在成年之后患有严重慢性病的风险越高，如心血管、代谢、内分泌以及呼吸系统方面的疾病。尽管研究者并没有明确地提出这些现象背后潜在的机制，不过有一个解释是：童年的创伤经历会增加有损躯体健康的行为出现的概率——如吸烟或酗酒，而且这个解释已经得到实证的支持。

　　然而，单单从行为因素层面是无法解释创伤与不良健康状况之间的关系的。相反，创伤后应激障碍（PTSD）却是解释创伤与不良健康状况之间关系的最稳定的因素。本章罗列了创伤对躯体健康带来严重后果的证据，其依据的思想是：患有PTSD 是创伤经历会影响躯体健康的机制中的首要因素（Friedman & Schnurr，1995；Schnurr & Jankowski，1999；Schnurr & Green，2004；Schnurr et al.，2007b；Schnurr et al.，in press）。

P. P. Schnurr

National Center for PTSD and Geisel School of Medicine at Dartmouth,

White River Junction，VT，USA

Department of Psychiatry，Geisel School of Medicine at Dartmouth,

Hanover，NH，USA

一、对躯体健康的定义与测量

为了理解创伤与躯体健康之间的关系，我们首先要明白什么是"健康"。世界卫生组织（WHO）将健康定义为"身体、心理和社会的一种良好的状态，并不单单指没有疾病"（http：//www.who.int/about/definition/en/print.html，2013 年 10 月 11 日获取）。这个定义，反映了这个时代常采用的"生物心理社会"视角，这一视角实际出现于 1946 年 WHO 的成立宣言中。因此，将健康作为一个复合的概念，已经有很久的历史了。

Wilson 和 Cleary（1995）将健康视作一个复杂性不断增加的连续体，刚开始是生物学和心理学的变量，它们代表了疾病或者躯体系统的改变。接下来是症状，然后是功能状态、健康观念以及与健康相关的生活质量。这些因素互相影响，但并非完全相关，而且还会受个人和环境因素的影响。例如，有两个人的疼痛水平相同，但其功能表现可能不同，因为他们的性格、社会支持和身体情况都是不同的。

要想准确地了解躯体健康的状况，进行客观的和主观的测量都很有必要。这些测量不仅包括实验室测试、临床测查和档案记录，而且包括自我报告的方式。之所以也将自我报告囊括其中，一个原因就是心理因素可能会对测量的结果产生影响，如消极情感的影响（Watson & Pennebaker，1989）。实际上，通过比较档案资料和自我报告的方法可以发现，自我报告是一种有效的方法，但并不代替变量的客观化测量（如效用和诊断）的完美替代方案（Edwards et al.，1994；Sjahid et al.，1998；Wallihan et al.，1999）。然而，档案记录法也并非完美的指标，因为这些记录有可能是不完整的或者不精确的。此外，虽然自我报告法常常与其他客观化指标有出入，但一个人的自我报告可以为获得健康这一连续体中的所有方面（除了生物学和躯体变量）的资料提供更多的信息。

二、创伤影响躯体健康的概念框架

创伤对健康连续体的各个方面都能够造成不良的后果，其中包括：被试自我报告出来的健康问题和功能损伤（例如，Glaesmer et al.，2011；Paras et al.，2009；Scott et al.，2011；Spitzer et al.，2009）、发病的生物学指标（Dube et al.，2009；Walker et al.，1999）和死亡率（例如，Boehmer et al.，2004；Sibai et al.，2001）。

为了理解为何经历一个创伤事件会对个体的躯体健康造成影响，有必要弄清楚在经历创伤事件之后发生了什么。在大多数个案中，创伤的直接后果是没有具体答案的。在经历创伤之后的幸存者中，其实只有少数人受伤或者生病；甚至在一个退伍老兵的群体中，只有21%的人因为战争而产生了长久的躯体损伤（Moeller-Bertram et al.，2013）。同时，经历创伤后所产生的健康问题——如心血管疾病和在战争中导致的死亡率（Sibai et al.，1989，2001）——通常也和创伤种类是不相关的。

如果创伤事件通常并不会直接导致躯体损伤，那它是如何影响躯体健康的呢？Schnurr 和 Green（2004）在前人工作（Friedman & Schnurr，1995；Schnurr & Jankowski，1999）的基础上，提出这一问题的答案是：创伤暴露之后陷入严重和持续的应激状态——主要是 PTSD，但也会有其他的精神疾病（见图 5.1）。这种应激状态能够激发心理、生理、行为和注意四个方面的相关机制，从而导致健康不良。本章把关注点放在了 PTSD 身上，因为很少有研究去检验 PTSD 给创伤经历者带来的躯体上的后果。基于这一理念，我们也认为健康问题并非创伤事件的直接后果。

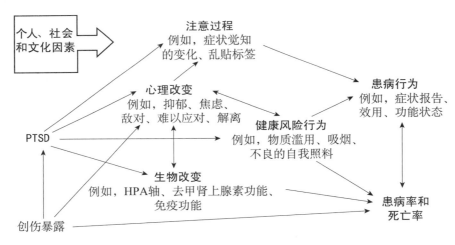

图 5.1 创伤暴露和 PTSD 影响躯体健康的示意模型

资料来源：Schnurr & Green，2004，p. 248.

心理机制通常包括和 PTSD 相关的共病问题，而 PTSD 会导致健康不良。举例来说，和抑郁相关的共病问题有：患心血管疾病和相关疾病的风险性增高，如血小板活化作用的增强、心率变异性的降低，以及高血压患病率的增高，都可以解释这种联系（Ford，2004）。和 PTSD 相关的生物改变提供了额外机制，如蓝斑核/去甲肾上腺素-交感神经系统和下丘脑-垂体-肾上腺（HPA）系统的功能失调（参见 Friedman & McEwen，2004）。行为机制涉及和 PTSD 有关的健康风险行为，如吸烟、物质滥用、缺乏自我关爱以及使用药物时不遵医嘱（Rheingold et al.，2004；Zen et al.，2012）。而注意机制可能会同时影响健康观念和患病行为，如 Pennebaker（2000）提出逃避对创伤事件的思考、对逃避所引发的躯体和情绪后果的误解，会使得已经觉察出来的症状更加严重。在这一模型中，与此不同的观点则认为，有些因素——如吸烟和抑郁——通常会被认为是干扰因素，但它们才是 PTSD 影响躯体健康的原因（Schnurr & Green，2004）。

Schnurr 和 Green 的模型使用了"非稳态负荷"（allostatic load）的概念去解释上述这些机制能够导致疾病的原因。非稳态负荷是指"生理反应在不断增强或者减弱的过程中对躯体所制造的应激、生理系统在面对挑战时的过度活动、大量器官和组织损坏时新陈代谢的改变"（McEwen & Stellar，1993，p.2094）。因为负荷强调的是改变的累积状态、慢性的和跨生理系统的形式，所以它可以解释为什么 PTSD 所引起的改变太小了，以至于不容易被觉察。它本身不会造成疾病，但这些累积确实就会导致疾病（Friedman & McEwen，2004；Schnurr & Green，2004；Schnurr & Jankowski，1999）。Schnurr 和 Jankowski（1999）举例说明了 PTSD 中的高唤起和高敏感性与物质滥用、吸烟导致的躯体健康后果是联系在一起的，而且相对于其他的精神疾病来说，PTSD 中的非稳态负荷要更高。这一假设虽然仍需要继续验证，不过在一个研究中已经发现，患有 PTSD 的个体其非稳态负荷要高于仅具有创伤经历的对照组（Glover et al.，2006）。

三、文献综述

已经有大量的证据表明，PTSD 能够对躯体健康造成许多方面的危害（Friedman & Schnurr，1995；Green & Kimerling，2004；Schnurr & Jankowski，1999）。采用自我报告的方法，可以发现 PTSD 和不良的健康状态、更多的躯体症状和一些慢性健康问题以及不良的躯体功能都有关联（例如，Boscarino，1997；Cohen et al.，2009a；Löwe at al.，2010；O'Toole & Catts，2008；Vasterling et al.，2008）。例如，在美国成人的代表性样本中，PTSD 和神经、血管、肠胃、代谢或自身免疫、骨骼或者综合方面的病发率的升高都有关（Sareen et al.，2005）。绝大多数的研究是横断研究，但一些纵向研究的结果显示，最初的 PTSD 可以预测更糟糕的健康，只是后来才渐渐显示出来的（Boyko et al.，2010；Engelhard et al.，2009；Vasterling et al.，2008）。一个最近的元分析考察了 62 个已有的研究，其中大多数是使用自我报告法来评判躯体健康状态或者使用其他的非客观化指标，结果表明 PTSD 和健康状况的相关系数是：从 $r=0.17$（心肺健康）到 $r=0.48$（一般躯体症状）（Pacella et al.，2013）。

如果使用客观化的指标，如通过医生诊断出来的疾病，PTSD 也同样和健康不良相关，不论是在横断研究（例如，Agyemang et al.，2012；Andersen et al.，2010；Nazarian et al.，2012；Seng et al.，2006）还是在纵向研究（例如，Dirkzwager et al.，2007；Kimerling et al.，1999）中都有相关证据。不同研究中的结果是稳定的。一个横断研究调查了许多寻求美国公共卫生服务的妇女，结果发现患有 PTSD 的人要比患有其他精神疾病的人更容易出现某些疾病，如慢性疲劳、肠易激和肌纤维痛综合征，以及由其他原因导致的疾病，如癌症及循环系统、内分泌和呼吸系统方面的疾病（Seng et al.，2006）。一个纵向研究调查了年龄更大的男性退伍军人，发现即使将年龄、吸烟情况、躯体质量指数和酒精使用这几个变量控制之后，PTSD 的症状也会增加动脉、肌肉骨骼、胃肠道和皮肤疾病的发生率（Schnurr et al.，2000b）。

已有的文献特别关注了心血管方面的后果。前瞻性的研究表明 PTSD 与罹患冠心病的高风险有关，这种情况出现在男性退伍军人（Kubzansky et al.，2007）、男性越战老兵（Boscarino & Chang，1999；Kang et al.，2006；Vaccarino et al.，2013）和普通妇女（Kubzansky et al.，2007）中。疼痛是人们广泛关注的另一个方面，其研究方法既包括自我报告法，也包括医生诊断法。患有 PTSD 的个体具有更高水平的慢性疼痛，但与外伤性损伤（如类风湿性关节炎）无关（例如，Mikuls et al.，2013）；而且有更高的罹患疼痛综合征的概率，如慢性骨盆疼痛和肌纤维痛（例如，Seng et al.，2006）。

与此同时，PTSD 与药物使用方面的关系的证据则显得不太一致。一些研究发现，PTSD 仅仅与使用精神卫生服务或者紧急救护的情况有关（例如，Possemato et al.，2010）；但是，大部分研究则发现 PTSD 和医疗保健服务的过度使用有关（例如，Gill et al.，2009；Glaesmer et al.，2011；O'Toole & Catts，2008；Schnurr et al.，2000a）。少量的研究检验了患者在治疗花费上的情况，但只有一些证据表明 PTSD 与更高的健康花费有关（例如，Walker et al.，2004）。

所有有关 PTSD 和死亡率的研究都将退伍军人作为被试。一些研究（例如，Boscarino，2006；Kasprow & Rosenheck，2000）发现，PTSD 与更高的死亡率有关（相关例外参见 Abrams et al.，2011；O'Toole et al.，2010）。而另一些研究则发现，PTSD 与死亡率的关系只是因为存在着由某些外部的原因或者物质滥用导致的疾病（例如，Bullman & Kang，1994；Drescher et al.，2003）。最近的一个研究表明，PTSD 和全因死亡率存在联系，但并没有在统计分析上对人口学、行为和临床的因素加以控制（Chwastiak et al.，2010）。

1. PTSD 作为创伤和躯体健康的中介因素的实证检验

在创伤对躯体健康造成影响的过程中，PTSD 可以起中介作用（即 PTSD 是创伤与躯体健康的关系的中介因素）的结论主要来源于以下几个类型的分析：（a）多元回归，当把 PTSD 加入模型中后，创伤和躯体健康之间的显著性关系减弱或者消失了；（b）结构方程模型，上面（a）方法的一种更加规范化的形式；（c）将患有 PTSD 的被试与创伤对照组以及非创伤对照组进行比较。除了极少数研究以外（例如，Glaesmer et al.，2011；Schnurr et al.，2000b），大多数研究检验了自我报告的健康状态（例如，Campbell et al.，2008；Löwe et al.，2010；Norman et al.，2006；Schuster-Wachen et al.，2013；Tansill et al.，2012；Wolfe et al.，1994）。这一效应是稳定的，例如，一个研究调查了 900 名年长的男性退伍军人，发现 PTSD 可以解释战争对健康造成的影响中 90% 的效应（Schnurr & Spiro，1999）。

然而，这一结论也可能在不同的群体或不同的情况中有所不同。一项以越战老兵作为调查对象的研究发现，在男性中 PTSD 可以解释 58% 战区暴露对自我报告的健康状态的影响中 58% 的效应，但这一解释比例在女性中仅为 35%（Taft et al.，1999）。一个研究考察了在初级护理的患者中 PTSD 和自我报告的健康水平的关系，也同样发现中介作用在男性中会更大（Norman et al.，2006）。虽然在女性中创伤会导致消化系统疾病和癌症，但是 PTSD 并未对这种关系起中介作用。在男性中，创伤与关节炎和糖尿病之间存在着相关，但是 PTSD 仅仅在创伤和关节炎的关系中起中介作用。另一个研究发现在这些结果中存在着不同的中介作用，战争能预测某些疾病有更高的罹患风险，包括由医生确诊的动脉、肺部和上部肠胃疾病以及其他的心脏疾病，这些疾病在老兵身上都持续了 30 年以上，但是 PTSD 仅仅在创伤与动脉疾病之间的关系中起中介作用（Schnurr et al.，2000b）。

2. PTSD 影响躯体健康的潜在机制的证据

到目前为止，还没有研究能够同时检验心理、生理、行为和注意这四个方面，这些方面都是 Schnurr 和 Green（2004）所强调的 PTSD 与健康之间关系的中介因素。相反，现有研究只是聚焦于特定的方面或者个体因素。

在所有潜在的心理中介因素中，抑郁可以说是最重要的，因为已经有相当多的证据表明它与许多躯体健康问题都有关（Ford，2004）。有关抑郁的研究结论通常是一致的：它是 PTSD 与躯体健康之间的中介因素。例如，有研究发现，当控制了抑郁这一变量时，PTSD 和躯体症状之间的相关会显著减小，而且这一结果是非常稳定的，这也就足以证明抑郁在二者的关系中起着中介作用（Löwe et al.，2010）。在另一个研究里，抑郁在 PTSD 和疼痛的关系中起着完全中介的作用（Poundja et al.，2006）。抑郁同样可以在 PTSD 和其他因素的关系中起中介作用。Zen 等（2012）发现，抑郁可以在 PTSD 与躯体无力和药物不良反应的关系中起中介作用。

在健康行为方面的研究结果则比较复杂。一些研究发现健康行为在 PTSD 与健康的关系中起部分中介作用（例如，Crawford et al.，2009；Flood et al.，2009），而另一些研究却没有得出这一结论（例如，Del Gaizo et al.，2011；Schnurr & Spiro，1999）。虽然健康行为至少能够在 PTSD 和躯体健康的关系中起部分中介作用的说法是成立的，但是并不能够解释足够的效应。而且，有很多研究控制了这些因素后，仍然可以发现 PTSD 与健康不良之间是有关联的（例如，Boscarino，1997；O'Toole & Catts，2008；Schnurr et al.，2000b）。

就生理学因素来说，最多的证据来自对心血管疾病的罹患风险因素的研究。患有 PTSD 的个体要比抑郁症患者或者没有精神疾病的人有着更高的罹患高血压的风险（例如，Kibler et al.，2008）。一项研究追踪了一群体重原本正常的护士 16 年，结果发现 PTSD 的症状与罹患病理性肥胖具有关联（Kubzansky et al.，2013）。另一项研究发现，患有 PTSD 的男性和女性退伍军人有更高的罹患肥胖、吸烟、高血压、糖尿病和高血脂的风险（Cohen et al.，2009b）。PTSD 也与轻度发炎——一个额外的可能会导致心血管疾病的危险因素——有关（Guo et al.，2012；Pace et al.，2012；Spitzer et al.，2010）。

Friedman 和 McEwan（2004）提出 PTSD 或许与代谢综合征有关，同时也和一系列可能导致肥胖、高血脂、高血糖和高血压的危险因素具有关联。随后的一些研究也发现了这些现象，其结果显示当排除了人口学、危害健康的行为和抑郁的影响后，PTSD 与代谢综合征之间的相关仍然存在（Heppner et al.，2009；Jin et al.，2009；Weiss et al.，2011）。

代谢综合征证明了非稳态负荷的一个关键特征，即多个危险因素的综合结果。这些研究都发现了 PTSD 和代谢综合征之间存在相关，因此也证明了更高的非稳态负荷是 PTSD 影响躯体健康的关键机制。

3. 接受 PTSD 治疗是否能提升躯体健康水平方面的证据

尽管已经有研究证实了 PTSD 与糟糕的健康情况有关，但是接受了 PTSD 治疗之后健康水平是否就会提升，这一方面的相关信息仍然很匮乏。或许那些使用自我报告法来考察躯体症状和躯体功能的研究，能提供一些最好的证据，然而这些研究的结论也并不一致。有研究表明在使用认知行为疗法（CBT）对 PTSD 患者进行治疗之后，其症状（Galovksi et al.，2009；Rauch et al.，2009）和功能（Beck et al.，2009；Dunne et al.，2012；Neuner et al.，2008）有所改善。例如，Duune 等（2012）发现，当运用 CBT 治疗患有慢性颈椎障碍的 PTSD 患者后，其颈部不适感有所减轻，同时其躯体功能也有所提升。可是，另外的一些研究就没有发现使用氟西汀（Malik et al.，1999）或者 CBT 可以提升患者的躯体功能（Schnurr et al.，2007a）。

很少有研究涉及 PTSD 的治疗能够对确诊的疾病或者其他病理性的客观化指标起作用。有关抑郁治疗的试验结果表明，治疗 PTSD 是否也能同时改善某种疾病——如冠状动脉疾病或者糖尿病——仍然是不得而知的，甚至是不确定的（例如，Bogner et al.，2007；Writing Committee for the ENRICHD Investigators，2003）。虽然 PTSD 可能会让一个人患上上述的某种疾病，但是从生物机制上讲，罹患这些疾病也许和 PTSD 没有关系，而且当 PTSD 症状减少时这种情况也是不可逆的。让我们看一下代谢综合征的例子。当治疗有效、患者的过度反应减少时，高血压的病情也会好转，这似乎是可信的。但是，大部分患有高血压的人并没有 PTSD 或者其他任何一种精神疾病（例如，Hamer et al.，2010），所以要想治疗高血压的话，只有过度反应的减少也许是不够的。而且，行为上没有得到改善——如更健康的饮食、锻炼和遵循医嘱，但肥胖、高血脂和高血糖却能得到改善，这几乎是行不通的。

四、对研究的启示

Schnurr 和 Green（2004）提出了一个研究议程单，其中包括研究方法和研究内容等方面。在研究方法上，他们选择了那些以大样本、有代表性的、非美国的、有其他创伤后反应的和没经历过创伤的人作为被试的研究，同时也选择了那些通过生理学方法来考察发病情况的研究。在治疗上，他们选择的研究的特点是：在内容方面，可以提供更多的关于健康问题与 PTSD 和其他创伤后反应是否有关的信息，以及通过测量躯体健康去考察与 PTSD 有关的生理情况。他们也列举了那些旨在考察创伤而并非 PTSD 的研究，并考察了 PTSD 的治疗对躯体健康的效果的研究。这其中就提到了通过使用系统化干预的方法，来整合精神和躯体医疗护理模式。

虽然已有证据不断表明创伤与健康不良之间存在关联，但这一方面的研究在研究方法以及研究内容上仍然存在很大的问题。其中一个就是缺乏对非 PTSD 的情况下所产生的创伤反应的研究，尤其是抑郁。虽然看起来 PTSD 导致的结果与其他的共病所导致的结果并不一样，不过如果能弄清 PTSD 会导致何种独特的结果的话，这方面的研究还是十分有用的。另一个问题涉及对共病的生物学测量。这方面的研究大多只关注心血管方面的疾病，很少去关注内分泌和免疫方面的疾病。对有关机制进行研究是迫切需要的，尤其是去检验非稳态负荷作为 PTSD（可能也包括其他疾病）影响躯体健康的机制。未来的研究也需要去关注 PTSD 的治疗在健康方面所带来的效果，尤其需要关注患有躯体疾病的患者身上所出现的结果。关注那些可能导致躯体或者心理产生变化的情形（如糖尿病的情形），是很有价值的。同样，评估可以减少 PTSD 患者危害健康行为的综合策略，也会是很有用的。McFall 等（2010）开展的一项研究表明，在 PTSD 的治疗过程中加入戒烟这一项措施，会带来很多好处，而这一点就可以很好地佐证刚才提及的系统化干预的作用，同时这一策略也是治疗系统中的一个干预计划。

同样，在分析方法上，也存在着一些关键问题。对那些可能会导致伤害或者疾病的创伤事件（如事故、战争或折磨）进行研究的过程中，在分析时应该注意从 PTSD 或其他反应所导致的间接结果中，识别出创伤导致的直接后果。另一个应该注意的问题是，在 PTSD 这一疾病中，心理因素与行为因素——如抑郁和吸烟——是怎样产生关联的。如果研究的目的是考察 PTSD 是否对健康有独立的影响，那对这些因素进行统计上的调整就是合适的；如果其目的是去检验这些因素是否是机制的一部分，那诸如分层回归、路径分析以及结构方程模型的统计方法是更加适用的。

五、对临床实践的启示

PTSD 会对躯体健康造成影响的观点，在临床实践方面也有启示。患有 PTSD 的人除了要受到疾病本身的困扰外，还要遭受躯体健康上的痛苦：功能失调、躯体功能的损害和感觉不良。一个整体的、以患者为中心的原则就是，精神疾病的护理并不只是去解决其精神方面的问题，也要去关注他们的躯体健康问题，尤其是当那些问题干扰了治疗过程的时候。Kilpatrick 等（1997）提出心理教育的重点是帮助患者理解他们的创伤症状是如何与他们的躯体问题产生关联的，以及在解决精神问题的同时解决其躯体问题是怎样帮助增强治疗效果的。

治疗人员应该很熟悉的一点就是，当治疗创伤问题时，解决患者患有的物质使用障碍也是很重要的。治疗者需要去解决会对躯体健康存在危害的不良行为，必要的时候应该提供转介。有些治疗者不太愿意去解决患者的吸烟问题，他们觉得患者利用这一行为可以帮助自己应对 PTSD 的症状，如果将这一行为去掉的话，患者就很难再去接受治疗了。然而，McFall 和同事们（2010）提出，即使在针对 PTSD 亚临床症状的治疗中加入了戒烟环节，治疗仍然是有效的，而且还发现当戒烟有效时，PTSD 的症状并没有增加。在对精神疾病的治疗中加入医疗保健的环节，也许会对治疗有所帮助，尤其是当患者有着重大精神疾病的时候（Druss et al.，2001）。

因为 PTSD 会增加医疗服务（例如，Gill et al.，2009；Glaesmer et al.，2011；Schnurr et al.，2000b），治疗者在医疗护理中也许需要加大对 PTSD 的关注。许多 PTSD 患者仅仅去寻求常见的基础医疗护理，因为他们的 PTSD 症状也许并不明显（Liebschutz et al.，2007；Magruder & Yeager，2008；Samson et al.，1999）。治疗者在此情况下应该例行对 PTSD 进行筛查，同时尽量帮助患者接受对 PTSD 症状的治疗。有许多方法可以用来整合医疗和精神健康护理，但这些方法更多地存在于对其他精神疾病的治疗中，而不是对 PTSD 的治疗中（Bower et al.，2006；Roy-Byrne et al.，2010），而且很少有研究检验这些方法在 PTSD 中是否同样适用。一个临床随机控制试验发现，运用电话来进行合作护理，并不比传统的针对退伍军人的 PTSD 治疗更有效（Schnurr et al.，2013），但是未来的研究需要确定一个最佳的方法来治疗 PTSD，其中既包括针对 PTSD 症状的治疗，也包括特殊的医疗护理。最起码，应该加大对患者和治疗者的教育和培训（Green et al.，2011）。

六、对社会的启示

创伤会对躯体健康造成危害，这一点已经对社会造成了重要影响，因为减少对创伤的经历，或者减少 PTSD/其他创伤类疾病的患病可能，有一些疾病也许就能被预防。因此，可以得到启发的是，减少一些可以预防的创伤——像事故、躯体和性方面的攻击——对于健康方面的好处是十分明显的。一个经历过创伤的个体从创伤中恢复时会产生生理、心理、行为或注意方面的改变，通过对这些改变加以及时的干预，以免造成病情更大的恶化，对躯体健康大有裨益。并且，PTSD 会导致花费的增加，所以症状的改善也会在经济上带来好处（Marshall et al.，2000；Marciniak et al.，2005；Walke et al.，2004）。

加强对创伤及其后果的关注，对于公共卫生领域来说是一个关键点。因为创伤（尤其是 PTSD）会增加危害健康的行为出现的可能性，所以认知重建和对创伤后反应的管理，便能够增强以改善健康为目的的计划（如禁烟、减肥）的效果，同时还可以通过预防性的健康保健来提高对躯体健康重要性的认识。另外，需要民众提高对经历创伤可能带来的后果、PTSD 会对躯体健康造成哪些影响的认识，这一点要从整体健康的视角进行规划和考虑。这种做法尤其适用于近期或者一直遭受战乱的国家或地区，以及那些医疗资源和精神保健基础设施非常有限的第三世界。

创伤和躯体健康不良之间的关系，也会对法律和赔偿制度产生影响。患有PTSD 的人是否应该因为躯体问题的困扰而获得一些赔偿呢？需要注意的是，假如一个人因为在工作中遭遇了致命事故，从而患上了 PTSD 和永久性膝盖损伤，那他应该获得双倍的赔偿。但是这样的人是否也应该因为罹患该病而随后又患上了冠状动脉疾病和糖尿病而获得额外的补偿呢？在这一点上，因为科学证据仍不算十分充分，其因果关系并不能被很好地证实，所以还不能拿出必要的证据。而且，也没有完善的科学方法能确定在一个特定的个体身上所遭受的疾病究竟是由创伤症状还是其他因素引起的。这是一个有待回答的相当复杂的问题，因为躯体疾病通常都是由多重因素引发的，其中包括基因、人口学特征、创伤前的健康水平以及与损伤无关的创伤后因素。

⁹⁷ ## 七、结论

已经有充分的证据表明，经历过创伤事件的个体，其躯体健康恶化的可能性会变大。这一章依据的一个模型认为，PTSD 和其他明显的痛苦反应是创伤暴露影响躯体健康的机制（Schnurr & Green，2004）。与 PTSD 相关的生理、心理、行为和注意方面的改变是 PTSD 影响躯体健康的原因，而非稳态负荷的概念（McEwen & Stellar，1993），可以用来解释为何一些微不足道的改变累积起来就可以对健康造成损害。已有的文献表明，不管是自我报告还是客观化测量，都发现 PTSD 与糟糕的健康状况具有关联，虽然发病率（不仅仅是心血管疾病）和死亡率的客观化指标方面的证据很少。不管怎么说，认识到创伤对躯体健康的后果对研究、实践和社会来说，都具有十分重要的启示。

第二部分
应激和创伤相关障碍

第 6 章　创伤相关障碍的诊断谱系

第 6 章　创伤相关障碍的诊断谱系

Richard A. Bryant

一、引言

对精神疾病进行分类，包括创伤性应激障碍在内，在精神医学中是非常困难的，因为我们需要准确知道正常和不正常的区别。这一点在界定创伤后的症状时尤其困难，因为应激反应是很常见的。所以说，划定一条线并依此可以明确地区分出正常的反应和病态的反应，是非常重要的。这一章主要介绍了到目前为止有关创伤后应激状况的诊断体系的发展。近年来，这个方面有很多改动，因为主要的诊断体系在不断地得到质疑和修正。在这样的背景下，本章综述了目前主要的观点，涉及创伤后应激障碍（posttraumatic stress disorder，PTSD）、复杂性 PTSD、急性应激障碍（acute stress disorder，ASD）、急性应激反应（acute stress reaction，ASR）和延长哀伤障碍（prolonged grief disorder，PGD）。

二、DSM 的演变

美国精神病学会（American Psychiatric Association）对应激相关障碍的诊断

R. A. Bryant，phD

School of Psychology，University of New South Wales，Sydney，NSW 2052，Australia

e-mail：r. bryant@unsw. edu. au

标准最早可以追溯至《精神疾病诊断与统计手册》第一版（DSM-Ⅰ）。在最初的版本中，DSM-Ⅰ（American Psychiatric Association，1952）定义了"严重应激反应"，但这是对遭受创伤后所产生的反应的一种非系统化的界定。可以说，它受到了军事医学中认为应激反应通常是短暂的观点的影响。在 DSM-Ⅱ（American Psychiatric Association，1968）中，这一诊断被删掉了，取而代之的是"情境反应"（situational reaction），这样就把应激反应的范围扩大了，它同时包括了严重的和轻微的厌恶体验。第一次对创伤后反应进行具有重大意义的界定出现在 1980 年出版的 DSM-Ⅲ（American Psychiatric Association，1980）中。越南战争造成了许多精神疾病，在这样一个背景下，急需对诊断体系进行正式修订，这次的诊断系统列出了 17 种症状，可以归为三大类：再体验、回避和过度唤起。这一表述持续了许多年，构成了 PTSD 诊断的框架。在 DSM-Ⅳ（American Psychiatric Association，1994）中，对此进行了微调，但基本上仍保持了 DSM-Ⅲ 中的表述。DSM-Ⅳ 将 PTSD 定义为经历或者目睹了一个严重的创伤体验，并产生了担心、恐惧或无助感。这是诊断的前提，因为只有经历这些体验后，才会出现再体验、回避和唤起的症状。

三、ICD 的演变

世界卫生组织一直将应激相关障碍纳入其编制的《国际疾病分类》（ICD）中。ICD-8 列出了"暂时性情境适应不良"的疾病类别，其中包括适应障碍、严重的应激反应和战争神经官能症（World Health Organization，1965）。接下来的一版（ICD-9）列出了 ASR 和适应反应（adjustment reaction，AR）。在 ICD-10 中，又加入了另外两个分类：PTSD 和经历灾难事件后的永久性人格改变（enduring personality change after catastrophic experiences，EPACE）。新添的两种疾病反映了对先前诊断的重要改变，即通常情况下随着时间会逐渐消退的反应，但在经历创伤之后还会持续下去。值得关注的是，ICD 的这一改变受到了军事精神病学的影响，并且强调了应激反应的短暂性本质。同样，也应该注意到 ICD 与 DSM 在这一诊断上的差异性。DSM 建立在美国医疗系统之上，但 ICD 聚焦点更加广泛，它试图适用于全世界所有国家和地区的人。ICD 更加适用于资源匮乏以及那些遭受着战争、疾病和冲突的地方的人。因此，ICD 的一个很明显的特点就是更加强调实际应用，表现为：（a）与临床医生的分类方法更加一致；（b）用最少的症状来进行诊断；（c）能够允许治疗中存在不同的治疗意见（Reed，2010）。

四、DSM-5 中的分类

在 DSM-5 中有许多显著变化。其中一个较大的改变就是对应激相关障碍的分类。传统上，PTSD 和 ASD 都被归在焦虑障碍之下，这一点是从现象学和假定的病理机制的角度出发的。在 DSM-5 将要出版时，研究者就是否要建立一个"恐惧回路"的类别——其中包括 PTSD、ASD、惊恐障碍、场所恐惧症、社交恐惧症和特定恐惧症——存在着激烈的争论（Andrews et al.，2009）。这一归类的出发点是这些疾病都有相似的病因和神经回路。恐惧的条件作用模型认为，当条件刺激和固有的厌恶事件一致时，这些疾病会随之出现；当处于这些条件刺激中时，焦虑障碍中的担心和其他表现就会产生（Milad et al.，2006）。PTSD 被认为是当经历了条件性厌恶刺激之后才会被引发出来，也有证据表明厌恶刺激能够先于惊恐障碍（Faravelli，1985；Manfro et al.，1996）和社交恐惧症而出现（McCabe et al.，2003）。就神经回路而言，恐惧回路的疾病通常会伴有杏仁核的过度活动和前额叶皮层中部更少的、受损的调节（Rauch & Drevets，2009；Shin & Liberzon，2010）；然而，在非恐惧回路的焦虑障碍中，会出现不同的神经网络（Cannistraro et al.，2004；Rauch et al.，2007）。有证据表明，在遭遇创伤之后，恐惧回路疾病患者的心率会增加，但是在非恐惧回路疾病中没有这一现象（Bryant et al.，2011a）。尽管 PTSD 和其他恐惧回路疾病存在重叠，但是将创伤相关疾病归为焦虑类疾病的观点仍然存有争议。第一，厌恶体验会引发绝大多数的恐惧回路疾病的证据仍然是不一致的（Rapee et al.，1990，2009）；第二，许多 PTSD 的症状也能在其他疾病中发现，如感觉麻木、退缩、兴趣减退，这些在抑郁症中也很常见（Blanchard & Penk，1998）；第三，恐惧条件模型不能够有效解释 PTSD 中通常出现的罪恶感、愤怒和羞愧，因此这些因素削减了 PTSD 可以归为恐惧回路疾病的可信性（Horowitz，2007）。在这种情况下，需要考虑将 PTSD、ASD、适应障碍和解离障碍归为"创伤和应激相关障碍"这一类别中去。这种将 PTSD 排除于焦虑障碍之外的决定是存在争论的，尤其是考虑到PTSD 的治疗基本上就是根据其他恐惧回路疾病而建立起来的。

五、PTSD

1. DSM-5

在 DSM-5 中，PTSD 的定义有许多重大的改变（见表 6.1）。从整体来看，诊断标准的主要改变就是移除了应激源的主观方面（A2："担心、恐惧或者无助"）。这些曾经在某些部分里是首要介绍的，从而确保事件发生后的一些次要反应是无法满足 PTSD 的诊断标准的（Friedman et al.，2011）。研究表明这种必须要符合应激源的定义并不能完全预测 PTSD（Brewin et al.，2000），有一些符合其他方面的 PTSD 诊断标准的人，却也因此被排除在外（O'Donnell et al.，2010；Rizvi et al.，2008）。

110 表 6.1 　　　　　　　**PTSD 在 DSM-5 中的定义以及在 ICD-11 中的拟议定义**

DSM-5	ICD-11
A. 暴露于死亡/死亡威胁	A. 暴露于威胁
经历/目睹对生命的威胁	B. 再体验（至少 1 条）
得知发生在亲密他人身上的事件	闯入性记忆
B. 再体验	闪回
闯入性记忆	噩梦
噩梦	C. 回避（至少 1 条）
闪回	想法
对提示物感到痛苦	情境
心理反应	D. 觉知到的威胁（至少 1 条）
C. 回避（至少 1 条）	过度警觉
对想法/感受的回避	惊吓反应
对情境的回避	E. 持续（至少几周）
D. 在认知/心境上的消极改变（至少 3 条）	F. 受损
解离型失忆症	
对自我/世界的消极预期	
曲解化的自责	
消极情绪状态	
兴趣减弱	
冷漠	
情感麻木	
E. 过度唤起（至少 2 条）	
鲁莽/自我破坏的行为	
过度警觉	
惊吓反应	
注意力缺乏	
睡眠障碍	
F. 创伤之后至少持续 1 个月	
G. 受损	
区分说明：伴有解离症状	
区分说明：伴有延迟表现	

　　DSM-5 在再体验方面的改动很小。相对来说，回避方面的变化比较明显。DSM-Ⅳ假定 PTSD 由三个因素组成，但多因素分析的研究表明，四因素的结构能更好地加以解释：再体验、主动回避、被动回避（包括麻木）和唤起（Asmundson et al.，2000；King et al.，1998；Marshall，2004）。所以，DSM-5 现在有一个单独的部分，即要求个体必须满足至少两种主动回避症状中的其中一种（要么内部提示物，要么外部提示物），最主要的变化是加入了一个新的分类，叫作"认知/心境上的消极改变"。这一类别的出现将麻木与主动回避区分出来，但是也指明了患者对创伤过分夸大的消极评价的影响，以及在 PTSD 中可能会体验到的情绪反应的所有可能性。这一点成为一种新的症状表现。在此基础上，很多 PTSD 患者都会责怪自己，存在罪恶感（Feiring & Cleland，2007），自责也加入了这一新类别中。既然已经有很多证据都证明了 PTSD 患者会对自己和世界有一种消极评价（如"我是一个坏人"），他们就不会有指向未来的积极体验（如"没有任何东西对我来说是有用的"）（Ehring et al.，2008），对自己和世界夸大的消极评价则取代了 DSM-Ⅳ中感觉未来没有太大希望的症状。也有证据表明 PTSD 也可能在一种多样性的消极心境中出现，包括愤怒、羞愧和罪恶感（Leskela et al.，2002；Orth & Wieland，2006），这也促使添上了一个普遍性消极心境状态的症状。唤起症状中，DSM-5 和 DSM-Ⅳ几乎一样，只有一些地方例外。很多证据都表明 PTSD 患者中很多人会出现一种鲁莽的或者自我破坏的行为（Fear et al.，2008），这一点应该作为一种新的症状加入唤起类别中去。这一类别中唯一一处需进一步修订的是将急躁心境变为攻击行为，因为这一点更能预测 PTSD（Jakupcak et al.，2007）。

　　DSM-5 中 PTSD 定义的改变会带来什么呢？一个对创伤幸存者的研究发现，分别利用 DSM-5（6.7%）和 DSM-Ⅳ（5.9%）的定义来诊断 PTSD 的患病比例是类似的（O'Donnell et al.，2014）。更进一步，这个研究发现分别按照 DSM-5 和 DSM-Ⅳ的定义，PTSD 与抑郁症的共病情况是接近的（67%对 69%）。DSM-5 在定义上的修改带来的一个有趣结果是，极大地扩展了 PTSD 可能会诊断出来的排列组合的数目：在 DSM-Ⅳ中，一共有 79 794 种可能的组合，因为 DSM-5 中增加了种类和新的症状，因此这一数字变为 636 120 种可能的 PTSD 临床表现（Galatzer-Levy & Bryant，2013）。不过，现在说这两版之间有什么样的关联仍为时过早，因为还需要在不同的情境下进行大量的研究来回答这一问题。

　　2. ICD-11

　　正如前面提到的，ICD-11 预期将会在 2017 年出版，它提出了一个比 DSM-5 更加简洁的定义——这是一个拟议的 PTSD 定义的典型描述（见表 6.1）。之前证实

ICD-10 比 DSM-Ⅳ 对 PTSD 的诊断率更高，所以 ICD-10 需要进行修订来提高诊断阈值（Peters et al.，1999）。ICD-11 也加入了一个正式应激源的标准去提高符合诊断标准的要求（Maercker et al.，2013a）。可以认为 DSM-Ⅳ 和 ICD-11 最大的不同是后者强调再体验症状。一项以减少 PTSD 共病和寻找其核心元素的研究指出，要特别重视在 PTSD 中有关创伤事件的记忆的特殊性所起的作用（Maercker et al.，2013b）。需要特别说明的是，尽管闯入性记忆在许多疾病中都有所体现，但 PTSD 很明显的一个特殊之处是对创伤的再体验（Brewin et al.，2010；Bryant et al.，2011c）。此外，ICD-11 将对当前创伤的再体验定义为生动的闯入性记忆、闪回或者噩梦，充满了担心或者恐惧。在这一定义中，闪回包括的范围可以从暂时性的体验到从当前觉醒状态中完全解离（Maercker et al.，2013b）。ICD-11 同样强调对再体验症状的回避，其中包括努力去回避内部（如想法、感受）和外部（如刺激）的提示物。第三个强调的地方是对当前威胁的一种过度觉察，表现为过度警觉或者过度惊吓。

总而言之，ICD-11 的定义试图去帮助临床医生简化诊断标准，允许当满足三个核心特征中的其中两个时就可以做出诊断。这一定义要比 DSM-5 的标准更加简单，从而保证诊断中可能出现的排列组合数目的减少。有一些研究初步检验了 DSM-5 和 ICD-11 在对 PTSD 进行诊断时的表现。在一个以 510 个创伤性外伤患者为被试的研究中，使用 DSM-5 诊断 PTSD 时其患病率要明显地高于 ICD-11（6.7% 对 3.3%），而且使用 ICD-11 诊断出来的与抑郁症的共病率要更低（O'Donnell et al.，2014）。

六、ASD

DSM-5 和 ICD-11 在 ASD 的概念上存在着很大的差异，并不是十分吻合。它们建立在两种不同的前提下，所要求的时间跨度很不相同，结果便是在操作性定义上差异很大。实际上，ASD 只是存在 DSM 中，ICD 从来没有这一疾病，只是用 ASR 来代替之。

1. DSM-5

ASD 首先在 DSM-Ⅳ 中出现。建立这一诊断的原因是：（a）它也是一种严重的 ASR，但是其开始时间要早于 PTSD 的诊断标准（PTSD 要满足创伤后持续一个月的诊断标准）；（b）作为一个可以鉴别出那些具有较高的患上 PTSD 风险的人的指标（Spiegel et al.，1996）。在 DSM-Ⅳ 中，要满足 ASD 的诊断标准，需要具备：经历了创伤事件，并随之出现了担心、恐惧或无助感（标准 A），解离

（标准 B），再体验（标准 C），回避（标准 D）以及唤起（标准 E）的症状群。尽管绝大多数的症状表现和 PTSD 中的是相似的，虽然它的定义更加松散（Bryant & Harvey，1997），但例外的一点就是解离要满足 5 个可能症状中的至少 3 个（情感麻木、现实感丧失、人格解体、对周围的知觉减退或是解离型失忆症）。之所以会出现这一条，是因为一直有一种观点认为解离反应是创伤后反应的核心，因为它阻碍了情绪加工过程，因此它可以用来预测 PTSD 的发生（Harvey & Bryant，2002）。

在 DSM-5 编制的过程中，关于 ASD 的诊断标准的一个核心问题是：ASD 是怎样很好地预测 PTSD 的？针对 ASD 和随后的 PTSD 关系的纵向研究结果趋向一致。然而，虽然 ASD 患者大部分会在随后变成 PTSD 患者，但是那些完全经历着 PTSD 的人在最初并未表现出 ASD 的症状（Bryant，2011）。也就是说，虽然 ASD 可以很好地预测那些满足 ASD 诊断标准的人有很高的患上 PTSD 的危险性，但是并不能很好地指出哪些人的危险性很高。因为这个原因，DSM-5 决定不再将 ASD 表述为可以预测 PTSD 的发生，但是它能够相当简洁地描述出在创伤发生的最初一个月内出现的严重应激反应（Bryant et al.，2011b）。保留这一诊断的强有力的原因在于：ASD 诊断标准的很大一部分应用体现在美国的卫生保健系统中，保留一个诊断标准就能够促进对精神卫生服务的使用。

意识到在 DSM-Ⅳ 中解离症状的要求无疑过于约定俗成，以及将许多遭受痛苦的人排除在鉴别之外（Bryant et al.，2008；Dalgleish et al.，2008），DSM-5 对疾病的定义进行了修改，如果要满足诊断标准的话，需要符合 14 种可能症状中的至少 9 种，但并没有限制在哪一种类别上（American Psychiatric Association，2013）（见表 6.2）。虽然诊断标准并没有规定必须要符合哪种特定的症状或者类别，但是要符合标准的话必须要表现出再体验和/或回避的症状。这一条使 ASD 的核心和 PTSD 仍然是相似的。一个研究指出，采用 DSM-5（14%）将会比采用 DSM-Ⅳ（8%）能更多地识别出正在经受痛苦的个体（Bryant et al.，in press）。有趣的是，这一研究也指出采用 DSM-5 的定义将会比采用 DSM-Ⅳ 能识别出更多的 PTSD 患者。

2. ICD-11

ICD 一直将 ASR 描述成短暂的反应，它并不完全满足精神病理学的特征（表 6.2）。它是指在经历创伤后最初会感觉到的痛苦，当威胁消失后，这些反应在一周或者更长一段时间之后会渐渐消退（Isserlin et al.，2008）。从本质上来说，这里所说的 ASR 与 DSM-5 中的 ASD 是不同的，因为它既非一种精神疾病，也不是一种后续疾病的前兆。因为在 ICD-11 中，PTSD 的诊断并没有在持续时间上做出限制，所以 ASR 在持续时间上也没有做出规定。因此，那种用于区分是否真正属于创伤后应激反应的诊断"临界点"（出现于 DSM-Ⅳ 以前的版本中）的说法在 ICD 中根本不适用。

在定义上，ASR 从来没有受到严格的 PTSD 定义的限制，因为它可以包括创伤后可能出现的更加广泛的各种反应。因为 ICD 一直致力于增加针对紧急救护人员、军队职员和灾难服务机构的实用性，所以其所描述的症状是十分广泛的，也不是很规范化，原因在于当那些大规模的事件发生时，这些人都是最先对创伤做出反应的。这些症状可以包括震惊、迷惑、伤心、焦虑、愤怒、绝望、过度反应、昏迷和社交退缩。因为强调 ASR 并不是一种精神疾病，所以它被归在代码"Z"中，以便将其与精神疾病分开。ICD-11 提出如果 ASR 的症状持续一周的话，则考虑进一步检查其是否患有适应障碍或者 PTSD。

114　表 6.2　　　　　　　　ASR 在 DSM-5 中的定义以及 ICD-11 中的拟议定义

DSM-5	ICD-11
A. 暴露于死亡/死亡威胁	A. 暴露于威胁
目睹死亡/死亡威胁	B. 短暂性情绪、躯体、认知或行为症状
得知发生在亲密他人身上的事件	C. 严重应激后的正常反应
B. 符合以下症状中的至少 9 种	D. 症状出现数天
闯入性记忆	E. 随着时间增加或应激源的撤销症状减轻
噩梦	F. 不符合精神障碍诊断标准的症状
闪回	
心理/生理反应	
麻木/冷漠	
现实感丧失/人格解体	
解离型失忆症	
对想法/感受的回避	
对情境的回避	
过度警觉	
急躁/攻击行为	
睡眠障碍	
注意力缺乏	
C. 创伤之后持续至少 3 天到 1 个月	
D. 受损	
E. 并非由物质或药物使用引起	

七、复杂性 PTSD

也许在过去 20 年中最难进行归类的创伤性应激状况就是复杂性 PTSD 了。这最早可以追溯至 20 世纪 90 年代，更加难以解释的 PTSD 反应的概念终于被提出来，它是指在遭受了持久的、通常是童年期的创伤事件后出现的更加复杂的反应。一般认为那些经历了持续性的、严重的创伤（如童年期虐待、毒打或者家庭暴力）的人会出现自我认同和情绪管理上的明显问题（Herman，1992）。在此之前，那些没有被准确归类但可以造成极度痛苦的障碍（disorders of extreme distress not otherwise specified，DESNOS），从来没有被很好地定义过，也没有被系统化地研究过。

对复杂性 PTSD 进行定义十分困难，但最近几年，研究的关注点转移到已经享 *115*有更严格定义的复杂性 PTSD 的结构上来。这是一个需要上述 PTSD 症状的建议情形，但也反映了创伤可能对自我组织系统产生的影响，特别是在情感、自我概念和关系领域。不像 PTSD 的症状那样，对与创伤相关的刺激感到担心或者恐惧，这三种类型的困扰是更加普遍的、持续性的、出现在不同情境中的，且与创伤提示物无关的。特别是，在核心的 PTSD 反应的基础上，又发展出三个方面的功能失调：情感调节、自我建构和人际关系。这已经在患者（Roth et al.，1997）以及专家级临床医生（Cloitre et al.，2011）两个方面得到证实。虽然没有被定义成暴露于持续性创伤的结果，但是这些反应通常都与持久的和严重的创伤经历有关（van der Kolk et al.，2005）。

1. DSM-5

是否在 DSM-5 中加入复杂性 PTSD 一直在争论；然而，这一想法后来还是被拒绝了。复杂性 PTSD 并不被看作一种独立的疾病，因为在 DSM-Ⅳ 领域的研究中，只有 8％的表现出 DESNOS 的人不存在 PTSD，因此，复杂性 PTSD 只是被视为 PTSD 的一种亚型（Friedman et al.，2011）。有批评认为，现在就把这种疾病介绍进来为时过早，因为它还没有被很好地定义，也没有足够的数据来表明它和其他疾病的区别（包括边缘型人格障碍），同时也没有证据来表明用那些对于 PTSD 有效的治疗方法来治疗它的时候，患者的反应是否会有所不同（Resick et al.，2012）。相反，DSM-5 引入了一种 PTSD 的解离亚型，这被认为是复杂性 PTSD 的替代品。这种亚型是根据 PTSD 的两种症状表现而建立的：高唤起、迟钝/解离反应。这种分类方法主要是基于一些已有的证据，即相对于那些没有解离症状的患者来说，表现出解离症状的患者在外周（Griffin et al.，1997）和神经（Felmingham et al.，2008；Lanius et al.，2012）层面上的反应都减少了。虽然另外的一些研究发现PTSD 中的解离性和非解离性反应没有差异（Kaufman et al.，2002；Nixon et al.，2005），但不管怎么说，DSM-5 将其纳入就足以说明它的确是一种有效的亚型。

2. ICD-11

很明显，ICD-11 采用了一个不同的视角。ICD 与 DSM 的组织结构不同，因此，一旦纳入复杂性 PTSD 的话，它就会变成与 PTSD 平级的一种疾病，而不是它的一个亚型。对 ICD-11 提出的建议是，复杂性 PTSD 建立在 PTSD 核心症状的基础上，然后又加入了情感、自我与关系三个方面的困扰（见表 6.3）。情感困扰包括：情绪过激、极端爆发、自我破坏行为以及潜在解离状态。自我方面的困扰包括：无用感，或者被击溃感或被削弱感。关系方面的困扰包括：很难与他人维持亲密感、对社交无兴趣、在亲密关系中摇摆动荡。支持这一假设的最初证据来自潜类别分析的研究，结果表明，有情感、自我与关系困扰的患者与 PTSD 患者的表现不同，这些症状在 PTSD 中的程度更低；同时，前者经历的是长期创伤，而不是离散性的（Cloitre et al.，2013）。其他的一些研究通过使用验证性因素分析的方法验证了复杂性 PTSD 的假设结构，同时也表明童年期遭受虐待的个体出现这些症状的危险性更高（Knefel & Lueger-Schuster，2013），这为复杂性 PTSD 的概念提供了进一步的证据（Elkit et al.，2014）。ICD-11 中是否会加入复杂性 PTSD 的诊断仍然是个谜；而且，如果加入了，那以什么样的形式加入同样也是一个未知数。眼下，ICD-11 正在比 DSM-5 积累着更多的证据，这是因为前者的出版要比后者晚几年，也就意味着 ICD-11 可以收集更为广泛的证据来做出最终的决定。

表 6.3　　　　　　　　　　　ICD-11 中对复杂性 PTSD 的拟议定义

1. 暴露于极端/持续的创伤
2. PTSD 的核心症状（再体验、回避、对威胁的觉知）
3. 普遍存在问题的方面：
（a）情感调节
（b）有关自我的被削弱感、被击溃感或无价值感
（c）维持关系的困难

八、PGD

1. DSM-5

在 DSM-5 中，一个激烈的争论是是否要引入一个诊断，用以描述复杂性哀伤反应。在传统上，DSM 并不把哀伤作为一种精神疾病，因为它被认为是丧亲之后的正常反应。在过去十年间，已经有大量的研究关注了这一现象，所以已经比过去有了很多进展。虽然大多数正常的哀伤反应在度过最初阶段之后就会慢慢减轻，但复杂性哀伤反应与之不同，它会持续下去。不过，就怎样的状态算是最适宜的哀伤来说，人们存在着不同的观点。一些观点更倾向于用"复杂性哀伤"这一术语来反映那些在性质上区别于正常哀伤反应的情况（Shear et al.，2011），另外一些就倾向于用"延长哀伤"这一术语来强调那些正常哀伤阶段中的症状表现的持续（Prigerson et al.，2009）。虽然在细节上仍然存在着争论，但是已经得到广泛公认的内容包括：在死亡事件发生 6 个月后仍然存在强烈思念感或情感痛苦；很难去接受死亡；对丧失的愤怒；个人认同的缺失；感觉生活毫无希望；在建立新关系时或者社交活动上存在困难（Bryant，2012）。有研究估计 10%～15% 的丧亲者会出现这些症状，这取决于死亡的性质以及个体与逝者的关系（Shear et al.，2011）。DSM-5 并未将其作为一个正式的独立的诊断，因为已有的研究并不充分；不过它被放到了索引中，以便能够获得进一步的研究。

2. ICD-11

再一次，ICD-11 采用了与 DSM-5 不同的视角。PGD 被建议应该作为一个新诊断加入进来，用来鉴别那些严重的、持续性的病态性哀伤反应（见表 6.4）。这种障碍被界定为在数十年里一直存在严重、持续的思念感，或是对死亡的不断思考。这种反应表现为：很难接受死亡，存在自我丧失的感觉，对丧失感到愤怒，富有罪恶感或者自责感，难以做好社交活动或其他活动。如果症状是功能不良的，并且在死亡事件后持续了 6 个月的话，就可以做出诊断了（Maercker et al.，2013b）。许多研究的结果为这一诊断的提出提供了证据：在成人（Simon et al.，2011）和儿童（Melhem et al.，2011）中，持续性的思念是核心的反应。这一疾病与焦虑或者抑郁是不同的（Boelen & van den Bout，2005；Golden & Dalgleish，2010），而且它会引发一系列的心理、行为、医疗和功能方面的问题（Boelen & Prigerson，2007；Bonanno et al.，2007；Simon et al.，2007）。以 ICD-11 的视角来看，这些问题表现在西方国家与非西方国家中都会出现（Fujisawa et al.，2010；Morina et al.，2010），这一点是非常重要的。ICD-11 中加入这一诊断的进一步的证据则是来自临床治疗的研究，结果发现，对抑郁症有效的疗法在治疗延长哀伤时同样有效（Shear et al.，2005）。

表 6.4 　　　　　　　　　　**ICD-11 中对 PGD 的拟议定义**

1. 经历了亲密他人的离世
2. 在死亡事件发生 6 个月后，仍然存在强烈的思念感/情感痛苦
3. 哀伤妨碍了正常的功能
4. 哀伤反应超出了常规的文化/宗教背景
5. 相关的特点可能包括：对死亡情形的反复思索，因死亡而感到痛苦、罪恶感、自责、难以接受、自我感的降低，在反复思索与回避之间摇摆，活动或维持关系时出现困难、退缩，认为生命是无意义的，情感麻木

118　　　　同样，ICD-11 是否会将 PGD 作为一个新诊断也有待观察。DSM-5 没有将其作为一种正式诊断，这样的做法会导致许多遭受着功能损害的患者被误诊为患有抑郁或者焦虑，所以在治疗中也不会选取更有针对性的方案。当然，ICD-11 可能会带来对哀伤反应的过度诊断，因为有些正常哀伤反应会持续超过 6 个月（Wakefield，2013）。ICD-11 将会强调，哀伤反应要超过文化认同的正常表现时才能做出诊断，从而避免文化差异导致的错误诊断。

九、小结

创伤相关的诊断自数十年前提出后，已经得到了很大的发展。并且，目前主要应用的两个诊断体系之间也产生了十分有趣的差异。在 DSM 中，PTSD 的概念朝着越来越复杂和广泛的方向发展，ICD 则朝着越来越简单化和聚焦的方向发展。不只是 PTSD，ICD 似乎还从侧面接受了复杂性 PTSD 和 PGD。这是可以理解的，因为这两个诊断体系有着不同的考虑，它们分别代表了美国精神病学会和世界卫生组织的需求。在实际应用中，由于世界不同地方采用不同的术语，对创伤反应的理解就可能会产生一些误解和矛盾。时间会告诉我们这些相应的体系是如何服务于这一领域，促进对各种状况的鉴别，以及让患者得到更加合适的治疗的。

第三部分
心理治疗

第7章　创伤后的早期干预

Richard A. Bryant

一、引言

创伤后应激障碍（PTSD）所耗费的个人、社会和经济成本，激发了研究者们在过去的几十年里投入巨大努力去研发更好的对策，以减少不良的创伤心理影响。他们把大部分的精力投入对早期的干预策略的研究中。我们所指的早期干预，是在创伤暴露后最初的几小时、几天或几个星期内实施的干预。这些方法的目标是多角度减少急性应激或实现二级预防以避免可能随后出现的 PTSD。在这一章中，我将综述现有的早期干预策略、支持这些策略的证据，以及该领域所面临的挑战。

二、为所有幸存者提供早期干预

在过去的 30 年，为创伤的所有幸存者提供即时的心理支持，是一个非常普遍的趋势。这一方法是由这样的观点所推动的：所有人都容易受到创伤的不良影响，

R. A. Bryant，PhD

School of Psychology，University of New South Wales，Sydney，

NSW 2052，Australia

e-mail：r. bryant@unsw. edu. au

如果我们在创伤暴露之后不立即提供干预措施，将会出现可怕的结果。然而，这一易感性的假设已经被证明是错误的。大多数人具有较高的复原力，并不需要正式的心理健康干预。一旦脱离了直接的威胁，人们是能够通过调节这种体验并利用自身资源或社交网络来顺利适应的。

126　　尽管存在这一调节模式，但早期干预或许有助于人们的适应或帮助那些可能发展出精神问题的人们避免这一结果。包括提供给直接经历战争的士兵们的干预在内，虽然早期干预在过去的 100 多年间已经发生了许多变化（Shephard，2000），它们仍是自 20 世纪 80 年代以来最受欢迎的干预。这些干预措施通常被称为"心理晤谈"（psychological debriefing），并有多种不同的形式。评估心理晤谈的作用，最简单的方法是回顾其中一种最受欢迎干预模式的发展历史与效果：紧急事件应激晤谈（Critical Incident Stress Debriefing，CISD）。这项计划是在 1980 年由消防员 Jeffrey Mitchell 发起的，他认为这可以"普遍适用于缓解灾难现场出现的急性应激反应，并随即消除或至少抑制延迟应激反应"（Mitchell，1983，p. 36）。CISD 一般由一个单独的晤谈环节组成，通常在创伤暴露的几天内进行。这个环节一般持续 3 ～4 小时（Everly & Mitchell，1999）。正式的 CISD 包括七个阶段。引入阶段介绍框架并阐明目的不是心理治疗。事实陈述阶段要求参与者重述他们与创伤事件有关的故事。认知唤醒阶段邀请参与者描述他们对这种经历的认知反应，鼓励他们意识到对所发生的事件的最初想法。接着在创伤反应阶段，参与者被鼓励表达他们所体验到的情绪反应。在症状呈现阶段，参与者被要求在识别出其应激反应的情况下，关注其症状或反应。指导阶段涉及将应激反应正常化。最后的心理恢复阶段则会给出一份总结，提供晤谈报告和若干必要的转介信息。虽然 CISD 最初是针对紧急救援人员的干预，但后来被推广到更广泛的人群中。作者们在 20 世纪 90 年代末对 CISD 的发展进行的总结中写道："Mitchell 的有关心理晤谈的 CISD 模式通常被认为是世界上使用最广的，并被用于多元背景和实践应用中"（Everly & Mitchell，1999，p. 84）。

　　CISD 真的能够帮助人们吗？有许多 CISD 文献受到了好评，参与者也发现它是有用的（Adler et al.，2008；Carlier et al.，2000）。然而，这不能算作证据。大量试验评估了那些接受过 CISD 和没有接受过 CISD（或其变型模式）的人，并在后来的随访评估中比较他们的功能水平（一般依据 PTSD 的水平）（相关综述参见 McNally et al.，2003）。总体上，这些研究表明，相对于未接受干预的人而言，CISD 及其相关晤谈的干预不会使创伤后应激水平降低（Bisson et al.，2007）。

　　晤谈会带来伤害吗？这是一个关键性问题，因为尊重人的自然适应过程是很重要的，人为干涉这一适应机制并不明智。这个问题与一些证明 CISD 可能有害的证据之间显得尤为相关；这一结论来源于研究发现，接受过晤谈的人（特别是那些在创伤初期显示出明显的 PTSD 症状者）比没有接受晤谈的人产生了更严重的 PTSD 症状（Bisson et al.，1997；Mayou et al.，2000）。另一项对照研究发现，相对于教育投入而言，情绪性晤谈会导致心理恢复的延迟（Sijbrandij et al.，2006）。尽管这些研究有方法论上的缺陷，但这同样引起了人们的担忧，即全面干预并无道理可循。还有人提出，短暂地激活创伤记忆，之后却不与创伤者多次会面，这样的方式不仅无益，还可能进一步巩固创伤记忆（Bisson & Andrew，2007）。心理晤谈可能有害的另一原因是，它通常没有经过事先评估，所以会涉及包括发病前个体的易感性差异、痛苦程度或社会背景在内的干预标准。因此，世界各地的治疗指南一般不推荐这类干预（Foa et al.，2009）。

　　如果像 CISD 这样的心理晤谈会被淘汰，那么优先选择的方法又是什么呢？有证据表明，一个单次干预不能预防随后的变化，更新一些的方法也仅仅旨在帮助人们应对急性反应。最常用的新方法是心理急救（psychological first aid，PFA；Brymer et al.，2006）。我们无须精准地描述 PFA 这一新方法，因为事实上它包含了 CISD 的很多部分和晤谈的其他形式。它设法保留了 CISD 中的基本策略，去掉了可能无益的鼓励步骤，如在急性期鼓励情绪宣泄。PFA 涉及建议策略，以提供安全性、信息、情绪支持和服务机会，提高恢复的期望，鼓励利用社会支持，促进自我照料。像其他形式的普遍干预一样，PFA 也不是以正式的评估开始的。这种因为没有证据证明其益处而被质疑的方法，已逐渐在临床实践指南中得到改善（Inter-Agency Standing Committee，2007）。仔细检查会发现，我们很难评估 PFA 的疗效，因为它没有清晰明确的目标（不易检验）。CISD 旨在减少 PTSD 的严重性——这可以通过试验进行检验——而 PFA 的方法在某种程度上不具有可证伪性，因为帮助人们应对急性应激期是难以操作的。

三、谁应该接受早期干预

　　相比于那些对所有创伤幸存者都提供普遍干预的方法，另一些方法采取了有针对性的策略，聚焦于随后有较高风险出现 PTSD 的创伤幸存者。这个框架假定我们能够识别那些在急性应激期过后会发展出 PTSD 的人。在过去的几十年里，许多工作都聚焦于哪些急性因素会导致长期的 PTSD——也就在那个时代，我们对于如何可靠地预测慢性 PTSD 的热情已经下降了许多。

就此而言，我们领域的主要挑战是认识到急性应激反应与随后出现的 PTSD 反应没有线性相关。早期工作指出，创伤暴露后几个星期内，创伤性应激反应的初始峰值在随后的几个月显著下滑。下列研究均可以表明这一点：性侵害幸存者的同龄组研究（Rothbaum et al.，1992）、非性侵害研究（Riggs et al.，1995）、机动车事故研究（Blanchard et al.，1996）、灾难研究（van Griensven et al.，2006），以及恐怖袭击研究（Galea et al.，2003）。这对早期识别可能发展成为 PTSD 的创伤幸存者的工作提出了一个难题：我们如何区分短暂的应激反应和将发展为 PTSD 的患者的早期反应呢？

我们在近期强调创伤后反应复杂轨迹的 PTSD 反应纵向研究中，发现了早期识别这一问题的重要性。当然，最显著的例证是延迟性 PTSD，它在传统上被认为是在创伤暴露 6 个月以后才发展为 PTSD 的。已有证据的系统综述证实了延迟性 PTSD 的发生频率：约有 25％ 的 PTSD 个案是延迟性的，遵循调度的军事人口中也保持着特定的频率（Smid et al.，2009）。越来越多的证据告诉我们，持续的应激源、来自他人的评价、社会因素或健康问题（Bryant et al.，2013）都会影响 PTSD 应激反应的改变过程。例如，在一项关于卡特丽娜飓风幸存者的研究中，患 PTSD 的比例通常在飓风爆发的两年后增加，归因于这一地区持续的应激源：缺乏基础设施、住房不足、缺乏其他必要的社区资源（Kessler et al.，2008）。这一问题已经被大量证据进一步佐证，包括使用潜在的增长混合模型来分析创伤幸存者经历的不同轨迹。这一统计方法将同质性群体归类，以便随着时间的推移找出纵向变量，而且它记录了不同的反应模式，而不是假定所有人都归属于一个同质性群体。在众多研究中，四个主要的轨迹尤为显著。（a）弹性类：始终带有极少数 PTSD 症状。（b）恢复类：最初痛苦，然后逐渐缓解。（c）延迟反应类：初始症状水平低，但随着时间推移症状加剧。（d）慢性悲痛类：带有持续性的高水平 PTSD 症状。这些轨迹已经在一定范围的创伤幸存者中体现出来，包括创伤性损伤人员（deRoon-Cassini et al.，2010）、受灾者（Pietrzak et al.，2013），以及部署在中东的军事人员（Bonanno et al.，2012）。这强调了在创伤事件后并不能简单地立即确定谁会发展出 PTSD，在早期干预时，我们应认识到，并不是所有高风险的创伤幸存者都能在急性期被识别。

四、创伤聚焦认知行为疗法

与普遍的干预不同，更多新研究已经聚焦于治疗有严重应激反应的个体。尽管小部分研究者关注急性 PTSD 的治疗，但其主要聚焦于 ASD 人群。早期干预可以划分为心理策略和生理策略。或许因为创伤聚焦心理疗法在治疗慢性 PTSD 时取得了巨大成功，更多的研究工作集中在了心理干预上。毫无疑问，一线的 PTSD 治疗是暴露疗法，这在国际治疗指南里有所反映（Foa et al.，2009）。元分析研究也支持这些结论（Bradley et al.，2005；Roberts et al.，2009）。

　　创伤后的早期干预普遍删减了标准的 CBT 方法，将会谈缩短为 5 次或 6 次，同时保留其核心内容。这些方法关键的共性是，通常把创伤暴露作为治疗的重心。治疗通常从有关创伤反应的心理教育开始，重点是对焦虑情绪的管理、暴露和认知重建。焦虑管理技术旨在通过各种技术缓解焦虑，包括呼吸训练、放松技巧或自我对话。治疗通常最为关注长期持续的暴露，包括想象暴露和现实暴露。在想象暴露中，会要求患者去生动地想象他们长期的创伤体验，一般至少持续 30 分钟。治疗师会要求患者讲述一个在某种程度来说是他们创伤体验的故事，并将重点放在所有感知、认知和情感细节上。现实暴露包括对恐惧和回避的情境不同等级的暴露，提醒患者停留在接近创伤情境的可怕体验中；从轻度恐惧的情境开始，然后增加到更可怕的情境。这种方法通过大量机制而产生效果，包括最初条件作用的消退、信息的纠正整合，以及通过自我暴露管理来获得自我控制（Rothbaum & Mellman，2001；Rothbaum & Schwartz，2002）。认知重建通常在暴露治疗之后进行，这个过程会要求患者针对有关创伤、个人或未来的适应不良的自动思维寻找证据。这种方法基于大量研究工作得出的结论，研究显示患者在创伤后急性期的夸大性负面评价可以强有力地预测其随后患 PTSD 的可能性（Ehring et al.，2008）。

　　虽然在早期干预方面有过一些更早的尝试（Frank et al.，1988；Kilpatrick & Veronen，1984），但第一个在早期干预框架内使用简化的创伤聚焦暴露疗法进行研究的是 Edna Foa 的团队。在这项研究中，他们对受到攻击不久后，有被性侵和没有被性侵的受害者提供了短程 CBT（Foa et al.，1995）。被试接受了四次 CBT 会谈，将他们的反应与接受重复评估的对照组进行比较；尽管在治疗后，接受 CBT 的被试比对照组的被试有更轻的 PTSD，但这种差异在 5 个月后随访时就消失了。需要指出的是，CBT 组比对照组有更轻的抑郁和再体验症状。

　　这一研究存在一个潜在限制，即它所聚焦的是那些症状严重到符合 PTSD 标准的创伤幸存者（没有 1 个月期限的要求），并且，我们已经看到许多最初痛苦的人虽然并无干预，但后来可能也适应良好。为了试着解决这一问题，另一些研究开始关注符合 ASD 标准的人，因为一些证据表明多数显示出 ASD 症状的人确实有更大的风险在之后出现 PTSD（Bryant，2011）。在一项采用这一取向的初始研究中，

130 Bryant 及其同事将患有 ASD 的机动车事故或非性侵幸存者进行随机分配，他们要么被分配到 CBT 组，要么被分配到非指导支持性心理咨询（SC）组（Bryant et al.，1998）。两种干预均由 5 次会谈构成，会谈每周一次，每次 1.5 个小时。重点在想象暴露、现实暴露和认知重建上。治疗 6 个月以后，符合 PTSD 标准的 CBT 组人数（20%）少于相对应的 SC 组人数（67%）。这个团队之后进行了一项研究，分配 ASD 的被试到三个组中的任一组进行 5 次会谈，与 CBT 组进行区分。这三组包括：（a）CBT 组（持续暴露、认知治疗、焦虑管理）；（b）持续暴露联合认知治疗；（c）支持性心理咨询（Bryant et al.，1999）。该研究发现，6 个月后随访时，前两个积极治疗组中所观察到的 PTSD 患者约有 20%，而支持性心理咨询组中的患者有 67%。完成这两项治疗研究的随访成员表示，那些接受过 CBT 的被试，其受益在治疗后维持了 4 年（Bryant et al.，2003a）。

根据这些早期研究，后续的一系列研究重复验证了这些结果。一项研究将患有 ASD 的创伤幸存者（N=89）随机均分到以下任一组：CBT 组、CBT 联合催眠组、SC 组（Bryant et al.，2005）。使用催眠是因为有些理论假定催眠可能在伴有解离性症状特点的情况下（即 ASD）更容易促进情绪性加工（Spiegel et al.，1996）。自闭症患者已经被证明特别适用于催眠（Bryant et al.，2001），所以该研究在想象暴露之前直接使用催眠暗示，从而便于处理创伤性记忆。除了一些被试在暴露练习之前接受了催眠诱导外，所有被试都接受相同的会谈次数和完全相同的暴露时长。完成治疗的人中，在 6 个月随访时接受 SC（57%）的被试中患有 PTSD 的人数多于接受 CBT（21%）或 CBT 联合催眠（22%）的人数。在治疗以后 CBT 联合催眠组比 CBT 组有更少的重复体验症状，这说明催眠可能有利于暴露。另一项有关 ASD 的研究针对的是持续的轻度创伤性脑损伤被试（N=24），在因脑损伤而失去意识的群体中比较了 CBT 与 SC 的疗效（Bryant et al.，2003a）。在 6 个月后随访时，符合 PTSD 标准的 CBT 组被试（8%）少于 SC 组（58%）。在迄今为止有关 ASD 的最大型研究中，Bryant 及其同事（2008b）将 90 名创伤幸存者随机分配到以下任一组：（a）想象和现实暴露；（b）认知重建；（c）只有评估。在 6 个月后随访时，与其他疗法相比，接受暴露疗法的被试具有较低水平的 PTSD、抑郁和焦虑。

需要了解的是，其他研究团队也已经证明了使用创伤聚焦的早期干预的效用。Jon Bisson 及其团队（2004）随机抽取了 152 名外伤幸存者并将他们分为两组，在创伤后前 3 周，让其中一组接受 4 次 CBT 会谈而对另一组不进行干预。那些接受积极干预的被试在 13 个月后随访时有较低水平的 PTSD 症状。这一方法聚焦于重

131 度急性 PTSD 症状，而不是 ASD，它更符合 DSM-5 对 ASD 的定义，这一定义不需

要具备特定的 ASD 症状群。一些研究也同样显示，早期提供 CBT 干预对具有高水平 PTSD 的创伤幸存者也是有益的（Lindauer et al.，2005）。

相比于持续暴露疗法，许多研究开始更专注于认知取向的疗法。Echeburua 及其同事（1996）将 20 名患有急性 PTSD 的被试分配到下列三组中的任一组：认知重建组、应对技能训练组、渐进式放松训练组。结果发现，各组间无明显差异；但是，12 个月后，认知重建组表现出更低水平的 PTSD 症状。以色列的一项研究为遭遇交通事故的 17 名幸存者提供了两次 SC 或 CBT 会谈，旨在促进记忆重建以帮助他们获得心理康复（Gidron et al.，2001）。该研究使用了一个静息心率的准入标准：如果高于 94 次每分钟就进入急诊室（在急性期心率升高是 PTSD 的前兆；Bryant et al.，2008a；Shalev et al.，1998）。在事故后的 1～3 天，治疗通过热线电话进行。创伤后 3～4 个月评估时发现，接受 CBT 干预的患者比接受 SC 的患者显示出更低水平的 PTSD 症状。

在一项对早期干预及晚期干预进行对比的重要研究，Shalev 等（2012）随机抽取了 242 名被送往急诊室的患者，他们的症状符合 ASD 或其亚型的标准。他们被分配到下列任一组：持续暴露组、认知重建组、等待组（12 周以后会被随机分配到暴露组或认知重建组）、服用艾司西酞普兰（SSRI）组，或服用安慰剂组。9 个月后随访时，持续暴露（21%）和认知重建（22%）两种条件下患者的 PTSD 评估结果并无差异；与此相比，在服用艾司西酞普兰（42%）和安慰剂（47%）的条件下患 PTSD 的比例更高。接受早期和晚期治疗的患者之间没有表现出长期的差异。这一研究一个重要的意义在于，早期干预对理想结果而言并非必需的环节。从长远来看，有时候晚一点提供治疗也能获得相同的结果。然而，这不意味着降低了早期干预的益处，因为它在缓解创伤中期出现的应激反应（和共病问题）上有明显的优势。

另一项研究在创伤后迅速开始使用暴露疗法，通过该疗法治疗急诊室的创伤患者，在接下来的两周内每周重复一次（Rothbaum et al.，2012）。相比于仅有评估的对照条件，接受暴露疗法的患者在 3 个月后随访时，其 PTSD 症状已得到缓解。此研究的有趣发现是，暴露疗法可以在创伤暴露后安全地迅速开始。

在使用 CBT 来治疗急性 PTSD 的其他对照试验中，其招募的被试是处于创伤发生后 3 个月内的患者，因此在创伤后急性期未曾接受过其他治疗。这些研究也指出了以暴露为基础的治疗方法在早期干预中的效用。这些研究中的每一个都显示出了减轻 PTSD 症状由中至大的效果（Ehlers et al.，2003；Sijbrandij et al.，2007）。

需要注意的是，不是所有研究都报告了创伤聚焦早期干预的有利影响。一项大型研究将 90 名均存在急性 PTSD 症状的女性攻击幸存者，随机分配到持续暴露组、

132

SC 组或在创伤后 4 周内进行重复评估组（Foa et al.，2006）。治疗后 9 个月，所有被试的 PTSD 症状都有同等程度的缓解；而当仅仅纳入符合 ASD 标准的人时，这一结果也没有改变。另一项运用书写范式的研究，将 67 名创伤性外伤患者随机分配到创伤书写干预组或信息对照组（Bugg et al.，2009）。该研究发现，无论是治疗后还是随访评估时，各组之间都未显示出差异。

总之，早期提供的创伤聚焦治疗，尤其那些支持情绪加工的方法，似乎在预防随后出现的 PTSD 上是有效的。这一结论也受到对现有证据的系统综述的支持（Ponniah & Hollon，2009）。然而，依然有大量的人对早期干预毫无反应，因此这不应该被视为针对创伤后问题的灵丹妙药。

个案研究：创伤聚焦认知行为疗法

Lou 呈报了一例严重的卡车事故追踪治疗。他是一名专业的卡车司机，在超过 20 年的长途卡车货运中没有发生过任何严重的交通事故。两周前，他正在州际高速公路行驶时，一位骑摩托车的人逆行而来并失去了控制，她的摩托车滑过路面，轮子悬挂在 Lou 的卡车上；Lou 立即试图去帮助这个女孩，然而，她身体的一部分已经被压碎在车轮底下。在她死前，Lou 和她之间有一个简短的互动，这个过程中，Lou 一直用手捧着她的头等待医护人员的到来。

治疗一开始就有一个完整的评估，显示 Lou 之前没有心理问题，他有一个支持他的妻子，是一名虔诚的天主教徒，认为杀人是罪大恶极的。在初次会谈中他表现出巨大的自责并坚定地表达了他的观点：（a）未能避免该事故；（b）未能挽救该女孩。他描述了自己严重的重复性体验症状，包括频繁做那个女孩血流满面的噩梦。他也报告了经常出现有关该经历的闯入性回忆，包括看到摩托车滑入他的卡车下面。Lou 不断地回避关于该事故的任何提示，包括与他的妻子讨论、思考或者暴露于相关情境。尽管驾驶卡车是他唯一的生活来源，但自从事故以后 Lou 拒绝驾驶。根据 DSM-5 诊断标准，Lou 符合 ASD 的诊断。

接下来教给他关于处理创伤记忆的原理，让 Lou 有机会去理解发生了什么（此前由于他回避而无法思考或谈及的经历），随后以对创伤事件的延长暴露开始治疗。与延长暴露的大多数形式一样（Bryant & Harvey，2000；Foa & Rothbaum，1998），治疗师要求 Lou 以主观强制的方式重温发生的事件，从而与创伤记忆亲密接触。暴露疗法的初期治疗目标是感受并掌控焦虑，此时没有必要涵盖创伤的各个方面，这些将会在后续的暴露治疗中处理。在治疗初期，我们要确保 Lou 在 30 分钟内重复暴露于创伤事件中 3 次。他发现这是极度痛苦的，但自己有足够的能力掌控这种痛苦。

延长暴露在额外的 4 次会谈中继续进行。在第 3 次会谈中，Lou 被强烈鼓励聚焦于事故中他所"回避"的热点——当女孩躺在卡车底下与他互动时。治疗师要求他在此时减缓故事的叙述节奏，停留在此刻正在发生的事情中。在这个再体验的过程中，他变得非常痛苦，并说那个女孩向他透露她已经怀孕了。这成为 Lou 创伤记忆中的关键时刻，因为他感到自己对这个未出生胎儿的死亡负有责任，是他极端自责的根源所在。治疗使用了大量的时间来通过认知重建技术去挑战 Lou，让他考虑自己能够采取的可替代行为，去避免事故发生，挽救该女孩，或者挽救未出生的胎儿。重温这一经历是 Lou 感受到死亡并承认自己有负罪感的一个重要方面，并允许他更实际地挑战自己对死亡负有责任的想法。在第 2 次治疗会谈中，治疗师也指示 Lou 可以按照等级开始进行现实暴露，即按照 1 天两次、1 次 1 小时的频率，他和妻子驾驶他们的家庭轿车。4 周内，Lou 就能够开着他的卡车上高速公路了。

Lou 接受了总共 6 次治疗会谈，这对于 ASD 患者来说是常见的。他完成治疗的时候，仍有一些重复性的噩梦，但频率由一晚多次减少到了每周一次。他不再逃避，也愿意与妻子和其他司机谈论这次事故，并接受了那次事故不是他的过错。重要的是，Lou 理解了需要每隔几天继续练习暴露，去挑战他认为的不切实际的与创伤相关的任何想法。

五、药理学方法

除了心理干预，也有很多研究探究了药物介入早期干预的潜在可能。大多数方法源于创伤几周后的恐惧条件作用模型，这是导致 PTSD 的关键机制（Rauch et al.，2006）。这些模型假定，当一个创伤事件（无条件刺激）发生时，人们会产生恐惧反应（无条件反应）；这种恐惧不断加深，导致恐惧反应与创伤相关刺激之间形成强烈联结。于是，创伤提示物（条件刺激）就能够引发恐惧反应（条件反应），包括再体验症状。这种对创伤事件的强烈反应，涉及应激神经化学递质（包括去甲肾上腺素和肾上腺素）释放到皮质，从而导致创伤记忆的过度固着。敏化作用源自重复的痛苦，后者会提高边缘网状系统的敏感性，从而导致对创伤相关刺激的反应不断增强（Post et al.，1995）。

一项由 Roger Pitman 的团队（2002）主持的早期研究，试图在创伤后最短时间内，通过减少去甲肾上腺素的反应水平来预防 PTSD。这项研究要求患者在暴露于创伤后 6 小时内服用普萘洛尔（一种 β-肾上腺素能阻断剂）和安慰剂。3 个月后随访显示，相比于安慰剂组，服用普萘洛尔的患者的 PTSD 症状水平虽然没有降低，但确实表现出较少的创伤性应激反应。另一项无对照组的研究发现，在创伤后立即服用普萘洛尔两个月，能够减轻 PTSD 的严重性（Vaiva et al.，2003）。还有一项对照实验发现普萘洛尔没有预防作用，不过在这项研究中患者是在创伤后 48 小时之内服用普萘洛尔的，因此也可能是由于服药太迟而未能达到期望的效果（Stein et al.，2007）。或许普萘洛尔的影响是复杂的。正如性别会对心理治疗的结果产生影响一样（Felmingham & Bryant，2012），另一项关于普萘洛尔对儿童的 PTSD 方面的影响的研究也报告了性别特异性效应（Nugent et al.，2010）。

另一个通过在急性期降低去甲肾上腺素水平的方式来预防 PTSD 的可能方法是使用阿片类药物，如吗啡。去甲肾上腺素被吗啡所抑制，反映了吗啡对条件作用的影响。例如，将吗啡注射进老鼠的杏仁核会损害它们的恐惧条件作用（Clark et al.，1972），并能造成恐惧条件作用的遗忘（McNally & Westbrook，2003）。通过将该工作拓展到人类，一些无对照组的研究表明，创伤后立即服用吗啡与低水平的 PTSD 存在相关（Bryant et al.，2009；Holbrook et al.，2010；Saxe et al.，2001）。这些研究是自然观察，而不是对照试验（很难将受伤的患者随机分配到接受吗啡组或对照组！），所以目前我们不能过度地强调这一证据。

就其他药理介入而言，所进行的对照试验远远少于心理治疗试验。正如前面提到的，Shalev 和他的同事们（2012）比较了艾司西酞普兰与安慰剂和心理疗法的效果；SSRIs 已被证明可以减少去甲肾上腺素能神经元（Szabo et al.，1999），所以，SSRI 在急性期可能有预防的作用。此研究发现，SSRI 并不比安慰剂更能有效预防 PTSD，且其效果低于 CBT（Shalev et al.，2012）。另一项随机试验则发现，使用丙咪嗪及水合氯醛为 25 个患有 ASD 的儿童和烧伤青少年进行 7 天治疗后，前者更为有效（Robert et al.，1999）。

糖皮质激素系统是另一个有可能使二级预防得以实现的好方法。我们有来自动物研究的证据表明，一个应激反应之后，服用皮质醇比服用安慰剂能使恐惧行为变得更少（Cohen et al.，2008）。同理，在人类被试中，暴露于创伤之后立即服用皮质醇能减少创伤记忆（Schelling et al.，2004）。有极少的原始数据支持服用皮质醇作为早期干预手段的效用：一项研究发现，与安慰剂相比，在创伤暴露数小时内服用大剂量皮质醇可以降低罹患 PTSD 的可能性（Zohar et al.，2011）。虽然仅仅是初步的探索，但这项证据表明，在急性期服用皮质醇有可能预防 PTSD 的发生。

六、阶梯治疗

正如前面提到的，确定哪些人应该接受早期干预可以说是最为困难的挑战。我们永远不能完美地识别哪些是需要援助的人，因为急性和慢性应激反应之间的关系是复杂的且需要多个因素进行预测，这些因素在急性期都不可能被检测到。使其进一步复杂的问题是，许多人暴露于创伤后可能不希望立即接受干预。疼痛问题、收入损失，以及工作或家庭阻碍，或经常伴随创伤事件的社会动荡，可能会干扰人们正在接受的危机干预。只有一小部分严重的创伤者真正地接受了治疗（Shalev et al.，2012）。这使得许多评论者开始强调对创伤后亚群组持续性监控的需要，而不再一味强调早期干预。

为了达成这一目标，干预的阶梯治疗模型运用监测和适当的照顾来致力于整合早期干预措施，对监测及适当护理的需要随之变得明显起来。现有的一些模型已可以实现这一点。在 O'Donnell 报告的一项研究中，受到创伤伤害的患者，因具有发展出 PTSD 的高风险性而在急性期被筛选出来；接下来是 4 周后筛查，以确定高风险状态是否持续；然后为那些明确的高风险患者提供创伤聚焦的心理治疗（O'Donnell et al.，2012）。具有持续性高创伤后应激的患者随机接受 CBT 或普通治疗；12 个月的追踪随访表明，那些接受 CBT 的患者比接受普通治疗的患者表现出更低的 PTSD 水平。使用类似的方式，Doug Zatzick 进行了一系列试验，通过初期筛选确定受过创伤伤害的患者，然后提供协作医疗——这涉及个案管理，并被整合到患者全部的医疗康复中。一个个案管理员监视患者的进展，还可能提供药物治疗、心理社会干预及 CBT，这一设置的主要目标是降低在医疗系统中不能鉴别并治疗患者的可能性。一些对照试验已证明这一方法在减轻 PTSD 症状并改善患者功能方面比普通的疗法更有效（Zatzick et al.，2004，2013）。将这一设置应用于灾后环境，Brewin 报告了一种掩蔽疗法（screen-and-treat），并在 2005 年伦敦爆炸案的几个星期内实施（Brewin et al.，2008）。这个项目在爆炸后的两个月内筛选出那些积极正向的个体，为他们提供全面的评估——以确定让个案接受 CBT 还是 EMDR 治疗。这种方法导致需要护理的人数增加，治疗率也随之大涨（Brewin et al.，2010）。

136

七、在环境中设置早期干预

基于阶梯疗法，最近一个模型对灾难场景做出了响应，它融入了与可能在灾后出现的急性期干预相关的早期干预。例如，2009 年澳大利亚发生重大火灾后，一个三层结构模型开始启用以处理不同阶段的创伤反应（Forbes，2009）。火灾初期，对所有受到灾难影响的幸存者实施 PFA，这次干预由接受过 PFA 集训的援助者提供，并计划普及 PFA 给尽可能多的人。识别众多的受灾幸存者不同于正式的精神卫生服务，这个项目培训了最有可能参与到灾后急性期的处理过程中的人，例如，政府雇员、健康提供者、本地初级护理医疗人员和志愿机构工作者。

第二层干预是基于心理康复技术（Skills for Psychological Recovery，SPR），它是在卡特丽娜飓风之后发展起来的一种跨诊断干预（Brymer et al.，2006）。此干预以核心策略为依据，处理灾后常见的问题，包括评估和问题构想、行为激活、认知重建、焦虑管理、增加社会支持以及问题解决。尽管 PFA 包含这些策略的某些元素，诸如促进社会支持和认知重建，但是 SPR 与 PFA 在一定程度上存在质的区别。前者从个人评估开始，高度结构化，通过多次会谈，由幸存者识别出目标问题，并有意聚焦于处理当前问题，而不是代表一个通用的预防功能。SPR 试图处理很多创伤后产生的病态问题，而不是治疗精神障碍。这种方法可能在创伤暴露后的几个星期（甚至几个月）后被提供，需要由健康工作者来做，但不一定非要专业的心理健康专家。这些策略一直被用于灾后不同的情况，且获得了非专业工作者的好评（Forbes et al.，2010）。在第三层干预中，那些表现出临床障碍的人，被交由心理健康专家接受循证干预。这种方法的优势是它承认不是所有的问题都能在急性期被识别出来，随着创伤后时间的消逝，新的问题可能出现，并且相匹配的资源可以被适当分配给需要的人。

八、早期干预的挑战

我们已经看到了早期干预存在巨大的挑战，包括难以鉴别 PTSD 高发人群，此起彼伏的问题贯穿于康复期，以及一些个体在急性期不愿意寻求帮助。当然，还有一些额外的挑战。许多早期干预模型认为创伤是有起始点和终结点的，并且真正的早期干预应该在此后开始。虽然早期干预适用于许多情况（例如，机动车事故、袭击等），但也存在很多创伤体验比较延迟的事例，而且很难确定何时进行早期干预是恰当的。举例来说，灾难会涉及非常广泛的应激源，例如，担心自己的安全、失去住宅、食物和水的短缺、疾病。同样，生活在战区的人们可能经历着长期的间隔性创伤暴露。在这种情况下，对早期或后期创伤进行概念化干预可能就不合适，反而更应该按照个体的需要、可利用资源和个人承担干预的能力来实施干预。以这种方式进行概念化，干预就能在更灵活的框架下得到实施。这一框架可在不同的时间段被提供，并能在适应期满足个体不同方面的需求。

九、小结评论

毫无疑问，在过去的 20 年，PTSD 的早期干预有了巨大的进展。我们已经将预防随之而来的精神健康问题作为目标，而非简单地为所有创伤幸存者进行普遍干预。当前专业上取得进展的一个例子是近期整个欧洲的专家们达成的 TENTS 联合声明，他们使用一种 Delphi 程序鉴定创伤反应的核心原则（Bisson et al.，2010；Witteveen et al.，2012）。该程序反对普遍对所有创伤暴露者进行晤谈或筛查，并强烈禁止药物干预。同时，TENTS 项目认可教育、社会支持和阶梯治疗框架，强调利用循证的创伤聚焦心理疗法对存在严重急性应激反应的人进行干预。

目前，我们对该领域中创伤反应的复杂性有了更多认识。急性反应与长期结果间不存在线性关系，说明早期干预不是解决之后一系列问题的灵丹妙药。当然，一些挑战依然存在。首先，在早期检测创伤后反应上，筛查方法的科学性还很差，我们需要获得更精细的指标，以获得对高危个体做出持续监测的能力。其次，一线治疗尚未达到令人满意的效果，确定干预的治疗效果也至关重要。发展治疗方法以克服阻碍治疗成功的障碍是努力的关键。最后，大多数人在急性期不寻求帮助，导致 _138_ 之后频繁寻求治疗，延长了治疗时间。如果希望早期干预在一个真正有效的水平上发挥作用，如何解决个体不寻求帮助的问题势必是公共卫生机构需要面临的重大挑战。

第8章 延长暴露疗法

Carmen P. McLean

Anu Asnaani

Edna B. Foa

延长暴露（prolonged exposure，PE）是一种在全世界被广泛研究和宣传的治疗创伤后应激障碍（PTSD）的有效疗法。PE 的理论基础是情绪加工理论（emotional processing theory，EPT；Foa & Kozak，1985，1986）——一种对于病理性焦虑和治疗恢复有影响力的理论。在这一章中，我们简短地综述一下 EPT 对 PTSD 发展和治疗的解释。然后，我们描述 PE 的结构和关键成分，并且用一个案例来进行说明。接下来，我们会大致介绍治疗师在实施 PE 时遇到的最常见的挑战，并讨论克服这些障碍的方法，从而能在 PE 中实现获益最大化。最后，我们将通过总结一系列 PE 对广大 PTSD 患者及效果的研究证据来结束讨论。

一、延长暴露的理论基础

延长暴露（PE）以 EPT 为基础（Foa & Kozak，1985，1986），该理论提供了一

C. P. McLean，PhD（✉）

Department of Psychiatry，Center for the Treatment and Study of Anxiety，

University of Pennsylvania，3535 Market Street，6th Floor，Philadelphia，

PA 19104，USA

e-mail：mcleanca@mail.med.upenn.edu

A. Asnaani，PhD · E. B. Foa，PhD

Department of Psychiatry，University of Pennsylvania，Philadelphia，PA USA

种理解有关焦虑障碍的精神病理学和治疗的综合模型。Foa 和 Cahill（2001）扩展
了 EPT，为慢性 PTSD 提供了一种理论解释，该机制涉及创伤事件后的自然恢复以
及和慢性 PTSD 相关的 PE。EPT 的一个核心前提是，情绪（包括恐惧在内）在记
忆中以认知网络的形式被表征，该认知网络包括痛苦刺激、情绪反应和它们的意义
的表征。当一个人面对与情绪结构中的一些表征相匹配的信息时，该情绪结构就会
被激活。在正常（非病理性）的情绪结构中，刺激、反应和意义的表征之间的联系
与现实相呼应（比如房屋着火意味着危险）；于是正常结构的激活是具有适应性的，
因为这可以帮助避免危险。与之相反的是，病理性的情绪结构包含了错误的联系
（比如拥挤的商店是危险的，被强奸是我的错）。在 PTSD 中，创伤记忆是以病理性
情绪网络来表征的，该网络包括刺激、反应和它们的意义的表征之间错误的联系。
目前，恐惧情绪的结构比其他情绪（比如内疚、害羞和愤怒）要描述得更为清楚。
因此，本章我们将关注恐惧情绪的结构。

144

比如，经历过威胁生命的车辆事故的 PTSD 患者可能有一个恐惧结构，它包括
诸如汽油气味刺激的表征和诸如呼吸急促、心率加快和出汗等反应的表征。其中特
别重要的是指定给刺激的意义，比如汽油气味的意义是"危险"或者生理症状的意
义是"我很害怕"。与恐惧结构中的某些表征相匹配的信息的输入将会激活整个结
构。因此，汽油气味将会激活这个人有关汽车的恐惧结构。

根据 EPT，涉及自然恢复和治疗后症状减轻的两个机制（Foa & Cahill，
2011；Cahill & Foa，2007）是恐惧（情绪的）结构的激活和与结构中没有病
理性联系的信息的整合。特别是，从创伤中自然恢复，是通过如下过程来实现
的：思考和讨论创伤、接触日常生活中的创伤刺激来否定与创伤相关的错误概
念、想法和感觉，并且意识到思考和否定创伤刺激并不会导致预期的伤害（再
次受到伤害或者崩溃）。相反，长期回避与创伤相关的情境、物品、记忆、想法和
感受，是发展出 PTSD 的危险因素，因为回避阻碍了激活情绪结构和整合那些否定
不切实际的期望伤害的信息（比如在拥挤的商店被袭击）（Foa et al.，2006）。该理
论认为，针对 PTSD 的有效治疗应该帮助患者安全地面对与创伤相关的想法、想
象、物品、情境和活动来促进创伤结构的激活和对那些令人心痛的、有害结果的
否定。

PE 的两个主要治疗技术是：（1）想象暴露，即患者通过首先处理创伤体验，
然后大声叙述创伤记忆进行再体验；（2）现实暴露，即在安全的条件下，患者去接
触其回避的情境和物品，因为它们是创伤的提示物并因此会带来痛苦。一旦消极的
情绪（比如恐惧）在安全的背景下被激活，正确的学习就可以通过对那些否认预期

145　伤害信息的整合来进行。想象暴露可以纠正几种不准确的知觉。第一，它可以帮助患者组织创伤记忆，并获得一种关于创伤体验阶段所发生事情的新的视角（比如用"在这种情况下我已经尽我所能做到最好"来代替"如果我更称职一些，我就能拯救我的朋友"）。第二，对创伤记忆的再体验和叙述能帮助患者区分记起创伤刺激和再次经历创伤。第三，它能帮助患者意识到与再体验相联系的情绪痛苦会稳定地持续存在，以及记住创伤不会导致"崩溃"。在现实暴露中，有三种方法可以帮助纠正错误的知觉：（a）帮助患者打破通过回避或者逃离痛苦情境而带来痛苦的这一习惯；（b）通过激活恐惧结构而又不担心其后果（比如意识到晚上出去不一定会再次被强奸）的方式来纠正对伤害的过度灾难化评估；（c）让患者意识到他可以忍受痛苦，而不采用逃离的方式。作为这些过程的结果，患者可以改变他们对自己和世界的与创伤相关的消极认知（比如"我是无能的，这个世界完全是危险的"）。根据 EPT，这些消极认知就是 PTSD 核心的精神病理因素（Foa & Rothbaum，1998）。

二、延长暴露疗法的实施

延长暴露（PE）是一种有效的暴露治疗计划，该计划通过两个主要的 PE 流程去帮助 PTSD 患者处理情绪上的创伤体验：（a）现实暴露通常被作为家庭作业，即患者渐渐靠近其想回避的与创伤相关的安全情境，因为这些情境是创伤提示物；（b）对创伤事件的记忆进行想象暴露，具体做法是，首先在会谈中处理创伤体验，然后大声叙述创伤记忆，接着是完成家庭作业——听他们叙述创伤记忆的录音。PE 也包括两个次要的步骤：（a）关于创伤性质和创伤反应的心理教育，该心理教育把一个清楚的解释和暴露疗法结合起来；（b）控制呼吸的训练。

目前针对 PTSD 的 PE 计划由 8 到 15 个人组成，每次会谈 90 分钟。在第 1 次会谈中，医生提供关于 PTSD 的详细理论，并解释 PTSD 的两个关键维持因素。第一个因素是对与创伤有关的想法和意象的回避，以及对创伤提示物的回避。尽管回避对于短期内减少焦虑是有效的，但是它会通过阻止情绪加工和消化创伤记忆来维持 PTSD 的存在。第二个因素是无益且常是错误的认知和信念，它们会在创伤唤醒之后产生，比如"世界是极其危险的""我（幸存者）是无能的"。PE 的目标是提供获得正确信息的机会进而改变错误的认知，通过想象暴露和现实暴露，这些正确信息能够否定错误的认知和信念。

案例

Nancy 是一位拉美裔妇女，29 岁，单身，目前正在攻读研究生学位。她在宾夕法尼亚大学的焦虑治疗与研究中心（CTSA）寻求治疗，而且她呈现出PTSD 和重性抑郁障碍（MDD）的症状。在创伤后应激症状调查表（PSS-I）上，她的基线分数是 34，表明存在严重的 PTSD 症状。在贝克抑郁调查表（BDI）上，她的基线分数是 28，表明存在中等程度的抑郁。她报告了日常再体验的症状，这些症状涉及创伤、逼真的噩梦、失眠和自发性过度唤起。

目前造成最大痛苦的创伤事件（标志性事件）

Nancy 说在 10 年前的 7 月 4 日，她同意和她的男朋友在一起，但是现在已经分手了。她说她知道自己不应该相信他，然而她还是同意了和他以及一些朋友出去参加宴会。在看到她的前男友变得越来越沉迷于酒精和好斗后，她试图离开酒吧，然后回家。据描述，这让她的前男友很生气，他摔碎桌子上的一个杯子，并在她跑出酒吧之前，划伤了她的脸、肩膀和下颈部。酒吧工作人员带 Nancy 来到后面的房间，在等待救援人员到来的同时，给她做了急救。她被带到了医院，然后被告知她需要立刻手术。在某一时刻，她独自被留下，这对她来说是非常不安，因为她一直处在她可能会死的印象下。Nancy 幸存了下来，并且没有永久性的医疗并发症。不过，她的肩膀和下巴有一个很明显的疤痕。

个案概念化

由于她逃避与创伤相关的外部线索（比如男人、人群）和内部线索（比如情绪、记忆），Nancy 的 PTSD 症状一直维持着。回避行为阻碍了她挑战信念的机会，这些信念是关于这些线索所固有的危险和她处理暴露在它们面前的痛苦的能力的。Nancy 的回避行为也使得关于别人（比如"所有的男人都是危险的"）和她自己（比如"我总是做出糟糕的决定"）的更普遍的功能失调的认知和信念得以维持。反过来，这些信念也帮助维持了 Nancy 的一些 PTSD 和抑郁症状，包括过度唤起、愤怒、社会退缩和孤立于他人的感受。Nancy 说，她感觉自己在一些朋友和家人面前是毫无效能感的，这些朋友和家人建议 Nancy"就是去克服它"和"她应该感恩她还活着"。Nancy 将这些评价内化为自我批评的形式，她对自己的 PTSD 症状感到十分羞耻。

治疗过程

在第 1 次会谈中，治疗师和患者通常会弄清，在想象暴露期间，他们将聚焦于哪个创伤。对于有多重创伤史的患者，通过决定目前哪个事件对患者造成了最大的痛苦和功能障碍来选择"标志性创伤"（index trauma）。通常，这类事件与最频繁、最沮丧的重复体验的症状相联系。作为创伤史访谈的一部分，在第 1 次会谈期间，标志性创伤被确定。在以前的恋爱关系中，Nancy 已经经历过身体和言语虐待；然而，上面提到的最近的创伤事件被认为是她经历过的最痛苦的事件。标志性创伤被作为想象暴露的焦点。在这次讨论中，创伤记忆的开始和结尾也被明确。

治疗刚开始是治疗师提供治疗框架和暴露疗法的基本原理。Nancy 的治疗师解释说，PTSD 症状被两个因素所维持：一是回避与创伤相关的想法和感受以及回避创伤提示物；（2）存在无助感和功能失调的信念，比如"世界是极其危险的"和"我是无能的"。然后他解释道，PE 在想象暴露和现实暴露过程中，通过提供挑战这些观念的机会来改变这些消极的、功能失调的观念。

第 1 次会谈也包含教患者一个慢速呼吸的放松技术，并被鼓励每天练习这些技巧来减少日常应激。在她的治疗师的指导下，Nancy 在每一次会谈中都会练习慢速呼吸技术，而且同意继续在家练习。

第 2 次会谈包含对创伤的正常反应的一个简短讨论，目的是给 Nancy 提供一个理解她的症状的框架。自从创伤事件发生以来，Nancy 在描述她曾经经历过的困难时，便觉得这些困难即将到来。她说，她意识不到她的一些困难被认为是 PTSD 症状，比如很难集中注意力和情绪麻木。在了解到 PE 可以减轻这些症状时，她表示欣慰。接下来，Nancy 的治疗师介绍了现实暴露，即要面对那些回避的地方、人和物品，这些地方、人和物品都会让 Nancy 想起创伤。Nancy 和她的治疗师一起针对她想回避的与创伤相关的情境构建了一个基于现实的等级结构。然后，依据她面对这些情境时预计的痛苦程度来对这些情境进行等级排序。痛苦等级使用痛苦主观单位量表（SUDS）从 0（没有痛苦）到 100（非常痛苦）来进行收集。Nancy 可以辨认出她所面临的一系列情况，其中一些与轻度痛苦（比如当不拥挤的时候独自去食品杂货店）、中等痛苦（比如看她前男友或行凶者的照片）、高度痛苦（比如去一个约会的餐厅）相联系的等级。现实暴露以循序渐进的方式被实施：首先是能引起中度焦虑的情境，渐渐地向更具挑战性的情境推进。在创建出基于现实的等级后，Nancy 和治疗师在现实中的具体任务上达成了一致意见，这个任务是她这周要完成的家庭作

业。为了同时处理 Nancy 的抑郁，现实中的任务扩大到包括行为激活项目（比 _148_
如看电影、参加学习小组）。这一焦点在治疗后期被应用于"重建生活"任务
中，包括参加健身、交新朋友以及和家庭重新建立关系。

在第 3 次会谈的初期，Nancy 说，她已经开始偶尔练习呼吸再训练，而且
她认为这是有帮助的。因为她没有按计划去咖啡店，所以她已经完成了大部分
的现实中的作业练习，并且把学校日程排得很满。Nancy 的治疗师提供想象暴
露的具体原理，Nancy 表达了对想象暴露的一些犹豫（比如，"如果不起作用
该怎么办？"），但是也表达出相当大的动机和希望。Nancy 的治疗师提醒她回
忆出在第 1 次会谈，还有创伤开始和结束时最为痛苦的创伤记忆。然后，治疗
师要求 Nancy 闭上眼睛，当创伤事件尽可能生动地展现的时候，大声描述在那
个事件中发生了什么。Nancy 被鼓励尽可能详细地叙述创伤，包括在创伤事件
中产生的想法、感受和身体感知。想象暴露持续了一个较长的时间（通常 30～
45 分钟），而且包括了 Nancy 记忆的多次重复。想象暴露期间 Nancy 从情绪上
处理创伤回忆，这可以通过她的哭泣以及所报告的 SUDS 评分（前期是 30，高
峰期是 60，后期是 90）来予以证明，而且，后来她报告说这一意象对她是非常
鲜明生动的。想象暴露之后立即进行 15～20 分钟的加工，目的是帮助患者将新
信息和洞察整合进他们的记忆中，从而获得一个更现实的视角。在加工期间，
Nancy 描述了有关创伤的内疚感（比如，"我早就有一个糟糕的感觉。如果我听
从我的直觉，它将不会发生"）。然而，她也注意到回顾记忆帮助她意识到当前男
友邀请她加入他和他的朋友们中时，他是和蔼可亲的，而且她不可能预测到他会
变得如此暴力，因此她不可能阻止这次攻击。她甚至陈述说在某些方面，她已经
表现得相当勇敢了。在会谈结束的时候，治疗师给 Nancy 布置了下一周现实暴
露练习的家庭作业。Nancy 也被要求去听一次整个会谈的录音并且每天听想象
暴露的叙述。

治疗的剩余部分（第 4～10 次会谈）遵循标准化的议程：刚开始是回顾上
一周的家庭作业。一般情况下，Nancy 非常认同现实暴露的家庭作业；她经常
听现实暴露的录音，但是也经常仅仅只能完成现实暴露练习的一部分。所回避
的任务是行为激活作业（比如身体锻炼），因此，可以认为，相比于以面对所
回避的创伤情境为目的的家庭作业，这些行为激活作业对于从 PTSD 中恢复显
得没那么关键。在想象暴露期间，随着治疗向前推进，Nancy 的高峰期 SUDS _149_
评分呈指数级降低。在想象暴露后，她经常评论说它变得"越来越简单"，并
且变得越来越"像一个记忆"。在第 7 次会谈中，治疗师引入了"热点"，并向

Nancy 解释说热点是引起最大痛苦的创伤记忆的时刻。Nancy 确定了两个热点：第一个是当她前男友打碎玻璃和划伤她时，第二个是当她被独自留在急诊室中时。这些热点是第 7～9 次会谈中想象暴露的焦点。在加工阶段，Nancy 和她的治疗师讨论了她关于创伤的内疚感。在基线状态，Nancy 相当确信她对发生在她身上的事情是有责任的，因为她"应该了解得更清楚"。然而，随着治疗的展开，她开始说出一个新的观点——根据她现在拥有的信息，她的行为并没有罪，相反是合理的。一次又一次的回忆帮助 Nancy 意识到没有任何事情会给她带来困难，而且任何人都有可能遇到这种事情。在现实暴露和想象暴露的前几周期间，她可以忍受她的痛苦，直到痛苦开始减弱的时候，Nancy 才改变了她的观点——从认为她在处理生活上是无能的，到反而意识到她是一个强大的人，可以成功地处理困难情境。接近治疗结束时，她甚至表达了如下感受：决定和她的前男友在一起是她宽容和善良本性的反映，而不是显示她有一个糟糕的判断力。

在治疗会谈的末期，治疗师和 Nancy 回顾了进展，讨论了学到的东西，并对如何维持在治疗期间获得的成果制订了一个计划。在治疗结束时，Nancy 的 PTSD 症状（PSS-I 得分＝4，表明存在轻微的 PTSD 症状）和抑郁症状（BDI＝6，表明存在轻微的抑郁症状）已经明显减轻。Nancy 说她感觉到自己是一个经历很多的有价值的人。虽然她感觉自己还没有准备好开始去约会，但她同意以自己的方式朝着这个目标慢慢努力，并从为自己创建一份在线约会的个人资料开始。与在治疗初期她描述的内疚感相比，在治疗结束的时候她意识到在"疯狂"的情境中，她已经尽她所能做到最好了。Nancy 已经转变了处理 PTSD 症状的方法——从回避（维持恐惧）到面对创伤提示物（促进恢复和掌控）。

三、延长暴露疗法实施时的特殊挑战

PTSD 患者大多存在其他的精神和/或躯体健康问题。事实上，共病障碍及其相关问题是 PTSD 患者的常态而非例外。幸运的是，综述已有研究，越来越多的证据显示，PE 对存在多种共病障碍的 PTSD 患者是有效的，在治疗过程中，这些共病障碍很少甚至没有缓和的需要。我们注意到并不是所有接受 PE 的患者都恢复良好，而且，不幸的是，很少有人知道如何最大限度地减少治疗无反应（nonresponse to treatment）及过早中断治疗（premature dropout from treatment）的问题。最后，我们讨论何时不适合采用 PE 的一些指导准则。

1. 抑郁共病

有大量证据显示，PE 可以有效减轻抑郁共病患者的 PTSD 症状。例如，一项研究发现，抑郁共病和 PTSD 症状减轻无关；目前，重性抑郁症、有重性抑郁症病史及无重性抑郁症病史的人们都可以从 PE 中获得同样的受益（Hagenaars et al.，2010）。有趣的是，另一项研究显示，对于接受过认知加工疗法（CPT）或者 PE 的患者，在治疗前后，高抑郁水平的患者比低抑郁水平的患者在 PTSD 症状上有更大的改善（Rizvi et al.，2009）。

PTSD 症状和抑郁存在紧密的联系，这可能解释了为什么 PTSD 严重程度的减轻会与抑郁症状的减轻相关。PE 不仅可以有效减轻抑郁共病患者的 PTSD 严重程度，而且也能有效减轻抑郁症状（Foa et al.，1991，1999a；Marks et al.，1998；Paunovic & Ost，2001）。在以 PTSD 为主要障碍的患者中，抑郁共病不会被当作无法接受 PE 的理由。依据患者的抑郁水平，当计划把现实暴露等级放在 PE 手册里时，治疗师可能希望包含更多的行为激活练习（Foa et al.，2007）。在主要障碍是重性抑郁或者被认为有高自杀风险的患者中，治疗师应该在实施 PE 之前，首先提供危机管理与控制和/或针对抑郁的循证治疗。

2. 物质使用共病

在传统上，PTSD 的治疗研究已经剔除了存在物质使用障碍共病的患者（Foa et al.，2005；Resick et al.，2008），其依据的观点是 PTSD 治疗对共病物质使用障碍的患者是无效的，更糟糕的是它可能会加重患者的物质使用。最近有研究显示，PTSD 和物质使用共病可被同时治疗成功。比如，有研究发现 PE 对共病酒精依赖的 PTSD 患者（Foa et al.，2013）和共病可卡因依赖的 PTSD 患者（Brady et al.，2001）在减轻 PTSD 症状上是有效的。重要的是，PE 和物质使用的增加没有关系，或者说，在上述的研究中是如此的。有趣的是，Foa 和同事（2013）发现接受 PE 的患者也更能在治疗结束后的 6 个月保持减少饮酒。总之，PE 是有效的，而且可以对同时接受物质使用治疗的 PTSD 与物质使用障碍共病患者安全地实施。

伴随抑郁共病，物质使用和 PTSD 症状的联系会愈加紧密。事实上，在某种程度上，PTSD 患者通过物质使用来自行治疗他们的 PTSD 症状是很常见的（例如，Leeies et al.，2010；Nishith et al.，2001）。因此，PE 通过鼓励患者接近创伤提示物并处理创伤记忆来减轻 PTSD 症状，并继而间接地减少物质使用。治疗师在实施 PE 之前应该仔细评估患者的物质使用情况。存在有物质滥用或依赖的患者应被纳入并发物质使用治疗中。而不满足滥用或依赖标准的患者甚至会把使用物质作为微妙的回避策略，这个问题应该在 PE 背景中得以解决（另见第 16 章）。

3. 创伤性脑损伤共病

创伤性脑损伤（traumatic brain injury，TBI）在 PTSD 患者中显著增加，尤其是经历创伤时遭受头部损伤的现役及退伍军人。幸运的是，有数据显示，当 PTSD 程度是轻微或中等时，TBI 不会干扰 PTSD 的治疗。比如，对患有 PTSD 的退伍军人的一项最近研究发现，无论个体是否有 TBI 病史，PE 都是有效的治疗方法（Sripada et al.，2013）。这一研究的结果提供了充满希望的证据：PE 对 PTSD 和 TBI 共病的患者是有用的，而且，其他研究目前正在进一步考察 TBI 对 PE 反应的影响。事实上，因为 PE 方案是相对简单的，并且容易个体化到每个患者，它在适应 PTSD 和 TBI 共病方面可能极为适合。治疗师应该确保每个患者在报告 TBI 病史的时候接受过认知损害的筛选和评估，并在需要的时候采取 PE 方案（比如结合家庭作业、争取获得患者伴侣的帮助、缩短治疗期）。

4. 边缘型人格障碍共病

伴随有频繁自伤行为的边缘型人格障碍（borderline personality disorder，BPD）是共病的另一种情况，在一些有关 PTSD 治疗的研究中已被排除（Clarke et al.，2008；Feeny et al.，2002；Mueser et al.，2008）。人格障碍的共病，尤其是 BPD，可能会影响 PTSD 的治疗（Merrill & Strauman，2004）。不过，有两个研究显示，共病 BPD 或存在 BPD 症状的个体也可从 PTSD 的治疗中获益。在第一个研究中，Feeny 等（2002）重新分析了接受 PE 治疗、应激预防接种培训（stress inoculation training，SIT）或二者结合的患者数据，发现患有 BPD 的妇女和没患 BPD 的妇女从 PE 治疗中获益相同。尽管这个研究并不包含符合 BPD 全部诊断标准的患者，但它表明通过 PE、SIT 和 PE/SIT，BPD 症状的存在不会影响 PTSD 症状、PTSD 诊断状态、抑郁、焦虑和社会功能改善的治疗结果。

一项研究发现了相似的结果，这个研究调查了完全符合 DSM-5 中 BPD 和 PTSD 诊断标准的妇女，她们报告近期有过或即将要进行严重自伤行为（Harned et al.，2012）。在这个开放的试验研究中，13 个患者接受了至少 2 个月的辩证行为治疗（dialectical behavior therapy，DBT），待停止自伤行为后，同时还接受了一周一次的 PE 治疗。虽然在比较研究结果时，谨慎小心是必要的，但 Harned 等（2012）的报告显示，接受 DBT-PE 的患者的自伤行为比例明显低于只接受 DBT 的患者的自伤行为比例（Linehan et al.，2006），尽管后者接受了多达 12 个月的治疗。作者总结道："没有证据显示 DBT-PE 方案会增加故意自伤意图或者行为、PTSD

严重程度、治疗脱落率，或者危机服务使用的频率。"这个结果在一项更大型的比较 DBT 和 BDT-PE 效果的随机化研究中得到了重复验证（Harned et al.，2014）。

总之，对共病 PTSD 和 BPD 的患者来说，在接受了 DBT 之后，再同时接受 PE 治疗，是很有效的。当与这些人群工作时，治疗师应该在现有基础上，小心仔细地评估自伤行为和自杀倾向的存在情况和严重程度，而且要与 DBT 治疗师进行合作（另见第 17 章）。

5. PTSD 的相关症状

与关注 PTSD 的患者是否与 BPD 共病相关的是，我们还会关注 PTSD 患者的解离症状。具有高水平解离症状的患者并不适合进行 PE，因为解离会限制个体的情绪投入，从而降低治疗效果。然而，多个研究显示，PTSD 患者接受治疗前存在的特质性/状态性解离、人格解体及麻木表现，不会影响到患者 PTSD 症状的改善或 PE 治疗的脱落（Harned et al.，2012；Jaycox & Foa，1996；Shalev et al.，1996）。也就是说，无论患者的解离水平如何，接受治疗后，患者的 PTSD 症状都会有较大的缓解。然而在那些证明高低解离患者的症状改善和 PE 脱落率差别不大的研究中，其中一项研究发现，在随访时，解离水平高的患者符合 PTSD 诊断标准的比率（69%）显著高于解离水平低的患者（10%）（Hagenaars et al.，2010）。与处于痛苦期，并存在解离症状的患者一起工作时，治疗师应该和患者一起讨论所面临的问题，向患者解释为什么解离对 PTSD 症状的缓解没有用，并在患者需要的时候，为其提供技术支持，帮助其回归现实。PE 疗法提供了一些建议，以促进在这类案例应该考虑的患者的参与度（因此可降低解离的可能性）。在具有高水平解离症状的女性中，她们的 PTSD 和性虐待有关。Cloitre 等（2012）发现，提供情绪调节技能的培训，将有助于患者更好地从 PE 治疗中获益。

PE 疗法也可以缓解广泛性焦虑（Foa et al.，2005）、与创伤相关的内疚感（Resick et al.，2002）、状态性愤怒（Cahill et al.，2003），并改善社会功能（Foa et al.，2005）。此外，与等待组相比，无论是否进行认知重构，PE 组均较少地报告躯体疾病，治疗效果会持续一年左右（Rauch et al.，2009）。总之，PE 疗法通过缓解 PTSD 的严重程度，能减轻 PTSD 的相关症状，增强患者的整体社会功能，从而对 PTSD 患者的生活产生广泛影响。

6. 脱落

尽管 PE 疗法能快速地降低患者 PTSD 症状的严重程度，但值得关注的是仍有一些患者脱落或没有得到很好的治疗。在暴露治疗和非暴露治疗中，认知行为治疗

（CBT）的脱落率大约是 20%～26%（Hembree et al.，2003），心理咨询或者等待对照组的脱落率则更低。比如，Schnurr 等（2007）发现：接受 PE 和认知重构联合治疗的患者，其脱落率为 38%；相比之下，接受现实中心治疗（present-centered therapy）的患者，其脱落率为 21%。与此同时，最近一项关于青少年的研究（Foa et al.，2013）表明，PE 治疗的脱落率（10%）和来访者中心咨询的脱落率（17%）相似。同样，一项考察 PE 治疗对共病 PTSD 和酒精依赖患者有效性的研究发现，PE 治疗的脱落率为 37%，支持性咨询的脱落率为 29%，二者不存在显著差异（Foa et al.，2013）。Resick 和同事（2002）进行的一个大样本研究发现，接受 CPT 和 PE 的患者，其脱落率相同（27%）。因此，实证研究表明，PE 疗法并不比 CBT 或其他治疗方法表现出更多的脱落率。

目前，几乎无人可以预测影响治疗中断的因素。一项研究发现，较小的年龄、较低的智商、较低的受教育程度会影响到患者接受 PE 或 CPT 的脱落率（Rizvi et al.，2009）。然而，只有极少数的因素可以稳定地预测治疗脱落的问题。

7. 禁忌

像任何一种治疗一样，PE 疗法在实施的过程中也存在禁忌。当考虑是否使用 PE 疗法时，治疗师应该注意到以下几点：第一，PTSD 必须是主要问题。PE 疗法是针对 PTSD 的治疗。因此，即使具有创伤史，但患者如果在临床上没有明显 PTSD 症状，就不适合接受 PE 治疗。第二，不存在诸如自杀、他杀或最近出现自伤行为等紧急危险的安全问题。如果存在安全问题，PE 治疗应该被中止，直到安全问题被解决为止。第三，不存在可能会影响到治疗效果的共病障碍，包括不受管理的双相障碍或急性精神病。尽管最近有两个研究显示，PE 疗法可以减轻具有精神病性近期存在自杀行为患者的 PTSD 症状（van Minnen et al.，2012；Harned et al.，2014），但需要更多针对这类患者群体的研究以支持这一研究结果。第四，研究发现，使用苯二氮䓬类药物会干扰 PE 疗法对 PTSD 的治疗（Davidson，2004），这可能是因为患者限制了情绪激活和干扰了消退学习（参见 Otto et al.，2005 ）。因此，应该建议正在服用苯二氮䓬类药物且正接受 PTSD 治疗的患者，去和他们的处方医生商量，是否可以停止服用此种药物。如果患者不愿意停止服用苯二氮䓬类药物，至少在接受现实暴露或想象暴露前或者期间，暂停服用这种药物。接受更新、更安全的药物治疗，不会影响 PE 疗法的治疗效果，比如，可以服用选择性 5-羟色胺再摄取抑制剂和 5-羟色胺-去甲肾上腺素再摄取抑制剂。当然，通常来说，在治疗过程中保持药量的稳定，将有助于患者和治疗师准确地估计治疗效果（也可参见第 26 章）。

154

四、支持延长暴露疗法的证据

很多随机对照试验显示，PE 疗法可以有效地缓解患者的 PTSD 症状（参见 McLean & Foa，2011），随着时间推移，PE 疗法一直可以维持改变效果，即便是在治疗后的 5 年（Foa et al.，2005；Powers et al.，2010；Taylor et al.，2003）。全球不同地区的研究团队已证明，PE 疗法可以有效治疗不同类型的 PTSD［例如以色列（Nacasch et al.，2007）、日本（Asukai et al.，2008）、澳大利亚（Bryant et al.，2008）、荷兰（Hagenaars et al.，2010）］。如上所述，PE 疗法被证明对治疗共病常见精神障碍的 PTSD 患者也是有效的（Foa et al.，2013；Harned et al.，2011；Hagenaars et al.，2010）。PE 疗法在治疗 PTSD 的相关症状上也有积极的影响，包括抑郁、广泛性焦虑、内疚、愤怒、焦虑敏感性及社会功能与健康（Keane et al.，2006；Rauch et al.，2010）。

研究表明，PE 疗法比等待组（Foa et al.，1991，1999a；Keane et al.，1989；Resick et al.，2002；Cahill et al.，2009；Difede et al.，2007）、支持性咨询（Bryant et al.，2003；Schnurr et al.，2007）、放松治疗（Marks et al.，1998；Taylor et al.，2003；Vaughan et al.，1994）和常规治疗（Asukai et al.，2008；Boudewyns & Hyer，1990；Cooper & Clum，1989；Nacasch et al.，2011）更有效。另外，对众多研究结果的元分析发现，与等待对照组相比，PE 疗法在治疗中及追踪时均有较大的效应值（Powers et al.，2010）。另一个元分析检验了在一般情况下暴露疗法的有效性，发现暴露疗法在症状缓解上比等待对照组或支持性疗法的治疗效果更好（Hofmann et al.，2012；Bradley et al.，2005）。虽然研究显示 PE 疗法比非创伤聚焦治疗或等待对照组的治疗效果更好，但各种特定的暴露疗法在缓解 PTSD 症状上并不存在较大的差异（Seidler & Wagner，2006；Bisson & Andrew，2007；Bisson et al.，2007）。

155

总体而言，支持暴露治疗，特别是 PE 疗法适合于治疗 PTSD 的证据非常多。在有效性上得到大量证据支持后，《退伍军人事务部-国防部 PTSD 临床实践指南》（VA/DoD Clinical Practice Guideline Working Group，2010）强烈推荐患有 PTSD 的退伍军人接受 PE 治疗。此外，2008 年医学研究所（IOM）发布的一项报告总结道，暴露疗法是治疗 PTSD 唯一拥有充分证据支持的有效方法。实证研究促使一些主要组织或研究者将暴露治疗纳入关爱创伤人群的实践指导中，例如，美国精神病学会（2004）、退伍军人事务部和国防部（2004）和 Foa 等研究者（2009）。

如上所述，PE疗法尽管对治疗PTSD十分有效，但并不是对所有的患者都有效，也有部分患者并没有完成治疗，在这方面还存在有待提升的空间。因此，有研究已经开始探索PE疗法的治疗效果是否稳定且可以被推广。尤其是在寻找提高反应及缩短治疗时间的方法上，被认为可以促进消退学习的认知增强剂（比如D-环丝氨酸、亚甲蓝）已经得到更多的关注（Hofmann et al.，2011）。一般而言，当这些增强剂在对一些焦虑障碍的治疗中，表现出不同程度的效果时，很少有研究会支持使用PE的某个成分来治疗PTSD（例如，在一次想象暴露会谈中缺少现实或想象的家庭作业；Litz et al.，2012）。然而，最近的一项初步研究发现，服用D-环丝氨酸并同时接受虚拟现实暴露治疗的个体（46%）比服用安慰剂同时接受暴露治疗的个体（8%）明显存在更高的缓解率（Difede et al.，2014）。然而，8%的缓解率还是远远低于其他PE研究所得到的缓解率（例如，Foa et al.，2005；Schnurr et al.，2007）。这种不一致可能是因为Difede等在PE研究中使用了不同的治疗方案。在PTSD治疗中，需要更多的研究去验证认知增强的有效性。其他研究者注重结合辅助的心理技术，并且希望其与PE疗法可以取得显著的效果。然而，实证研究并不支持纳入这些额外的心理治疗技术［比如，应激预防接种培训（Foa et al.，1999a，b）、认知重构（Foa et al.，2005；Marks et al.，1998）］。结果表明，辅助使用这些技术的效果不比单独使用PE疗法的效果好，这提示所有有效的治疗都在调整PTSD的潜在认知失调（Foa et al.，1999b）。许多研究发现，将PE治疗与情绪和社会功能技巧训练相结合，有助于治疗PTSD及相关问题（Beidel et al.，2011；Cloitre et al.，2002，2010；Turner et al.，2005）。然而，这些研究只使用了PE疗法中的部分内容。因此，将这些治疗成分增加到整个PE方案中的效用是模糊的。随着研究领域开始转向考察经过治疗后PTSD严重性变化的神经基础，确定使PE以及其他循证治疗起作用的机制也正在研究之中。

第9章　创伤后应激障碍的认知治疗：更新创伤记忆和创伤的意义

Anke Ehlers

Jennifer Wild

一、从认知的角度来理解 PTSD

经历创伤后，在开始几天或几周内，多数人会出现至少一种创伤后应激障碍（posttraumatic stress disorder，PTSD）的症状，例如闯入性记忆、睡眠功能失调、情感麻木或易受惊吓（Rothbaum et al.，1992）。其中，大部分创伤经历者会在随后的几个月内逐渐恢复。然而，还是有一部分人的症状会持续几年的时间。为什么这些人难以从创伤中恢复呢？在对众多创伤经历者进行访谈和治疗的时候，我们发现，当询问人们创伤的哪段经历最令他们痛心时，每个人的答案都不一样。因此，想要帮助这些有 PTSD 症状的个体，其关键可能在于如何理解创伤带给个体的独特意义，及其与创伤记忆特点的关系。

1. PTSD 的一个认知模型

Ehlers 和 Clark（2000）提出了一个旨在解释个体为何会发展出持续性 PTSD 症

A. Ehlers（✉）· J. Wild

Department of Experimental Psychology，

University of Oxford，

Oxford，UK

e-mail：anke. ehlers@psy. ox. ac. uk

状的认知模型。在进行 PTSD 的认知治疗（CT-PTSD）时，这个模型可以指导治疗师的个案概念化。该模型认为，当创伤经历使个体对当下持续产生严重的威胁感时，个体就会发展出 PTSD 症状。一旦这种当下的威胁感被激活，个体对症状的再体验和唤起也会伴随出现，同时还会产生强烈的负面情绪，包括焦虑、愤怒、羞愧和悲伤等。这一模型假设导致当下威胁感的关键过程有两个方面（见图 9.1），一个是创伤对个体的意义，另一个是创伤经历在记忆中保留的方式。

162

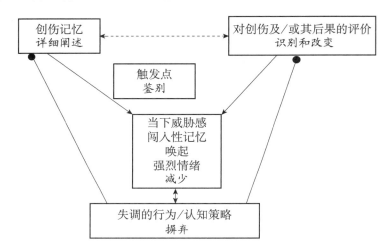

图 9.1 PTSD 认知治疗的目标

注：尖箭头表示"导致"，圆箭头表示"阻止变化"，虚线箭头表示"影响"。

资料来源：Ehlers & Clark，2000.

　　首先，决定持续性的 PTSD 症状是否产生的一个因素，是有关创伤及/或其后果的意义（评价）方面的个体差异（如他人的反应、初始的 PTSD 症状和创伤对躯体的影响等方面）。对于 PTSD 患者，创伤及其后果对他们产生的威胁远高于其他人对相同情境体验到的威胁。这种感知到的威胁可以是外在的，也可以是内在的，它会导致一系列的消极情绪，这些情绪又与个体对创伤的评价相互影响。外部感知威胁可能来自对即将到来的危险的评估（如"我会再次受到侵害""没有人值得相信"），从而导致极度的恐惧；也可能来自对创伤及其不公平的后果的过分关注（如"我绝不会原谅肇事者被轻判"），从而导致持续的愤怒。个体内部感知到的威胁通常和个体对创伤经历中的行为、情绪或反应的消极自我评价有关，这些评价会导致个体产生内疚感（如"都是我的错""我当时是可以阻止悲剧发生的"）或羞愧感（如"我真的很差劲""我不是个好人"）。PTSD 患者对创伤后果的一种常见的消极评价是他们认为自己产生了永久性的变化（如"我就这样一直变得更糟糕了""我的生活毁掉了"），从而变得悲伤和无助。

其次，对于记忆中那些感到最为痛心的时刻，个体通常都很难通过回忆详细阐述，也就是说，这些片段无法被充分地整合到当时的情境中（既包括当时的事件本身，也包括事件前后体验的情境）。这就会导致 PTSD 患者在回忆创伤的时候其记忆是割裂的。当他回忆最痛心的时刻时，他很难去提取其他的信息来纠正先前的印象或预期。也就是说，对那些时刻的回忆并不能随着个体接收到新的信息而产生重构。这就导致个体会重复地体验当时的威胁，如同这个威胁现在也依然存在，丝毫不会觉察到它已经是很久以前的事了。例如，当 John① 在渡轮沉船差点淹死时，他觉得可能再也见不到自己的孩子了。于是每当他想起那个痛苦的时刻，他都难以接受他仍然健在并与孩子们共同生活的事实，他只会一次又一次重复地体验着当时那种强烈的悲伤。

Ehlers 和 Clark（2000）也强调了那些与经历创伤时的感受重叠的感官线索，认为它们也会导致闯入性的创伤记忆。例如，一个相似的声音、颜色、气味、形状、动作或身体感受，都会引发创伤记忆。他们认为，聚焦在创伤经历感知特征上的认知加工（数据驱动加工）导致了对创伤相关刺激（及感知特征）的强烈知觉启动（感知阈限降低）。通过联结式学习，这种刺激也同强烈的情感反应产生关联。这就使得经历创伤后的个体在遇到相似的线索时，产生心理痛苦和再体验症状唤起的可能性增加。

再体验与联结式学习的作用相同，它包括强烈的与创伤明确相关的情感反应，这种情感反应的产生甚至不需要个体意识到创伤记忆的诱发（无追忆的情感）。例如，Anna 的创伤经历和被一头公牛追赶有关。每当她在乡下走路的时候，她都会有强烈的渴望必须"逃离此地"，并想要跳进冰冷的河水中。她并没有意识到是什么诱发了这种渴望。她的同伴发现，她是对远处的母牛产生了反应。总之，这种记忆过程（阐述困难、启动和联想学习）解释了为什么对于 PTSD 患者来说，创伤记忆会有如此大的威胁性，也解释了为什么一些感官提醒物会如此容易地诱发个体的创伤记忆。

为什么对创伤记忆的消极评价和病理性质在 PTSD 中一直存在？Ehlers 和 Clark 认为，消极评价和消极情绪促使个体产生了不良的认知和行为反应，这些反应只是为了在短期内减少痛苦，但从长远来看却阻碍了认知改变，从而导致了症状的持续。这些负面后果包括对创伤的反刍性沉思、对创伤提示物的回避、对创伤记忆的抑制、过度预防（安全行为）、物质滥用以及高警觉。

这些反应通过三种方式使得 PTSD 症状得以持续。首先，一些行为直接导致了

---

① 为了保证匿名性，姓名和一些详细信息进行了改动。

症状的增多，例如，试图抑制创伤记忆却适得其反地导致闯入性思维的频率增加。其次，一些行为阻止了患者不合理评价的改变，例如，个体在交通事故以后，持续地检查后视镜（一种安全行为）会阻止个体的不良评价（即如果不检查后视镜，就会发生车祸）发生改变。最后，一些行为阻止了对创伤记忆的阐述，从而无法建立创伤记忆与其他体验的关联。例如，回避对创伤事件的思考，就会阻止个体更新那段最惨痛的记忆，从而忽视掉那些可能减轻威胁感的信息。比如，其实他们在创伤事件中并没有死亡或残疾。

2. 检验假设因素的实证研究

目前研究已经对以下方面进行了探索：（a）比较了患有 PTSD 的创伤幸存者和非 PTSD 个体在 Ehlers 和 Clark（2000）所提模型中相关因素上的差异；（b）在个体经历创伤后对这些因素进行了测量，并检验了它们能否预测之后的 PTSD 症状；（c）在实验室情境下检验了这些因素的存在。

（1）消极评价

研究已经发现 PTSD 和事件对个体的消极意义（评价）之间存在相关，并得到众多的实证支持。患有 PTSD 的创伤幸存者对创伤及其后果的消极评价要强于非 PTSD 个体（例如，Foa et al.，1999）。消极评价与 PTSD 症状的严重程度存在高相关。值得注意的是，比起对外部危险的消极评价（如"这个世界是不安全的"），有关自我的消极评价（如"众多事实表明我是个坏人""事件发生后我的反应表明我简直疯掉了"）同 PTSD 严重程度的相关性更高（例如，Duffy et al.，2013）。消极评价也可用于识别那些经历创伤后处于罹患慢性 PTSD 风险之中的个体。一些前瞻性研究考察了刚经历创伤的个体，发现早期的消极评价对 6 个月或 1 年以后的 PTSD 症状具有很强的预测力（例如，Dunmore et al.，2001；Ehring et al.，2008）。同样，有关自我的消极评价的预测力是最强的。

（2）记忆加工

前瞻性研究的证据表明，在创伤事件中，个体的数据驱动加工（相对于概念驱动）占主导地位，并且能够预测之后的 PTSD 症状（Ehring et al.，2008；Halligan et al.，2003）。在一些实验室研究中，招募健康志愿者并采用模拟创伤图片诱发闯入性记忆，也得到了类似的结果（例如，Sündermann et al.，2013）。Bourne等（2010）发现，在完成分心言语任务时，如果用一部创伤影片的概念加工进行干扰，个体会表现出有意回忆上的困难，但是会出现更为频繁的无意识检索。这一结果和 PTSD 中发现的记忆检索模式非常相似。

有关创伤中线索的敏感性及易触发的假设也得到了实证的支持。在一系列的实验中，志愿者会阅读一些令人不愉快的图片故事，这些故事包含一些与故事内容无关的中性的物体，此外志愿者还会阅读一些中性的故事。此后，当要求志愿者对模糊图片进行识别时，他们更能够识别那些出现在创伤故事中的中性物体，而难以识别出现在中性故事中的物体（相关综述参见 Brewin，2014；Ehlers et al.，2012）。Kleim 等（2012b）也发现了相似的现象：那些经历事故和侵害事件的 PTSD 患者在识别模糊图片时，相比于中性图片和一般的威胁图片，他们更容易识别与创伤相关的图片。这种对创伤相关图片的较低知觉阈限也可以预测 6 个月以后的 PTSD 症状。

已有一些证据表明 PTSD 和较弱的阻断学习（阻断中性刺激和恐惧反应之间的条件关联）能力有关，也与较弱的鉴别学习①能力有关。创伤中习得的关联可能会泛化到其他相关刺激中，在这方面的个体差异也可能是 PTSD 症状得以持续的一个因素（相关综述参见 Ehlers et al.，2012）。 *165*

关于创伤记忆的本质，目前存在较大程度的争议（相关综述参见 Ehlers，2015）。有一些问卷调查和创伤叙事分析发现，PTSD 患者在回忆创伤事件时是无序且不连贯的。比如，他们会出现空白记忆，以及在回忆创伤事件的时间顺序上出现错误（例如，Halligan et al.，2003；Jelinek et al.，2009）。五个前瞻性纵向研究发现，个体在创伤发生早期的创伤记忆的混乱性可以预测之后追踪时期的 PTSD 症状的严重程度（相关综述参见 Ehlers，2015）。但是，目前还不是很清楚这种混乱无序的记忆是否只针对创伤事件，因为也有研究发现 PTSD 患者在回忆其他事情的时候也呈现出一定的无序性特征。

目前文献中的一些争议可能来自一个事实，即创伤记忆中的每一部分并不是同样无序的。有关创伤记忆与其他自传体记忆脱节的假设涉及个体再体验创伤中的具体事件（Ehlers et al.，2004）。确实也有一些证据表明，个体创伤记忆中最痛苦的那部分是极其无序的（例如，Evans et al.，2007）。相比于那些未患有 PTSD 的人，PTSD 患者的闯入性记忆体验会随着与背景脱节的增加而加强（例如，Michael et al.，2005）。在一个实验研究中，相比于受到侵害的非 PTSD 个体，受到侵害的 PTSD 患者只是在回忆创伤中最痛苦的部分的自传体信息时花费更长的时间，而在回忆其他的负性生活事件时并没有花费更长的时间（Kleim et al.，2008）。

（3）维持 PTSD 症状的行为和认知反应

研究发现，Ehlers 和 Clark 模型中强调的持续性的行为和认知反应与 PTSD 有

---

①　指区分不同的威胁情境。——译者注

很强的关联（例如，Duffy et al.，2013）。部分前瞻性研究发现创伤经历者的反刍性沉思、对创伤记忆的抑制和安全行为不仅可以预测初始的 PTSD 症状水平，还可以预测慢性 PTSD 症状（例如，Dunmore et al.，2001；Ehring et al.，2008；Halligan et al.，2003；Kleim et al.，2012a）。

也有实验研究考察了对创伤记忆的抑制和反刍性沉思是不是 PTSD 症状维持的原因。大部分的结论都支持该模型的假设（相关综述参见 Ehlers et al.，2012）。

二、如何进行 PTSD 的认知治疗

1. 理论指导的个案概念化

认知治疗的一个基本理念就是，如果治疗师能够理解患者认识自己和世界的方式，那么他们的症状和行为就完全说得通了。在开始改变这些认知之前，治疗师需要"进入患者的大脑"（即明白患者怎样感知和解释周围的世界，他们如何看待自己，他们的行为受到何种动机支配）。认知疗法是一种概念化驱动的治疗。治疗方案会针对个案概念化而量身定作，旨在直接改善与个体问题有关的认知和认知过程。在 CT-PTSD 中，Ehlers 和 Clark 的认知模型（2000）提供了一个针对患者问题的个案概念化的治疗框架。这一模型设立了三个治疗目标（图 9.1）：

- 改变针对创伤及其后果的过度的消极评价。
- 通过对创伤记忆的详细阐述和对创伤诱发物的鉴别，来减少对创伤的再体验。
- 减少那些使个体对当下产生持续威胁感的问题行为和认知策略。

治疗师和患者通过相互沟通，制定出一个"针对个人"的模型。这一模型可以看作是个案概念化，在今后的治疗中，治疗师可以检验并修改这个模型。下面描述如何改善 PTSD 症状维持因素的程序。程序的权重因患者的个案概念化而异。

2. 治疗风格

引导性发现是认知治疗的核心治疗风格。患者和治疗师可以比作一组侦探，目的在于检验患者的感知和观点是否与现实匹配。总之，他们把患者的认知看作一个个假设，从而寻找支持或推翻假设的证据。一种常用的治疗技术就是苏格拉底式提问。治疗师通过向患者提问来帮助患者从不同的角度考虑问题，温和地指引着患者去寻找更为广泛的证据和不同的解释，从而使患者对创伤事件产生一种不带威胁的新解释。举个例子，在经受侵害后，Derek 觉得他看上去很孱弱，很容易再次受到

侵害。在治疗中，他开始考虑另一种假设，那就是他的闪回给了他一种印象：别人很可能会侵害他。产生一种可选解释（洞察）并不足以充分改善情绪。一个关键但又容易被忽视的步骤，就是通过行为实验来检验个体的负性评价，这样就能产生新的证据来推翻患者之前的威胁性解释。

CT-PTSD 遵从这些原则，同时也有可能会有些小的改动。治疗师需要格外留意，以便与患者建立一个良好的治疗关系（因为很多 PTSD 患者会觉得他们不能再相信他人了），并确保患者在治疗设置中有足够的安全感（因为即使很细微的创伤提醒物也会在很多情况下诱发患者的不安全感）。CT-PTSD 是一种聚焦式的干预，它专注于改变个体的认知，从而减少个体在经历创伤后当下的威胁感。细致地对患者的负性评价进行评估是很有必要的。患者可能也会有其他的负性思维，但是这些负性思维和患者的当下威胁感没有关系，因此在 PTSD 治疗中不需要处理这些想法，除非这些想法阻碍了患者的投入和治疗的深入。

值得注意的是，患者的那些诱发当下威胁感的不合理评价，通常和创伤事件中的特定经历有关。一般来说，可以在患者的创伤记忆中找到不合理评价的证据。错位的记忆使得治疗师很难仅通过谈论创伤事件来评估创伤对患者的不合理评价。另外，治疗师也很难通过认知重构来使患者的情绪得到较大改善。因此，在 CT-PTSD 中，对创伤负性评价的矫正需要紧密地整合到对创伤记忆的处理中。

3. 个案概念化及治疗原理

在治疗初期，治疗师和患者需要讨论患者的症状，并设立治疗目标。治疗师需要对 PTSD 症状进行常态化，将症状看作一种对极端应激事件的普遍性反应。治疗师还要向患者解释，很多 PTSD 的症状都是创伤中的某些记忆没有得到充分处理的标志。

治疗师要让患者对创伤进行简要介绍，并开始检查创伤对患者个体的意义（"创伤中最糟糕的事情是什么？""最不堪回首的时刻是什么时候，这对你来说意味着什么？"）。创伤后认知调查表（PTCI；Foa et al.，1999）可以用来帮助治疗师识别那些需要通过治疗来改善的认知主题。治疗师也要询问患者有关闯入性记忆的内容和它们的意义，因为患者在叙述创伤的时候，通常会省略掉那些让患者产生再体验的事件，而这些再体验的闯入点是理解患者当下威胁感的关键所在。

治疗师要询问患者曾采取什么样的策略应对痛苦的记忆。对记忆的抑制、回避和情绪上的麻木（包括物质使用），通常会在这个过程中被提及，当然也会提到反刍性沉思（活在记忆里）。然后，治疗师可以采用一种思维抑制实验（让患者努力不去想某些画面，比如一只绿色的兔子，或一只白色或黑色的小猫坐在治疗师的肩

167

膀上），这样可以向患者证明：抑制脑海中的心理意象可能会造成相反的效应。在讨论创伤体验后，治疗师可以鼓励患者做一个实验：要求患者在接下来的一周让闯入性记忆自由来去（但是要注意，这个家庭作业并不是让患者花费大量时间来反刍创伤事件，所以事先需要教会患者如何区分闯入性记忆和反刍性沉思的区别）。

然后，治疗师可以根据目前已收集的信息来对患者进行个案概念化。这一个案概念化包含以下核心信息（采用个性化的形式，尽量用患者自己的语言）：

- 患者目前存在的很多症状是由创伤记忆的问题引起的。治疗需要帮助患者处理自己的记忆，让患者的记忆不再频繁涌现痛苦的经历，只是把记忆看作记忆，而不是当下正在发生的事实。
- 有关创伤和紧随其后所发生事情的记忆，会影响到患者当前对自己和世界的看法。患者会感受到一种威胁：这种威胁可能来自外部世界，也可能来自对自己的看法，或者两者都包含在内。在进行治疗时，治疗师和患者会探讨这些看法是否真正反映了现实情况，同时治疗师也会帮助患者来思考那些创伤记忆是否确实影响了患者对现实的感知。
- 患者曾经用来控制症状和威胁感的一些策略，是值得理解的，但它们的效果往往适得其反，而且还维持了 PTSD 症状。在治疗过程中，患者将采用更为有效的其他行为策略来替换之前的旧策略。

图 9.1 所演示的治疗模型通常不会直接呈现给患者，因为它过于复杂。取而代之的是将模型中的各个部分（如闯入性记忆和记忆抑制之间的恶性循环，或有关未来危险的信念与安全行为和高警觉的关系等）抽取出来，告诉患者有哪些特别需要注意的 PTSD 维持因素，而这些因素正是患者需要改善的部分。

4. 改变对创伤及其后果的过度消极评价

（1）重回生活正轨

PTSD 患者经常会觉得有一些自身的负面变化是永久性的，他们觉得自从创伤事件发生以后自己完全变成了另一个人（例如，Dunmore et al.，2001）。由于会感知到永久性改变，PTSD 患者经常会放弃他们曾经很看重的一些活动或人际关系。这不仅包括对创伤事件提醒物的回避，还包括他们之前生命中非常重要的活动。有一些活动在创伤事件发生以后就立刻无法继续下去，并消失在患者的日常生活中。然而放弃这些活动则会进一步维持患者那种觉得自己产生了永久改变的感知，因为患者会更加确认他们成了完全不一样的人，他们的生活在经历创伤后变得没有价值了。

每一次治疗会谈都会涉及讨论如何帮助患者重新回到正常的生活轨道上来，并

且会布置相应的家庭作业。在第一次会谈中，治疗师会介绍相关的原理。如果患者
之前的生活因为创伤的确发生了很大的改变，那么告诉患者"重建人生"是再好不
过的。治疗师对患者设置的治疗目标，通常都会包括工作能力的改善和良好人际关
系的恢复。最开始讨论的目标是罗列出一系列患者觉得可以重回正常生活的领域，
针对其中的一个领域里可以实现的最初步骤进行尝试，并布置第一次家庭作业。这
种干预会给患者带来希望，让他们觉得治疗可以帮助他们回到正常的轨道。还有一
个很好的办法，那就是治疗师对患者创伤之前的生活和人格有一个深入的了解，这
样会更有助于患者恢复以往的自信和兴趣。

169

（2）通过更新创伤记忆来改变创伤对患者的意义

CT-PTSD 会采用一个特别的程序来转换那些创伤的病理性意义（评估），这个
程序被称为更新创伤记忆。它包含以下三个步骤。

步骤 1：识别让个体产生威胁感的意义。创伤事件对个体的意义会使患者产生
一种当下威胁感。为了理解这种意义，治疗师通常会采用想象再现（Foa & Roth-
baum，1998）或叙事书写（Resick & Schnicke，1993）的方式来识别那些产生最
大痛苦和非现实感的瞬间（称为"热点"；Foa & Rothbaum，1998），并会和患者
讨论那些闯入性记忆的内容。为了探查这些创伤对个体的意义，治疗师会细致地询
问一些内容（如"创伤中最糟糕的事情是什么？""你当时认为将来会发生什么？"
"那件事当时对你来说意味着什么？""那件事现在对你来说又意味着什么？""如果
你最害怕的事情发生了，这对你来说又意味着什么呢？"）。值得注意的是，治疗师
需要直接询问患者预期的最坏后果，包括他们对死亡的恐惧。这样可以激发患者说
出潜在的意义，从而使治疗师了解到创伤记忆中的哪些信息是需要更新的。

想象再现和叙事书写在处理创伤记忆方面都非常有效，它们在 CT-PTSD 中的
权重取决于患者回忆创伤时的投入程度以及事件的长度。在想象再现中（Foa &
Rothbaum，1998），患者通常会紧闭双眼，在脑海中浮现创伤事件的画面：通常都
是从患者感觉到事情不对劲开始，最后以患者再次感到安全而结束（如行凶者离
开，或是经历车祸后并没有残疾而且被送进了医院）。患者的描述（通常会用现在
时态）会基于一刻接着一刻在脑海中出现的画面，同时也伴随着相应的感受和想
法。这种技术在促进患者情绪投入和获取记忆细节（包括情绪和感觉上的细节）方
面非常有效。在我们的实际操作中，通常会采用 2 到 3 次想象再现来获取足够的
"热点"以评估创伤对个体的意义。当然，有时候也许患者会因为感到羞愧而压抑
他们的反应，或跳过他们感到难以回忆的瞬间，这样的话想象再现可能需要花更长
的时间或更多的次数。

在面临过去很久的创伤事件而无法回忆全部事件过程时，叙事书写（Resick & Schnicke，1993）会显得尤为有效。这种叙事包括对整个事件的描述，它也可以用于之后对事件中情绪反应最强烈的瞬间的识别，进而探讨事件对个体的意义。当患者在想象再现创伤时出现解离以及与现实割裂的情况，或者患者在回忆时有非常强烈的躯体反应时（比如有些患者会在回忆某些部分时感到眩晕而失去意识），叙事书写则显得更为适宜。当患者在治疗师的支持下，在白板或电脑屏幕上进行叙事书写时，患者会感觉到与创伤有一段距离，此时患者会觉得自己只是在回望，而不是在重新经历这个事件。当患者对创伤事件的某些方面不是很了解，或者患者对某些事件的顺序不是很清楚时，叙事书写同样也是很有效的方法，因为治疗师可以就此对事件的不同的可能性和患者进行讨论。在这种情况下，为了治疗的深入，可以采用图表和模型的方式重构创伤事件，并访问与创伤事件相关的网站（它们会提供很多相关线索）。叙事可以帮助患者将事件看作一个整体，让患者识别出不同的经历片段对患者的意义，还有助于更新患者的记忆（参见步骤 2 和 3）。治疗过后，有时患者会发现当一些创伤回忆触发时（比如事件周年纪念），参考自己已更新的叙事内容对于缓解症状很有帮助。

在我们的诊所里，大部分的患者会首先进行想象再现，在再现中想起的相关信息会用于之后的叙事书写。当然，之前也提到过，有些患者并不会进行想象再现，他们只是在治疗师的帮助下进行叙事书写。

步骤 2：识别不断更新的信息。接下来的步骤就是识别那些有充分证据推翻每一个"热点"所赋予患者病理性意义的信息（不断更新的信息）。这些信息可能是创伤事件中的细节。它们可能是一些患者已经意识到的事情，但是患者还没有在记忆中将这件事与所赋予的意义联系起来，或者也可能是患者在想象再现和叙事书写中想起来的事情。这些事情包含一些知识，如创伤事件的后果比患者预期的要好一点（比如，患者没有致残或致死）；也可能包含一些可以解释患者和他人行为的信息（比如，患者服从了罪犯的要求，是因为罪犯对患者进行了死亡威胁；其他人并没有提供帮助，因为他们已经惊呆了）；也可能包含一些体悟，如发现自己在创伤期间的印象或感受并不是真的（比如，罪犯并没有真枪，而是有一个玩具枪）；还可能是一些专家对于事件的解释（比如，关于医治过程的解释）。

认知重建对于改善其他负性评价也是很有必要的。例如，针对"我是个坏人""都是我的错"或者"是我招来了灾祸"等负性评价时，有些认知治疗技术非常有效。这些技术包括苏格拉底式提问、有关支持和反对负性评价证据的讨论、行为实验、对事后偏向的讨论、饼状图、事实调查等。想象技术同样也有助于患者放宽视野寻求其他信息，以及考虑替代行为的价值。例如，受到侵害的个体会责怪自己当时没有奋起反抗，治疗师可以让他们想象反抗的可能性后果。这通常会让他们觉察到反抗有可能会使得暴力升级或者施暴者会对他们更为凶残。

步骤 3：将不断更新的信息积极整合到"热点"中。一旦患者所信服的那些信息被识别，就可以将这些信息积极整合到相关的热点中。患者首先回忆相关热点（可以通过想象再现或者阅读相应的叙事段落），然后提醒自己（由治疗师提示）那些不断更新的信息。这种提醒的方式包括：（a）口头方式（如"现在我知道……"）；（b）想象的方式（如想象某人的伤口已经痊愈，想象罪犯已经入狱，查看家人或自己最近的一些照片）；（c）针对创伤带给个体的那些与事实情况不符的情况采取行动（如患者之前预期某个热点会导致死亡或残疾，当回忆到这个热点时，患者可以移动身体甚至上下跳动来推翻这个预期）；（d）矛盾型的感觉（如抚摸一只已经痊愈的手臂）。为了总结这些更新的步骤，患者进行叙事书写，用不同的字体或颜色来添加和强调那些创伤带给个体的新的意义（如注明"我现在知道这不是我的错"）。

（3）改变对创伤后果的消极评价

对于一些患者来说，当下威胁感的一个主要来源就是对创伤后果的威胁性评价。例如，有些患者认为闯入性记忆就是他们将要发疯的标志（例如，Ehlers et al.，1998）。他们无法控制这些闯入性记忆，反而将其看作是验证他们评价的进一步的证据。其他患者会将创伤后他人的反应解释成别人不关心、不理解甚至看不起自己（例如，Dunmore et al.，2001）。治疗师可以通过提供不断更新的信息、进行苏格拉底式提问和行为实验等方法改变这些评价。

5. 处理记忆以减少再体验

（1）想象重现和叙事书写

上面提到的更新创伤记忆的过程有助于对创伤记忆进行重新解释。对回忆的再现和阐述可以让创伤不再那么真切和带有闯入性。患者可能会描述到有一些创伤带来的感官印象消失了（如与创伤有关的颜色和味道感知消失了）。当这些热点最终全都得到更新以后，患者通常会感觉到再体验的明显减少以及睡眠的显著改善。

（2）鉴别和确认再体验症状的触发点

PTSD患者通常会报告，他们的闯入性记忆和其他的再体验症状经常在很多情况下意想不到地发生。因此治疗师需要仔细地探查，以识别那些患者没有意识到的感知上的创伤触发点（如特殊的颜色、声音、气味、味道和触感）。为了识别这些潜在的触发点，患者和治疗师需要仔细地分析那些再体验症状产生的时间和地点。另外，患者和治疗师需要在会谈中进行细致的观察，患者需要认真完成家庭作业。一旦某个触发点被识别，那么接下来的目标就是切断触发点和创伤记忆之间的联结。

172　　这一过程包括三个步骤。首先，患者需要理解"当时"和"现在"的区别，也就是说，理解当前的触发点和环境（"现在"）和创伤事件（"当时"）有什么样的差别。这会让患者意识到触发点和当前的环境之间其实并没有太多联系，反而有很多差别，患者也会意识到他们的症状只是对记忆的一种反应，而不是对当前现实的反应。

其次，在治疗中有意识地触发闯入性记忆，这样患者就可以学习如何区分"当时"和"现在"。例如，车祸经历者可以去听一些会让他们联想起车祸的声音。这些声音包括刹车、尖叫、碰撞、玻璃打碎或报警器报警等声响。被刀具伤害过的患者可以去观察一些金属物体。受过枪击的患者可以去听那些计算机模拟的枪响声。爆炸或火灾幸存者可以去观察某个机器中冒出的烟雾。目睹过大出血的患者可以去观察红色液体。然后患者可以通过采取一些创伤中不可能出现的行动来区分"当时"与"现在"（比如，让受害者移动起来，让受害者触摸一些东西或观察一些照片，以提醒他们目前是在当下，而不是处于创伤发生的时刻）。

最后，让患者在现实环境中应用这些策略。当患者出现再体验的症状时，让他们提醒自己他们只是在对过去的回忆进行反应。让他们去努力辨别现在的情境和创伤情境有什么差别，并采取一些创伤时期不可能采取的行动。

（3）重回创伤发生地

访问创伤发生过的地点可以完善记忆的处理工作。重回那些地方可以帮助患者矫正那些残存的病理性评价，因为事故地点提供了很多细节线索和更多的信息来帮助患者更新这些评价。重回事故发生地也可以完善对触发创伤体验刺激的鉴别工作。患者会意识到"现在"和"当时"真的已经有了很大的差别，这有助于处理过去的创伤经历。

（4）想象处理工作

如果成功更新了患者的热点，并且成功鉴别了触发点，但再体验症状仍然继续存在的话，治疗师可以采取想象转化技术。患者用一个新的意象来替代旧有的创伤意象以象征创伤的结束。转化后的意象可以提供充足的证据，让患者相信闯入性记忆只是患者意识的产物，而不是对当前事实的感知。如果患者的闯入性意象并没有在创伤中真正出现，那么想象转化也会特别有效。

6. 摒弃失调的行为和认知策略

处理维持 PTSD 症状的问题行为和认知的第一个步骤，通常是讨论它们的病理性后果。这一步骤有时只需要一个行为实验即可。例如，对危险线索的选择性注意，可以通过让患者接触那些与创伤无关的所谓危险信号来进行纠正。比如，可以让一个受侵害者站在繁忙的街道旁边待几分钟，去稍稍接近那些他认为可能存在危险驾驶的车辆。患者会发现这种练习会使他们更清楚地了解真实的危险程度。当他们去实地考察的时候，他们就会理解这一行为的意义，并且会认识到这个世界可能真的没有他们想象的那么危险。在其他情况下，如处理反刍性沉思时，可以讨论它的好处和坏处。接下来的一步还是通过行为实验来摒弃或纠正那些病理性的策略。

7. 治疗的时长

CT-PTSD 通常需要最多 12 次的每周会谈，每次会谈持续 60 到 90 分钟。另外可以加入最多 3 次的每月强化会谈。平均会谈次数在 10 次左右。值得注意的是，这些会谈包括了对创伤记忆的处理工作，如想象再现、更新记忆或重回创伤旧地等。治疗师要给患者充分的时间去处理记忆。在会谈结束前，患者需要有充分的时间来反复聚焦当前现实和未来每天的计划。这些特殊的会谈通常会持续 90 分钟左右。治疗带来的改变也是富有成效的。我们目前还发现一个连续 7 天的密集型治疗（连续 7 个工作日，每天 2 到 4 个小时，再加一些强化会谈；Ehlers et al.，2014）和一个自学自助的简化治疗方案也是同样有效的（Ehlers et al.，2014）。

案例

Paul 今年 45 岁，是一名混血族裔背景的医护人员。他的家庭医生得知他存在抑郁情绪和睡眠问题后，推荐他去寻求心理治疗。他非常担心他的家人会在一些暴力事件或事故中受到伤害。他甚至因此辞去了工作，大部分时间都待在家里。

治疗前的评估结果发现，Paul 患有 PTSD 和重性抑郁。这些症状从两年前就开始出现了，源于一场急救事件，当时他施救的一名被枪击的儿童因施救无效而死亡。Paul 的症状包括频繁且无法阻止地在脑海中出现那名死亡儿童的意象，也包括一些其他的他在医疗工作中遭遇的痛苦事件的意象；他会经常做噩梦，梦到他的儿子或妻子处在危险中，受到了伤害甚至死亡；他还会在工作中回避与同事的交流，也回避社交活动；他感觉他对那些曾经非常感兴趣的事情失去了兴趣；他感到情感麻木；他对危险总是过度警觉；他在集中注意力和入睡方面也存在困难。他有时候想结束自己的生命，但是想到自己的家人，他并没有采取行动。为了回避这些痛苦的记忆，他开始抽大麻，但是所幸并未成瘾。他承诺在治疗期间他不会继续吸食大麻。

Paul 的治疗目标包括：（a）改善睡眠，不再出现梦魇，并且每晚至少睡 6 个小时；（b）可以重新和家人参加一些令人开心的活动；（c）能够再次开始工作。

个案概念化

通过认知评估，治疗师发现有下面这些因素导致 Paul 产生了当下威胁感。

负性评价

Paul 经常责备自己没能挽救那名儿童的性命。他认为他是一个失败者［信念评分（下同）：100%］，他觉得那名儿童的家人会永远生活在痛苦中，再也见不到他们的儿子了（100%）。Paul 同时还认为他自己的儿子和妻子也生活在危险当中，有可能在某一次侵害或事故中受到伤害（90%）。他认为他再也没有能力重新开始工作了（70%）。

创伤记忆

Paul 主要的再体验症状包括他脑海中每天都会出现的两个意象。第一个意象就是那个儿童临死前好像试图告诉他什么。对于 Paul 来说，这个画面意味着他认为自己是个失败者，因为他觉得如果他真的听懂了儿童那时说的话，也许他就能救活这名儿童了。他还认为这意味着他要为儿童家人的痛苦负责，因为他们再也见不到他们的孩子了。第二个闯入性意象是一个男孩的背包。此时，Paul 马上会想到他自己的儿子，他觉得如果他儿子死掉了他也活不下去了。

Paul 还有一些其他的闯入性意象，那是他曾经在医疗护理工作中遇到的其他事故意象，比如有人自杀或是婴儿猝死，但是他觉得这些记忆并没有对他造成心理上的困扰，因此不需要进行特意的处理。

当 Paul 在第一次会谈中提到他是多么想挽救那名濒死的儿童时，他痛苦地泪流满面。对于那场事故的大部分细节他都记得非常清楚，但是还是有一些小的细节他并不是很清晰，这对他造成了困扰。他并不是很确定那名儿童到底有没有最终向他说些什么，他也不明白自己为什么没有听懂儿童的话。他也不确定他当时的施救程序到底正不正确。

Paul 知道当他看到一些儿童或看到自己的儿子时，他的那些闯入性意象和躯体症状就会被触发出来。但是有时候他也会毫无征兆地出现再体验的症状，这表明还有一些 Paul 并没有意识到的其他触发点。

维持 PTSD 症状的行为和认知策略

治疗师识别了下列这些维持 Paul 的 PTSD 症状的行为和认知策略：

● 反刍性沉思和担忧。

- 安全行为和高警觉。
- 回避社交生活和其他活动。
- 物质（大麻）使用。

Paul 经常反刍，有时候一次长达几个小时，反刍的内容通常是去想他当时 *175* 可以做些什么来挽救那名儿童。他同时也会反刍如果他不能重新工作了，他的家人会有什么后果。他会花费大量的时间担心那些可能发生在家人身上的不幸，他脑海中会有非常鲜活的有关他儿子和妻子受伤的意象。

为了保证他家人的安全，Paul 采取了很多不必要的预防措施（安全行为）。例如，他不允许他的儿子单独一个人去学校或其他地方。当他的儿子在学校的时候，他会非常频繁地给儿子打电话来确保儿子是安全的。这也让他的儿子感到很紧张。晚上的时候，他会经常检查儿子和妻子的呼吸。在家里，他会格外留意那些可能预示着入侵者来临的声音；在外面，他会特别仔细地观察那些他觉得可能携带了刀具的青少年。

Paul 放弃了他的工作，和很多朋友都失去了联系，这些朋友大多是他曾经的同事。他认为这些同事会看不起他，因为他们都知道他是个失败者。他同时也放弃了他曾经非常喜欢的活动，如跑步等。

Paul 定期吸食大麻来让自己冷静下来，他觉得大麻可以帮助他不再担忧，也可以帮助他更好地入睡。

共病情况

对 Paul 的认知检查发现 Paul 还患有抑郁症。他身上的很多因素，比如，他对自己失败的评价、他的反刍性沉思、他的社交退缩、他的活动减少、他固有的生活方式（大部分时间待在家里）、他的无法工作，都表明他存在抑郁症状。他吸食大麻的行为可能也是症状的维持因素。他会对他的症状感到无望（"我再也不会好了""我再也不能工作了"），这触发了他自杀的想法。

因此，通过个案概念化，治疗师认为，处理 Paul 对创伤的评价、更新创伤记忆中的痛苦瞬间、识别和鉴别再体验症状的触发点、矫正他维持症状的问题行为是减少他的 PTSD 和抑郁症状的有效方法。治疗师在治疗过程中检查了 Paul 的抑郁症状的改善和自杀企图的变弱是否同时伴随着 PTSD 症状的减轻，以此来考虑是否需要进行其他的干预治疗。

治疗

Paul 参与了 11 次治疗会谈，每次持续 60 到 90 分钟。

处理负性评价

Paul 的一些评价涉及对症状的解释（如"我再也不会好了""我再也不能工作了"）。治疗师会在干预的第 1 次会谈中采用如下方法处理这些评价：对症状进行正常化（如"梦魇是表明创伤记忆触发的信号，我们在对创伤记忆上的处理会帮助你去应对这些记忆，让你明白这些记忆只是以前发生的事情，这样就可以帮助你来减少梦魇的次数"），讲解创伤记忆的本质信息（如"创伤记忆通常会让你觉得它就发生在此刻，而给你一种似乎它就是当前的危险的感觉。比如，你有一个记忆画面是看到一个男孩的背包，这让你想起了你的儿子，让你觉得你的儿子好像处在危险中，这些感受都来自创伤记忆"），以及介绍如何重新规划生活。Paul 重新规划生活的例子包括：（a）治疗的尾期开始恢复锻炼，参加一场慈善赛跑；（b）和儿子一同看橄榄球赛；（c）邀请老朋友来家里做客；（d）参加一门网络课程；（e）进行求职咨询；（f）在一家慈善商店做志愿者。这些活动都很好地帮助 Paul 减少了那些负性评价，并燃起了新的希望。他认为他又可以开始轻松地生活了，他相信自己最终可以回到工作岗位上。

"我是个失败者。"Paul 的这个信念源于事件发生的瞬间，当时他没听清楚那名儿童死前说的话。为了处理这个信念，治疗师采用了更新创伤记忆的方法。在第 2 次会谈中，Paul 采用想象再现的方式再次回忆了那次事件，并识别了两个与他的创伤记忆有关的"热点"，一个是儿童死亡的瞬间，另一个是当时他看到了事故现场有一个男孩的背包，这让他想到了自己的儿子。

为了寻找第一个热点的更新信息，治疗师和 Paul 采用叙事书写的方式仔细回顾了当时发生的事情（第 3 次会谈）。治疗师采用引导性发现帮助 Paul 意识到，他当时没有听懂儿童的话，很大程度上是因为那名儿童的伤势和衰退的意识，而不是因为他本身的无能。Paul 写下了他所了解的关于儿童伤势的信息以及自己的处理步骤。在仔细地书写后，他发现他的处理过程是正确的。然而，Paul 还是有一些疑问。于是治疗师和他讨论如何去检验他到底有没有遵从医疗处理规程。最终他们决定去找一名专家寻求咨询。治疗师在第 4 次会谈的时候为 Paul 安排会见一名有经验的医护人员。那名医护人员也认为 Paul 已经做了尽可能好的处理，但是那名儿童伤势实在太重所以无法挽回性命。

通过与治疗师的讨论，并参考专家的反馈，Paul 此后开始更新这个热点的记忆（第 4 次会谈）。治疗师指引 Paul 去想象当他无法理解儿童说话的内容时他存在无力感的意象。当 Paul 脑海中再次想起这个场景时，他提醒自己那名儿童正在失去意识，无法清晰地表达了。他还提醒自己已经有专家确定他已经做了足够好的医疗处理。Paul 还把那些不断更新的信息加入他的创伤叙事中，所以当他再次因创伤事件而反刍时，他可以及时再次参照这些新的信息来应对症状。

　　"那名儿童的家人会永远生活在痛苦中，再也见不到他们的儿子了。"为了 *177* 减少 Paul 因为儿童家人丧亲导致的自责与痛苦，治疗师采用了想象的方式（第 5 次会谈）。治疗师首先让 Paul 简单地描述一下他认为能与那名儿童联系起来的特质，以及当时几个重要的瞬间。Paul 认为那名儿童虽然在受到枪击以后经受着痛苦，但是仍然表现出很大的勇气和乐观。治疗师询问 Paul，目前什么可以很好地代表勇气和乐观，Paul 想起了一缕阳光以及映衬在阳光下人们的笑脸。他想象那名儿童的家人被一缕阳光照耀着，他们感受到了和他们儿子的联结。每当想到儿童家人的丧失和创伤记忆时，Paul 就会重复刚才的想象来应对。

　　"我的儿子和妻子会发生不幸。"Paul 认为他的家人处在危险当中，他的创伤记忆，尤其是关于男孩背包的闯入性意象，让他感觉自己的儿子情况非常危险。为了处理这个信念，治疗师采取了替代性假设的方法，用新的创伤记忆来更新这个"热点"。Paul 意识到当他看到那个儿童背包时，他就会认为自己的儿子在这个背包里面。通过 Paul 的儿子仍然健在的事实来更新这个记忆瞬间（第 3 次会谈），Paul 最终有一种惊喜的感觉，他整个人得到了放松。

　　治疗师还指导 Paul 去理解他的安全行为是如何维持他的当下威胁感的。Paul 参与了一系列的行为实验来摒弃他的安全行为和高警觉想法。例如，他试着在一周的某一天让自己的儿子单独上学、回家，其间不给儿子打电话。他之前预测他的儿子有 90% 的概率在外面发生事故或受到伤害。然而事实是这些情况都没有发生，然后 Paul 增加了让儿子独自上学的天数。在治疗师和行为实验的帮助下，他意识到儿子出事的概率不会随着之前的那次创伤而改变，这种概率其实是极低的。之前 Paul 每晚都要检查好几次妻儿的呼吸，并一直担心发生危险，而行为实验让他在某一天把注意力放在自己的计算机课程上面。他发现当总是注意周围的危险以及妻儿的安全时，他会感到更加担惊受怕，而他专注于自己的课程时，他就没那么担忧了。他总结说，专注于危险会让他觉得危险似乎就在眼前，而检查妻儿的安全会让他不停地想象着事故、疾病和死亡。

处理记忆以减少再体验

　　如前所述，想象再现和叙事书写，再结合治疗师和专家的详细讨论，很好地帮助 Paul 识别出了那些热点，并让他明白对于那名儿童他已经做到了力所能及的一切。对热点的更新让 Paul 的闯入性记忆和梦魇有了显著的减少。

　　在第 5 次和第 6 次会谈时，Paul 和治疗师探讨了创伤记忆可能的触发点。 *178* 通过系统观察和关注，Paul 细致比较了潜在的触发点和创伤在感知上的相似性，进而发现了很多他之前没有意识到的触发点。例如，那些和男孩背包颜色相似的物体、救护车的警笛声、血液，甚至儿子睡觉的意象。他试着从刺激本身和环境两个方面寻找这些触发点和创伤记忆的差异来鉴别这些触发点。这一过程既在会谈当场进行（如听警报录音，看那些与男孩背包颜色相同的物体），也包含在家庭作业里面（如观察儿子睡觉）。

在 Paul 的触发点鉴别训练取得了较好的进展以后，治疗师和他再次回访枪击发生的地点（第 8 次会谈）。他们的工作重心放在区分"当时"和"现在"上。当救护车开来时，Paul 集中精神提醒自己现在没有任何人受伤，救护车只是路过。他感到很欣慰，因为他之前一直都对回访非常担忧，感觉似乎他会再次看到死去的孩子。他想起了一个非常重要的细节。当时他握着那名儿童的手，他感受到那名儿童也握了一下他的手。这让他觉得儿童对他的救助是充满感激的，似乎自己并不是全无用处。他终于有了解脱的感觉。回访之后，Paul 觉得他可以顺利回顾这次事件了，而不用去再体验那些症状。

对维持症状的问题行为和认知策略的处理

治疗师指导 Paul 如何区别回忆创伤和反刍创伤，以此来处理反刍性沉思的问题。他们讨论了反刍的好处和坏处。Paul 最后意识到反刍不仅没有帮助，反而会让他感觉更糟糕。他决定只在治疗会谈的时候来思考面临侵害时如何应对，而在家尽量不去反刍。他和治疗师探讨了反刍的触发点，然后他发现，白天一个常见的触发点是在家里无所事事地坐着，而晚上常见的触发点是他醒着时躺在床上。他决定当他发现自己在反刍时，他会告诉自己这是一种毫无帮助的思维。在白天，他会去做一些之前会谈中规划的活动来替换反刍行为。

通过上述讨论，Paul 的高警觉、安全行为、回避行为等，都通过行为实验（在会谈中和在家中）检验他有关自己家人很危险这一假设，而最终得到了改善。高警觉被触发点鉴别（专注当前情境和创伤事件的区别）所替换。

Paul 再次通过行为实验检验自己在不抽大麻的情况下能否安然入睡。他发现刚开始的一段时间入睡有一定的困难，但是坚持两周以后，他的睡眠质量得到了明显改善。Paul 同样也发现当他不再吸食大麻时，他的精力更加充沛，也很少有闯入性记忆了。他发现之前吸食大麻的行为其实并没有真正帮助到自己减少担忧。

179

结果

在治疗末尾，Paul 终于不再受 PTSD 和抑郁的困扰了。他不再有自杀的想法。他只是偶尔在想到那次事故时会感到悲伤。他和儿子的关系得到了改善。他现在每晚可以睡 7 个小时。他恢复了和以前工作同事的联系，并开始寻找新的工作。在一年后的回访中，治疗师发现他的治疗效果得到了很好的维持，并且他又成了一名合格的医护人员。

三、特殊挑战

1. 共病

在治疗中，许多 PTSD 患者都存在共病情况，所以其他症状也要引起治疗师的重视。

抑郁通常是 PTSD 的继发症状，在 PTSD 的治疗中，抑郁也会随之改善。但是在一些个案中，有些患者的抑郁症状非常严重（即存在自杀风险），因此需要在 PTSD 治疗之前进行处理。有一些创伤经历者（尤其是经历多重创伤的个体），抑郁可能是最主要的临床表现，因此为了保证治疗效果，需要率先处理抑郁情绪而不是创伤症状。抑郁症状中的自杀意念、社交退缩、活动减少和注意力减退会严重妨碍 PTSD 的治疗。在对抑郁的认知治疗中，首要目标是改善患者心境（如采用行为激活技术或服用抗抑郁药物），只有这样才能进行下一步的认知治疗。

焦虑障碍，比如场所恐惧症、强迫症、广泛性焦虑障碍以及社交焦虑障碍等，既有可能出现在患者的既往病史中，也有可能与 PTSD 共病。治疗师需要确定共病的焦虑障碍本身是否需要治疗。如果是有必要的，那么在个案概念化和治疗计划的制订中，治疗师需要整合 PTSD 和其他焦虑障碍的治疗方案。事实上，在初始的评估中，治疗师很难辨别患者的回避行为模式到底是 PTSD 的症状还是其他焦虑障碍的症状。在这里，治疗师可以询问一个问题："如果现实中你遇到了让你恐惧的情形，而你又没有采取特殊防范措施，你认为会出现的最坏后果是什么？"对于 PTSD 来说，患者可能会关注其他创伤的出现（"我可能会再次被侵害""我可能会在事故中死亡"）。而对于其他的焦虑障碍来说，患者可能会关注自己的焦虑症状，如惊恐障碍（"我会心脏病发作""我会昏厥"）或社交恐惧症（"我觉得自己会变傻""别人会觉得我很古怪"）。另外，在治疗的初始阶段，治疗师也很难判别惊恐发作或强烈的焦虑反应到底属不属于 PTSD 的再体验症状（因为患者通常之前也不知道自己有哪些再体验的触发点）。在这样的案例中，对其他焦虑障碍相关症状进行持续评估是很有必要的。

180

在大部分存在焦虑障碍共病的患者中，治疗师是以 CT-PTSD 进行切入的。然而也存在一些特例，如惊恐障碍患者，他们认为如果他们感到焦虑或者身体有应激感，就会有灾难发生。例如，他们担心自己会心脏病发作、昏厥、发疯等。这些错误的认知是一定要在处理创伤记忆之前进行纠正的。因为如果他们一直有这样的担心，就无法全身心地投入治疗当中，甚至有可能中途脱落。

很多 PTSD 患者使用酒精、大麻或其他物质，以此来麻痹他们的感受，转移注意力。这也包括大量吸食烟草以及大量饮用含咖啡因的饮料。物质使用并不是 PTSD 治疗的一个禁忌征。PTSD 的治疗会帮助患者戒除物质使用。在个案概念化中，治疗师需要将物质使用看作维持 PTSD 症状的行为，和其他的维持因素一样，是需要被矫正的行为。然而，如果患者已经出现躯体上的物质依赖（即患者已经出现戒断症状、耐受性，并在大部分的时间都在寻求和购买物质），那么为了取得疗效，治疗当中是一定要停止物质使用行为的。如果患者存在疑问，治疗师可以告诉那些高度成瘾的患者，当他们处在成瘾的状态或是宿醉的状态时，治疗会谈是不会有任何效果的，因为在这样的情况下不可能进行深入而清晰的讨论，他们也无法从中获益。治疗师需要对患者进行心理教育，告知物质对症状的负面影响（如酒精虽然可以帮助患者入睡，但是同时也会导致患者早醒，让患者在第二天处在心情烦躁和情绪激动之中；大麻会让患者产生更严重的非现实感和多疑；吸烟可能会让患者短期内得到放松，但是从长远看反而会增加焦虑；咖啡因会导致烦躁不安、入睡和集中注意力困难）。治疗师需要询问患者是否愿意尝试在治疗开始前减少物质使用。如果患者希望 PTSD 症状得到改善，他们一般就会同意治疗师的要求。这些患者通常也会发现物质使用的减少对他们的 PTSD 症状的改善起到了积极作用。如果患者觉得无法减少物质使用，治疗首先需要针对患者的成瘾行为，而不是 PTSD 症状。

2. 解离

PTSD 患者在创伤记忆被触发时可能出现解离症状，但严重程度因人而异。有些人会有非现实感，会感到麻木，或有一种灵魂出窍的体验，但对当下的环境仍然有意识。对于这种比较温和的解离症状，治疗干预通常会采用正常化的方法，将这种体验解释为一种普遍性的创伤反应（治疗师可以用动物遇到捕食者以后身体僵直的现象作为比喻），对患者的不合理解读（如"我要疯掉了""我处在和别人不一样的环境当中"或"我事实上已经死掉了，我现在是外星人/鬼魂"）进行处理。对于那些有灵魂出窍体验的患者，治疗师可以要求他们在想象再现时让自己的灵魂重归自己的身体，然后以一种旁观者的态度去回忆整个事件。

对于一些患者来说，他们可能会完全丧失对当下的意识，他们的感受和行为都让他们觉得创伤事件似乎正在此刻发生。这种严重的解离症状可能对患者自己和他

181

人都会造成危险，所以需要进行细致的评估。可以采用的治疗程序包括从治疗开始就着重强调对刺激物的鉴别，以及采用接地的物体或拉回现实的策略帮助患者保持对当下的意识（例如，当创伤记忆被触发时，可以让患者触摸一个小玩具或从海滩捡来的石头，闻房间里的香水味，食用一些酸酸甜甜的东西或味道强烈的薄荷，或聆听一段音乐）。治疗师可以向患者解释，与创伤相关联的强烈情绪反应可以在没有任何创伤事件意象的时候出现（比如患者想要逃离某个情境时，或患者感到极端愤怒时）。治疗师需要指导患者去不断觉察到这些都是创伤记忆被触发的标志。创伤记忆的处理工作需要用分级的方式来完成，这样就可以让患者保持对当下安全环境的意识感。例如，治疗师可以采用刺激控制策略，让患者在叙事书写时分好几个步骤，中途不停地提醒患者当下的情境是安全的。治疗师可以说服患者同意采取适当的预防措施，来最大限度地减少对自己和他人的伤害。比如，治疗师可以告诉患者的家人，让他们知道如何应对患者的解离以及如何把患者的注意力拉回到当下。对于一些其他的患者，比如那些童年长期遭受性虐待的个体，治疗师可以在处理创伤记忆之前让患者学习一些情绪调节的策略（Cloitre et al.，2010）。

3. 多重创伤

很多 PTSD 患者经历了不止一次的创伤事件，然而并不是所有的创伤事件都和患者目前的 PTSD 症状有直接联系。为了判别哪些创伤需要在治疗中进行处理，治疗师应该通过和患者的讨论来确定那些困扰着患者的创伤事件。治疗师还要确认哪些创伤和患者的再体验症状存在关联，哪些创伤的意义在当前困扰着患者。这些讨论还包含一次各类创伤对个体不合理意义的初始评估。例如，Laura 曾经遭受了强奸，并且还在不同场合遭受过侵害，她认为："人们会发现，我是一个很容易被侵害的目标。"患者和治疗师通过讨论确定最先处理哪个创伤。它要么可能是那个对患者来说最痛苦的创伤，要么可能是重要的制造不合理意义的创伤。在讨论中，患者可以通过时间顺序来叙述自己经受的不同创伤事件。治疗师还需要注意和识别当患者再体验某个创伤时，是否有其他创伤中的某些元素出现，因为这也会影响到创伤对个体的意义。当已识别的创伤事件中的热点被更新以后，治疗师需要检查患者对那些携带相似意义的创伤的再体验是否也相应减少。此后，治疗师再处理那些仍然对患者造成痛苦的创伤及与其相关联的不合理评价。如果出现了解离，则采用之前提到的方法进行处理。

对于经历多重创伤的个体来说，重回生活正轨是非常重要的，因为他们可能在生活中存在非常严重的问题，需要治疗师的大量帮助来解决诸如如何重建社交网络、恢复工作等问题。对于症状维持行为的处理也是特别重要的，因为患者可能存在大量的此类行为，如慢性的高警觉和完全的社交退缩。对于那些长久以来经受过

182

多重创伤的个体，帮助他们恢复自尊也是很有必要的（例如，记录下他们完成得很不错的事情，或记录别人对他们的积极反馈）。

4. 躯体问题

创伤事件导致的躯体上的伤痛可能引发持续的健康问题，这对患者的生活也会产生重要的影响。较为常见的情况是慢性疼痛。有时创伤事件可能导致患者某些功能的永久性丧失，如行走困难、无法生育或致盲。因此患者通常也需要治疗师的帮助，以适应这些躯体问题及其对生活造成的影响。这可能需要额外的治疗策略，如疼痛管理策略，或类似应对慢性病的策略。

对于其他一些患者，躯体伤害可能会对他们的外貌造成了一些影响，导致在找工作和社交活动时非常不利。他们也需要足够的支持来适应这些改变。有些患者感到自己的吸引力减少了或者自己被毁容了，从而夸大了身体改变的程度，这种情况也并不罕见。对于这些患者，可以采用录像反馈的方法，因为它可以通过一种更为精确的意象化方式，帮助患者更新自己在他人眼中的印象（这种印象受到了创伤记忆的影响）。在这种方法中，患者观察在一个录像短片中的自己。这时，患者需要站在他人的角度，并采取一种客观的态度来看待录像中的自己。例如，一个患者讨厌自己脸上的伤疤，当他想象别人看他时，他会想起脸上鲜红的疤痕。对此，治疗师用摄像机录下他的面部，采用不同的红色物体作为背景。这时患者比较自己的脸和背景，会发现其实那个伤疤并没有那么明显，比他想象中要淡得多。实际调查也是一种很好的方法，它可以检测患者对自己在他人心中印象的看法。例如，患者可以和治疗师让其他人观看录像并回答一系列关于患者观感的问题，这一方式可以从一些中性提问开始，直到最后直接询问他人对患者担忧的问题的看法："你对这个人的样子有什么看法吗？""你对这个人的脸有什么看法吗？""你看到他脸上有个疤痕吗？""你怎么看这个疤痕？""你觉得这个人很丑吗？"然后治疗师在下一周对患者给予反馈，患者在得知没人觉得他很丑，甚至很多人都没意识到他有疤以后，会由衷地感到欣慰。

而有些患者在创伤之前就存在一些健康问题，这可能也会影响到治疗。例如，患者之前有一些病症，如糖尿病等。他们难以集中很长时间的注意力，并希望会谈时间缩短一点，或者中途有更频繁的休息时间。有慢性心脏病的人可能在回忆创伤和重返创伤旧地时需要进行分级处理。

四、PTSD 认知治疗的效果评估

有一些针对成人（Ehlers et al.，2003，2005，2014，in press）和儿童（Smith

et al.，2007）的随机对照试验评估了 CT-PTSD 的效果。表 9.1 简要介绍了关键性的结果。一系列随机对照试验发现，CT-PTSD 在患者中有很高的接纳程度（即很低的脱落率和很高的满意度评分）。同时 CT-PTSD 也会使得 PTSD 症状有很大程度的改善（治疗意向的效应值在 2.5 左右），对功能失调、抑郁、焦虑和生活质量也有积极的改善。大约有 70％的患者可以从 PTSD 中完全康复。通过连续取样对奥玛和伦敦爆炸案的幸存者进行治疗的结果也发现，认知治疗取得了很好的疗效（Brewin et al.，2010；Gillespie et al.，2002）。值得注意的是，那些症状在治疗中发生恶化的患者比例接近于零，低于那些正在等待接受治疗的患者的恶化率（Ehlers et al.，2014）。这表明，CT-PTSD 是一种安全有效的疗法。*184*

已有两个研究（Duffy et al.，2007；Ehlers et al.，2003）将 CT-PTSD 纳入日常的临床服务中。这些研究中，接受治疗的患者涉及范围极为广泛，包括一些情况比较复杂的患者，如有严重的社交问题、生活在危险中、有极为严重的抑郁情绪、存在边缘型人格障碍、经历过多重创伤或丧失。干预者包括刚接受培训的人员和非常有经验的治疗师。治疗效果非常好，治疗意向的效应值在 1.25 左右，而针对 PTSD 症状的效应值更高。大约 60％的患者从 PTSD 中完全康复。脱落率稍高于 CT-PTSD 试验结果，但是总体来说，比创伤聚焦认知行为治疗试验中 23％的脱落率要低（Bisson et al.，2013）。基本上不存在患者症状出现恶化的情况。

CT-PTSD 是否通过改变创伤对个体的病理性意义而产生作用呢？Kleim 等（2013）分析了症状和消极评价伴随干预时间的变化过程。与治疗模型中的预期一致，患者在评价上的改变可以预测之后症状的改变，但反过来无法预测。

Ehlers 等（2013）考察了患者的特点是否会影响治疗结果。结果令人鼓舞，只*185*有多重创伤患者的社交问题和再体验症状会在某种程度上削弱治疗的效果。这是因为该研究的治疗并没有聚焦在创伤上，也就是说，患者和治疗师更多的是在讨论其他问题，如住房和财产问题，而花费较少的时间讨论患者的创伤记忆和创伤对患者的意义。因此，如果延长治疗的时间（该研究平均时长为 10 次会谈），能否得到更好的结果，这值得进一步进行验证。患者的脱落率与患者的社交问题以及治疗师的生疏程度存在相关性。这表明在治疗师的培训中，需要注意聚焦处理患者的创伤问题以及提升干预的技能。

总之，众多证据表明 CT-PTSD 确实是一种循证心理疗法。

致谢　本章中描述的治疗的制定和评估项目得到了 Wellcome Trust（项目号 069777）基金的支持。我们非常感谢 David M. Clark、Ann Hackmann、Melanie Fennell、Freda McMaus 和 Nick Grey 的帮助。我们非常感激 Edna Foa 提供的协助和建议。

表 9.1   **CT-PTSD 的评估**

	患者样本	脱落率（%）	PTSD 症状的治疗意向效应值（PDS)[a]	康复的患者百分比[b]	症状恶化的患者百分比（PDS）
随机对照试验					
Ehlers 等（2003）	道路交通事故导致的急性 PTSD 成年患者	0	2.46	78.6	0
Ehlers 等（2005）	慢性 PTSD 及各类创伤成年患者	0	2.82	71.4	0
Ehlers 等（2014）	慢性 PTSD 及各类创伤成年患者	3.2	2.53	77.4	0
Smith 等（2007）	各类创伤儿童患者	0	3.43	92.0	0
开放性试验，连续取样					
Ehlers 等（2005）	慢性 PTSD 及各类创伤成年患者	5.0	2.81	85.0	0
Gillespie 等（2002）	奥玛爆炸案导致的 PTSD 成年患者		2.47		0
Brewin 等（2010）（用 CT-PTSD 进行治疗的子样本）	伦敦爆炸案导致的 PTSD 成年患者	0	2.29	82.1	0
有效性研究					
Duffy 等（2007）	慢性 PTSD、各类创伤及多重创伤成年患者	20.0	1.25	63.0	1.8
Ehlers 等（2013）	慢性 PTSD、各类创伤及多重创伤成年患者	13.9	1.39	57.3	1.2

空格表示没有进行评估，PDS 即创伤后诊断量表。

[a] Cohen's *d*，合成标准差。

[b] PTSD 患者的康复标准依据的是诊断性评估或在 PDS 上的临床显著性改变（在非临床总体在两个标准差范围内）。

第 10 章 认知加工疗法

Tara E. Galovski

Jenifer Schuster Wachen

Kathleen M. Chard

Candice M. Monson

Patricia A. Resick

认知加工疗法（cognitive processing therapy，CPT）是循证的、专为治疗创伤后应激障碍（PTSD）及其共病症状而设计的一种认知行为疗法。本章将首先综述这一疗法的理论基础，其次提供现实协议的更多细节，还包括一个临床案例的介绍。接下来将综述对特定的创伤幸存群体实施方案过程中需要考虑的一些特定因素及挑战。结尾将通过概览已发表的随机对照临床试验案例来证明该理论的有效性。

T. E. Galovski，PhD（⊠）

Department of Psychological Sciences，Center for Trauma Recovery，

University of Missouri – St. Louis，St. Louis，MO，USA

J. S. Wachen，PhD

Women's Health Sciences Division，National Center for PTSD，

VA Boston Healthcare System，Boston University School of Medicine，Boston，MA，USA

K. M. Chard，PhD

Department of Psychiatry and Behavioral Neuroscience，Cincinnati VA Medical Center，

University of Cincinnati，Cincinnati，OH，USA

C. M. Monson，PhD

Department of Psychology，Ryerson University，Toronto，ON，Canada

P. A. Resick，PhD

Department of Psychiatry and Behavioral Neuroscience，

Duke University Medical Center，Durham，NC，USA

一、理论基础

CPT 的理论基础是认知理论，它是最适合解释 PTSD 发生及维持的理论之一。PTSD 的认知理论所强调的一个核心观点是，PTSD 是一种由创伤事件引发的未恢复的混乱状态（Resick et al.，2008b）。因此，PTSD 不是一种有潜伏期或者是一种在发生早期其信号和迹象就有可能被发现的疾病。然而，在大量的案例中，具有各种各样和最严重的 PTSD 症状的人在最初的几天以及几周之后都不停地体验着已经结束的创伤事件。随着时间的推移，经历过创伤事件的大部分个体将体验到PTSD 症状的减轻，或者是从创伤中自然地恢复。在少量的案例中，个体会持续体验到症状，并被诊断为患有 PTSD。换句话说，对于这些少量的创伤幸存者而言，从创伤中自然恢复会很困难。

根据 PTSD 的认知创伤理论，回避思考创伤事件和回忆时对创伤事件的不合理评价都将有损于恢复。特别是，那些没有恢复的个体通常会被认为在试图将创伤事件同化到自己所持有的核心信念中，这些信念是由关于自身、他人还有世界的积极或消极信念构成的。同化作为解读创伤事件的一种尝试，使创伤事件与那些早已存在的信念保持拟合或一致。在那些患有 PTSD 的个体中是公正世界想法同化的一个常见例子，或者是那种好事发生在好人身上、坏事发生在坏人身上的信念。在一个创伤事件的案例中，个体认为是他做了一些坏事才导致了事情的发生，或者这个事情的发生是为了惩罚他在过去做过的一些事。一个性侵犯的受害者就有着类似的想法："如果那晚我没有喝酒，那我就不会被强奸。"另一类普遍的同化性思维是后见之明的偏向，或者说是只有在发生后得到信息的基础上才对事件做出评价（Fischhoff，1975）。稍后在临床案例介绍部分我们将看到一个有着后见之明偏向的实例。从本质上来说，同化是在努力地运用可预测性，在事情发生之后试图控制创伤事件，这种努力看似要带个体离开最初的创伤记忆，其实正相反，这样会使个体一遍一遍持续、反复地体验着创伤事件。

认知创伤理论的另一个内容是，对创伤事件的不合理评价（即同化）会导致，或者看起来会证实那些过度笼统概括的适应不良的图式，以及在经历创伤之后关于自己、他人或世界的核心信念。换句话来说，个体在过度顺应因创伤经历而产生的信念。过度顺应涉及根据对创伤事件的评价修改现有的图式，但这些对图式的修改太过剧烈且范围过广。过度顺应的常见例子是，如果个体相信世界是比较美好的或至少坏事情是不会发生在他身上的，那么在对经历过的创伤事件做出评价后，他往往会开始相信世界是完全没有安全感、完全不可预测的。另一种情况是，经历创伤后的人们可能先前就有着消极图式，认为他人是不可信任的，或者觉得他们无法控制发生在自己身上的坏事情，通常这种消极图式是由先前经历过创伤事件或其他消极的生活事件导致的。在这些案例中，创伤经历被解释成先前存在的消极图式的产生原因。在 McCann 和 Pearlman（1990）早期工作的基础上，认知创伤理论认为关于自身和他人的信念都同样经常被过度顺应且无助于恢复。这些信念多与安全感、信任、力量/控制、自尊和亲密关系有关。PTSD 认知创伤理论的一个优点在于，它强调了由个体的创伤史引发的积极或消极的现存的各种信念的重要性。在 CPT 中，同化和过度顺应的信念被称为"固着点"，相应的思维会阻碍自然恢复，因此将使个体"固着"在 PTSD 中。固着点是治疗的目标。

191

　　根据认知创伤理论，来访者必须允许自己去体验因患 PTSD 而回避掉的自然情绪，这些自然情绪与创伤事件有紧密联系。自然情绪被认为是那些固定的并直接源自创伤事件的情绪（也许是在创伤期间失去爱人的悲伤、对与创伤相关的危险的恐惧等）。被压抑或回避的自然情绪会导致 PTSD 症状的持续。根据认知创伤理论，自然情绪不会持续存在下去，因此不需要系统暴露来实现对它们的习惯化，这与 PTSD 行为理论（Foa & Kozak，1986）恰恰相反。来访者被鼓励去接近、感受这些自然情绪，它们一旦被允许体验，将会经历一个自我限制的过程。

　　相较而言，在回溯时对创伤事件适应不良的错误评价和当下已经被破坏的认知被假定为情绪产生的原因。情绪的产生是意识对创伤事件发生原因的评估和对此时此地认知的评估所产生的影响而导致的结果。在一个自然灾害幸存者的案例中，该个体坚信灾难的发生是因为他或者其他人没有采取足够的措施来保护他自己和家人（自责或责备他人），他可能会感到持续的内疚或愤怒，并且不再信任自己或他人。这种情况下，只要他坚持用这种方式思考，那么与创伤相关的评价就会不停地制造消极情绪并维持下去。对于这种情绪，恢复的关键在于调节与创伤事件有关的信息。也就是说，鼓励来访者尝试对自己的思维做出足够的改变，从而用一种现实合理的方式对事件进行解释，但不需要改变太多以避免过度概括和不良的信念。

二、CPT 的临床描述

　　CPT 一般以个体、团体或混合的形式实施，并需要进行 12 次以上会谈。CPT 的实施用最简短的话来说就是按阶段进行治疗。在治疗前（第一阶段），临床医生将对 PTSD 症状做出评估，并考虑通常需要优先治疗的主要病症（自杀、行凶意图）和潜在的干扰病症，如躁狂、精神失常和物质依赖。治疗中要面对的特殊挑战将在本章的后续部分进行讨论。下一个阶段（第二阶段：第 1～3 次会谈）由有关 PTSD 的教育构成，并从上文介绍过的认知理论角度出发，来探讨思维、情绪在身心和谐中所扮演的角色。第三阶段（第 4～5 次会谈）会对实际的创伤事件进行处理，允许来访者回顾创伤事件的记忆，目的是发现阻碍来访者恢复的固着点并表达与创伤记忆相关的自然情绪。在治疗的第四阶段（第 6～7 次会谈），临床医生在采用苏格拉底式提问挑战固着点的过程中开展对来访者的救助。这一过程还需要一些临床工具（一系列工作表）作为辅助，这些工具可以帮助来访者在家中（会谈间隔期）克服固着点带来的严峻挑战。第五阶段（第 8～12 次会谈）通常强调过渡的重要性，即过渡到更加明确地关注那些被过度顺应的固着点。个体在这一时期的创伤主题是安全感、信任、力量与控制、自尊和亲密关系。第五阶段同时也包括"面向未来"，并将注意力集中在阻止症状复发上，尤其是对准那些可能会妨碍治疗效果维持的固着点。接下来将对我们近期的一个临床案例做一个大致的介绍，案例的主人公是一个因家庭入侵而罹患 PTSD，并且处于治疗第二阶段的年轻女子。尽管得到了来访者本人的允许，这个案例的叙述是基于真实的事件，但为了保护来访者以及那些与创伤事件相关者的真实身份信息，一些细节部分已经做了修改。

　　Molly 是一个年轻女子，亲身经历的一个创伤事件让她体验到强烈的痛苦，因此来到我们的门诊寻求帮助。她最近搬到了一个小镇上，并在附近的一所大学里接受研究生训练。她说她努力让自己尝试开始一段新的生活，把过去抛到脑后，但两个月之后，她才意识到自己的痛苦变得越来越强烈。我们开始对这个过程进行诊断，通常用两个小时的面谈来倾听来访者的故事，引导整个临床对话，并从精神病理学的角度来评估出现的任何症状。Molly 描述了一个艰苦的童年经历。她最初被爷爷抚养，但爷爷却从躯体和精神方面虐待折磨她和她的兄弟姐妹。在这次面谈期间，Molly 对自己的人生成就表现得很自豪。比如她脱离了一个非常糟糕的邻里环境（与此同时，她的一些兄弟姐妹却沉迷于吸食毒品，参与犯罪，有的还遭受着一些其他类型的精神疾病），最终从警察学校毕业，并在东海岸的一个大城市的警察局里找到了一份工作。她做了四年警察，得到了非常出色的评价甚至提早拿到了一封升职推荐信。

　　大约是在她从事警察工作的第三年，一天晚上她放下工作去拜访一位叫 Jack 的老朋友，当时 Jack 正在镇里陪伴自己的外婆和妈妈。当她到达时，Molly 发现 Jack 的姐姐 Beth 也带着三个孩子来到镇上拜访叔叔，这让她非常开心。Jack 的外婆、妈妈、Beth 和孩子们上床休息，最后 Jack 送 Molly 走到了她的车旁。在马路旁边，两个戴着头巾的持枪歹徒向他们索要财物。Molly 和 Jack 身上没有任何值钱的东西，所以歹徒强迫他们返回屋子里。他们叫醒了 Jack 的妈妈、外婆和 Beth。紧张的气氛陡然升级，最终 Molly 决定制服那两个歹徒。火力全开的同时 Molly 把 5 颗子弹直接放在胸部并放低身体，Jack 射击了好多次，Beth 却受到了致命的一击。在会谈期间，Molly 不停地啜泣，一遍又一遍地重复说如果当时让她别动，事情就不会发生，Beth 也还会活着。Molly 符合 PTSD 的所有标准并伴有严重的抑郁。此时，离事件的发生已经过去了两年。

193

　　我们开始实施 CPT。在第一次会谈中，我们以解释 PTSD 的形成为重点讨论了 Molly 的诊断评估结果。通常，第一次会谈的目标包括对 PTSD 有一个精准的理解，以及从认知理论的角度出发，去解释为什么我们认为一些人会产生这样的病症。我们在治疗中的工作就是取出 Molly 的创伤记忆并把它"丢到空中"，找到对真实事件的不合理解释（同化）和那些被彻底（和不准确）改变的世界观（过度顺应）。这些不正确的信念在 Molly 的恢复过程中可能扮演着让她持续无法摆脱的角色。所以我们把这些不合理信念称为"固着点"。在整个第一次会谈和评估的过程中，治疗师指出了一个可能与创伤有关的固着点，那就是她听到 Molly 重复了很多次"如果我没有攻击持枪歹徒，Beth 现在还会活着"。换句话说，Molly 相信 Beth 的死是她的错。在第一次会谈中我们也讨论了情绪所扮演的角色，Molly 能够清楚地判断出只要有可能，自己就会回避与那件事有关的记忆和任何感受，甚至发展到切断过去的人际关系并搬到另一个城市。Molly 赞同通过为第二次会谈写一个创伤"影响报告"（CPT 的第一次作业）来花些时间思考她对那晚事件发生的原因是怎么看的，以及这个事件对她当前信念的影响。她认为这可能对她有所帮助。

　　在阅读她的创伤"影响报告"和详细讲述其中信息的过程中，我们发现了更多被同化的固着点以及当下处于主导地位的固着点（过度顺应的信念）。关于那次家庭入侵，Molly 几乎对事情的每个方面都在责怪自己。尤其像这样的固着点："我本应该把我的车钥匙交给那两个持枪歹徒，这样他们就不会进入房间。""我本应该在房子外面就和他们展开战斗，决不让他们进入。""我本不应该攻击他们。"我们也辨别出了一些过度顺应的固着点以证明 Molly 自从那次创伤事件之后，对于看待自己、他人以及世界的方式发生了巨大的改变："我是个失败者。""我是个没有能力的人。""这个世界是个危险的地方，我在里面找不到一点安全感。""我无法相信我自己或者我的能力。""我并不是我想象中的那个人。"我们把这些收集起来并记录在 Molly 的固着点日志中，然后对这些想法类型之间的关系以及正在困扰她的主要应激进行了探讨。为第三次会谈，她同意在会谈之外的时间里通过在 ABC 表中记录事件、想法和感受来继续治疗过程。（ABC 表是 CPT 治疗用到的一种工作表，用来帮助来访者发现那些牵动情绪的想法，以及帮助来访者理解想法和情绪之间的关系。）

在训练指南中，使用苏格拉底式对话来挑战固着点被称为"CPT 实践的基石"。第三次会谈中最典型的苏格拉底式对话进程的开端是，温和地挑战那些极有可能存在于 PTSD 核心中的固着点。挑战的范围可能会在来访者之间存在差异（取决于他们持有信念、防御机制、情绪唤起等的牢固程度），不过 Molly 在这个过程中表现得非常好，尽管她非常痛苦并坚信自己是个失败者。在这一次会谈中，她在许多同化的固着点方面取得了非常明显的进步。下面的讨论就是从对话中节选的一部分，大概从会谈进行三分之一后的部分开始。

治疗师：告诉我更多关于那晚的事情都是如何开始的。你提到了你应该在最开始的时候就把你的车钥匙给他们，然后他们就不会杀死 Beth……

Molly（啜泣）：是的，如果我把车钥匙给了他们，他们就会开车离开。失去车比 Beth 离开人世要好太多了。

治疗师：告诉我当持枪歹徒出现在你和 Jack 身边那一刻发生的事情。你在那一刻做了什么决定和选择？

Molly：那时我不想让 Jack 受伤。我分析他们只是一些想来点快钱的小毛贼。我不想把我的车钥匙给他们，因为我自己的武器和制服就在车上的工具包里。

治疗师：听起来你好像是在担心他们得到另外的武器，然后会让事情变得不可控？那么车呢？你担心它被偷吗？

Molly（有点发笑）：当然不，那辆车只是一个垃圾。但我不确定他们的枪是不是真的或者是否上了膛。那时候太黑了。我确信我的枪是真的并且装好了真实的子弹。我也担心他们看到我的制服。

治疗师：为什么呢？

Molly：他们并不知道我是个警察。从这一点出发，他们甚至不会要我的车钥匙，他们会只要现金，以及我们两个身上有的任何东西。但如果他们发现了我的身份，他们可能会觉得他们已经做了太多并且绝对不能被抓。

治疗师：这样的话，如果我们回想一下你告诉自己的事情，也就是那个固着点，那么"我本应该把车钥匙交给他们，这样他们就不会杀死 Beth"这句话听起来似乎是你在你的车和 Beth 之间做选择？但当我们思考得深入一点，你还会说那是正确的吗？这一时刻 Beth 出现在故事中了吗？

Molly（一个长的停顿之后）：没有，我更加关注于保护 Jack，确信那些家伙没有拿到我的枪并且不能让他们知道我是个警察以免让他们更加兴奋。你知道，我甚至从来没有考虑过他们其实根本没有向我要过车钥匙。我只是记得当时非常急于确信他们没有拿到我的枪……

治疗师：所以，基于你提供的关于当时的信息根本无法了解最终的结果。现在你怎么看待没有把车钥匙交给歹徒这件事？

Molly：我觉得在当时，确保那些人远离我的车是合适的做法。形势改变太快了。

治疗师：那么好，现在你对我们做的工作感觉如何呢？从现在到下一次会谈开始之前，你可以花些时间把那天晚上发生的细节准确地写出来吗？我想知道，如果慢慢地更加详细地剖析这件事，我们是否能发现其他让你固着在痛苦中的地方（接着治疗师布置了第四次会谈中要讨论的创伤故事）。

第四、五次会谈中，来访者真实地沉浸在创伤记忆中。经过这两次会谈，Molly 非常详细地写出了整个创伤事件，并且能够表达自然情绪。围绕被同化的固着点展开的苏格拉底式提问在这两次会谈中仍将持续进行。Molly 非常坚信她能够阻止 Beth 的死，并且是她在那天晚上做出的决定和采取的行动造成了枪杀的发生。可以肯定的是，两个大的固着点在于"我应该坚决阻止他们进入房间"和"我绝不应该攻击持枪歹徒"。当 Molly 回想起是 Jack 非常恐慌并在 Molly 可以阻止之前就让歹徒进入了室内时，前一个固着点就被轻易攻克了。事实上她说他们并不知道谁住在那个房子里。Molly 回想起那时正在考虑选择战斗还是跑去寻求帮助，但当 Jack 让歹徒进入室内之后，她更加关注她应该离开房子里无助的居民，并用逃跑进一步激怒歹徒。那时，她觉得最好的计划就是给他们所想要的并且让他们尽可能快和平静地离开这里。换句话说，她正在采用她所受到的警察训练的方式思考问题。

那个大的固着点，即"如果我没有攻击歹徒，枪杀就不会发生，Beth 就还会活着"仍然存在。在第五次会谈中，围绕这一固着点的苏格拉底式提问展开如下：

治疗师：让我们用一分钟的时间来更多地思考一下你的行为导致 Beth 死亡这个固着点。在我对你的故事的理解中，持枪歹徒随着时间的推移变得越来越激动。他们试着强迫 Beth 进入地下室，而 Jack 的妈妈变得极度混乱，尖叫着"不要下去，Beth"，这个时候你在哪？

Molly：他们让我跪着，双手抱头面对墙壁。当他们要求 Beth 进入地下室的时候，我冲 Beth 大声喊到我这里来然后她朝我跑过来。我永远也不会忘记她的眼神。就好像她希望我对眼前的一切做点什么。我站起来告诉那两个人我会进入地下室。

治疗师：你为什么那么做？

Molly：因为我认为他们会强奸 Beth，而且我知道她会尖叫从而使情况更加恶化。我认为我能从强奸中幸存，并且有能力处理这一局面。但他们不同意，然后要求每个人都必须到地下室里。事情很快变得不可控制。我非常害怕睡着的孩子们会醒来，然后尖叫、哭喊着冲下来。我知道这些家伙事前并没有筹划过，而且正在变得激动和疯狂。在那整段时间里，我都在思考我应该拿到我的枪，但我想不到一个可以离开房子的办法。

治疗师：听起来事情很快发展到无法控制的局面。

Molly：是的，不过这是在我想到他们只是想抢劫我们然后离开之前。但他们的行为很疯狂，并且没有真的得到任何有价值的东西。我知道如果我们都进入地下室，就没有一个人能够逃离这里。不然没有别的理由把所有人都带到那里。

治疗师：听上去像是一个重要的难题。事物瞬息万变，让你觉得进入地下室将不会有好结果？你现在回想起来，你仍然认为下去会变得很糟糕吗？

Molly（思考了一会儿）：是的，我就是这么认为。

治疗师：那么，权衡你在那一刻的备选方案，能做出一个选择吗？

Molly：我认为那时能做的选择就是进去并且可能被杀掉，或者反抗。这些都无法推理论证。我应该反抗得更快些？

治疗师：为什么没那么做呢？更早些战斗会有什么不同？

Molly：几分钟之前我觉得 Beth 将成为目标，我试图通过取代她的位置来阻止事情的发生。但他们拒绝了，这是整个折磨的过程中的第一次机会，似乎他们会输，我们都会平静下来。我记得我当时在想，如果我会死，无论如何也要拉歹徒中的一个人给我陪葬，给剩下的人留一个反抗的机会。

治疗师：也就是说你试图用一种伤害的方式牺牲掉自己来拯救所有人的性命？……（很长的沉默）你看，就像现在所说的，事后看来，没有哪种行动能够得到一个更好的结果。不过在你的故事中，这些家伙突然决定离开的可能性似乎没有？（Molly 沉默地思考了两分钟）。有没有这种可能，如果你没有保护大家，事情会变得更糟糕？（Molly 点头并啜泣着，我们这样坐了一会儿。）……谁杀死了 Beth？

Molly：是那些人。

治疗师：是的，我同意……感觉你已经尽力做了任何可以阻止 Beth 和其他人死亡的事情。

我们将这次对话持续进行了一会儿，并布置了下次练习的作业（挑战问题工作表）来攻克这个大的固着点。在第五次会谈中，治疗师介绍了设计第一个工作表是为了帮助来访者靠自己的力量在每次会谈之间正式地攻克固着点。Molly 同意在家里继续进行这项工作，并试着攻克日志中存在的其他固着点。在第六次会谈中，Molly 对工作表有一些抗拒。我们在会谈中回顾了它们并找到了困扰她的事情。她的情感变得明亮起来，她说关于那件事她做了很多思考，并且真实地感觉到肩膀上压着的重担消失了。通过我们的自陈问卷的评估，她的 PTSD 症状得到了很大程度的改善。我们介绍的下一个工作表可用来帮助这位来访者辨别在所有的思维模式中她倾向于采用哪一种。

当 Molly 来到第七次会谈时，她的自罪信念显著减弱。她说自己感到有一点悲伤，有时会想到 Beth，还有她的孩子现在必须过着没有妈妈的生活。这种悲伤是很难克服的，但与曾经经历的那种可怕的内疚已经有很大不同了。治疗的焦点转移到一些更加关注当前的固着点上，包括"我不相信自己""我是一个无能的人"和"到处都充满着危险"。CPT 治疗的后五次会谈尤其关注五种类型的信念，它们通常会被创伤事件的经历所破坏瓦解，包括安全感、信任、力量/控制、自尊和亲密关系。我们使用最后一种工作表（挑战信念工作表）来挑战这些领域的固着点。在第十次会谈开始之前，Molly 回家参加了 Jack 的婚礼。她见到了在那次事件中幸存下来的每个人，并感到十分内疚。她返回到治疗中开始再次思考，好像她做了一些错误的选择或者做得还不够造成了 Beth 的死亡。使用全套工作表并依靠苏格拉底式提问，这个旧的固着点非常容易被攻克。在这个治疗点上，Molly 与扮演会诊医生角色的治疗师一起掌控着挑战和分析固着点的节奏。在第十二次会谈结束的时候，Molly 不再有 PTSD 的症状或严重的抑郁。近一年之后，她开始了一份新的职业，不再受 PTSD 的困扰，重新拥有了自己的生活。

三、特殊挑战

我们经常被问到一个问题，即在实施 CPT 之前治疗师应该对来访者开展多长时间的工作。这个答案会因为很多因素而变得不同。如果这是一位全新的来访者，在经过初始评估得到明确的 PTSD 诊断后，就可以开展 CPT 了。如果治疗师已经和来访者用更多支持性的或非结构性的治疗工作了很长的时间，那么讨论 CPT 中会谈的结构性方面以及家庭作业的有效性方面与先前的治疗有什么不同将是非常有必要的。我们经常发现，延迟开始创伤治疗会造成来访者回避程度的增加，并且会降低他将遵守协议的可能性。事实上，我们经常看到，与来访者渴望延迟相比，治疗师的回避或一些来访者不能理解 CPT 的信念更常成为推迟治疗的原因。

由于 CPT 的效力在女性群体中进行过测试，这些女性有着复杂的创伤史以及各种各样的共病问题，因此大多数来访者可以按照计划履行治疗协议。比如，在临床和研究设置中，我们针对新近经历过创伤（几天之内）和 70 年前经历过创伤的个体实施了治疗方案。除此之外，这个方案也在那些不符合 PTSD 和完全符合 PTSD 标准的个体身上实施过。最终，我们成功地让整个方案［CPT 或仅有认知的 CPT（去除了治疗的书面创伤叙述成分的一种 CPT）］在那些共病轴 I 和轴 II 障碍的个体身上发挥了作用（Chard et al.，2011；Kaysen et al.，2014；Walter et al.，2012）。最典型的是，在我们的研究试验中，个体的诊断结果可能是躁郁症或者精神分裂症；然而，在开始创伤聚焦工作之前，我们首先要使任何躁狂或者精神病性症状稳定下来。据我们目前所掌握的情况，CPT 还没有在被诊断为痴呆的个体中进行过测试。

有一些推迟创伤聚焦工作，比如 CPT 开始的情形，是需要有保障的（比如从生理或心理的角度稳定来访者）。确保个体不会伤害自己或他人，并且不会遭受当前一段糟糕关系的虐待，是在任何类型的治疗开始之前必须考虑的重要因素。如果危险是关注点，那么在实施 CPT 之前，制订安全性计划就成了优先需要考虑的事。相反，我们采用 CPT 成功地治疗了在不久的未来可能会面对创伤的个体，如军队服役人员、警察和消防员。在未来可能会经历创伤事件是一种普遍存在的风险，所以未来发生暴力或创伤事件的可能性不应该成为延迟创伤治疗的理由，而应该成为额外固着点可以被识别和攻克的地方。其他可能会推迟治疗的身体安全领域涉及那些让自己承担着严重的健康风险的进食障碍个体或者那些沉迷于可能致命的自残行为的个体。在这些情况下，尝试稳定来访者应该是在 CPT 实施之前首先要做的事。

另一个可能推迟 CPT 实施的因素是来访者的心理功能。比如，如果抑郁非常严重以至于来访者几乎不能参加会谈，如果解离非常明显以至于他无法坐着度过治疗的大部分时间，或者如果严重的惊恐发作正在阻碍对创伤事件的讨论——即使那是很遥远的事情，那么在 CPT 实施之前可能需要先介入其他的治疗（比如应对技能的建构、对惊恐的控制治疗，见第 17 章和第四部分"共病"）。对于个体出现的物质使用障碍的共病，我们通常对物质滥用者采用 CPT 方案并取得了巨大成功。但如果来访者处于物质依赖期间并需要戒除，那么通常不在门诊中实施（Kaysen et

al.，2014)。然而，一旦一些人在戒毒之后稳定下来，他们通常就可以开始接受
CPT 了。调查研究和临床的有效性测试都发现，那些抑郁、焦虑、物质使用、愤
怒、内疚的症状在实施 CPT 之后全都减轻了，并且来访者在接下来的治疗中仍然
保持着这些改善。最后，如果一个个体具有未经治疗的精神失常或躁郁症，在 CPT
实施之前，用药物稳定该个体将可能是必要的。

很多研究表明，伴随有人格障碍〔包括边缘型人格障碍（BPD）〕的个体在
CPT 治疗中表现很好。尽管他们最初的 PTSD 得分可能会高于没有 BPD 的个体，
但有 BPD 特征的个体（Clarke et al.，2008）以及完全患有 BPD 的个体（Walter et
al.，2012）同没有人格障碍的个体相比，在治疗中表现出了同样的改善。对许多
治疗师来说，对有着人格障碍和 PTSD 的来访者展开工作需要面临的挑战是，保证
治疗按照方案的路线进行，并且不要因无关的问题偏离轨道。我们发现，来访者经
常发展出不利于适应的认知和解决策略来控制自己对创伤事件的反应。这些信念和
行为模式很可能在一定程度上在人生中的某些时刻起着功能性作用，并最终转变成
世界观。来访者接着开始通过这些模式来看待所有的经历，忽视或扭曲挑战这些信
念的信息。我们的目标是保持创伤聚焦，并为来访者提供挑战与创伤有关的认知的
额外技巧，试图减少创伤后的痛苦。

关于方案的修改很少被提及。这就是说，我们的研究发现，为了达到最好的效
果，特殊的修改偶尔是必要的（Galovski et al.，2012；Resick et al.，2008b）。比
如，我们已经使用这个方案治疗过受正规教育程度最低（四年级）的个体和智商大
约为 75 的个体。然而，对于其中的一些案例，我们必须简化这个方案。除此之外，
一些退伍老兵有着创伤性脑损伤（TBI）的经历，一些患有 PTSD 的来访者同时也
在应对着脑震荡的症状。临床数据支持对这些来访者中的大部分人使用 CPT 或
CPT-C 的现行版本，但如果这个来访者很难理解作业的目的，那么就会针对不同的
理解水平对这些工作表进行简化（Chard et al.，2011）。比如说，我们已经研发了
在治疗的整个过程中都可以使用的工作表的版本，而不需要换用其他更好的工作
表。Bass 等（2013）在民主刚果完成了团体 CPT-C（仅有认知，没有解释）的随
机对照试验，试验中的来访者都是文盲，试验没有用到纸，并且治疗师仅受过高于
小学几年的教育。这些工作表和概念必须被简化，这样才能使来访者记住它们。以
下是对结果的讨论。

简单来说，治疗师不应该假定 CPT 对有大量创伤经历的来访者没有效果，或
被 PTSD 共病精神错乱的情况吓到。在与来访者合作的过程中，治疗师必须做出决
定，是否共病障碍已经严重到会影响来访者参与 PTSD 的治疗。然而，大部分

PTSD 的治疗将能改善共病症状，甚至可能不需要再对这些症状做进一步治疗。因此，何时开展 CPT、对谁开展，需要通过与来访者合作，根据具体情况具体分析，从而做出决定。

四、实证支持

关于 CPT 对不同人群的影响和有效性有着大量的文献支持。首次开展的随机对照临床试验，将 171 名强奸受害女性作为被试，对 CPT 组、延长暴露（PE）组和等待组进行了比较（Resick et al.，2002）。结果显示，与等待组相比，CPT 组和 PE 组的被试的 PTSD 和抑郁症状的严重程度在治疗后明显减轻。这两个积极治疗组之间存在很少的差别，除了接受 CPT 治疗的被试报告自己在内疚感（Resick et al.，2002）、健康相关忧虑感（Galovski et al.，2009）、无助感（Gallagher & Resick，2012）和自杀意念（Gradus et al.，2013）上有了显著的更多改善。这些改善在接下来的时间里持续了 3～9 个月。随后对这些被试进行的长期追踪评估显示（Resick et al.，2012），参与最初研究的被试在 5～10 年内其 PTSD 的症状没有发生明显改变，表明治疗效果维持了相当长一段时间。

为了更全面地理解 CPT 的理论中各个成分所起的独特作用，有研究进行了一个 CPT 的分解研究（Resick et al.，2008a），区分出 CPT-C 和 WA（只完成书面作业）的版本，并与完整方案进行了比较。150 名有着精神病史或被强奸经历的成年女性被随机分配到上述三种情况中去。三种情况下的参与者的 PTSD 和抑郁症状在治疗期间以及随后的 6 个月中都表现出了显著的改善。尽管最初的假设预测完整的 CPT 治疗方案将优于 CPT-C 和 WA 这两种情况，但事实上，当在治疗期间检测参与者的 PTSD 症状时，CPT-C 组的得分显著低于 WA 组，而 CPT 组却与 CPT-C 组或 WA 组都没有显著差异。这个结果表明，认知疗法在 PTSD 的治疗中是一个可行的选择。尽管 CPT 方案中 WA 部分在改善一些个体对先前一直回避的与创伤经历有关的情绪的接纳上起到了重要作用，但 CPT-C 对有精神分裂倾向、不愿集中注意力来复述那些事情或仅参加了有限数量的治疗的个体来说或许是一个有效的替换方法（Resick et al.，2008a，b）。

CPT 对老兵群体也展现出了有效性。Monson 和同事（2006）首次针对一个老兵样本实施了随机对照试验，发现接受过 CPT 的被试与一个月前接受过普通治疗的个体相比，在 PTSD 症状上得到了更大的改善。包括抑郁、焦虑、情感功能、内疚痛苦和社会适应等方面的共病症状也都有了改善。Forbes 和同事（2012）测试了

CPT 的有效性，并与澳大利亚的三个退伍军人治疗诊所通常采用的临床治疗方法进行了比较。结果显示出 PTSD 症状的显著改善，CPT 组的焦虑和抑郁也得到了额外减轻。在测试以有军事性创伤的老兵为样本的 CPT 的首次随机对照试验里，CPT 与当前中心疗法（PCT），即一个积极对照组进行了比较（Suris et al.，2013）。结果显示，在随后的 6 个月里两个治疗组的被试在 PTSD 和抑郁方面都表现出了显著的改善，然而接受 CPT 的老兵在治疗后的自陈 PTSD 症状严重程度上与那些接受 PCT 的老兵相比，显著降低得更多。用 CAPS 作为评估工具，两个治疗组在临床测量的 PTSD 上并不存在差异。

Chard（2005）专为性侵犯幸存者开发了一个 CPT 的改编版（CPT-SA），包括专为解决虐待幸存者的突出问题而设计的为期 17 周的团体和个体治疗，这些问题如依恋、沟通、伴侣间的亲密关系和社会适应能力。在这个治疗的一次随机对照试验中，71 名女性被随机分配到 CPT 组或最小化转移注意（MA）的等待对照组。与 MA 组相比，CPT 组从治疗前到治疗后在 PTSD、抑郁、解离方面有显著改善。PTSD 的总体症状在治疗之后的 3 个月里处于持续改善之中，并在随后的一年里保持稳定。

最近的研究表明，可以用一些有效的方法调整 CPT 来增加治疗的有效性和对广大群体的普及性。Galovski 和同事灵活实施了一个长度可变的 CPT 方案（改良的认知加工疗法，MCPT），这个方案可以根据来访者朝预先设定的良好的最终功能状态发展的进度来决定会谈的次数。随机对照试验（选取了 100 名经历到人际关系创伤的男性和女性）的结果发现，与最少治疗对照组相比较，MCPT 在很大程度上改善了 PTSD 和抑郁的症状，同时对内疚、生活质量和社会功能方面的症状也有一定的疗效。此外，接受 MCPT 的参与者中，有 58% 的人通过少于 12 次会谈的治疗就能够达到良好的最终状态，而仅 8% 的人需要 12 次会谈，34% 的人需要 12～18 次会谈。获得的疗效到治疗结束后的 3 个月时仍保持稳定。这些结果表明，对一些较早产生效果的个体可以压缩 CPT 方案，而对那些先前被认为对治疗没有效果的个体，在标准方案的 12 次会谈之后增加一些额外的治疗会谈也许可以改变这一情况。

另一个对 CPT 的修改涉及采用远程健康技术传送治疗。Morland 和同事们（2014）在夏威夷选取 125 名战斗老兵进行随机对照试验，并与另一组远程健康传送的 CPT 个体治疗进行了比较。结果发现，经过治疗之后两组被试的 PTSD 症状都有了明显改善，并且在随后的 6 个月内依然保持稳定。两组被试在临床或处理结果变量上没有显著差异。这些发现证实了使用远程健康技术传送 CPT 的可行性和有效性，这将极大地扩展 CPT 的应用范围，并能增加那些有地域限制的来访者获得治疗的可能性。

迄今为止对 CPT 最独特的调整，来自 Bass 和同事们（2013）针对民主刚果的性侵幸存女性开展的一项对照试验。来自 16 个村子的这些女性被随机分配到 CPT-C 组（157 名）或个体支持组（248 名）。CPT-C 被远程传送过来，包括一个团体形式以及随后的一个初始个体会谈。结果表明，CPT-C 组中的被试的 PTSD、抑郁、焦虑症状比个体支持组中的被试有显著的更大程度的改善，且在治疗后的 6 个月内依然保持稳定。这些发现证明，CPT 可以通过远程传送被有效实施并且不受环境影响。

第 11 章　创伤相关障碍的眼动脱敏与再加工疗法

Francine Shapiro

Deany Laliotis

眼动脱敏与再加工（eye movement desensitization and reprocessing，EMDR） 疗法总共包含八个阶段，该疗法强调储存记忆的生理网络和大脑信息加工系统在治疗过程中所起到的作用。EMDR 疗法是基于适应性信息加工（adaptive information processing，AIP）模型形成的，该模型认为，除去生理上不足（如基因缺陷、中毒、外伤等）所造成的影响，心理健康问题是由日常生活中负面事件的记忆没有完全加工所导致的。根据这个观点，来访者表现出的症状是由令人困扰的记忆体验引起的。这些令人困扰的记忆都是没有对原始情绪、信念和生理感觉进行正常编码、储存的结果（Shapiro，2001，2012a，2014）。自这个模型从 20 世纪 90 年代开始发展以来，已有大量的研究验证了令人困扰的生活事件在心理和躯体症状中所起到的重要作用（例如，Mol et al.，2005；Felitti et al.，1998）。

F. Shapiro，PhD（✉）

Mental Research Institute，

Palo Alto，CA，USA

e-mail：fshapiro@mcn.org

D. Laliotis，LICSW

EMDR Institute，

Watsonville，CA，USA

一、适应性信息加工模型

总体而言，在 AIP 模型对 EMDR 治疗概念和步骤的指导中，通常都能够解释来访者人格和病理的发展，并且能够成功预测临床结果。对于这个模型来说，最重要的是要充分地认识到一个事实，那就是大脑的信息加工系统有一套属于自己的独特设计：它通过将经历与相关的现存记忆网络进行联结来对当前的情境赋予意义。举例来说，骑自行车摔倒的经历会与包含其他意外的记忆网络以及一般的受伤记忆联系起来。又比如，与朋友起冲突的经历会与人际关系相关的记忆聚合在一起。同样重要的是要认识到，信息加工系统存在的另一个基本目的是通过回到平衡的状态来减轻个体情绪上的痛苦。大多数情况下，令人不安的体验会通过与记忆网络的联结自动消释，这些网络中主要包含缓解情绪或使自己感到有能力的信息，例如，"这些事情曾经发生过"或者"我曾经成功地克服这些困难并且越过这道坎"。用比喻的手法来说，信息加工系统能够"代谢"或者"消化"这些体验，无论是通过时间流逝的方式、思考的方式还是做梦的方式。有用的信息则被储存在适当的记忆网络并且作为未来知觉的功能性向导，无用的则被抛弃。简而言之，加工记忆是心理健康状况的基础。

根据 AIP 模型，负面的生活经历有时候会太令人困扰以至于会阻碍信息加工系统的运作。当这种情况发生的时候，记忆会被"卡"住，无论时间如何变化都像冰封了一样。同时，适当联结其他适应性记忆的能力也会失去。这些令人困扰的事件以神经生理的形式与事件引起的消极情绪、感觉和信念一同被保存在记忆中。一些记忆领域的研究者认为，加工创伤事件的失败是因为情景记忆没有被整合到语音记忆系统中（参见 Stickgold，2002）。内、外部的刺激会很容易引起关于困扰事件的不完全加工记忆，从而导致各种各样的临床症状，其中可能包括不适当的情绪、信念和行为。最突出的例子就是 PTSD 中的事件闪回、噩梦和闯入性想法。然而，根据 AIP 模型的预测，令人严重困扰的负面生活体验（尽管不足以达到创伤的标准）同样也会被不适当地储存，甚至为各种病理的产生提供基础，如消极的情感、认知和躯体反应。事实上，与严重的创伤体验相比，一般的负面生活体验会使个体产生更多的 PTSD 症状（Mol et al.，2005）。

当这些问题没有被解决时，困扰经历会影响个体对当前事件的认知，从而导致功能失调的恶性循环。正如之前所说，未加工记忆的一个重要特点是它包含重大事件发生时的情绪和生理感觉。举个例子来说，当一个孩子遭受创伤经历的困扰并且记忆未被加工时，那些与无助感、危险感知和缺少掌控感相关的反应（童年期经常出现）将会持续到他的成年。由于对当前情境的知觉是自动与相关记忆网络进行联结的，当现有刺激引发已储存的联结时，那些未被加工的情感和认知反应将会出现，并且对当前的认知"添油加醋"。简而言之，过去变成了现在。这些当前的体验转而扩展了负性记忆网络并且加强了对个体、他人以及生活事件的负性感受。

根据 AIP 模型，诸如"我是一个没有价值的人"的自我描述不是当前临床问题的成因，更像是未被加工的早期生活经历以及个人情感导致的症状。功能失调的情绪、想法和行为反应被认为是未被加工记忆的临床表现。这个原则在 EMDR 治疗中是不可或缺的，但与某些治疗是背道而驰的，其中包括那些把消极信念或功能失调的行为看作病理学基础的治疗方法，以及那些将信念重构和控制行为作为治疗性变化指标的治疗方法。 *207*

研究已经证实对各个年龄段而言 EMDR 治疗都是创伤治疗的一种有效方法，并且它与创伤聚焦认知行为疗法（CBT）是仅有的两个被世界卫生组织的实践指导方针（2013）推荐为对儿童、青少年和成人 PTSD 有效的治疗方法。这两种治疗方法在形式上具有一定的相似性，但存在显著的差异。正如世界卫生组织（2013）实践指导方针中提到的："［EMDR］治疗基于一个理念，那就是消极的想法、情绪和行为都是不完全加工记忆的结果。这种疗法涉及几个标准的程序，其中包括同时聚焦于（a）与创伤相关的意象、想法、情绪和躯体感觉的自发性联系，以及（b）两侧的刺激（通常以重复的快速眼动的形式）。就像创伤聚焦 CBT 一样，EMDR 治疗的目标是减少个体心理痛苦和加强对创伤事件的适应性认知。但与创伤聚焦 CBT 不同的是，EMDR 治疗不涉及：（a）对事件的详细描述；（b）对信念的直接质疑；（c）进一步的暴露；（d）家庭作业。"（p. 1）

CBT 将行为、叙事或认知任务作为变化的媒介，然而 EMDR 治疗（受 AIP 模型指导）的治疗性变化被看作是程序加工的副产物，这个副产物是由个体在受到两侧刺激时所激发的自发性内在联系所产生的。正如在治疗部分提及的，治疗师通过让来访者聚焦于特定部分来指导来访者接近创伤记忆。然后来访者在治疗师的指导下，在进行眼动的同时留意所想起的任何事物。每一组眼动结束后，要求来访者简短地回答问题，例如："你现在感受到了什么？"来访者可能会报告新的想法、思考、情绪、躯体感觉或者崭新的记忆。与 CBT 不同的是，在一次会谈中，来访者直接参与的可能只会是在最开始设定目标事件的数分钟。相应地，来访者在每一组眼动之后，治疗师都会测试其反应，确保记忆的加工是在有效进行。治疗师将会根据来访者的反应，依据标准的步骤来调整下一个关注点，以确保整个记忆网络都被加工。

正如下面 EMDR 会谈文字稿所示，治疗进展节奏很快：每一组两侧刺激都会给来访者带来更好的认知，并且改变与重要事件相关的情绪、感觉和记忆。根据 AIP 模型，这些改变的潜在机制是一种联结的建立，即最开始未被加工的经历和其他相关记忆网络之间的联结。有假设认为这种联结是促使困扰记忆在语义记忆中进行很好整合的原因（Stickgold，2002）。因此，成功的 EMDR 治疗结果是，记忆不再是独立的，而是完全被整合进先前经历的适应性模型中。与原有创伤事件相关的困扰记忆（包括所有的消极情感和认知）被完全处置，这是通过加快学习经验以及储存适当情感完成的，两者也均是复原力的基础。特定 EMDR 程序可以通过重复两侧刺激帮助引发个体的联结加工和延长定向反应，而该程序也可诱发个体大脑状态的改变（Stickgold，2002）。这种大脑状态与睡眠时的快速眼动（REM）阶段相似，在这一阶段，依赖于睡眠的情景记忆加工被证实有助于：（1）对记忆的理解产生新的想法；（2）减少或消除相关的消极情绪；（3）将记忆整合到已有的语义记忆网络中。这三点都是有助于来访者解决问题的。

更进一步的假设认为，EMDR 治疗会促进记忆的再巩固（Solomon & Shapiro，2008；Shapiro，2014），这意味着初始记忆会改变并且改变后的形式会被储存。正如治疗部分所阐述的，这也区分了 EMDR 疗法和创伤聚焦认知行为疗法（TF-CBT），后者建立在习惯化和消退机制之上，认为在治疗过程中来访者会获得新的记忆，并且让初始记忆原封不动。值得注意的是，研究表明 TF-CBT 中用到的持续暴露会引起消退，而 EMDR 治疗中的短期暴露会引起记忆的再巩固（Suzuki et al.，2004）。正如 Craske 等（2006）所说："……近期对于消退和恢复的研究……表明消退并不会消除或取代原先的联结，而是新习得的反应与旧联结形成竞争。"（p.6）消退和再巩固的区别具有很重要的临床启示。正如下面研究部分讨论的，记忆的再巩固可以解释大多数 EMDR 治疗效果（如消除肢体上的疼痛幻觉），而在以消退为基础的治疗中并没有发现这些效果。

二、治疗概况

EMDR 疗法是一种针对个体负面生活经历的八阶段的治疗方法，这些经历被认为是除诱发器质性受损之外造成个体多种病症的原因（Shapiro，2001）。会谈的次数以及每一个阶段所用的时长都是根据个案的复杂程度而定的。举个例子来说，单一创伤 PTSD 的治疗可在三次会谈之内完成（例如，Wilson et al.，1995，1997）。在这些个案中，病史采集阶段和准备阶段可以在第一次会谈完成，评估阶段和再加工阶段（包括脱敏阶段、资源植入阶段和身体扫描阶段）可以在第二次会谈开始，并于第三次会谈结束。结束阶段会使个体回到平衡状态，并以此结束每次会谈，而再评估阶段将会在进行再加工后的每次会谈的开始进行。对于那些复杂性 PTSD 的个案，为了能够确保对个案进行全面的评估，病史采集阶段和准备阶段可能会横跨多次会谈，这也是为了让来访者能够有足够的情感稳定性开始进行再加工。同样，为了能够充分地治疗多重创伤，再加工将需要更多次数的会谈。表 11.1 提供了不同阶段中涉及的目的和程序的概况。*209*

表 11.1　　　　　　　　　　　EMDR 疗法八个治疗阶段的概况

阶段	目的	程序
病史采集	获取背景资料，判断来访者是否适合 EMDR 治疗	完成标准化的病史报告和与诊断相关的心理测量
	根据三叉治疗流程，从来访者生活事件中确定加工目标	回顾选定的标准
		通过提问或者治疗技术（如漂浮、情感扫描）来确认作为病因的过去事件、现有诱发刺激和未来需求
准备	为来访者准备 EMDR 加工的目标	与症状表现有关的心理教育
		运用隐喻等技巧促使来访者处于稳定状态以及获得自我掌控感（如安全房间）
评估	通过刺激记忆来接近 EMDR 加工的目标	诱发当前所持有的意象、消极信念、想要的积极信念、当前的情绪以及躯体感觉和测量基线
脱敏	把体验朝适应性解决方案进行加工（无痛苦）	标准化的合并眼动准则（频率和色调）；允许同时出现的领悟、情绪、躯体感觉和其他记忆
资源植入	增强与积极认知网络的联结	增强想要的积极信念的有效性，并将其充分整合到记忆网络中
身体扫描	完成对任何与目标相关的残余困扰的加工	集中注意力并且加工任何残余的躯体感觉
结束	确保在每个 EMDR 会谈间期来访者的稳定性	如果有需要，运用自我控制技术
		简要介绍会谈间期的期望和行为报告
再评估	确保治疗结果的保持状况和来访者的稳定性	治疗效果的评价
		根据社会准则进行综合评价

资料来源：Shapiro，2012b.

EMDR 治疗的总体目标，是通过帮助来访者对负面生活经历进行再加工，使个体恢复到良好的心理状态，这可以使来访者的情绪、认知、躯体感觉和行为自发地发生改变。正如在治疗部分展示的，标准化的程序被应用于修复储存不当的记忆。同时，通过连续进行双侧注意刺激（视觉、听觉或触觉）使来访者在意识上产生联结，继而通过促进这种内部产生的联结来推动信息加工系统。这种刺激方法要求来*210*

访者跟着光或治疗师的手指进行来回的水平扫视，与此同时追踪来访者的内在反应。大约在 30 秒之后，治疗师停止双侧刺激并且要求来访者简单报告他们的体验，以确保加工正在进行。

相对于暴露治疗需要将注意力不断地保持在原始事件上，或者尝试重新解释创伤经历，EMDR 来访者被鼓励去"让一切已发生的发生"以及简单地注意到意识里出现的事物。目标是尽可能在较少的临床闯入情况下，激发大脑内部的信息加工系统，使其自发地产生适当的联结。这种联结构成了一种加速学习的过程，进而会发展成适应性的心理解决方案。它被认为能够最大限度地增强目标记忆和相关现有神经网络之间的联系，从而得到理想的治疗结果，其中包括对事物的新的积极评估、适当的情绪反应、功能性的行为和将治疗结果推广到其他生活情境中。现在，我们将以两个具体的个案描述来说明临床工作程序和成效。

1. 单一创伤

Jennifer，31 岁，已婚，有一个 15 个月大的宝宝，在 6 个月前生她的第二个孩子 Jack 的时候经历了创伤体验。生第二个宝宝的时候，Jennifer 告诉医生说她能够真实地感觉到医生正在进行剖宫并且要求医生增加麻醉剂。尽管如此，麻醉师拒绝了 Jennifer 的请求，并且告诉她说麻醉的剂量足以让她感觉不到任何事物，然后医生在没有顾及 Jennifer 反对的情况下，单方面执意进行剖宫产。当被手术刀切开时，Jennifer 因为剧烈的疼痛而尖叫起来。在这个时候医生才停止手术，注射更多的麻醉药物，并且等到她完全麻醉后才继续进行手术。她同时也描述了她在注射完整剂量麻醉药物之后的感受：在康复病房中感觉迷迷糊糊。

在第一次会谈中，EMDR 的病史采集阶段发现，Jennifer 拥有一段幸福的婚姻，之前没有创伤史，并且有一个稳定的童年。然而，她的临床主诉简直是教科书般的标准 PTSD 症状：关于事件的噩梦、闪回、回避与事件相关的提示物、高唤起、高警觉性、易激惹、集中注意力困难以及睡眠出现问题。她经常对事件进行反刍，想知道为什么尽管她如此努力地表达自己的意愿，手术仍出现那么大的事故。她因为她的医生忽略她的反馈而十分沮丧，同时也因为她的丈夫虽然一直在她身边却没有为她争取利益。她报告说与第二胎 Jack 建立关系存在困难，因为只要在他身边，Jennifer 便会感觉到焦虑和恐惧。她也报告自从那次手术之后，变得易怒并且会对她的丈夫发脾气。

在准备阶段，治疗师简单地向 Jennifer 介绍了创伤的概况和 AIP 模型。在这之后，为了确保她在每次会谈间期都能够处于稳定的状态，教授给她一个称为安全场所的技巧，这是 EMDR 治疗自我控制技巧中的一种（Shapiro，2001，2012a）。具体

211

来说，来访者将会被要求去构想一个真实的或虚构的、能够让他感到安全或平静的场所，然后更进一步深化体验，直到这个场所被完完全全地构建。来访者被要求回忆一个轻微的刺激物，并且聚焦于它数分钟，然后再转换回到自己的安全场所。这个技巧经常与较慢、较短的双侧刺激一同教授给来访者，可以使来访者了解双侧刺激，并且两者可以共同促进来访者对经历的充分体验。这个技巧的目标是为了评估来访者能够根据需求进行有效转移的能力，同时增强与积极情感状态的联系。来访者被鼓励在处理应激反应的时候运用这个技巧。

基于治疗的意愿和动机、无创伤史、熟练掌握情绪管理技巧以及对恢复功能水平的需求等多个影响因素，Jennifer 存在与 Jack 建立关系的可能性，这决定着EMDR再加工能够在下次会谈中得以开展。在这次会谈的开始，治疗者通过进一步地提醒 Jennifer 她完全掌控治疗过程，使她能更好地准备对创伤记忆进行加工。如果她想休息，只需要举手示意。在加工阶段，她被鼓励去"让一切已发生的发生"。她被要求想象她在一列火车上，并想象任何出现在意识里的事物都仅是窗外闪过的景色。这样的情境要求是 EMDR 疗法中一个标准的隐喻，可用于为她进行记忆加工提供支持。

在评估阶段，Jennifer 有关生孩子的记忆将被识别。除此之外，治疗师要求她选择一个在完成治疗之后想要拥有的积极认知。

- **意象**（代表当前体验中最糟糕的部分）："看到我自己被绑在医院的病床上尖叫。"
- **消极认知**："我是无能的。"
- **积极认知**："我如今对自己的生活有掌控能力。"
- **积极认知有效性**（VOC，采用 7 点量表进行评估，1 为完全错误，7 为完全正确）：2（Jennifer 的打分）。
- **情绪**（当前的体验）：愤怒、害怕、悲伤。
- **SUD**（痛苦的主观单位量表，其中 0 为没有困扰，10 为困扰程度最高）：10（Jennifer 的打分）。
- **躯体感觉**（当前的体验）：喉咙、下颌感到紧张，腹部疼痛。

脱敏阶段将会要求来访者将意象、消极信念和躯体感觉带回到自己意识中。Jennifer 在她的脑海里保持产房的意象、"我是无能的"信念，以及喉咙、下颌和肚子的消极感受。她被要求保持双侧意识，留心当她跟随眼动时出现的任何内在事物。如果她需要休息，则可以举手示意。她随后需要跟随治疗师的手进行一组大概 *212*

24～36 次双侧重复移动的眼动。具体每组眼动的时长由治疗师根据观察来访者非言语信息来确定。

在每一组刺激之后，治疗师都会问："你现在注意到了什么？"治疗师是在寻找来访者体验发生变化的指标，以确保加工处于进行中。提问的覆盖范围从最初记忆的改变（如更少的心理痛苦、模糊的视野、参照点的变化）到与其他相似经历的联系。

举个例子来说，如果 Jennifer 或者亲近的亲属有过分娩的负面经历，那些联系将很可能出现。还可能存在与分娩本身无关的其他包含无助感的联系。根据来访者的反应，治疗师可能会提供情感上的帮助，提醒来访者他们现在是安全的，又或者是在随后的刺激中简单地指导他们"坚持在那里（联系或者经历）"。在治疗中的不同时间段，根据结构准则，来访者将被要求注意不同的元素或者聚焦原始的目标，以确保整个记忆被充分地加工。

下面是 Jennifer 的 EMDR 再加工会谈的文字记录，主要围绕着阶段四到阶段六（脱敏、资源植入和身体扫描）。每一个再加工会谈在结构上包括阶段三到阶段七，但由于时限，单次的临床治疗并不一定包含所有的加工阶段。在这个个案中，所有的加工阶段完整地出现在这一次会谈中。在每一组双侧刺激（BLS）之后，Jennifer 都会报告她联想到的体验。

> Jennifer：我看到我自己在房间里面一动不动。
>
> 治疗师：好的，待在那里……
>
> Jennifer：现在，我听到自己在尖叫。我什么话都没有说，只是在尖叫。我的喉咙现在感觉更不舒服了。
>
> 治疗师：好的，请注意你实际上并没有在产房，然后你可以继续了。
>
> Jennifer：我看不到帘子后面发生了什么事……现在我真的感到很害怕，因为没有人在听我说话并且我不知道他们打算做些什么！
>
> 治疗师：你做得很好，你做得很好……继续留意现在发生了什么，同时记住这些都是你的记忆而已。
>
> Jennifer：现在我听到那个麻醉师正在告诉我说我不可能有任何感觉……哦……天啊，现在我能感觉到他们正在用刀子切我！
>
> 治疗师：好的，让我们停在这里，请记住最坏的已经过去了，你现在已经没有危险了。
>
> Jennifer：我的天！我不知道我能不能够再次忍受这种感觉……我实在没法忍受了！感觉我快要死了！

治疗师（BLS 期间）：我知道这很困难，请注意到你现在是在治疗室，并且你很安全，什么事情都不会发生。你现在能够完全控制场面。

Jennifer（BLS 期间）：好的，好的！（呼吸加重加快）这实在太糟糕了！什么时候才能够结束？（一组长的 BLS，目的是熬过情绪反应直到强度发生变化）

治疗师：请记住这个经历已经是过去式了，并且它还会再次结束，彻底地、永远地结束。你现在做得很好。

Jennifer：好的，好的。（数分钟之后）现在我的腹部疼痛感减轻了些。

治疗师：很好，继续待在那里。

Jennifer：现在我看到了我丈夫的脸。他的脸看起来震惊到煞白。他一动不动。

治疗师：好的，继续留意出现的事物以及你的任何感觉。

Jennifer：我的天，我现在能够知道原来我的丈夫是因为太过惊讶所以呆住了，而且他同样经受着这一切！我现在感到冷静一些了。

治疗师：好的，保持这个状态，你现在在做得很好。

Jennifer：我现在知道我的丈夫肯定也经历了创伤。怪不得他没帮我做任何事情！这并不是因为他软弱或者他没有意识到当时的情况。

治疗师：你说得很对。继续待在那里。留意你身体的感觉……

Jennifer：知道了这个之后我感觉好多了！我的身体现在真的平静了很多。

治疗师：好的。那么现在给你身体充分的时间去加工残余的感觉……（更长的 BLS，目的是确保所有的身体残余感觉得到加工）

治疗师：那么，你现在感觉如何？

Jennifer：好很多了。感觉这件事已经不再困扰我了。

治疗师：很好，保持这个状态。

Jennifer：真的感觉已经结束了……我身体的感觉也是一样。

治疗师：好的，很好。那么，现在让我们回到当时实际发生的记忆。现在你注意到了什么？

Jennifer：我仍然会因为当时发生的事情感到很沮丧。不过，比起刚开始的时候，感觉它离我更加遥远。

治疗师：好的，待在那里。

Jennifer：现在我感觉到很虚弱。（长时间停顿后）我猜我现在在恢复室里。

治疗师：好的，保持那个状态。

Jennifer：现在我感觉到头很疼，感觉自己分不清东南西北。我猜这是因为麻醉剂。

治疗师：听起来的确是。请继续，你做得很好。

Jennifer：好吧，我现在感觉好一些了。

治疗师：好的，保持这个状态，我们快要成功了。

Jennifer：好的，很好。头疼已经消失了，我的头脑也清醒了。我甚至能够比起一分钟之前看得更清晰。

治疗师：很好。保持这个状态久一点，以确保它真的被完全清除。

Jennifer：现在感觉好很多了。

治疗师：好的。那么我们现在回到完整的记忆中。你现在注意到了什么？

214　Jennifer：我不敢相信那个医生竟然没有听我说的话！我太生气了！他怎么能这么做？

治疗师：好问题。继续待在那里。

Jennifer：我就是没办法相信。没法相信这种事竟然发生在我身上。我太庆幸 Jack 平安无事，他什么事情都没发生。

治疗师：没错，请注意这一点。

Jennifer：我猜这个噩梦在经过那么多之后会有一个美好的结局，是吗？

治疗师：是的。注意这一点。留意你现在身体上的感觉。

Jennifer：我感到很平静。都结束了。

治疗师：是的，都结束了。那么现在你再回忆这段记忆，在一个 0～10 量表中，0 表示毫无困扰，10 表示困扰程度最高，你觉得你现在的得分是多少？

Jennifer：大概 1 分吧。（因为不敢相信迟疑了一会儿）天啊！

治疗师：好的。那么，留意一下你现在身体中残留的……

Jennifer：我曾经肚子有不适感。现在完全消失了。

治疗师：嗯，很好。

　　再加工表明了来访者在认知、情绪和躯体方面的综合改变。其中包括她对她丈夫反应的解释，对事件已成为过去的认识以及躯体感觉不适的消失。在资源配置阶段，之前确定的与自己有关的积极信念，或者可能出现的优先信念，将会与中性记忆共同加工。这将会加强在记忆背景中的自我确认评价，还会加强与来访者适应性记忆网络的联结。

治疗师：当你现在回想起生 Jack 的时候，"我现在对我的生活有掌控能力"是否符合你的状态？又或者说还有没有其他更符合的描述？

Jennifer：是的，它依旧符合。

治疗师：在一个 1～7 量表上，1 表示完全错误，7 表示完全正确，"我现在对我的生活有掌控能力"这个想法对你来说有多正确？

Jennifer：7 分吧。

治疗师：好的！将这些记忆和"我现在对我的生活有掌控能力"这个想法在脑海浮现。一直想着它们，并且跟随着我的手指。（治疗师开始进行一组眼动）

在身体扫描阶段，Jennifer 将会被要求保持积极信念并且在脑海中回想她在产房的记忆，她扫描自己的身体以确认是否有残留的消极感受。她报告她感到身体"没有任何问题并且很轻松"。

在这次会谈的结束阶段，Jennifer 被告知继续加工带来的附加联系可能在一周内出现，要求她记录下有关任何困扰的情况（如意象、想法、情绪）。她同样也被提醒在有需要时要采用她的自我控制技巧。

在下一次会谈的再评估阶段将会再次接触创伤记忆，以评估是否需要进行更深一步的加工。临床上的症状将会被评估，并且要求来访者报告上次会谈之后感受到的任何改变。这表明 Jennifer 的症状已经得到控制。在接下来的会谈中，Jennifer 报告说她又能够正常睡眠了，并且不再受之前分娩事件或是潜在危险和不确定性所激发的高警觉、高唤起状态影响。再也没有关于那次意外的闪回、噩梦或者对提示物的回避行为。当问到她与丈夫和孩子的关系问题时，她报告说已经完全解决。举个例子来说，当她和 Jack 互动的时候不再体验到焦虑、恐惧或者让她回想到分娩时的情景。除此之外，平常因为各种小事而向她丈夫发脾气的情况也已经消失。取而代之的是，她与她丈夫对她丈夫在分娩时的角色进行了一次很长时间的交谈（之前她并没有向丈夫透露过自己的想法），同时还谈到了再加工的副产物是如何带来改变的。当她对再要一个宝宝的想法进行考虑时，她谈道："如果我们决定再要一个宝宝，那将会是我们的选择。之前的那次分娩经历将不会影响我们有关自身和家庭的决定。"她在后来的电话随访中说，她感觉变回了"原来的自己"。

尽管根据 Jennifer 的治疗效果情况，不必实施更多的治疗程序，但实际上为了保持三叉治疗流程的完整性，一般还是需要额外的程序，其中涉及对当前提示物的加工以及对积极的未来行为建立想象模板。这些程序将在下一个案例中进行描述。

2. 发展性创伤

发展性创伤指的是个体早期经历中一类具有决定性、弥散性并且对身心产生重要消极影响的生活事件。正如以下列举的案例所呈现的，EMDR 治疗的八个阶段和标准化的三叉方法包含全面的临床评估，包括对综合的临床描述、来访者的准备，以及对作为病理性反应形成基础的事件、诱发困扰的当前情境、处理未来挑战所需要的技能的加工。

Carla 是一名 30 岁的女性，离过两次婚，寻求 EMDR 治疗是为了处理与 Joe 之间感情的反反复复所导致的焦虑和抑郁症状。Joe 是她的现任男友，两人在一起已经 5 年了，他经常会忽视她的需求。在这段关系中，她怀有"无论如何都会付出一切"的想法，希望以此可以保持双方之间的亲密关系，并且为此感到十分挣扎。在经历过两次失败的婚姻之后，她认为这是她最后一次拥有属于自己家庭的机会。

Carla 是家里四个孩子中最小的，在她之前有三个哥哥。她的父母都从事全职工作，将她托付给一同居住的祖父照顾，直到祖父去世，这给当时 6 岁的她带来了毁灭性打击。在这之后，她的大部分时间是独自在家同家里的狗一起度过的。甚至当家人在的时候，她也会感觉到被孤独感覆盖。她放弃索取，放弃需求。她会在上学之前自己穿好衣服，经常每天穿着同样的衣服，甚至她的学校都来电询问她家里是不是出现了经济问题，需要经济上的援助。她的母亲从未主动表现出抚养她的兴趣。母亲对 Carla 给予关注时，都是将自身的情绪通过责骂和怪罪的方式发泄到 Carla 身上。她的父亲同样表现出被动以及充满距离感。她的哥哥们则会联合起来欺负她或忽视她。

根据 AIP 模型中的观点，Carla 的焦虑、抑郁、低自尊和亲密关系技巧的欠缺等表现都源于她被忽视和虐待的未加工记忆，以及早年最初依恋对象的缺失。很明显她的出生并不是她父母所期望的，而且她的母亲对照顾她感到怨恨。因此，当她的男朋友忽视她的时候，她童年时的感受将会被激发出来：是她做得不够好，不能够引起男朋友的关注。这导致她屏蔽自身的情绪，而不是考虑问题可能是出在特定情况或她的男友身上。她会用小时候采取的应对方式来应对当前的问题，当她感觉自己不够好且无能为力时，她再次地放弃索取，放弃自己的需求。

在 EMDR 治疗的病史采集阶段，治疗师会评估临床状况，寻找来访者当前问题和引起这些问题的过去经历之间的联系。运用漂浮技术，治疗师会从近期的经历入手，要求她充分回想这段经历，并且注意浮现的意象、想法、情绪和感觉，然后让她的思绪"漂浮"到在她生命中相似的、更早的经历中。例如，治疗师使用 Carla 发现自己与 Joe 在家的时候感到十分寂寞和不被重视这一近期经历。Carla 的"漂浮"揭示了她记忆网络中储存的几段经历：在婚姻中独自一人的场景；她祖父的死亡；在家庭晚餐餐桌上被她的哥哥排挤却没有人听取她的抗议；看到她独自一人和家里的狗在一起；8 岁的时候，在一个阴雨的午后她由于家里没人感到很害怕而去了邻居家，她因此遭到母亲的训斥。虽然这些关联的事物本身都不是平常定义的"具有创伤色彩"，但 Carla 还是有许多早期的、负面的生活经历，这些经历在她的生活中无处不在并且持续地对她的自我及她对与他人关系的知觉产生持久的消极影响。这些经历在 EMDR 治疗中将会通过系统地将记忆（每类事件中具有代表性的记忆，如被忽视、被欺负等）当成目标来进行加工。对一个记忆的成功加工，通常会使得治疗效果泛化到对相关经历的其他记忆之中。

在 EMDR 治疗的早期阶段，对来访者想要的结果和其做好准备处理当前问题的程度进行评估是很重要的。很多来访者为了减轻症状而参加心理治疗，但是对潜伏在症状之下的更大的情绪状况缺乏认识。创造出安全感和能促进达成问题理解共识的合作氛围是很重要的。Carla 了解到她的童年早期经历导致了她的低自尊以及难以形成亲密关系。然而，她没有意识到她所经受的被忽视程度及其对她的深远影响。这些经历的影响部分导致了她关闭自己的内心，并且当身边事物发生问题的时候就当什么都没有发生。逐渐地，她慢慢学会将她的情绪和需求进行区分，甚至到了她难以接近自身真实情绪体验的程度。在治疗早期阶段，对这些发展上的缺失的了解有助于建立治疗框架和确定应该成为加工目标的记忆。例如，Carla 放弃自身需求的倾向，以及为了他人意愿放弃自我利益的举动。这些问题可以通过将她在下雨天到邻居家而陷入麻烦的记忆作为加工目标来解决。那次经历给她植入了一个观念，那就是她是没有价值的，以及当她尝试去满足自身需求的时候坏的事情就会发生。当这个记忆以及相关的联结被成功加工，Carla 将会感到她对自己的生活有一定的发言权，不再将自己的内心关闭，也不再消极面对目前的困难。

在准备阶段，治疗师会评估来访者的准备程度和情绪管理技巧。作为一种依赖于处理令人困扰的经历的记忆聚焦方法，了解来访者是否能够做到以下几点是很重要的：（a）能够接近关键记忆并且能对唤起的创伤体验忍受一段时间；（b）能够维持过去和现在两者间的双向注意；（c）能从一个情绪状态转换到另一个情绪状态；（d）能接近有关适应性经历的记忆网络。根据来访者功能受损程度的不同，治疗师可使用的自我控制和心理资源提升技术（如安全场所）有很多。此外，Carla 与许多有发展性创伤的来访者一样，由于她习惯于压抑自己的感受，帮助她体验到完整的情绪是很重要的。尽管在 EMDR 治疗中，早期经历通常优先被作为加工目标，但为了能够使她直接感觉到被忽视的情绪体验，治疗师会运用当前的情境。正如下面所提到的脱敏阶段的记录所示，在第一次会谈中，当使用近期与 Joe 的争吵作为目标记忆时，许多童年的经历都浮现了出来。在每一组眼动之后，Carla 向治疗师报告在过程中浮现的联想：

> Carla：我是一个孩子，坐在沙发上，然而其他人都在周围跑来跑去，而我却只是坐在这里。

> Carla：我记得在学校的时候，学校问我是否有足够的钱买衣服穿。关于这一点，我的家人有钱给我买衣服穿，只是我每天都穿一样的……有时候我会自己穿衣服，并且我会穿一些疯狂的东西……我的祖父去世了，他是唯一真正关爱我的人。

> Carla：我在操场上，我在玩耍，然后一只蜜蜂蜇到我的手指，这真的很疼，不过我什么都没有做。我没有尖叫，我什么都没有做。我知道在那个时候我在想："为什么你不尖叫？"我就只是默默地把尖刺挤掉，这一点都不疼。

> Carla：我看到我和我母亲，她像平常那样在批评我。我不够聪明，不够漂亮……我做什么都是错的。

在多组消极联结之后，治疗师可以使用认知编织，即用一个陈述句或者疑问句，引出来访者难以立刻获得的适应性信息。根据 AIP 模型的指导，治疗师应该做到最低限度的闯入，从而引出足够启动自发加工的信息：

> 治疗师：那么，如果你有一个女性朋友告诉你这些事情，你会和她说些什么，假定你就像了解自己一样了解她？
> Carla：我会告诉她，她已经很棒了，是她的母亲存在问题。
> 治疗师：这就对了。继续坚持下去。
> Carla：我可以看到我的母亲对所有人都是这个样子。她并不是一个快乐的女人。

对目标事件更进一步地加工之后，适应性信息能够继续自动浮现：

> Carla：我看到自己四处寻觅，想着"谁会对我好呢？"。我不断询问我的父母谁会对我好，询问朋友，去看精神科医生、算命师，这些快速的想法不断在我生活中闪现。我一直在其他人中寻找专家，而不相信自己的直觉，从不认为自己就是解决自己问题的专家。我同样拥有选择错误男人的本领。这就像被蜜蜂蜇，我能感觉到它，但是我什么都没有做！

对被蜜蜂蜇的最终理解以及其与 Carla 恋爱时反应的联系，对 Carla 来说具有很强的启示。她意识到她的反应是对被忽视的退行性适应，而不是"她就是这样的人"。

    治疗师：这就对了。继续集中注意力。

    Carla：哇！这真是太棒了！在我的脑海里想象出有一个人（Carla 自己）强壮、独立、成功、有自尊、不狂妄。我觉得我有一点点像这样的人。然后我试想带着这样的感觉回到家里并且和 Joe 交谈。我尝试想象一小会儿，然后感觉说出了我想要说的，是从我的感受出发而不是他的，这种感觉实在太棒了！

Carla 将自己强大的积极形象视为一种自发地从适应性储存记忆网络中获取的联想，这是一种典型的消极唤起消失时的加工副产物。

    治疗师：这实在太好了。那么，就注意这一点。

    Carla：然后现在我想起来当我还是一个小女孩的时候，我的确还是觉得自己是有价值的，然而现在它们已经被压碎了，不过我现在觉得我已经恢复了一点点。

    治疗师：是的，这就像是与那个对自己感觉良好的年幼的自己重新联系，然后带着她继续前进。

    Carla：我觉得这就像是一个奇迹！

    治疗师：让我们回到那晚在沙发上与 Joe 发生争执的场景，看看到底实际上发生了什么。你现在发现了什么？

    Carla：哦，我的天，等等！太奇怪了，我感觉到我的头顶有很多不断转动的齿轮。我感觉到这个生理反应。我知道我需要告诉他些什么，然而我却十分紧张。我现在能够有实际的感受。这太奇怪了！

    治疗师：很好。你能接受这种感受状态吗？

    Carla：是的！每当在工作中需要报告的时候我都会感觉到这种焦虑，这很可能是那些被压抑的事物！

    治疗师：是的。这全都是被压抑的事物。继续关注它。

    Carla：我感觉到很振奋！我认为这是个合适的形容词。我以前从没有体会过这样。

    治疗师：回到与 Joe 在家的那晚，在 0～10 量表上进行评分，你觉得这件事在多大程度上使你感到困扰？

    Carla：1 或 2，但实际上是 0，因为我觉得确实是这样的！

在接下来的会谈中，Carla 报告说她的心境已经有所改善，并且对自己的个人感觉变得更好。她对她与 Joe 的关系感到气馁，但这是符合生态的。也就是说，Joe 对她的行为并没有外在的改变，并且她也依旧在维护自己利益的时候感到挣扎。她描述道，她现在会感觉到焦虑和不安全，而非以前内心麻木、封闭的状态，这是因为她知道如果她说了必须说的话，她与 Joe 的关系很可能会恶化，甚至 Joe 会离开她。当谈到她不情愿去捍卫自己的利益时，其他需要加工的记忆被揭示了出来。正如治疗发展性创伤案例中常见的，解决了一种类型的经历往往会揭示出其他潜在的问题。在这个案例中，她会因为内心被照料和被关注的需要，以及向他人寻求照料与关注会得到消极反馈的预期而产生焦虑。而她的麻木反应是不会主动显示出她的这种焦虑的，所以在治疗中需要对这种麻木反应进行加工。因此，需要做到以下几点：通过不间断地仔细评估来监控来访者的状况；识别目前仍残留的困扰；加工现存的提示物和导致现状的过去经历，并且将它们整合到更大的社会系统当中。治疗中应注意关注临床的综合概况。在 Carla 的案例中，这包括解决她在加工过程中发现的工作中的演讲焦虑。她的治疗持续了 6 个月，使她重新认识了自己的自信并有了更健康的心理状态。

EMDR 治疗中三叉准则的基石是过去、现在及未来的相互作用，这确保了治疗师的治疗能够着眼于同来访者当前困扰相关的过去经历。此外，痛苦的缺失和关于自己的及他人的扭曲联想并不必然会转化成可满足未来需求的功能性反应，尤其是当来访者存在重大发展缺陷时。对于那些有发展性创伤的来访者，治疗师很有可能需要帮助他们学习恰当的人际交往技巧，以便他们能够在未来生活中做出适应性反应，这就是三叉准则（过去、现在、未来）中的第三叉。举个例子来说，在这个阶段，Carla 通过交互角色扮演来学习自信技能。通过想象自己用合适的方法向 Joe 表达自己的需求，来发展出未来行动的模板。这种技能会在 EMDR 治疗作为未来行动模板的再加工阶段中得到运用，从而形成应对挑战情境的适应性反应和新的神经网络。在看清 Joe 没有给她积极的反馈之后，她最终离开了他，并且和跟她新建立的自我价值感更匹配的对象开始约会。

三、临床挑战

正如所有心理治疗方法一样，EMDR 治疗在制订有效治疗计划时应考虑到可能面临的多种临床挑战。尽管本章无法穷尽所有的针对特殊群体的综合治疗手册中提及的注意事项和方法，但将涉及一些与 EMDR 治疗相关的具体内容。

1. 儿童

通过加入简单化语言和运用艺术、戏剧的方式，标准的 EMDR 治疗三叉准则是符合儿童发展水平的。儿童倾向于拥有强大的复原力并且容易对 EMDR 治疗有反应。然而，对于这类群体的治疗仍存在固有的挑战，这是因为儿童表现出来的问题通常都是源于第三方的主观判断。并且治疗师的信息原始来源都是儿童的家庭成员，而家庭成员恰恰可能在儿童的症状中扮演着重要的角色。举个例子来说，一个父母离异的小孩可能会在离开自己家的时候体验到严重的焦虑，拒绝上学或者害怕和朋友一起出去玩，这是因为他害怕唯一剩下的家长可能在他们回到家的时候就不见了。因此，有必要同时给孩子和家长对家庭破裂的经历进行加工（Shapiro et al.，2007）。如果缺少这种双方的治疗，家长自己持续的情绪痛苦可能会加剧和强化孩子的消极情绪，从而恶化孩子的问题。对于有广泛的发展性创伤的儿童，心理资源提升发展技术的应用是至关重要的，同样重要的还有帮助极端受损孩子的特定原则，其中包括在支持性照料者在场的状态下进行的记忆加工（Wesselmann et al.，2012）。

存在语言或交流缺陷的儿童能够很大程度上从 EMDR 治疗中获益，因为 EMDR 治疗不要求儿童进行言语叙述或者故事创造。在 EMDR 治疗中，治疗师可以使用各式各样的策略帮助这些儿童加工他们的创伤和不幸的经历，包括角色扮演、绘画、艺术表演、人物运用和沙盘疗法中的象征等（Gómez，2012）。这些所有的策略都符合儿童认知和情绪的发展水平。儿童可以不通过语言，而通过音乐或艺术来表达他们在加工时经历的体验。

2. 复杂性 PTSD

很多表现出来的主诉都是存在于成长过程中的创伤。来访者的病史可以揭示出问题来自童年中单次的消极事件，还是来自生活中遭受的弥散性经历如虐待和忽视，后者更复杂且更容易令人心力衰竭。无疑，评估每位来访者对自身情绪唤起状态的有效控制能力是有必要的，这个能力有可能由于早期的创伤性生活经历而有所削弱。然而，对治疗复杂发展性创伤的治疗师来说，对来访者的能力存在担忧是很正常的，但很重要的一点是避免仅基于病史而低估了来访者的能力。难点在于如何根据临床观察和来访者的自我报告来评估来访者的实际技能。治疗师需要仔细地关注支持性的治疗关系的形成，使来访者状态稳定并且完整地执行记忆加工，这会反过来减少情绪上的混乱。根据来访者受损的程度，治疗师需要准备不同程度的个性化 EMDR 治疗技巧（可在一次或多次会谈中运用），并将这些技巧整合成一个能使来访者状态保持稳定的结构化程序（例如，Cloitre et al.，2006）。

221

EMDR 治疗运用自我控制和心理资源提升发展技术来加强获取积极经历记忆（如感到自信、获得掌控感、体验希望）或者来访者在其他生活领域的技能（参见 Shapiro，2001，2012a）。这是为了培养来访者的自我监控能力以及在会谈中和会谈间期都能转换情绪状态的能力。尽管这些策略可以根据治疗的需要在任何时间点加入，但它们通常在准备阶段便被引入，这是为了让来访者能够更好地稳定自己的状态或是使他对应激情境的管理能力最大化，直到导致来访者反应失调的记忆能被加工。举个例子来说，一个有着很久医学创伤史的来访者，他很可能需要一种特定的自我安抚技能，如安全场所视觉化来帮助他应对接下来的会谈所带来的压力。事实上 EMDR 治疗在遵循这些注意事项的同时（如确认来访者使用社会技巧和改变状态的能力），并不要求对事件进行详细描述或者设置家庭作业，这意味着准备时间可以根据实际情况进行调整。既然所有的会谈中都有治疗师在来访者身边，就可通过观察来访者的唤起水平、管理和改变情绪的能力（当来访者被要求回想痛苦记忆时）对来访者可以开始加工的准备程度进行估计。这一点特别重要，因为复杂性 PTSD 的诊断通常假定有解离过程的存在，以及普遍认为来访者是存在缺陷的。当 EMDR 治疗中对创伤记忆网络进行加工时，临床挑战就在于管理唤起的情绪状态和潜在的创伤相关解离，这种管理通过追踪来访者同时维持过去意识与当前情境的持续能力实现，特别是在情绪反应强烈的时候。既然研究表明单一创伤记忆一般能够在三次 EMDR 会谈内（见研究部分）被完全加工，来访者的稳定性也就能够通过延长会谈或采用连续多日的会谈来增强，这使得治疗师能够快速处理高困扰程度的目标创伤，特别是在治疗的早期阶段。

222　　3. 成瘾群体

治疗师对治疗成瘾群体的一般共识是：来访者必须在开始创伤治疗之前戒除成瘾的事物。然而，根据上文提及的评估标准，即便来访者未表现出完全戒断，在治疗早期引入选定工作目标的 EMDR 创伤再加工也能够减轻来访者的心理痛苦，同时增强治疗动机以及对治疗需求反应的能力（Brown et al.，2011）。挣扎于成瘾行为的来访者常常会经历重大的心理矛盾并且否认他们障碍的严重性，尽管事实上在他们寻求帮助的时候，他们的破坏性行为已经直接给自己带来了极大的消极影响。这些消极影响的结果已经如此糟糕，他们还会将自己的成瘾行为视为面对其他无法控制的消极情绪状态时的"解决方法"。因此，来访者会从他们物质滥用或者其他成瘾/强迫行为中体验到积极和消极两种影响。举个例子来说，一个受进食障碍困扰的女性可能报告说吃甜食会带来强烈的愉悦感，因为她觉得这是在"犒劳"自己，而这种感受又会带来欣快感。这种状态就像从毒品中获益一样。这种行为同样是一种对深植于童年创伤经历的情绪痛苦和剥夺感的逃避形式。这种对潜在痛苦的逃避是伴随着愉悦感的，使得吃甜食的行为变得具有诱惑力且很难抵御，特别是每次暴饮暴食都能够给她带来愉悦感。关于童年负面经历的研究显示（Felitti et al.，1998），早期负面生活经历与后来的健康问题之间有很强的相关，这其中就包括成瘾行为。这种成瘾行为是对早期负面生活经历引起的消极影响的非适应性策略。因此，重要的是要优先加工那些诱发成瘾行为的记忆，同样重要的还有将积极情感状态的需求（如感到被爱、具有掌控感、自信）从破坏性行为中分离出来，这是积极状态与行为不适当地联结。因此，除了运用标准 EMDR 三叉创伤加工原则之外，治疗师应将那些与成瘾物质或行为有关的积极状态作为特定的工作目标，这样能够帮助来访者发展出其他更健康的达到积极状态的方式，从而防止复发。

4. 军事人员

退伍军人所经历的创伤很少是单一事件造成的，因此为了达到有效的治疗效果，增强自我管理技能是很重要的。他们可能认为那些在战争经历中体验到的痛苦是纪念死者的一个重要方式。这个问题可以通过向他们解释和保证对创伤的处理不会使他们忘记逝者来解决，并且实际上 EMDR 研究发现，对创伤记忆的加工会使他们产生更多有关死者的积极回忆（Sprang，2001）。除此之外，至关重要的是他们需要保持对周围状况的掌握感，因为他们在服兵役期间经常要忍受各种会导致严重后果的失控状况。在与退伍军人工作时，可能需要特别的准备时间，让治疗师和来访者建立清晰的针对治疗的"参与规则"，这种规则使得双方能够接近艰难的记忆以及一些无法言述的恐惧经历。这些萦绕在老兵内心的恐惧经历可能包括由他们参与过的导致了一个或多个人被杀害的事件。对于曾经目睹或参与行动的军事人员，当行动与其价值观发生冲突时，他们会受到"道德创伤"（Nash et al.，2013）。当涉及有人被杀害时，所有的道德创伤的症状反应都会成为他们内心痛苦的羁绊，特别当被杀害的人是那些非军事行动计划中的、没有任何武装的市民时，如女性和儿童。这样的痛苦记忆会在接受治疗前一直困扰老兵们。EMDR 疗法对治疗羞耻、自责及其他道德创伤（连同战争创伤的其他方面）是有效的。然而，他们参与行动所带来的羞耻感会使治疗存在困难，尤其是因为他们总是会担心治疗师对他们的评价。治疗师除了营造出开放的、非评判的治疗立场，还可以对退伍军人保证，在 EMDR 中达到有效的加工并不需要他们提供对事件的详细描述。

退伍军人由于很难区分现实和主观上对自己安全的威胁而受到困扰。这是由于他们长期遭受高唤起和高警觉的折磨，这种状态使得他们在战争环境下能够生存下来。在这些案例中，治疗师需要首先处理闯入性症状（如睡觉时的噩梦），这些症状使得老兵连满足自己日常生活的需求都存在困难。这种噩梦中的意象和伴随的情绪体验能够被直接地锁定和加工，这一般会形成对睡眠问题的适应性解决并且阻止噩梦的发生。除此之外，那些经受幻肢疼痛或者医学上不能解释的躯体疼痛的退伍军人，通常可以通过直接地锁定创伤事件以及与躯体主诉相关的躯体感觉来缓解这些症状（Russell & Figley，2012；Silver et al.，2008）。

另外一个在与退伍军人工作时会遇到的挑战是"周年纪念日反应"，即每当重大事件的纪念日临近时，来访者的症状都会变得十分强烈。这种反应在这类人群中并不少见，他们中几乎都会有周年纪念现象，这是为了纪念他们亲近他人死亡的重要事件。形成这种现象的综合原因之一是军人们持续反复受到"不丢下任何一个人"的训诫。在服兵役期间，他们经常面临一些挥之不去的问题，一般是朋友在战争中死去或者自杀。周年纪念日所涉及的对死去战友的哀伤情绪会因为生者的内疚感而变得更加复杂，这是一种源自要为"自己活着，朋友却死了"这一事实负责的感觉。这种丧失的影响只要有其他战友死亡便会被放大。对于治疗师来说，认识到这种现象的存在以及在治疗中提高处理这些事件的优先级是很重要的。如果这些和丧失相关的事件能够在纪念日到来之前被 EMDR 疗法再加工，也许就能够避免这种强烈的情绪反应。更进一步，因为与周年纪念日有关的情绪反应可能并不伴随视觉线索，对于情绪的不稳定性中的难以解释的扰乱，可以在治疗中采取 EMDR 记忆恢复技术，如通过情绪扫描来确定需要锁定的目标。此外，通过未来行动模板帮助退伍军人找到其他向死者致敬的方式是很重要的，如通过写信或者做义工来纪念死者。

四、研究

超过 20 个随机对照试验证明了 EMDR 治疗各种创伤人群的有效性，并且它被认为是一种有实证支持的 PTSD 疗法（例如，World Health Organization，2013）。研究表明，84%～100%具有单一创伤的幸存者大约在经过 3 次 90 分钟的治疗/会谈后便不再受 PTSD 困扰（Marcus et al.，2004；Rothbaum，1997；Wilson et al.，1997）。然而，合适的治疗时长会根据创伤事件的数目和发生时间而改变。举个例子来说，一项由凯撒医疗（Kaiser Permanente）资助的研究（Marcus et al.，2004）发现，每次 50 分钟总共 6 次的治疗/会谈能够让具有单一创伤幸存者的 PTSD 症状得到 100%的缓解，然而对于具有多重创伤的幸存者来说则只有 77%。与之类似，在 12 次治疗/会谈之后，有多重创伤经历的越战退伍军人中有 78%的人的症状不再达到 PTSD 的诊断标准（Carlson et al.，1998），然而早前使用两次会谈或对一个记忆进行加工的研究只取得了有限的效果（Silver et al.，2008）。一个对 8 次会谈的 EMDR 治疗和 8 周的氟西汀治疗进行比较的随机对照试验（van der Kolk et al.，2007）发现，对于具有童年期创伤的成年人，使用长程的 EMDR 治疗会更好。6 个月之后的追踪结果表明，在成年期遭受创伤的 EMDR 参与者中有 91.7％的人不再达到 PTSD 的诊断标准，而童年期遭受创伤组的比例则为 88.9％。然而，有 75％的 EMDR 参与者（成年创伤组）没有表现出症状，相对应的童年创伤组则只有 33.3％（在氟西汀组没有人的症状被完全消除）。这些研究发现认为，由于童年起病的 PTSD 成年患者早期经历的弥散性以及他们形成更健康自我观所需的时间较长，要充分处理他们临床上各方面的状况，更广泛的靶向治疗和更多的再加工是非常重要的（参见 Shapiro，2001；Wesselmann et al.，2012）。

最近的一个元分析（Lee & Cuijpers，2013）考察了 26 个随机对照试验，它对照了暴露条件下（当被试专注于令人困扰的记忆），EDMR 治疗的眼动成分。前/后测的区别表明，在眼动条件下，标准化的测量结果、消极的情绪和意象的生动性都有所下降。这些发现表明，EMDR 治疗中用到的眼动有助于产生积极的治疗效果和加工情绪记忆。三个有关眼动潜在机制的假说已得到研究的支持（Schubert et al.，2011），分别是：（a）损耗工作记忆；（b）引起定向反应，导致副交感神经唤起；（c）形成与睡眠快速眼动阶段类似的加工过程。许多已发表的记忆效果（如情绪反应－唤起、增加对真实信息的认知、创伤事件的恢复）研究显示，这三个机制会在治疗过程中的不同时间起作用。因此，治疗师可能会观察到情绪困扰的快速减少、创伤意象生动性的降低、相关记忆的出现并伴随着洞察力的增强、积极情绪和信念的自动出现。

225

大概 9/10 的随机对照试验报告说 EMDR 治疗在某些方法上和以暴露为基础的 CBT 相比，效果一样甚至更好，它在五个方面治疗效果突出（相关综述参见 Shapiro，2014）。因此，EMDR 与 CBT 不同，不要求家庭作业、对事件的仔细描述或者延长暴露，这意味着使这两种治疗方式起作用的神经生理记忆加工是完全不同的。正如之前提到的，研究表明 TF-CBT 中用到的延长暴露会导致消退，创造新记忆以及保留原始记忆，而 EMDR 治疗用到的短时暴露则会促进再加固（Suzuki et al.，2004），使原始记忆以不同的形式进行储存。这种差异具有重要的临床启示，因为再加固也许能解释在 EMDR 中出现的特定治疗结果，而在以暴露为基础的治疗中却没有出现。举个例子来说，近期的一个开放试验（van den Berg & van den Gaag，2012）发现，对精神病患者进行 6 次会谈的 EMDR 创伤加工后，77％的

PTSD 患者得以治愈，并且"在幻听、妄想、焦虑、抑郁症状和自尊方面取得了积极改善"（p. 664）。大多数幻听的患者在治疗结束之后摆脱了幻听的困扰。研究者提到，与此相反的是，接受 CBT 治疗的群体尽管心理痛苦会减轻，但会继续存在幻听的情况。

　　另外一些研究发现，EMDR 治疗对创伤记忆的加工可以使得幻肢痛有实质的减轻甚至完全消失（例如，de Roos et al.，2010）。对于为什么 CBT 中并没有报告这种情况，其中一种解释可能是基于 EMDR 的完全重构能使记忆发生改变而非消退。正如之前讨论的，根据 AIP 模型对临床问题的解释，临床问题的存在是具有储存重要事件知觉（意象、想法、信念、情绪、感觉、气味等）的神经基础的，这意味着如果功能失调的记忆能够成功地被加工或者重构，躯体感觉上的不适将会消失。Ricci 及其同事（2006）对童年期遭受过性侵害的猥亵犯的研究，进一步证实了这个结论。他们发现，EMDR 治疗对犯人创伤经历的加工不仅可以增强他们对受害者的同理心，同时还能够显著降低不正常的生理唤起（采用阴茎体积记录法）。这个干预效果在一年后的追踪中仍保持着。在 AIP 模型对 EMDR 治疗的指导中这样的效果得到了预测（Shapiro，2001，2012a）。正如之前研究所说，在 EMDR 治疗中，创伤记忆将被转化成适应性的治愈基础，并伴随着情感、认知和躯体方面的自发性改变。根据假定，这种通过整合和重构对原始痛苦记忆的改变，能够消除明显的症状，这些症状只有在原始记忆仍然原封不动的时候才会继续存留。

　　正如之前所说的，研究证明了 AIP 模型的说法，没有完全达到创伤水平的负面生活经历也能够成为导致 PTSD 症状的源头（Mol et al.，2005）。因此，对于那些带有症状（如抑郁、情绪不稳定、高警觉和焦虑）的来访者，应该对这些经历进行一个全面的评估（Shapiro，2014）。研究表明，对于这些经历的治疗能在 3 个 EMDR 会谈中完成。举个例子来说，Wilson 及其同事（1997）报告说，在混杂群体中，对那些完全符合 PTSD 诊断标准和不完全符合诊断标准的被试进行比较发现，治疗效果是一样的，完全符合诊断标准患者中 84% 的个体的症状都得到了缓解。

　　因为 EMDR 治疗不涉及家庭作业或详细描述创伤记忆，所以它已经被认为对于接受物理康复服务的患者特别有好处（例如，Arabia et al.，2011）。除了快速减少抑郁和创伤症状之外，也被观察到能够显著减轻特质焦虑。还有人提出 EMDR 治疗特别适合心脏出现问题的患者，因为眼动与躯体上的平静状态相关，这是由于眼动会激活副交感神经（例如，Schubert et al.，2011）。RCT 已证明在 EMDR 初期会谈，个体主观上的痛苦会显著减轻。相反，在以暴露为基础的治疗中个体的主观痛苦则会增强（例如，Rogers et al.，1999）。

　　研究同样表明，EMDR 治疗对于在自然或人为灾难后的急性或慢性 PTSD 都有治疗效果（例如，Jarero & Uribe，2012；Silver et al.，2005）。在一线工作的治疗师已经成功地用连续多日会谈和单次延长会谈（90～120 分钟）治疗患者。EMDR治疗团队原则同样适用于成人和儿童（例如，Fernandez et al.，2004）。研究指出，全球范围内一直存在对于这种有效率、有效果的治疗的需求。

第 12 章　叙事暴露疗法：重组创伤性应激、恐惧和暴力的记忆

Thomas Elbert
Maggie Schauer
Frank Neuner

一、叙事暴露疗法的理论基础：创伤相关障碍是记忆障碍

我们是谁，以及我们如何成为现在的我们，这些问题一直是人类史上最古老的问题。从某种程度上来说我们也可以这样问：是什么塑造了我们的独特性？我们的文化记忆又是什么？进化让我们拥有各种各样的记忆，但是能掌控的只有未来而非过去。为了构想未来的状况，我们的大脑会使用在过去和未来的情境中不断出

T. Elbert（⊠）

Department of Psychology, Clinical Psychology and Behavioural Neuroscience,

University of Konstanz, Konstanz, Germany

e-mail: Thomas. Elbert@Uni-Konstanz. de

M. Schauer

Department of Psychology, Clinical Psychology and Centre for Psychotraumatology,

University of Konstanz, Konstanz, Germany

e-mail: Maggie. Schauer@Uni-Konstanz. de

F. Neuner

Department of Psychology, Clinical Psychology and Psychotherapy,

University of Bielefeld, Bielefeld, Germany

e-mail: Frank. Neuner@Uni-Bielefeld. de

现的经验来组建记忆。这就意味着记忆会基于过去经验来重塑我们的大脑和身体去适应未来。不论一个人有多好的适应能力，他都会有无能为力的时候。比如一个士兵在家庭聚会的时候，一整晚都躲在卡车底下，因为烟花让他想起阿富汗的战场。这种情况使他身体里储存的碳水化合物无法转化成血糖。在早期的 PTSD 心理学模型中这种症状被定义为焦虑障碍，直到这个世纪之交，才有了一个巨大的改变，这种与创伤相关的症状被理解为一种记忆障碍（Ehlers & Clark，2000；Brewin & Holmes，2003）。记忆源自可以唤起情绪的经历，也就是说，积极的记忆可能会唤起行动而消极的记忆可能会唤起回避。然后，个体就会发展出他们自己的内在动力，这些动力不仅受原初经历本身的驱动，还会受到他们对那段经历的记忆的影响，并因此使认知、情绪和行为得到一定程度的重塑从而引发临床症状。生活中遇到的创伤事件和应激源，小到偶然出现的威胁，大到社会的排斥，不仅会引起心理生理上的一些反应，也会改变身体的防御机制。换句话说，我们认为失调的记忆是 PTSD 的核心问题，想要治疗成功，就必须启动患者自我调节的加工过程。记忆的自我调节给个体的重组奠定了基础，这种重组能使个体在治疗结束后持续良好并最终得以治愈。

230

在这一章中，在呈现叙事暴露疗法（NET）的逻辑之前，首先给大家展示的是创伤记忆的特定结构，然后是它具体的运作流程。最后，我们会给大家一个案例来说明这个疗法。

1. 创伤记忆的结构

在一个创伤事件中，主要的感知觉信息（例如，枪声、血液的气味）都储存在记忆中。心理和生理变得特别容易被唤起，随时准备行动，比如隐藏、战斗或者逃走。感觉元素与相关的认知情绪和生理反应，就在与创伤经历相关的记忆中形成了联结。我们将储存这些信息的记忆称为热记忆（Metcalfe & Jacobs，1996；Elbert & Schauer，2002；它也被称作情境通达记忆，或者感知觉表征；参见 Brewin et al.，2010；Schauer et al.，2011；Neuner et al.，2008a）。对于一种新经历，热记忆会与背景信息，即冷记忆（也被称作言语通达记忆或背景表征）联结在一起：个体将记住背景内的事件，即它在什么地方什么时候发生。反复地经历同样类型的事件会导致他们的记忆表征泛化，从而演化出一种组织记忆的方式，即将储存在大脑环路中的感觉和情绪体验与背景信息分离开来。根据联想学习的原则，任何一个重要的创伤经历都会被储存在相互联结的神经网络中。由于反复经历困境，一个"创伤网络"就会被建立起来（见图 12.1）。创伤网络中包括感觉、认知、生理表征以及与创伤经历（热记忆）相关联的情绪反应。在 PTSD 中，热记忆与背景冷记忆的联结是断开的。但是，环境中的刺激（如一种气味或声音）和患者的内部线索（如一个想法）依然能够激活创伤结构。一个小小的火星就可以点燃整个创伤网络。幸存者会出现闯入性回忆或者"闪回"的体验，也就是说，患者的感受将会回到那个有子弹声音和火药味道、恐惧来袭、防御竖起的创伤情境中（图 12.1）。

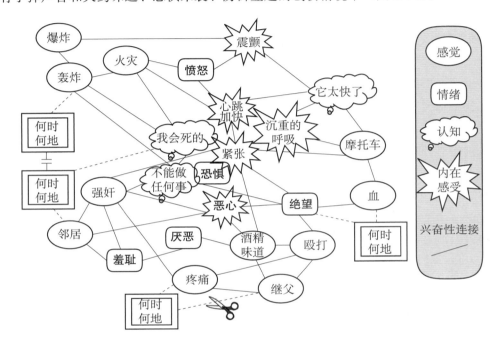

图 12. 1　一个恐惧/创伤网络

　　该网络包含多个能相互激活的节点。这是由多重恐惧体验造成的：一个单独事件的表征可能会与特定背景，即"何时"和"何地"紧密相连在一起。但是，如果有一个额外的应激体验唤起了已经存在的创伤热记忆网络，其与冷记忆的联结就会断开，这时感觉、认识、情绪和生理表征之间的联结就会兴奋起来。但是相应的"何时"和"何地"代码并没有一同被激活，因为大脑结构不能同时支持两个不同位置的活动（由海马中的"位置细胞"编码）（Elbert et al.，2006）。因此恐惧/创伤网络在时间和地点上被剪断（如图剪刀所示），恐惧得以泛化，让人在不同事件中都能身临其境般感受到创伤事件发生时那种迫在眉睫的威胁感。叙事暴露疗法可以通过重新联结热记忆和冷记忆以及分开不同事件的记忆来逆转这个过程（图修改自 Schauer & Elbert，2010）。

231　　由于创伤网络激活会导致惊恐和痛苦的回忆，所以许多 PTSD 患者就会去规避那些会唤起创伤事件的线索。他们试图不去想或者不去谈论创伤网络中的任何部分，并且远离能让他们想起惊恐事件的人物和地点。相对于他们凸显的热创伤记忆，经历过创伤的幸存者在回忆他们的自传体冷记忆上是有困难的。也就是说，他们不能将恐惧情绪和事件发生的时间、地点准确地联系起来，也不能清楚地按照时间顺序建构创伤事件（Schauer et al.，2011）。上述这类挑战以及对激活创伤结构的逃避，使得 PTSD 患者很难叙述他们的创伤经历（Neuner et al.，2008a）。创伤记忆的机制可能并不是 PTSD 患者独有的。患有其他焦虑障碍、抑郁或者进食障碍的个体也经常报告会重复体验到这种生动的闯入性回忆。这种闯入性回忆让他们处于冷记忆背景元素缺失并且十分痛苦的情形中（Brewin et al.，2010）。

要注意的是，创伤网络联结中的情绪反应，有的是警报反应，包括战斗和逃跑，有的是解离反应（比如昏厥假死；Schauer & Elbert，2010）。因此，解离健忘症或者"关机"时常会发生，患者用这种解离和被动躲避来代替闯入感和过度唤起。这两种面对恐惧时的反应准备都是具有进化意义的，一个患者会出现哪种情况取决于激活相关记忆的线索。NET 通过增强与事件背景的联结来逆转这些有害的条件。

我们推断，重复暴露在创伤事件中，不仅会歪曲事件内容，也会歪曲两种记忆储存和提取的组织和结构。惊恐或者伤害经历越严重，造成的混乱会越重大。

2. 创伤相关精神疾病的创伤负荷的搭积木效应

伴随着困境和应激源的不断累积，创伤网络会不断扩大，最后就会导致多种与创伤相关的痛苦（图 12.1）。幸存者不能将线索背景化，因此过去就变成了现在。大屠杀的幸存者 Primo Levo（现在是一名作家）在他的作品《劫后余生》（The Truce）中这样描写他曾经的经历："……我坐在……一个平静舒适的环境中，没有任何紧张和不适。然而事实上我周围所有的东西，窗外的风景、墙壁、人群，都在慢慢地崩塌和解体，痛苦变得更加强烈，而且我可以清晰地感受到那种痛苦的感觉。我处于灰色和混沌的漩涡中，我知道这意味着什么，我也清楚我自己一直都知道：我一直在集中营里面，集中营外面都不是真实的。所有的解脱都是一时的、假的，都是我自己的梦。"

有很多研究显示，所有的创伤性应激（PTSD）症状和抑郁症状的严重程度都与累积暴露在创伤性应激状态下有关（Mollica et al.，1998；Neuner et al.，2004a；Kolassa & Elbert，2007；Kolassa et al.，2015；Chap.4）。另外，童年期逆境也是预测是否患上创伤相关精神疾病的重要指标（Catani et al.，2009b，c，2010；Neuner et al.，2006；Nandi et al.，2014）。

二、NET 的原理和逻辑

鉴于创伤记忆表征的结构，创伤治疗的病因学目标是将冷热记忆联结起来，同时聚焦于最容易被唤起的经历。因此，在 NET 中，患者在治疗师的帮助下，按照时间顺序来构建自己聚焦于创伤经历的生命故事。通常情况下，要预先设定好会谈次数，会谈次数一般为 4 到 12 次，一次 90 分钟，会谈中零散的碎片式创伤记忆需要被串起来变成一个连续的叙事故事。共情、积极倾听、一致性以及无条件积极关注是治疗师行为和态度的重要组成部分。治疗师要仔细探究创伤经历中的感觉信息，以及引发的认知、情绪和生理反应。治疗师要鼓励患者在叙述时去再次体验这些经历，将它们与"此时此地"联结起来。治疗师使用由（热）记忆引发的感觉和生理反应这类提示物，将这些记忆表征与情境事实联结起来，换句话说就是与时间和地点（冷记忆）相联结。在想象中，暴露于过去的创伤并不是最终目的，直到相关的情绪特别是患者的恐惧有明显下降才算是治疗有所见效。在治疗过程中，治疗师帮助患者说出完整的创伤事件，发掘隐藏的信息，完整复原创伤经历。那些经历过家庭暴力或者组织暴力的幸存者，其完整的故事还可以作为证言记录下来用作书面证据。

在评估了个体的精神健康状态之后，就要给幸存者引入心理教育，主要给他解释其困惑和症状，以及如果可以，要声明人权的普遍性，随后使用幸存者能理解的方式跟他讲大致的治疗原理（要考虑到幸存者的年龄、受教育状况等等）。

叙事暴露治疗从生命传记的概述开始。如图 12.2 所示，治疗师的目标是确定整个生命全程中所有的唤起峰值。幸存者的生命阶段和重要生活事件通过生命线这种仪式来象征性展现。生命线的练习是按照时间顺序来摆放鲜花和石头，鲜花和石头分别代表积极和消极的生活事件。在治疗师的指引下，患者将象征物放在一条线的旁边，然后简单明了地用一个标签将这些象征物分类。生命线的目的是按时间顺序重新建构主观上意义重大的生活事件。首先，要大概地掌握患者生命全程中事件发生的时间和地点，这可以作为治疗的导入。治疗师的问题要集中在事件发生的时间和地点上，也就是说把问题集中在冷记忆上，并在热记忆被强烈激活之前不断推进对冷记忆的回忆。治疗师要注意到患者的肢体语言。当患者有情绪被唤起的迹象或者开始回忆生动的情节或者感觉时，治疗师就要提醒患者关于细节的叙述将在之后的会谈中进行。生命线的练习要在一次会谈中完成。否则治疗师和患者可能会不谋而合地去延缓对创伤经历的想象暴露，而这种想象暴露对于治疗来说却是至关重要的。

在接下来的一次会谈中，叙述以描述重要背景信息开始，然后是生命中最早出现的能唤起患者强烈情绪的事件，之后按时间顺序叙述整个生命。叙述发生在创伤之前的生活事件为核心治疗过程打下基础，治疗师还可以利用叙述创伤之前生命故

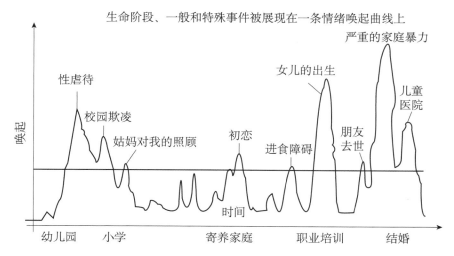

图 12.2　生命全程中大起大落的情绪唤起

　　生命线的练习就是将可以唤起峰值情绪的事件标记在一条线上，消极事件用石头表示，积极事件用鲜花表示，而且要将事件发生的时间和地点（比如"故乡"）表示出来，事件表达得越具体越好（比如"我 12 岁生日的前一天晚上"），或者至少是一个普通事件（"在我叔叔来拜访我家的时候"）。患者的某一段生活经历（当我上大学时，当我在纽约工作时），都可以被分配到生命线上（更详细的信息可以参见 Schauer et al.，2011；Schauer & Ruf-Leuschner，2014）。

事的机会和患者建立良好的关系。在这个阶段，患者讲述生命早期那些感动过、温暖过他的事件有助于他练习处理自己的情绪，也可以增进患者和治疗师的交流。

　　在叙事的过程中，患者将他一生的生命故事按照时间顺序重新排列。当患者摆放"石头"（创伤事件）时，治疗师要和他一起去重新体验创伤事件，重新加工创伤事件中每一分每一秒的感觉、认知、情绪和生理反应，使得热记忆和冷记忆元素可以融合交织在一起，从而变得有意义，成为一个整体。在叙述故事的时候，治疗师要组织会谈主题，同时还要帮助患者理清故事的细节。在治疗过程中治疗师要做到共情和接纳。用温和的方式指出患者矛盾的地方，让患者可以深刻意识到这种反复出现的身体感觉和想法，从而帮助他解决自己的矛盾。要鼓励患者去描述创伤事件中感觉方面的细节，去回忆创伤事件发生时的知觉、认知和情绪。在会谈中或者会谈结束后，治疗师可以在生命线的图片或照片上具体地记录下患者叙述的故事，也可以只记一些简单的笔记。

　　接下来的会谈中，简单重复叙述自传体故事，这时重点在于叙述事件的冷记忆。患者将添加一些他遗忘的或者他认为重要的细节，然后处理随之而来的峰值情绪，也就是说，将创伤体验添加到叙事中。这个过程在接下来的会谈中不断重复，直到患者完成他最终版本的生命故事，撰写出一本拥有重要事件的自传。

结束会谈时，治疗师和患者可以根据实际情况有选择地做以下几件事。用完成的生命线来回顾患者的一生。在叙述完全以书面形式记录的情况下，治疗师可以给患者大声地读记录的文档。患者、译者（如果有的话），还有治疗师要在生命线或者记录下来的叙事上签字。副本将会给患者保存，如果患者同意的话或者患者有需要，还会把他的资料给律师或者（以匿名的形成）人权组织，作为证明患者所经历创伤事件的文件证据。另外，会进行缓解丧失和哀伤的仪式。最后，可以给患者提供一些生活建议，以及继续帮助患者处理他将要面对的其他问题（例如，如何适应一个难民的身份或者受虐妇女如何处理自己的人际关系）。

三、NET 的实施步骤

下面的过程用的是 Schauer 等（2011）所写的治疗手册中的步骤。

1. 会谈 1：诊断和心理教育

在诊断创伤相关障碍之前，我们建议做一个全面的检查，查看患者在生命全程中是否经历过家庭暴力和其他创伤。对于儿时的不幸，我们建议用虐待暴露时序表（Maltreatment and Abuse Chronology of Exposure，MACE）；对于组织化暴力，则使用身体检查表（这两个可以参见 Schauer et al.，2011；德国版的 MACE 见 Isele et al.，2014）。检查表给治疗师提供了患者的创伤史，在做生命线练习时，也可以根据检查表给患者建议哪些事件可能或者应该出现在生命线上。

对于创伤幸存者来说，最重要的是让他们学会概念化并理解自身的状况。此外，他们需要知道治疗师的治疗动机，以及治疗师对糟糕事件的涵容力（"我在这里是为了帮助那些经历过严重创伤的人，比如战争［强奸、强迫移民、酷刑、屠杀］，为了记录曾经发生的人权侵害情况。……我们希望从你们身上学习到怎么更好地帮助和尊重那些经受过极端应激的幸存者……"）。

如果一个人患有与创伤相关的障碍，那么建议在确定诊断之后就立刻进行心理教育。给患者解释警报和/或解离反应是人类防御机制的重要组成部分，并告诉他创伤是由反复体验极端的伤害事件造成的，这一点是很重要的。只要创伤没有被治愈，那么患者在感受到与创伤有关的信息时就会体验到应激，保持警觉的状态。创伤的记忆是闯入式的记忆，可能是由单一的感觉线索，或心理和身体的内部状态触发的。要让患者知道，这些闯入式记忆被他当成了眼前存在的威胁，所以只要创伤没有治愈就会让患者一直保持警惕状态。患者需要有意识地处理这些闯入的意象、声音、气味以及创伤事件所引发的感觉，这样才能把这些东西跟过去联系起来。这些都将会发生在治疗过程中。我们要给患者提供一个治疗大纲。有时候有些患者会认为自己是"上帝的弃儿"或者"被诅咒的"，不值得接受治疗。在这样的案例里，拿出侵犯人权行为的文件来劝说患者，通常会起到良好的效果。还有一些患者享受他们所犯下的暴力行为，崇拜帮派或者军队的团体精神。一些患者会因为讲述自己生活的细节而感到羞耻、自责或者认为治疗师根本就不喜欢听他们讲这些。然而作为治疗师，一定要让患者知道自己有足够强的专业技能去帮助他们，治疗师的主要工作就是给患者提供有益的经验而不是去评论患者的生活细节或者与患者争辩。

2. 会谈 2：生命线的练习

在 NET 里，生命线用一种象征的方式呈现患者一生中的情绪峰值。患者将一些物体放在一条绳子上或带子上，这些物体代表着患者一生中的重大事件，摆好之后这条绳子就代表了患者有起有伏、连绵不绝的一生（图 12.3）。鲜花代表快乐的事情、生命中美好的时光，比如具有正能量的事件、成功的时刻、重要的亲密关系、自己被眷顾和接纳的经历。这样鲜花就可以作为患者的能量。石头代表了患者痛苦的残酷经历，尤其是威胁患者生命和让患者引起警觉或产生解离反应的事情，比如虐待、强奸、攻击、伤害、囚禁、自然灾害、意外事件等等。幸存者经常会用石头来代表自己生命中的那些苦难，比如离异、失业、生病。鲜花和石头可以比较清楚地传递信息，构建事件轮廓，更多的象征物往往会把练习变得复杂。尽管如此，也会在一些特殊的案例中看到其他的象征物，比如非常难过的经历导致了患者长期的哀伤，像爱人的去世，这时我们可能会用蜡烛替代石头来表示这一类的事件。犯人的犯罪行为不一定就是一个消极事件，所以用石头可能会不太合适。同时我们也不能用鲜花来表示虽然胜利但是伤亡惨重的战争。在这些案例中我们会使用一些中性象征物：用一根小木棍来代表患者参与过的暴力事件，比如战斗（Elbert et al.，2012；Hermenau et al.，2013；Crombach & Elbert，2014）。提供各种各样不同大小、不同颜色、不同形状的石头和鲜花可以更好地让患者去选择用什么样的象征物来代表自己生命中的事件。

当绳子被放在地上时，治疗师要鼓励患者去摆放那些象征物。治疗师要引导患者，按照时间顺序去命名和标记生命中那些重要的事件和重大的转折。对于每一个对患者有唤起作用的事件，都要问"什么时候？""什么地方？"以及"发生了什么？"，但是只需要用几个简单明了的词来回答，不用去描述细节。（例如"大二时，住在我老家，我被我邻居强暴了""几个月前，在我住的那个地方，我被车撞了""在我第一个孩子出生的时候"等等）。治疗师给每一个象征物贴上一个名字，并标

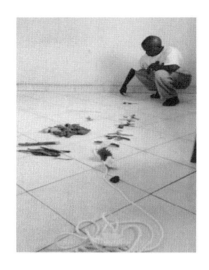

图 12.3 一名童兵的生命线

鲜花象征着积极事件，石头象征着消极事件（创伤性、应激性或者悲伤的经历），木棍象征着战斗的经历和曾经的暴力行为。

出何时和何地。简明扼要地命名象征物，并且给它一个适当的标题，这项工作可以让患者建立处理热记忆的信心。但一定要注意，在这个时候不要过于深入地去探讨这些事件，因为还没到让患者去面对事件内容的时候。在做生命线练习的过程中，治疗师要帮助患者把回忆保持在冷记忆上（所问的问题聚焦在事实、名字、日期等方面，而不是情绪、感知、生理反应等）。生命线只是对重要生活事件的一个概览，就像一张"行程图"。在这一点上，在放置完每一个象征物，特别是石头，与开始放置下一个象征物之间的这段时间里安定和冷静下来是有帮助的。在给生命阶段命名时，焦点仍然要放在"何时"以及"何地"上面，而不是"何事"上面。否则的话，情感就会逐渐"堆积"起来，到最后所有的情感会混淆在一起，分不清哪一件事情有什么样的情绪。通过这样的方式，在叙事暴露治疗中，生命线练习发挥了它初步探讨创伤内容的作用（Schauer & Ruf-Leuschner，2014；Schauer et al.，2014）。

生命线首次被使用是在儿童的创伤治疗中，即儿童创伤暴露治疗（KIDNET）（Schauer et al.，2004；Onyut et al.，2005），之后也一直如此被使用（Schaal et al.，2009；Catani et al.，2009a；Ruf et al.，2010；Ertl et al.，2012；Hermenau et al.，2012；Crombach & Elbert，2014）。随后，传统的生命线方法被应用于治疗不同类型的成年患者的多重和复杂创伤（Bichescu et al.，2007；Neuner et al.，2008b，2010；Schaal et al.，2009；Halvorsen & Stenmark，2010；Hensel-Ditt-

mann et al.，2011；Pabst et al.，2012，2014；Stenmark et al.，2013）。有时候也
可以使用纸笔版的生命线，即让患者在一张纸上画出生命线，并在生命线上把自己
生命全程中的重要事件标记出来（Dōmen et al.，2012；Ejiri et al.，2012；Zang et
al.，2013）。有明确的证据表明，包括生命线练习的 NET 其疗效良好。但是没有
生命线练习的 NET（Neuner et al.，2004b；Schauer et al.，2006；Hijazi，2012），
或者将生命线练习放到治疗的最后也同样被证明是可以成功帮助到创伤患者的
（Zang et al.，2014）。相对地，单独使用生命线来治疗创伤患者的临床疗效则尚未
被证实，同时也不能基于这章开头的理论假设来推测其有效性。

3. 会谈 3：叙事

叙事是在第三次会谈的时候进行的，开始于生命之初的事件。在按照时间顺序
叙述过程中要去处理那些最容易唤起患者的事件。同时家庭背景也是不可忽视的：
患者是如何长大的，他的父母关系如何，有没有其他的重要他人（"你什么时候出
生的？在哪里出生？谁抚养你长大的？你的家人都有哪些？在你不记事之前的那些
事情他们是怎么讲给你听的？有没有一些照片或者文字的记录？"）。在这一过程中，
必须限制创伤之前那段时间的讨论时长，以免挤占了对于他来说更难叙述的那部分
的时间。通常处理第一个创伤经历大约需要 2 次会谈的时间（90～120 分钟）。在做
想象暴露时，要让患者充分地表达他的恐惧，展示他的防御机制，这样患者在叙述
最危险的"热点"时，能逐渐体验到唤起被降低的感觉。

必须要清楚地了解患者的背景信息，还要描述事件的细节，并且要用当下的视
角去看这些信息。

- **何时**？时间和环境：确定事件发生的时间。在生命中的哪个阶段？一年中的
  哪个季节？一天中的什么时间？

- **何地**？地点和活动：确定事件发生的地方，越准确越好。在那个时候这个人
  在什么地方？还要询问患者对场景、房屋和街道的感知细节。

- **何事**？当患者开始有被唤起的迹象时，叙事就可以开始了。然后，治疗师就
  要放慢进度。故意放慢节奏，仔细地去回忆发生了什么事情，这一点对于患
  者和治疗师都是需要勇气的。热记忆（与恐惧/创伤结构相关的元素）被依
  次激活：首先是感知（你看见了什么，听见了什么，闻到了什么？），接着是
  认知（你想到了什么？），然后是情绪（你有什么感受？要知道如果患者不说
  出来的话，治疗师是不可能知道他感受到了什么），之后是生理反应（心跳、
  出汗、手发冷等等），最后是有意义的内容（图 12.1）。治疗师帮助患者把热

记忆变成文字，同时将热记忆放进患者的自述中去，也就是说把热记忆变成了叙事。在治疗的大部分时间里，治疗师所需要做的就是让患者坚持将治疗进行下去，直到体验尤其是情绪上的体验可以变成文字被叙述出来，患者开始感觉到放松为止。但是不论何时只要可能会对患者造成伤害，那么就都立刻停止治疗。当患者可以把自己的故事变成一部电影来描述的时候，治疗师就成功了。治疗师可以跟着患者一起去体会，就好像是和患者肩并肩站在一起同时经历了所有的事情。

- 当下！让患者把过去的和现在的感受以及生理反应做对比。患者："在灾难发生的时候，我感到非常惊恐，现在再去回忆当时的情境，我感到悲伤。"治疗师："我看到你在叹气。""你正在流泪。""你现在还能感觉到你身体里的恐惧吗？是哪个部位呢？"这些问题可以帮助患者更好地去体会自己的感受。治疗师在给患者的情绪反应贴标签的时候是不需要犹豫的，因为如果治疗师说错了，患者会马上纠正治疗师。一旦恐惧感变成了语言文字，患者就会意识到现在已经没有危险了。此时，唤起源是记忆中的威胁而不是现实存在的威胁，这样唤起就会降低。

- 在唤起被显著降低之后，就要结束这一次会谈的叙事。即使会谈时间已经用完，给本次会谈讲述的创伤故事结尾也是非常重要的。治疗师可以引导患者讲述紧随创伤事件之后发生的事情来给会谈收尾。具体做法是，治疗师让患者用简单的几句话说一下创伤事件发生之后的事情（之后的几小时、几天、几周、几个月）。如果在想象暴露中患者的情绪很难平复，就可以问问患者他在创伤事件发生之后是如何逐渐设法让自己活下来的，这样的问题可以帮助他平复情绪。这种策略，通过将 NET 生命线的方向与个人已经习惯的现实方向保持一致，帮助患者从充满应激感和不适感的热记忆，过渡到会谈结束。弄清楚创伤事件之后那段时间发生的事情可以让患者把故事整合成一个更完整的故事。在"暴露"的时候，患者会逐步被唤起，消极情绪也会越来越多。"结束"的时候，唤起被降低，治疗师也会帮助患者慢慢平静下来。始终都要知道自己的目标是什么，这很重要。

- 联结！治疗师要尝试去处理社会性的伤痛。治疗师的热情、同理心和无偏见的态度在处理事件的时候也有助于治愈患者的依恋伤痛。在良好治疗关系的支持下，患者再次去体验旧的社会性伤痛时，这些伤痛就会得到修复。

因此，一次会谈要涉及创伤之前、创伤本身，同时要扩展到创伤之后很短的一段时间。这样创伤在患者的生命中就会有一个坐标，患者能标记出它在其生命中的位置，并知道它发生的时间和地点，以及当时的情绪和有意义的背景信息。在会谈结束之前，治疗师要通过观察和提问来确定患者的唤起程度是否真的有所减少，患者对自己现在所处的环境是否有了新的认识。

4. 会谈 4 以及接下来的会谈：完成叙事

在接下来的会谈中，要对前面那些描述性的叙事进行总结，还要继续对后来的生活和创伤事件展开叙述。会谈的次数要根据设置和 PTSD 的严重程度来决定（通常情况下是 10～12 次）。在比较复杂的案例中，比如，有边缘型人格障碍的患者就需要更长程的治疗（可以参见下面的个案报告）。但是，暴露的次数要提前设置好，避免患者拖延时间，回避叙述最糟糕的创伤事件。

5. 认知的重建及会谈之后

在会谈将要结束的时候，患者就会开始反思有意义的内容。明确地指出以下几点可以帮助完成更正式的认知重建。

- 给患者生活事件的意义赋予新的视角。患者可能会意识到他每天的坏情绪和不健康的行为模式（比如泛化的焦虑、不信任、狂怒、愤怒的爆发）是如何从创伤经历中产生的。
- 详细的叙事可以让一个人更好地了解在事件发生的时候自己都做了什么。这可以帮助患者去修正他的内疚感。
- 意识到生活模式和创伤事件的关系，以帮助患者将二者整合。

提高对会谈间期发生了什么的意识对疗效很有帮助。当治疗师和患者再次见面时，治疗师要敞开胸怀接受患者在上次会谈离开之后所产生的想法和意见。

6. NET 的最后会谈

最后的会谈中，构成患者生命全程的事件串成了一个符合实际的完整故事。患者可能会带着一种距离感去审视自己的叙事（一个悲伤却真实的故事），或者他可能会把记录文档作为自我平静和自我教育的工具（提升意识）。给患者展示他自己完整的生命线——这次包括那些没有触及的记忆——可以让他俯瞰自己的生命轨迹，感受完整的生命。在完成 NET 的治疗之后，患者的生活很少会被他的过去所占据，他现在所关注的是如何找到一条回归正常生活的路以及如何建立一个有价值且富有成效的未来。

7. 随访期

最佳的评估时间是在治疗后 4 到 6 个月和 1 年。随着时间的推移，患者的症状

241

会逐渐消失，不再达到 PTSD 诊断标准。想要让 NET 充分起到治疗效果最少也需要几个月的时间（可以参见下面的案例报告和图 12.4）

8. NET 治疗元素概述

NET 中的一些元素在治疗中起到很大的作用，这些元素可能是临床医生希望牢记于心的。下面列出我们总结出来的几个要点：

- 要主动按时间顺序重建自传体/情景记忆。
- 充分暴露于"热点"，激活恐惧情绪，然后通过具体地叙述和想象创伤事件的方式来修复情绪网络（即学会把创伤记忆和条件性情绪反应分开，明白触发线索和创伤记忆的联结只是暂时的）。
- 患者会对时间、空间、生活情境（包含习得反应时的初始情境和之后条件反应）的再现产生生理上的、感知上的、认知上的、情绪上的反应，要对这些反应进行有意义的链接以及整合。
- 重评行为和模式（即认知歪曲、自动化思维、信念和反应），通过再加工消极的、恐惧的创伤事件重新去解释创伤事件的意义。
- 重复体验那些积极经历给予的（心理）支持，调整基本假设。
- 通过明确的人权取向"作证"满足患者对被认可的需要，让患者重获尊严。

个案报告

这个案例旨在展示叙事暴露疗法（NET）是如何治疗复杂性 PTSD 患者的，通常这些患者会有严重的共病障碍，比如抑郁、边缘型人格障碍（Pabst et al.，2012，2014）。对于那些只有创伤相关障碍的患者可能几次会谈就可以起到疗效，比如自然灾害的幸存者，但是复杂的创伤相关障碍则需要更多次数的会谈。

Sue 来到我们门诊寻求治疗的时候 33 岁。她患有 PTSD，同时还有抑郁复发和边缘型人格障碍。服用 SSRI 和苯二氮卓类药物后，Sue 的症状得到了控制。用药稳定在三个月以上。她已经很多年没有去工作了，依靠政府福利生活。她经常需要住院护理（每年还会有几次急诊）。她的医生都是边缘型人格障碍的专家（通常用辩证行为疗法，有时也会用认知干预）。由于她的认知严重受损，所以必须安排看护和社工照顾她。

之前的治疗师说每当 Sue 想要去表达她创伤经历的具体细节时，她都没有足够稳定的情绪去做这件事。所以治疗师认为在治疗创伤之前要让她足够稳定。因为 Sue 有自残行为，比如用剃须刀割自己的前臂、厌食、故意饿着自己、暴食、有自杀企图，所以之前没有给她做暴露治疗。除此之外，Sue 曾有过一段时间存在血管迷走神经性晕厥的情况（Schauer & Elbert，2010），在团体治疗中就发生过这样的事情。

过程

经过对创伤事件和童年不幸等一系列详细的诊断之后（使用 MACE，参见 Schauer et al.，2011），对 Sue 采取心理教育，让她准备好接受 NET 的治疗。在治疗中，Sue 有知情权，治疗前由独立评估员做出评估，确认 Sue 有边缘型人格障碍，符合 DSM-IV 创伤后应激障碍的诊断标准，有自杀意念但可控。Sue 并没有出现物质滥用的现象。在治疗刚刚开始的时候，Sue 已经在一家精神病院住院 3 周了。由于状况不稳定，她需要接受紧急住院治疗。最后一次可以被证实的自杀行为发生在一年半之前，而且会谈时 Sue 说她总是会想到自杀。开始使用 NET 做治疗时，她还是会出现自残行为（特别是，用锋利的东西割伤自己的胳膊和腿，以及厌食）。Sue 还发生过严重的解离性晕厥。第六次会谈之后，她离开了精神病房，可以在门诊接受治疗。

治疗

治疗长达 5 个月，一共 15 次，每次 90 分钟。在第二次会谈的时候做了生命线的练习。这种练习对于 Sue 来说是一个新奇的事情，刚开始的时候激发了 Sue 的兴趣同时也让她有些不安。一旦开始做生命线的练习，Sue 就会表现得特别投入但是却很难按照时间顺序来回忆和标记创伤事件。治疗师强调了每一个生命阶段，并解释了这是治疗的第一步，能说出最经常出现的闯入式厌恶性记忆就足够了（用"石头"标记）。同时治疗师也提醒患者去回忆生命中有亮点的事件（鲜花），并且建议患者用蜡烛标记丧失和哀伤。

叙事开始于第三次会谈，按照时间顺序来讲述，并贯穿在之后的 15 次会谈中。Sue 讲述了从她有记忆开始所经历的情绪峰值事件，包括积极的和消极的。就这样，让 Sue 讲述童年和青春期的故事，一点点地让叙事暴露起作用（比如几次不同的童年性虐待，很小就被卖到色情场所，经历过严重的暴力和人际伤害）。一旦 Sue 出现解离症状或是全身性紧张或木僵的信号，治疗师就让 Sue 使用"此时此地"的感知对比（双重意识）同时给她做肌肉复位急救使

243

她平静下来。激活肌肉张力是应对反射性晕厥的紧急治疗，可以使血压升高，避免 Sue 休克。激活运动（比如，使肌肉绷紧，腿部交叉，给下肢施加压力）可以帮助 Sue 在进行创伤治疗时，保持清醒的意识同时也使她身体的循环功能变得好起来。治疗师使用情境对比的接地活动抵消初期晕厥的办法来处理前驱昏厥症状。将在想象中出现的创伤和在治疗室里真实发生的事情区别开可以有效地对抗解离。那么如何做这样的区分呢？在暴露治疗中治疗师使用现实和感官上的刺激，让患者在当下和想象暴露的场景中不停转移自己注意的焦点。这些刺激可以是：触觉的刺激、有益的香味如柠檬香、薄荷油或辣椒等味道、明亮的灯光、对身体位置的察觉、对房间的描述、触摸有质感的物质或是感受冰袋上的凉意，以及对听觉刺激的注意（更多的感觉刺激示例可以参见 Schauer & Elbert，2010，p. 121）。

几次会谈之后，治疗师就完成了患者生命故事的转录工作，完整版的自传故事需要读给患者听。这样就给患者提供了一个完整的再加工创伤事件的过程，同时给他的创伤事件和有意义内容增加了更多细节，最重要的是，通过检验事件和情绪是如何交织在一起的来实现整合。因为 NET 以治疗所有的创伤事件为目标，所以不能停留在一件创伤事件上。通常来说，对一个事件进行一次叙事，加上患者积极主动地重读和补充自己的文本来进行再体验，这就已经足够了。但是 Sue 被迫去卖淫的经历实在太糟糕了，因此需要进行平稳的第二次暴露，让 Sue 慢慢适应治疗方法，然后再去完成整个创伤情景的叙事。之后的治疗按照时间顺序让 Sue 叙述生命线上的下一个故事就可以了。

当 Sue 记不起某段时间的事情时，治疗师就要小心谨慎地去帮助 Sue 尝试回忆不同的场景和环境，也就是说提示 Sue 事件发生的地方和一些典型的情景（举例："你 14 岁的时候住在哪条街上？你住的公寓/你读的学校/你参加的运动俱乐部是什么样子的？我们先在房间里走一走，你看到了什么？让我们打开窗户吧。你看到了什么样的家具？它们有没有什么味道？在这样的环境里你有什么感觉？……"）用这些生动的语言来提示 Sue 回忆过去，可以帮助她激活网络（创伤/恐惧结构）内的元素。随后，由于生理被逐渐唤起，一些想法和意象就会出现在 Sue 的脑海中。一旦 Sue 被提示去描述涌入她脑海中的那些意象给她带来的想法、感受和认知时，她脑海中原来那些跟创伤有关的记忆碎片就变成了一整个意象。在 NET 中，治疗师要陪伴患者一步步地去体验过去的那些创伤事件，并帮助他把情绪化创伤事件用语言详细地描述出来。在这个给自己写自传的过程中，Sue 开始变得能够回忆那些创伤记忆和受虐待的情景，也可以去面对这些事情。Sue 可以再次去处理这些事件同时也再次体验了生命中不同阶段的"鲜花"（积极的时刻、成功、和谐的人际关系、其他资源等等）。每当治疗师提起生命线上的那些"蜡烛"时，她就会提失去她的祖母和她爱的宠物对于她来说意味着什么。所有这些经历都会写在她生命的自传中。

在最后的会谈中，Sue 觉得自己可以再画一次自己的生命线。这回 Sue 画 245 得更快了，她很快地给石头和鲜花起名字，并且在这些象征物的旁边贴上一些小纸条——它们将 Sue 的生命全程分成了几个重要时段。除此之外，她还放了几根木棍在上面来表示她曾经有过的不良行为。在一个小仪式中，治疗师给 Sue 看了她最终生命线的照片和她传记的转录文本。为了铭记此时此刻她心中对于未来的希望，Sue 带走了鲜花这类象征物来纪念她可以讲述出自己全部故事的勇气，这些鲜花也象征她充满希望的未来。

工具

除了独立测试员给 Sue 在诊断之前和诊断之后的测试以外，还包括一些其他的临床测试来评估 Sue 的症状：测量 PTSD 症状的 PSSI［创伤后诊断量表（PDS）访谈版］、测量抑郁和焦虑症状的 HSCL（霍普金斯症状检查表）、BSL（边缘型症状清单），以及测量解离症状的 DES（解离性体验量表）。

评估会从治疗前持续到治疗结束 3 个月之后（如图 12.4 所示）。这些测试是不需要交任何费用的。

结果和讨论

如图 12.4 所示，从治疗前到治疗后的随访，症状测评分数有所改变。所有症状测试结果在治疗后都有显著的下降。治疗结束后 3 个月，自残行为消失，进食行为回归正常。治疗结束后 6 个月，PTSD 症状包括解离症状都有明显的减轻，边缘型症状也有所缓解。当 Sue 开始重新开始规划她的生活时，她的生活质量也开始提高。为了实现她的目标，她借助社会救助，得到了一间公寓和一份工作。三年之后，独立测试员报告说 Sue 已经没有任何可以达到诊断标准的精神障碍了。Sue 给她的 NET 治疗师写信说："最终我住在属于我自己的公寓中，所有的事情都尘埃落定了。我现在很好，也喜欢自己的工作。我可以出门去买东西，和朋友喝咖啡。我不再依靠别人。最好的就是：我和你分别之后没有再晕倒过也没有再伤害过自己。我也没有再进过精神病房。是的，我可以享受自己的生活了。尽管过了这么多年，但有时候我还是会非常想念那些给予过我帮助的人。不过，你知道的，那是他们职责所在。现在我有一些真正的朋友，他们帮助我仅仅是因为我是他们的朋友！"

246

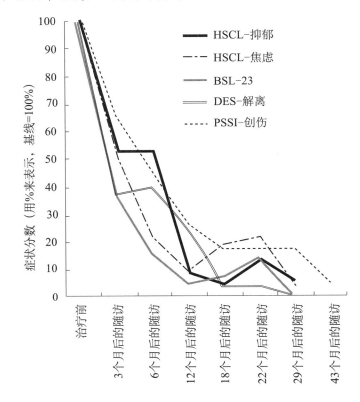

图 12.4 Sue 在治疗后的随访测试中其症状分数的变化趋势

HSCL，霍普金斯症状检查表；BSL，边缘型症状清单；DES，解离性体验量表；PSSI，创伤后诊断量表（PDS）访谈版。

四、NET 的实证基础

众多成人和儿童的治疗试验结果证明，使用 NET 可以显著地缓解个人之间的或者集体性的暴力行为带来的创伤，同时对于其他的一些灾难的幸存者也有效。这些应激源再加上童年期受到的虐待和忽视通常会造成恶劣的影响，对于这些问题，NET 都可以处理。从 NET 本身的性质来看，它就是用于处理在整个生命历程中所发生的多重和复杂的创伤性应激体验所带来的影响的。NET 为复杂性创伤幸存者（Pabst et al.，2012，2014）和反复遭受创伤事件折磨的幸存者提供了一个成熟的治疗选择（Hensel-Dittmann et al.，2011；Neuner et al.，2010）。在治疗结束后的随访中，患者的各个方面都会有明显改善，不论是精神病理症状、躯体健康、社会功能还是生活质量。NET 也适用于那些仍然不稳定和不安全的情况，比如持续的创伤性环境。给那些在一段时间内亲眼见证暴行的患者使用 NET 可以很好地缓解他的 PTSD 症状。很多评论都将 NET 认定为一种循证治疗，尤其是对于暴力受害者而言（Robjant & Fazel，2010；Crumlish & O'Rourke，2010；McPherson，2012；Nickerson et al.，2011）。许多表明 NET 具有有效性的研究都是相互独立的（Zang et al.，2013，2014；Hijazi，2012；Gwozdziewycz & Mehl-Madrona，2013；Ejiri et al.，2012；Dōmen et al.，2012；Hijazi et al.，2014），并在许多国家或地区都采用了 NET 的治疗程序（例如，Zech & Vandenbussche，2010；Jongedijk，2012，2014）。指导手册被译成荷兰语、英语、法语、意大利语、日语、韩语以及斯洛伐克语。

在神经生物学和分子生物学方面取得的证据是证明 NET 有效的最有利的证据。成功的心理治疗可以使患者的大脑结构发生改变，进而重组记忆。对相应的改变进行成像也许确实是可能的，即使是在一个客观的水平上：在一个对照试验中，NET 与针对遭受过创伤的寻求庇护者的常规治疗进行了对比（Schauer et al.，2006）。这一成功不仅仅表现在症状分数上，同时也表现在脑磁活动的参数上。6 个月后的随访中，NET 组而不是对照组的振荡神经活动和正常组的活动更相似。除此之外，使用大脑的磁源成像技术，Adenauer 等（2011）发现 NET 提高了大脑皮层自上而下的对朝向厌恶图片的注意的调控水平。很显然，越多注意到威胁线索就越可以帮助患者去重新评估现实中的危险情境，以此来减轻 PTSD 症状。

有充分的证据证明 PTSD 是一种高危身心疾病，可以造成慢性疼痛、癌症、心血管疾病、呼吸道疾病、肠胃疾病以及免疫力方面的疾病（Boscarino，2004；Kolassa et al.，2015）。PTSD 患者的糟糕健康状况可以通过改变免疫系统功能和治疗炎症来恢复（Pace & Heim，2011）。Neuner 等（2008b）的研究发现，NET 减少了咳嗽、腹泻和发烧的频率。Morath 等（2014a）发现，在治疗之前减少的调节 T 细胞在治疗一年之后随访又开始增加，这表明症状得到了改善。因为这些细胞的作用就是保持免疫系统的平衡，调节免疫反应以及防止免疫系统疾病。此外，NET 可以扭转患者 DNA 持续损伤的现象（Morath et al.，2014b）。这些发现对于躯体健康尤其是心血管健康有重要的启示。通过心理治疗使得 PTSD 患者的病理生理过程得到逆转这一点表明，心理治疗不仅可以减轻 PTSD 所致的心理负担，还可以缓解这一精神障碍带来的长期的、可能致命的、躯体方面的问题。但是，也应该指出，其他免疫参数（类似于初始 T 淋巴细胞的比例）并未发生改变，并因而使得这些患者即使在完成成功的治疗后，仍然在较长时期内更易感染疾病。

NET 的两大长处是低脱落率和潜在的高可传播性，包括低收入国家或地区、战争和危机地区的治疗师也能够获得（Catani et al.，2009a；Neuner et al.，2008b；Ertl et al.，2011；Jacob et al.，2014；Schauer & Schauer，2010）。Stenmark 等（2013）的研究证明，在挪威中部地区，难民以及避难者在普通精神卫生中心接受了 NET 之后，其 PTSD 和抑郁能够成功地得到治疗。

五、挑战

对于一些童年时期受虐的患者，由于他们遭到连续的创伤及自身人格障碍的困扰，我们没有办法从他们那里得到可信的关于过去的记忆（Schauer & Elbert，2010）。所以当我们试图去获取他们的自传体记忆时，严重的解离性反应就会出现。因此，在 NET 治疗开始时，只需要铺设一条生命线，而不需要去完善它。治疗开始时，尝试着去自传会十分艰难，甚至热记忆的自主提取也是很大的挑战。不论完整度如何，生命线的铺设应在 120 分钟左右的会谈中完成。下次会谈必须开始叙述事件，原因如下：推迟暴露的时间可能会加强患者的回避性，还可能导致一个准备开口谈论最糟糕的回忆的患者脱离。或者，我们也可以立刻开始叙述，在治疗最后再做生命线的练习（Zang et al.，2014）。

像其他想象暴露的过程，解离和回避不论是发生在患者或是治疗师身上，抑或两者皆出现这样的情况，都是需要注意的重点。此外，社会性（自我意识）情绪，如羞愧、痛苦、内疚可能是叙事工作中的一个挑战。特别是羞愧，在这种情况下，患者会感到困惑，眼睛往下看，头低下去，但多数情况下，沉默和无言才是讲述故事时最大的挑战。病理性羞愧倾向根本上是害怕被拒绝和被社会排斥，因为在内心深处患者感觉自己不可能满足社会的（道德）要求。患者将所有事都隐藏在内心深处，因为害怕说出来会受人厌恶从而遭到拒绝。NET 很像一个行为实验：当患者展现他内心真实的一部分时，他会预期自己被拒绝。为此，治疗师要做出相反的回应，表现出真实和真诚的同情。也就是说，释放出一种包容性的社会信号。有时，遭受过社会创伤（如强奸）的个体可能非常敏感，他们会怀疑治疗师可能不老实，会占他们便宜。因此，对于由社会威胁造成的羞愧不能使用暴露或同情单一方法进行处理，而是要把两者结合。企图用自我同情来治愈羞愧是行不通的，个体需要感到被其他人接纳。很显然，从羞愧中解放出来需要治疗师具有文化价值观方面的知识。

如果患者酗酒、滥用药物、当前存在严重的进食障碍，或出现急性精神病危机，那么采用 NET 是既不可能也不可取的。在戒毒期间实施 NET 治疗的试验正在进行之中，个案研究似乎也具有较好的前景。

理想情况下，患者可能在治疗会谈之前有规律地进食，也应该在会谈期间为患者提供水。治疗师可能会把询问患者的饮食问题作为惯例。

比较严重的复杂情况并不一定会影响到治疗效果，比如对于那些去别的国家寻求庇护的难民或者是生活在充满了创伤性应激冲突区域中的居民。即使在不安全的条件下，由于症状缓解和功能增强，幸存者还是可以从 NET 中受益。然而，反复暴露于创伤性应激之中则会对长期治疗效果造成负面的影响。

六、结论

源于 NET 的治愈不仅仅在于核心 PTSD 症状的缓解。共情式倾听创造了一个独特且安全的环境，在这种环境下，幸存者可以口述他们的故事，见证人权侵害，通过自我陈述来丰富集体记忆，并从自己讲述的自传故事中受益。这些额外资源的积累和铺垫不仅表达了对幸存者经历的真诚致敬，同时也是他们修复尊严的方法。

在个人层面上，成功的 NET 能够为个人生活带来相当大的改善。尽管有证据表明这些改变还存在挑战，但是大量非正式的证据表明：以前的创伤住院患者都能够很好地完成技能培训，可以在人多的商场中购物而不会恐慌或者晕厥。她们开始穿裙子、戴耳环而不是穿厚重的衣服来避免众人的注意，也走出了多年的孤立状态，在公共咖啡馆和朋友碰面，甚至她们也可以给自己涂上润肤露而不会感到恶心。这些幸存者能够再次体验到幸福的瞬间，也能够在大自然中悠闲地漫步。正如一个幸存者所说："只要告诉自己过去那些可怕又不愉快的经历与当前的感受没有关系就已经对我有所帮助了。具体地讨论那些发生过的创伤给了我很大的帮助，最终让我有一种确定感。那些不好的经历，只要你能够给它们一个明确的定位就能让你感到'这是我的故事，我就是我'。如果不这样做，现在每一天都是严峻的考验——因为一旦某一天变得糟糕，自己就没有办法应对。如果你对过去有了这样的确定感，你就会让自己缓和下来并且得到慰藉。将过去的经历描述出来，能在很大程度上平复不好的情绪……我也将会继续讲述自己的故事……"

致谢　真挚地感谢 Danie Meyer-Parlapanis 对这一章先前版本的编辑和评论，也感谢这本书的编辑们。

第 13 章　创伤后应激障碍的短程折中心理治疗

Berthold P. R. Gersons

Marie-Louise Meewisse

Mirjam J. Nijdam

一、引言

针对创伤后应激障碍（PTSD）的短程折中心理治疗（brief eclectic psychotherapy

B. P. R. Gersons（✉）

Department of Psychiatry，Academic Medical Center，University of Amsterdam，

Amsterdam，The Netherlands

Arq Psychotrauma Expert Group，

Nienoord 5，Dimen 1112 XE，The Netherlands

e-mail：b. p. gersons@arq. org

M. -L. Meewisse

Center for Personality Disorders and Psychological Trauma，

GGZ Noord-Holland Noord（institute for mental health），

Bevelandseweg 3，Heerhugowaard，1703 AZ，The Netherlands

e-mail：m. meewisse@ggz-nhn. nl

M. J. Nijdam

Center for Psychological Trauma，Academic Medical Center，University of Amsterdam，

Meibergdreef 5，Amsterdam，1105 AZ，The Netherlands

e-mail：m. j. nijdam@amc. uva. nl

for PTSD，BEPP），发源于 20 世纪八九十年代，已经被证明与其他创伤聚焦心理治疗方法具有同等的效力（Gersons et al.，2000；Lindauer et al.，2005；Bradley et al.，2005；NICE，2005；Bisson et al.，2013；Schnyder et al.，2011）。BEPP 的与众不同之处在于：它是专门为 PTSD 而开发，提取了不同治疗流派中的有效元素，并以合理的逻辑进行整合而形成的综合全面的治疗方法。与其他创伤聚焦心理治疗方法相比，BEPP 聚焦于强烈情绪的表达（比如起源于创伤事件的悲伤和愤怒），以及看重创伤事件如何改变了个体的生活。一些创伤聚焦心理治疗方法并不认同创伤本身给个体带来了持久的改变，甚至在传递一种信息，即患者会和经历创伤之前一样。与之相反，BEPP 认同的是：个体经历创伤之后会"吃一堑长一智"，与周围的环境形成一种新的平衡。BEPP 是结构性的治疗方法，一般需进行 16 次会谈。[①]

256

本章首先介绍 BEPP 的理论基础，然后对治疗方案进行阐述，并配以案例和对特殊的挑战的讲解。接下来，我们提供了 BEPP 现有的科学实证支持。最后是结论与临床实践的建议。

二、BEPP 的理论基础

BEPP 有三个核心主题，分别是：接纳情绪，理解情绪背后的含义，面对创伤事件及其后果的可怕现实。

1. 接纳情绪

患有 PTSD 的个体一般会因创伤事件而产生强烈的情绪，持久挣扎于其中无法脱离。当使用 BEPP 治疗 PTSD 时，非常重要的一点是要学会忍受并接纳创伤导致的情绪。

> 一位 43 岁的男性给我们讲述了他 10 岁时发生的一次可怕的意外。当时，他 3 岁的小妹妹不小心掉进了挤奶机中，被切成了几块。对于妹妹的死，他一直感到很内疚，因为他自己比妹妹年长，所以他认为自己有责任阻止死亡的发生。经过想象暴露，他把妹妹的小红裙子放在腿上，终于原谅了自己，让悲痛和哀伤远去，感受到前所未有的解脱。

BEPP 的理论是基于 Mardi Horowitz（1986）的新精神分析工作提出的。像 Horowitz（1976）和 Davanloo（1987）一样的精神分析工作者试图简化精神分析治疗来治疗因负性生活事件产生的特定心理障碍（Erikson，1968）。经历创伤事件的个体

---

① BEPP 方案可以通过作者和 BEPP 网站（www.traumatreatment.eu）获取。

通常会对于自身的状态感到不安全，从而产生焦虑或负性的情绪反应。当他所处的环境因为缺乏对他的理解和关照而强化了这种不安全感时，失调的状态就会逐渐演变成长期的心理障碍。这种简化的精神分析治疗，目的是阻止状况的恶化，并找到一种方式给个体提供支持。我们把这种治疗称作危机干预和短程动力学心理治疗。

　　为了理解治疗究竟如何起作用，我们必须首先知道健康个体对负性生活事件的加工过程与患病个体的精神病理过程是不同的。Mardi Horowitz 是创伤性应激领域研究的先驱。在他的《应激反应综合征》（*Stress Response Syndromes*，1976）一书中，他提出了一个精神健康与精神病态的加工模型（见图 13.1）。

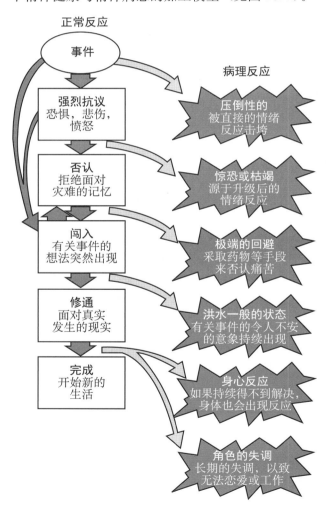

图 13.1　应激后反应的正常阶段与病理阶段

资料来源：Horowitz，1986.

　　此外，Lindemann 的研究（稍后详述）认为，失去所爱之人以及随之而来的哀 　*258*
伤可以类比于对创伤事件的处理。正常的反应通常是以强烈抗议的情绪为开端，比
如恐惧、悲伤和愤怒。在这之后，是个体的否认。他们会拒绝面对与灾难事件相关
的记忆，而这必然会引发闯入症状。Horowitz 假设闯入与回避之间存在一种动力
性的交替（Gersons，1980）。下一步就是修通，当个体开始面对现实，这一过程就
会走向完成，个体开始新的生活。从原则上说，一个人是有能力在没有专业心理帮
助的情况下处理失去爱人这一创伤事件的。

　　上图的右侧也按照顺序概括了病理反应。仔细研究会发现 Horowitz 的用词非
常有意思。个体在经历创伤事件后，直接就被压倒性的情绪所击垮。他接下来用惊
恐或枯竭来形容升级后的情绪反应所带来的冲击。忍受极端情绪的能力是 Mardi
Horowitz 关于健康个体处理创伤的关键假设。当情绪被压抑，惊恐或枯竭的状态
就会产生，从而扰乱一个人正常的生活。这与精神分析的理论是一致的：感受与接
纳情绪是应对负性事件的重要前提。这就是 BEPP 的核心假设。学习理论的核心假
设是：PTSD 是个体害怕过去发生的创伤事件会再次发生的条件反应。而在 BEPP
的理论中，这种对于创伤事件重现的非理性恐惧，是个体对于被压抑的强烈情绪的
潜意识焦虑。这就是为什么在 Horowitz 的理论中，惊恐或枯竭被解释为来源于升
级后的情绪反应。Erich Lindemann（1944）曾描述了在经历一场死亡 500 人的夜
店火灾之后，哀伤反应的多样性。他的观察并不局限于治疗室，而是直接来到波士
顿地区，将他自己作为社区的一分子，倾听哀悼的家人、朋友和同事讲述的故事。
除了正常的哀悼过程，他还描述了更多的病理路径。和 Horowitz 一样，他也认为
对情绪的否认和压抑，是不健康模式的源头。

　　2. 理解情绪背后的意义

　　在经历负性生活事件之后，忍受与接纳极端情绪是走向健康过程的核心。当个
体不再花费能量去压抑或回避，这种功能失调的高唤起状态就会消失，从而使个体
放松下来。那么因高唤起状态而对危险进行的不必要的检测也会停止。接纳像哀
伤、愤怒这种强烈的情绪，可以帮助我们理解创伤性体验对于一个人的生活以及生
命本身意义的影响。忍受强烈的情绪可以帮助我们去感受自我共情的力量，以及自
我接纳如何帮助一个人活下来并开始新的生活。仅仅记住这个创伤事件，并感受自
己在其中的无力感，不会给我们带来任何改善。然而，由于可怕的经历，与健康的
愤怒背后的潜在情绪获得联结，会激活个体对于个人边界的控制感。感受到愤怒是
非常可贵的，因为它能帮助我们接纳自身对于邪恶的反应。当一个人在可控的范围
内表达愤怒，自身的无力感就会消失，这有助于阻止我们做出攻击行为。这样，我 　*259*

们身边的人就不会被推走。通常来讲，它还可以帮助患者接触到悲伤背后的潜在情绪，从而促进与他人的联结。

尽管经历创伤之后回避情绪会有负面的结果，但是 PTSD 患者这样做是有原因的。当一个人被情绪高度唤起时，他需要别人作为自己的心理支持。在内心中保持高强度的情绪是非常危险的，会导致他们与重要他人疏离或抛弃原有的关系。研究发现，重视患者过去与现在的依恋关系，在与创伤相关的精神病理学中非常重要。举个例子，早年被父母忽视，是成年后因经历创伤事件而接受心理治疗的一大风险因素（Meewisse et al.，2011），而且预测 PTSD 的最重要的一个因素是在经历创伤后缺乏社会支持（相关综述参见 Ozer et al.，2003；Brewin et al.，2000）。当一个人经历了威胁生命的事，却又没有人愿意听他诉说这些可怕的经历，那么这个危险就会一直持续，让个体感受到前所未有的恐惧与孤独。

> 患者：儿子的事故让我无法走出来。我和妻子的关系很好，但是我好害怕有一天也会失去她。因为我逐渐意识到真正让我难受的，是担心妻子发现我的真面目，我对于儿子的死是有责任的。

> 患者：我不能允许自己去想已经发生的事情，因为这不仅没有意义，而且非常痛苦。我很想把这些全都忘记，因为如果我把父亲性侵我的事情说出来，别人都会厌恶我，我的家也会散掉。

当个体把高强度的情绪视为对自己和与他人关系的威胁时，它就会变得尤为强大，让人无力抵抗。

3. 面对创伤事件的可怕现实

一个人在创伤之后重建生活，意味着他必须面对现实，停止对当下环境的否认，即使这意味着自己可能被拒绝或被抛弃。在经历危机之后，个体会频繁地重新评估自己与他人的关系。有些人提供了自己没有预期到的支持，因而他们变得比之前更加重要；而另一些人实在让人失望，因为他们刻意地保持距离。

Lindemann（1944）也十分关注丧失所爱之人这种创伤对个体的影响。这不仅是一个人处理情绪的过程，还是个体不得不去面对他人（比如家人和邻居）反应的过程。举个例子，除了我们自己，孩子们也会想念他们已经去世的兄弟或姐妹，或是因为失去父母中的一方而表现出哀伤反应。当心爱之人离去时，我们的日常生活和规律就会被打乱。家庭成员的位置与责任也会随之改变，甚至是没有预期到的经济变化（家庭收入减少）也会带来巨大的实际问题。Lindemann（1944）基于研究提出了一种危机干预的方法，其整合了情绪处理和问题解决两方面内容，帮助家庭重新建立新的平衡。

在 BEPP 中，第一部分就是关注患者情绪的表达，这有助于消除 PTSD 症状。
第二部分聚焦于意义，即帮助患者意识到现实生活已经发生了改变。

经过想象暴露，患者通常会用这样的话来描述治疗感受："这就好像我醒过来，
重新看到了世界一样，但是看世界的角度很不同。"Ulman 和 Brothers（1988）以
及 Wilson 等（2001）指出了很重要的一点，那就是患者在经历创伤事件后，对世
界信任的丧失，以及对自己认识的改变。没有严重的创伤事件，个体体验到的世界
是持续、稳定而安全的。他也自然会相信他人，相信政府、雇员、医生和警务人
员。但是洪水、地震、车祸，甚至是人为的谋杀、强奸和袭击等类似的创伤事件，
会瓦解个体对他人和世界的信任感。所以，个体就会因为经历的悲剧而责怪自己，
认为是自己不好，没有提前准备充足，以避免这类可怕事件的发生。在创伤聚焦心
理治疗中［比如眼动脱敏与再加工（EMDR）疗法和认知行为疗法（CBT）］，这种
自责是治疗师进行认知重建的关键，目的是让患者意识到这种自责是不合理的。在
BEPP 中，这些情绪通常是被许可的，只是我们希望探索为什么患者会有这样的情
绪。帮助个体回忆童年时类似的情绪，可以促使其理解为什么他现在会有这样的解
释。回到童年不是 BEPP 的首要任务；然而，这通常有助于我们理解患者从童年期
的重要经历中形成的对他人、世界和自己的预期。Ulman 和 Brothers（1988）还描
述了创伤事件如何摧毁了个体自身的"无敌"（invulnerability）感受与幻想，以及
这些最终如何造就了现在这个破碎的自我。自责，是一种频繁的感受，它其实是个
体对失败和被蒙骗导致的愤怒感受的挡箭牌。在 BEPP 的第二部分，当丧失的痛苦
被察觉到并被理解，它会同时帮助个体重新定义自己的易感性和复原力。它还会帮
助患者建立更加符合现实的世界观：这个世界并不是完全安全的，但也并非绝对危
险的。这一点可以帮助患者觉察到，未来的生活也会有负面的体验，但同时也激励
其去勇敢享受生活的美好。创伤后成长在 BEPP 中被视为一种非常有价值的体验，
从创伤中学习，并最终克服悲伤。

从危机理论中，我们知道未知或无法预期的事故或情境通常会伴随出现一段时
间的不确定感。这会导致个体进入应激状态，甚至失控。PTSD 患者正是因为担心
危险会再度降临，所以才过度地从生活中寻找一切控制感。因而，在 BEPP 中，我
们从心理教育阶段就开始帮助患者重获控制感。通过给患者解释 PTSD 的症状是创
伤体验的后果，患者就会开始了解他们并不是疯了，而且症状本身是应对真正危险
的一种功能性反应。

在 BEPP 的发展中，我们还发现：只是和患者讨论创伤事件以及创伤体验带来

260

的情绪，就可以帮助我们更好地理解患者身上究竟发生了什么。然而，这并不会减少 PTSD 的症状。

> 患者：我已经讲过一百次我被抢劫的经历了，但这并没有帮到我。

无意识的、生动的再体验症状，通常是自发出现的，或者是被某些刺激物唤起的。这些症状需要特别的干预和治疗。关于记忆系统的理论（Brewin，2014）帮助我们解释了这些特殊的记忆。比如，PTSD 患者很容易忘记日常普通的事情，如买了什么日用品，但是他们对于创伤事件中的小细节却记忆犹新。经历创伤的个体，之所以无法忘记创伤事件的细节，是因为了解危险信息对于如何生存下来至关重要。

我们将想象暴露应用于 BEPP 中，试图将创伤性的记忆重新定义为对过去事件的记忆，而不是当下重要的事情。在简短的放松练习之后，就可以开始想象暴露了。治疗师帮助患者在闭上眼睛的状态下，回到创伤事件发生的生动情境中。这会使得患者变得紧张而害怕。仅仅是带一个人回到这种险恶的记忆中并没有用。所以，在 BEPP 中，我们会聚焦于当下产生的悲伤情绪。通常，患者会开始大哭或是表现出"沉默"的哀伤。当他们在暴露后睁开眼睛，他们会觉得伤心、疲倦，但同样也会觉得从痛苦中有所解脱，并开始试着去感受自己的情绪，慢慢做到自我共情。我们发现，回到这些生动的细节中去释放情绪是非常有必要的。一般在第 4～6 次会谈中，我们会采用暴露技术。我们随着事件的发展顺序去了解细节，直到每一个有情绪负荷的时刻都得到处理。最后的结果就是，患者会对已经发生的事情感到悲伤，但是这种悲伤再也不是难以承受的。这与其他创伤聚焦心理治疗（比如 EMDR 和 CBT）有同样的疗效。但是，暴露的方法在这三种 PTSD 治疗体系中略有差别。三种体系都需要患者回到事件发生的最糟糕的意象中。CBT 通过反复直面创伤记忆，消除对其的恐惧感。EMDR 也需要患者反复直面创伤记忆，只是通过视觉和听觉的注意力分散来进行治疗。治疗师报告说，这些形式的暴露通常会伴随着患者的哭喊或悲痛；在 BEPP 的假设中，这些情绪是不必要的。

三、BEPP 的方案

BEPP 的方案由共 16 周，每周 1 次 45 分钟的会谈组成。会谈的顺序与结构如图 13.2 所示（Gersons & Olff，2005）。

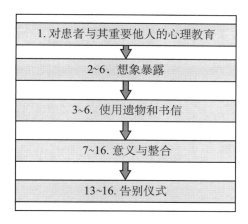

图 13.2　BEPP 会谈的顺序与结构

重合的数字表示多种治疗元素需要在同一次会谈中同时作为重点。在实际应用 *262* 中，不同模块所需的会谈次数可以根据个案的复杂性以及治疗师的经验来具体决定。

1. 第 1 次会谈：心理教育

心理教育是一种非常有力的工具，可以帮助患者理解创伤事件与 PTSD 症状之间的关系。我们会为患者解释，PTSD 症状是一种在个体遇到危险时出现的正常的心理与生理状态，但是当威胁消失时，PTSD 症状就是非功能性的，会使个体枯竭。举个例子，一个人因为担心踩到地雷而避免走在草坪上，这一行为在阿富汗这种战争地区出现是正常的，但是在其他和平地区出现就是非功能性的。大多数症状是不受意识和无意识控制的，它们被诱发通常与过去的创伤体验有关。个体会处于高警觉的状态，易激动，受到惊吓就会没法正常睡眠或是完成日常的活动，因为身体会认为当下还在经历危险，所以无法放松，也无法有安全感。通过向患者解释 PTSD 症状是经历创伤事件后的正常反应，患者会开始了解到他们并不是疯了，他们的症状是面对真实危险的功能性反应。回避创伤刺激物，使患者压抑自己的情绪，在短期看似颇有成效，但长期下来却会产生反作用。当经历创伤的个体想要处理创伤，那么去感受、接纳并理解自己那些强烈的情绪，就是十分必要且有益的。个体反复地回忆起创伤事件并被难以承受的感受所淹没，就好像创伤事件会再次发生一样，让个体感受到自己的无力，并且迫切地需要获得控制感。心理教育可以帮助个体重获控制感。所有第 1 次会谈（有时是第 2 次）的任务，就是为患者解释 BEPP 方案的原理。想象暴露、写信任务、创伤纪念等技术，是治疗师带领患者重回创伤体验的工具，目的是让患者去感受和接纳自身强烈的情绪，并将它们与创伤联结起来。它关注悲伤、哀伤、愤怒、憎恨、羞耻、厌恶与恐惧等情绪。这一阶段之后（通常是很强烈的情绪体验），我们就可以向意义寻求阶段过渡了。患者会了解到：世界并不是像我们想象的那样安全，我们也并非无懈可击。患者重新相信他人确实会需要一些时间和努力。告别仪式也会再一次让患者直面与创伤相关的可怕记忆，以及面对治疗结束的感受，最后一起庆祝患者回到正常的生活中去。事实上，这也是一个过渡阶段：为了结束治疗并帮助患者在没有治疗师的情况下继续前行。我们会预期到，患者的情绪会被不同阶段的治疗激活，也许会使治疗变得困难，特别是在想象暴露阶段。因而，在创伤治疗中，脱落是一个非常值得关注的问题（Bisson et al.，2013；Schnyder，2005；Bradley et al.，2005），治疗师要特别注意患者的回避行为，患者的回避行为可能是一个陷阱，强行推进可能会导致患者脱落。在这第一次心理教育会谈中，治疗师也可以邀请患者的重要他人一起参与会谈，因为他们通常在患者的生活中扮演着支持者的角色。同时治疗师也会提醒患者：当他们感到非常痛苦或想要结束治疗时，可以以何种方式联系治疗师。

263

2. 第 2~6 次会谈：想象暴露

接下来的 5 次会谈，我们的目标是使用想象暴露、创伤纪念和写信任务等技术，帮助患者接纳和表达内心的情绪以处理创伤过程。在想象暴露的过程中，患者闭上双眼，重新以当事人的身份、现在时的状态面对创伤。在进行想象暴露以前，会先进行简单的肌肉放松与呼吸放松训练，以帮助个体聚焦并集中注意力。在每一次会谈中，我们会按照时间顺序去"经历"一小部分创伤场景。治疗师会帮助患者通过聚焦于感官信息，去体验这些感受，并为之下一个定义。比如，现在发生了什么，患者看到了什么、听到了什么、感受到了什么，又想到了什么？这些有高情绪负荷的时刻，通常是在想象暴露的环节中出现的。这些所谓的"热点"，可以通过多种方式被治疗师识别出来，比如加速叙述故事而缺少细节、改变主语或是突然睁开眼睛所导致的患者在声音、肢体语言上的变化。治疗师的责任是在遇到这种时刻的瞬间，发现"热点"，对患者的感受做出反应，如果有必要的话，还可以放慢暴露的进程。

在暴露过程中，情绪唤起必须保持在最佳水平，这样患者才能通过情绪处理创伤，并对自身的反应加以理解。

当情绪唤起过低，比如在解离状态下，信息加工就不会出现任何变化，因为此时患者没有情绪。为了帮助患者意识到他们的感受，治疗师应注意提示患者聚焦于感官信息。在这样的提示下，患者就会聚焦于自己对于情绪的身体觉察，从而建立自己与情绪之间的桥梁。

患者（以平静的声音说）：他就直接抢了我的包，然后走掉了。

治疗师：在这里停一下，我们倒回去。看着他，当他抢你的包时看着他的脸。你看到了什么？

患者：他的脸上没有任何表情。他的目光甚至没有生机。

治疗师：你看起来有点颤抖。你现在有什么感受？

患者：我非常害怕。

治疗师：关于他的外貌，是什么让你这么害怕？

患者：就好像我对他而言一文不值。只要做错了一步，他就会开枪杀了我。

当情绪唤起过高，信息加工也会停止，因为它阻断了个体进行逻辑思考的可能性。在这种情况下，治疗师需要帮助患者标记当下的情绪，以抑制情绪唤起。当对患者的情绪做出反应以后，治疗师需要使用一种新的角度，目的是让情绪以一种可控制的方式被患者感受到。当需要压制悲伤情绪时，治疗师可以借鉴下面这个例子：

患者：我的心脏跳得好快。他试图遏制住我，我觉得自己好无力。我好害怕死去（静默地哭泣）。

治疗师：你差一点就死了？你非常害怕。意识到你经历的这一切，非常痛苦，对吗？

当需要压制攻击性时，治疗师可以借鉴下面这个例子：

264

患者：我今年 12 岁，我被这个男人完全压制住了。我一动也不能动。我没有选择，只能让他做他想做的（患者在颤抖）。

治疗师：他比你强壮很多。你因为他对你做的事而颤抖。所以你很憎恨他，是吗？（停顿）

BEPP 的一般任务是将患者的视角从恐惧情绪中扭转，并不是聚焦于真实创伤事件中的经历，而是聚焦于当下的悲伤感受。我们可以通过让患者从当下往回看当时的恐惧体验，来做到这一点。这样做的结果就是，创伤会被体验为是在过去发生的，它与当下的闪回不一样，闪回缺少具体内容，且让患者以为创伤事件在当下也正在发生着。通过暴露，患者通常会想起创伤中那些被忘记的细节，并且从一个新的视角来看待创伤事件。

在 BEPP 中，我们聚焦于创伤事件对患者的意义，尤其是患者对自我的感受和对他人的感受。既然我们的治疗目标不是让患者对恐惧习惯化，或是降低患者对刺激的唤起水平，那么暴露就不应该过长。我们用会谈的前半部分进行想象暴露，用会谈的后半部分详细讨论患者在暴露过程中意识到的内容。

在想象暴露之后，患者会感到伤心和疲惫，但同样会觉得有所解脱，因为他们开始理解自己的痛苦。回忆起在创伤事件中有多么无助确实会让患者感到非常难受，但它同时也帮助患者开始意识到自己别无选择，只有像当初面对创伤一样做出反应。这对于修正个体的内疚感和自责是非常必要的。当丧失了曾经珍视的信念，特别是安全感和能掌控自己的自我感的幻灭，个体必然会有悲伤的感受。

如果在治疗关系中出现拒绝和疏远，那么重新面对创伤就是经历二次创伤，此时个体的情绪唤起会很高，而且依恋的需求也会随之增加。在治疗中，患者经常会面对点滴的可怕体验。通常，患者会非常注意治疗师听到创伤故事后的反应。患者对治疗师反应的解释会影响到患者认识创伤的意义。比如说，患者讲述了自己被性侵的经历后，看到治疗师的表情有厌恶之意，那么这就会肯定患者之前的假设：他们是被人嫌弃的。反过来，当这一创伤事件确实非常可怕，治疗师露出肯定的表情，也可能会被患者理解为：这个创伤事件太残忍、太恐怖，任何人听到都会毛骨悚然，因而患者还是无所适从。在 BEPP 中，治疗师使用自己的情绪作为向导，以理解患者内心的状态。治疗师通常会用自己的情绪来鼓励患者，将他们的恐惧正常化，以下就是一个例子：

> 治疗师：我听着你给我讲的故事，身上都起鸡皮疙瘩了。我很有感触。你愿意把曾经发生的这些恐怖的事情告诉我，真的是非常勇敢。

当治疗师对发生的事情表达共情，患者也许会开始哭泣。治疗师的任务就是留在当下并陪伴着患者，因为这一时刻可以成为重大的转折点。当身边有关心自己的人时，哭泣会带来解脱。它为患者打开了一扇窗，使他能从一个新的角度与他人建立依恋，不再是拒绝和抛弃，而是有诚意地靠近。曾经在患者最需要的时候，安慰和支持并不可得，现在患者第一次能够并且愿意与他人建立联结，而且不需要通过长篇大论就能获得控制感。这样的结果最终就是创伤失去了它本来的强度。

3. 第 3～6 次会谈：使用遗物与书信

另一种帮助患者通过接纳并表达情绪来处理创伤的方式，就是使用遗物和写信的技术。遗物在创伤的情境中有着特别的意义，就像公示、报纸上的文章、图片或是衣物等，个体曾经使用过一段时间，而后被收藏起来保存数年，尽管被储藏的地方通常不在个体的视线范围内。把这些遗物带到治疗室中，可以帮助我们打开新的视角，让创伤重获新生。我们会邀请患者说一说，当他们看着这些物品或把它们拿到手里时，这些遗物对他们的意义是什么。

> 患者：在那次暴力事件发生之后，我经常用这个包，因为我想要克服自己的恐惧。但是包上细微的血渍让我感到很羞耻，所以就不再用这个包了。也许别人根本看不到这些血渍，但我却因为曾经发生过的事情，觉得非常羞耻。就好像我只是给别人祭祀的一只野兽而已，我无关轻重。我现在还是有这样的感觉，这就是为什么每当别人认为我应该为他们做什么的时候，我会特别愤怒。

进一步去探讨强烈情绪对个体的意义非常重要，从想象暴露过渡到使用遗物是我们推荐的一种方式。治疗师可以先建议患者从写信任务开始。这封信，可以是写给某一个人或某个组织，患者可以表达他们被压抑的情绪（比如愤怒或者哀伤）。这封信可以是永远不会寄出的信，所以患者不用有所保留。用文字将创伤的意义写下来，可以帮助个体增进自身对情绪的接纳，并面对现实以及创伤的后果。如此，写信任务就会带来自我共情，促使患者去做出反应来保护自己。同时，如果患者更喜欢绘画这种表达方式，那么治疗师也可以考虑用绘画替代写信任务。

在压抑愤怒的案例中，我们可以建议患者写信给制造创伤事件的人，比如犯罪者。然而，我们应该注意的是，PTSD 患者也经常会因为在创伤后没有得到预期的支持而感到冲击，他们通常期待提供支持的对象有家人、朋友、同事、雇主、警察、政府官员或是路人。因此，患者通常会写信给并不关心此事的人。

在压抑哀伤的案例中，我们可以建议患者写信给因创伤事件离世的人。

> 患者写道：亲爱的 Jon，每当我看到桌子边上你常坐的那把椅子，我的胸口就撕裂般地疼。我还是每天为你摆好桌子，想象着你还在我身边的样子。我继续活着让我觉得很内疚，你走之后我失去了生活的意义。

266

4. 第 7～15 次会谈：意义与整合

在治疗的第一部分，我们集中精力于患者的情绪宣泄与接纳，这对于随后减轻 PTSD 症状非常有效。接下来，患者就会比较放松了，就有能量接受更重要的第二部分，我们把这一部分命名为"意义域"。创伤事件不仅带来了害怕和恐惧的感受，而且会挑战个体对他人、对自己，甚至是对整个社会的信任基础。因而，个体不得不重新定义自己、他人以及社会。这个世界再也无法安置天真无邪般的信任、道义与忠诚，甚至是更高的斗志。与丧失相反的是，这个话题通常会变得比以往更加重要，成为信念系统的核心。这就是为什么我们说患者可以从创伤经历中有所学习，通过观察结果并将改变了的人生观和世界观进行整合，从而给予创伤经历更加丰富的意义。这就是创伤后成长。通常情况下，患者会将创伤体验与童年的重要生活事件联系起来，那些记忆与创伤相似，个体如何应对恐惧的方式也如出一辙。我们同时关注患者在日常生活中的改变，即当下真实生活中社会功能、工作、个体与他人的交往方式方面的问题。此外，我们鼓励患者去发现更为基础的问题，这些问题涉及他们的核心信念、应对方式、生活中的选择与改变等。

5. 第 16 次会谈：告别仪式

在最后一次会谈中，我们需要带领患者对治疗过程做一次回顾，以巩固治疗效果，并为防止复发提前制订计划。为了给治疗收尾，特别是帮患者对他生活中的困难时期做个了结，我们强烈建议进行一个告别仪式。在告别仪式中，患者和他的家人再一次重述创伤事件以及它的后果。患者可以哀悼他失去的东西，并分享他所收获的东西。这一仪式可以帮助患者加深对创伤意义的理解，发现它其实是公平的。治疗师会鼓励患者和他的家人一起制订未来的计划，因为此刻是治疗师退出患者的生活、让他人介入的时候了。在仪式中，患者通常会烧掉那些遗物，以及他们在治疗中写过的信。通常，他们还会拟一份发言稿，在家庭聚餐的时候，对着亲人大声朗读出来。这个仪式同时也为治疗和治疗关系画上了句号，就好像这是一个过渡：向重要他人展示他们现在已经感觉好多了，再也不会被过去所纠缠。他们准备好了迎接新生活。

267 **个案描述**

B 先生是一位 45 岁的警察，同时也是一名退伍军人。他已婚，有 5 个孩子，而且是大家公认的值得信赖的人。他在工作中经历了许多危机事故，但他都能够应对。然而，自从他五年前因为逮捕非法难民而被卷进一场事故后，他就开始出现闯入的症状，并且经常做噩梦。他感觉自己的情绪很不稳定，做事鲁莽，而且连续值班会影响到他的社交生活和工作。经过临床评估，他被诊断为 PTSD，并开始接受 BEPP 治疗。

心理教育

B 先生和他的妻子都参加了第一次会谈，内容为心理教育。B 先生自己意识到，他总是持续处于高警觉状态，但事实上真正的危险早已过去。他感觉自己被创伤缠住了，而且这件事阻碍了自己去关注 5 个孩子。因为自己没有精力处理工作，而让下属感觉失望，他还因此而内疚。B 先生还说，他回避去讲这场危机事故的一个原因就是，他不想让别人为他担心，也不想成为别人的负担。他的妻子由于经历了很缺少安全感的童年，所以她也同样意识到了自己身上的 PTSD 症状。她一直在与过去的自己做抗争，并接受过几次治疗，但都以失败告终。她非常支持 B 先生接受治疗，而且当她得知这一疗法针对特定的目标具有预定步骤时，她既惊讶又高兴，因为这与她曾经接受过的其他非结构化的治疗有很大差异。B 先生也说，他对治疗很期待，尽管他听治疗师说了整个过程可能会有较大的情绪冲击。他想要尽快攻克现在的难关，这样才能更多地为家人和同事提供支持。

想象暴露

在接下来的会谈中，首先进行简短的放松练习和呼吸练习，然后进入想象暴露的环节。因为 B 先生为了会谈不迟到从单位匆匆赶来，这个练习正好帮助他将注意力从赶路转移到此时此刻。在想象暴露的过程中，B 先生回忆起他是多么不情愿挨家挨户地搜查，去逮捕那些非法难民。他做了他不得不做的，而且协助他的小队进入了一个可疑的公寓。就在他们进门的那一刻，一名男子从阳台上跳了出去。B 先生马上跟出去，发现这名男子正紧紧抓着六楼的栏杆。

B 先生：在我和他之间有一道玻璃窗。我看到他就悬在那里，我很担心他会一不小心手滑，然后掉下去。但我又不想吓到他，可是我必须根据紧急情况做出反应。

治疗师：看这名男子的脸，你看到了什么？

B 先生：他正看着我的眼睛。我看到了他脸上的惊恐，但好像当他往下看时又流露出一种决心。我看到他谨慎地松开了手，掉了下去。

治疗师：你对他主动跳下去这件事，现在有什么感受？

B 先生：我的力量似乎也跟着他一起走了。我就好像被钉在那里，动弹不得。我看着他从阳台上坠落，跌跌撞撞地落下，就像一只破碎的布偶一样。我完全失去了力量。

治疗师：我看到你现在跟我讲述的这个故事，让你很有感触。

B 先生：我知道他活不了了（用手捂着他的脸哭泣）。真的没必要这样。

在想象暴露之后，B 先生觉得非常伤心。他同时也觉得有所解脱，因为他意识到那位男子是自己决定跳下去的。他回忆起来他的双手并没有打滑，而是主动松开，这让 B 先生觉得少了一些责任。在下一次会谈中，想象暴露从上次

268

217

停止的地方继续进行。B 先生回忆起自己当时有跑下楼梯，尽管他知道那名男子很可能救不回来了。当他看到那名男子像一堆骨头一样摊在地上时，他的感受是万分恐惧。他知道救援队抢救也无济于事了。他最后的工作就是保护路人别看到这一悲惨的场景。当周围的居民看到死去的男子时，他们把愤怒转向了B 先生和他的同事。经过想象暴露，B 先生说出当时人群的愤怒的确伤到了他，他当时就对所发生的事情感到内疚和羞耻。B 先生继续说，他厌恶工作中的这部分，因为他不得不追捕那些不是罪犯的人，他们仅仅是避难者。这就好像他在猎杀无辜的人，而这些无辜的人往往是因为战争而感到恐惧才落得如此。他是整个行动的指挥人员。但是由于新的政策，他们不得不采取更严苛的行动，因而难民变得非常害怕警察。

使用遗物与书信

　　因为治疗师的要求，B 先生在接下来的治疗中带来了一份遗物。它是报道那名男子死亡的新闻报纸，而且报道上声称事件的发生完全是因为警察是种族主义者。B 先生觉得这太不公平了，被看作是种族主义者让他感到愤怒。他的妻子就是深肤色的人，他们的婚姻非常幸福。此外，事故发生之后，当地居民在事发地点挂起了横幅，咒骂警察是废物。B 先生说，最糟糕的是，他的上级一点都不愿意袒护他。他们没有通过媒体澄清事件的详细始末，或是撤下横幅把事发地作为纪念死者的场所。自那以后，他穿上制服走在街道上就感到格外不安，好像他能接收到群众的愤怒一样。作为那次会谈的作业，B 先生给他的上级写了一封信，因为他认为上级应该对这件事负责。这件事让他想起当年自己在南斯拉夫服役时的无助感，那时他没法去争取自己的安全和权利。B 先生和他的治疗师共同决定，将这个重要的话题放到治疗后半程的意义寻求阶段。他还写了一封信给部长，因为他觉得部长应该为难民政策负责。这些信件帮助 B 先生表达了他的愤怒。最后他还写了一封信给死去男子的母亲。他表达了他的哀悼与悔恨。他从没想过事情会发展到如此地步。这三封信帮助他把自己的思想意识清晰地表达了出来。他现在加入了一些组织，去保护那些需要帮助的弱势群体，以为创建一个更加安全的社会做出一份努力。渐渐地，B 先生觉得他已经从之前困扰他的情绪中一步步解脱了出来。

中期评估

　　在第 7 次会谈中，B 先生说他现在的睡眠质量已经好多了，而且感到比以前更加轻松。他的思绪不再被那件事过多地纠缠，现在是进入治疗下一个阶段的时候了，去寻找并整合创伤在他生命中的意义。

意义与整合

在接下来的几次会谈中，我们讨论了在南斯拉夫战争期间他参与的任务，因为这是他生命中非常重要的一段时期。他当时就感受到在很多情形中自己都很无力，而且开始知道依赖上级往往是没有用的。这改变了他对权威的看法，权威们看似是在为民众提供安全的环境，实则相当无视民众的需求，一点也不考虑下级的福祉。同样，当他们被设置路障的人洗劫一空时，上级不让他们采取任何措施。他们虽是军人，但却可以随意被无法无天的人忽视或羞辱。当时的情境促使他更加努力地工作，所以当他自己是行动总负责人时，会更加负责任、有担当。眼下的工作再次出现类似的情境，让他觉得特别苦涩，因此他决定再也不参与到这类自己无法掌控、只能听命令的行动之中。

在第 10 次会谈开始的一小时以前，会谈被取消了。因为 B 先生的妻子打电话来说，由于连值了两班，B 先生还在睡觉。这是 B 先生第二次因为要帮别人而取消会谈了，治疗师觉得有必要将这个话题作为议程在下一次会谈时进行讨论。

B 先生说他总是先考虑别人是否需要他帮助，因为感觉到自己不胜任，而且有责任帮忙。这是他的第一要务。然而，作为警队的负责人和 5 个孩子的父亲，这意味着他很难找到时间放松。与此同时，当他感觉不好时，他可以将注意力转移到需要帮助的人身上。同时他也意识到，在过去的五年里，他真的是异常忙碌，每天为别人谋福利的同时，自己觉得越来越找不到警察这份工作的意义。他想要改变自己的行为模式，因为他的行为恰好就是对意识到自我形象受损（不胜任的个体）的防御。他现在发现，自己通过帮助他人而收获的感激之情，正是他平衡自我形象的方式，让自己感觉不那么缺乏胜任力。然而，他为别人解决一切问题的模式让他自己很受挫，也导致了过去五年来的精力耗竭。在接下来的几周里，B 先生不再过多地为他人承担责任。一个积极的连带效应就是，B 先生现在可以更好地倾听别人，再也不会过度焦虑，想要把所有事情都纳入自己的掌控之中。当别人表明事情已经解决了，而他还有想往前冲的冲动时，B 先生就会意识到别人也可以自己承担责任。当他看到孩子们开始承担起家里的一些责任时（这之前一直是 B 先生做的），他对孩子们的看法也有了改变：不再是无药可救而是可以依靠的好孩子。他现在不会再因为没有帮助别人而感到内疚了，因为他开始学会依靠他人，相信他人有能力完成工作。

告别仪式

治疗进入了尾声，作为告别仪式，B 先生和他的妻子来到了当时的事发地。他们进入公寓，走到了五年前那名男子坠楼的地方。他在这里告诉了妻子当天发生的事情，他感觉到自己心跳加快，但这种感觉又很舒服，因为他愿意和心爱的人分享这一重要事件。那一天，他与妻子共进晚餐。他告诉妻子，自己计划申请警察局的另一份工作，去帮助罪犯重新规划人生。

6 个月后随访

半年之后，B 先生说他现在感觉很好。他不再受 PTSD 症状的折磨。他觉得很轻松，尽管他的生活依旧是忙碌且苛求的。他换了工作，他的妻子也决定为自己寻找心理治疗。妻子对未来充满希望，现在她看到了丈夫更加积极的一面。

四、特殊挑战

通常来讲，治疗师在使用 BEPP 进行治疗时，会遇到以下几种挑战。

1. 想象暴露时对创伤进行选择

患者通常会报告有多重创伤。我们没有必要对所有创伤进行想象暴露，而且这样做也没有意义。再体验的症状以及当下最困扰患者的记忆的内容或主题，可以帮助我们更好地选择正确的创伤经历进行分析。患者自己通常会选择最糟糕的一段经历，同时也是最能影响当下恐惧的经历。当然，有的时候也可以对一个或两个创伤经历同时进行暴露，不合理的恐惧反而会消失。其他不同种类的创伤事件的影响和意义，可以在治疗的后续阶段（意义寻求阶段）进行更加充分的讨论。

271　　2. 理解原理非常重要

PTSD 患者通常很难集中注意力，而且如果患者在治疗前的言语记忆测试中表现很差的话，治疗似乎很难起到作用（Nijdam，2013）。如此，就需要我们在心理教育和治疗原理上面下功夫，一次一次地重述原理，并在不同的模块中进行叙述、书写和观察。在想象暴露的过程中，非常重要的一点是，我们需要让患者理解再体验创伤经历的目的是什么。治疗师会检查患者是否理解了治疗的原理，为什么忍受并接纳与创伤相关的强烈情绪如此重要。如果患者在想象暴露环节中持续地回避强烈情绪，那么治疗师就有必要再一次向患者解释，压抑强烈的情绪是由于患者当下的恐惧。治疗师会鼓励患者去探讨为什么总是回避情绪。在最差的情况下，如果在当下患者确实不适合治疗，那么患者和治疗师可能会同时决定停止治疗。

3. 回避写信任务

患者可能会拒绝写信给应当为创伤事件负责的人，或是拒绝写信给那些在创伤之后让他失望的人。治疗师有必要去探寻患者回避的原因究竟是什么。害怕被愤怒情绪压垮或是接下来做出自己无法控制的事情，是一个可能的原因。意识到这种恐惧，可以帮助患者开启写信任务。当患者认为触及愤怒可能会伤害到自己或他人的时候，会谈内的写信任务可以帮助他们表达愤怒、释放压力，从而感受到安全。另一个回避写信任务的原因可能是强烈的内疚感和自责，而并非对他人的愤怒。在治疗中面对并讨论这些感受是非常重要的。患者可能会写这封愤怒的信，好像他们是一个捍卫自我的倡导者。当然信件也可以写给自己，批评自己做错的地方，预防自我膨胀。

> 患者写道：写给我心中那个指责的声音，不要再骂我了。我知道，我在Sarah出事时自己却逃跑了。如果我可以让时光倒流，并掌握我现在所知道的信息，我的做法会与当时完全相反。当时我认为最好的选择就是先逃开然后寻找帮助。Sarah死了，我真的很难过。我每天都在想念她。这让我很痛苦，而且你每天指责我，让我更加难过，好像是我害死了Sarah一样。你说我自私，这一点很不公平。它把我拉下了深渊，让我感到害怕，不敢再接近别人，因为别人会有一种印象，即我对于每一个人都是有危险的。我的确关心他人，而且我一直都是这样的。不要再来烦我了，你确实影响到了我和我爱的人。

有时，患者喜欢先写一封信来表达自己对已故者的哀伤。同样，写信任务可以帮助患者根据时间发展的顺序进行回忆，并将所有细节联系起来。

272

4. 治疗师的技能

BEPP需要心理治疗师有特殊的技能。治疗师的角色，在治疗的开始阶段像是老师，然后是倾听者，帮助患者把他经历过的事件视觉化，同时共情患者的感受。同时，给患者提供希望和下定决心的力量，去克服恐惧并在治疗中建立信任，也是十分重要的，尤其是当治疗强度对于患者而言有点难以承受的时候。在BEPP中，面对创伤的可怕的细节确实非常难熬，患者所感受到的无力感和绝望的心情也许会传递给治疗师。在意义寻求阶段，治疗师要转换成能在与患者的互动过程中表达理解、提供解释的角色。治疗师和患者的思考与互动，会形成对创伤事件的新的理解，并找到合适的解决方案。最后，治疗师应该表现出对患者的信任，并结束治疗。因为患者通常会很看重治疗关系，所以结束治疗关系，让患者一下子失去这种联结会有些困难。患有 PTSD 的人，不再是一名患者，他会继续生活下去，积累更多生活经验，对他人的信任度越来越高，越来越有能力去应对未来生活中的困难。正是这一过程的丰富性，使得 BEPP 成为一种有价值的治疗方法，尤其是对那些希望将创伤事件的处理过程进行得比较深入且贴合实际的人而言。此外，与创伤处理有关的人际过程和社会情境也是我们关注的议题，在 BEPP 的不同阶段，治疗师可以邀请患者的重要他人加入会谈一起讨论。

五、BEPP 研究

1. BEPP 在警察群体中的应用

由于 BEPP 最初是为了警察而设计开发的，所以它的治疗有效性也首先在这个群体中得到了验证。在一个随机对照试验中，研究者招募了 42 名警察参与研究，结果表明经过临床评估并接受 BEPP 的实验组的 PTSD 症状与等待组有显著差异（Gersons et al.，2000）。而且 3 个月后的追踪结果显示，实验组的 PTSD 症状还在持续改善。与等待组相比，BEPP 对于 PTSD 的治疗效果有很高的效应值（Cohen's d 达到 1.30），而且对帮助患者回归工作、临床评估的场所恐惧症，还有一些自评的症状，都有显著疗效。研究中没有患者过早地退出治疗。

在治疗效果得到验证之后，BEPP 成了警察队伍中 PTSD 患者首选的一线治疗方案，尤其是那些在心理创伤诊断中心警察门诊部（荷兰警察创伤相关精神健康问题研究中心）就诊的警员。我们对中心现存的近 16 年的数据进行了分析，结果显示接受过 BEPP 的 96％的警员，在治疗后不再符合 PTSD 的诊断了（Smit et al.，2013）。这一研究因而证实了 BEPP 在警察人群中是非常有效的。60％的警员报告说，他们在经过治疗之后还有一些残留的症状。其中最常见的残留症状是难以集中注意力，大约 16.4％的警员在接受治疗后还留有这一症状。

2. BEPP 在一般门诊群体中的应用

由于 BEPP 在患有 PTSD 的一般人群中的应用越来越广，创伤事件也不仅局限于一两种，因而研究者又进行了一次随机对照试验，从一般的门诊部招募了 24 名患者参与。Lindauer 等（2005）在治疗前后都对患者进行了测查，结果发现无论是 PTSD 诊断还是症状得分，BEPP 组与等待组都存在显著的差异，而且效应值非常大（Cohen's d 为 1.62）。在治疗前或治疗中一共有 5 人脱落。除了减轻的 PTSD 症状，BEPP 对于自我报告的焦虑症状也有显著的治疗作用。本研究中，BEPP 组与等待组在自我报告的抑郁症状、请病假的次数和人际关系的问题上没有显著差异。

瑞士苏黎世的一个独立研究团队，进行了一个针对 30 名 PTSD 门诊患者的随机对照试验，首次比较了 BEPP 与最低程度的关注治疗的效果。除了重复出 BEPP 对 PTSD 的临床有效性，该研究还发现治疗效果非常稳定，即使是在结束治疗 6 个月之后（Schnyder et al.，2011）。治疗效应值也非常高（Cohen's d 为 1.5）。在试验中，实验组和对照组在自我报告的抑郁症状、一般焦虑症状和创伤后成长几个方面都有显著的差异。作者认为实验组患者创伤后取得更大成长要归因于 BEPP 治疗的第二阶段：聚焦于意义寻求与整合。

到目前为止，最近的一次随机对照试验招募了 140 名门诊患者，比较了 BEPP 与另一种创伤聚焦心理治疗方法，即 EMDR 疗法的差异。两种治疗都在临床环境中进行，但允许会谈的次数根据患者康复的情况进行调整。平均下来，实验组患者共接受了 14.7 次 BEPP 会谈，每次 45～60 分钟；对照组患者共接受了 6.5 次 EMDR 会谈，每次 90 分钟。结果发现，在改善 PTSD 症状方面，BEPP 与 EMDR 疗法有同等的疗效，但是症状改善的速度却有很大差异（Nijdam et al.，2012）。在调整了因会谈时间带来的差异之后，我们发现，相比 BEPP，EMDR 疗法在改善患者自我报告的 PTSD 症状方面速度更快。两种治疗的脱落率相当，大约为 30%。考虑到研究中的 BEPP 治疗是精神科医生在临床培训中进行的，所以可以证明：在即使治疗师较为缺少治疗经验或创伤治疗特长的情况下，BEPP 依然有效。两种治疗都在自我报告的 PTSD 症状（BEPP 的 Cohen's d 为 1.55）和临床评估的 PTSD 症状（BEPP 的 Cohen's d 为 1.95）上有较大的效应值。接受了 BEPP 治疗的患者中大约还有 14% 的人依然符合 PTSD 诊断。但是 BEPP 在自我报告的抑郁症状、一般的焦虑症状上有很大的效应值，而且治疗对于共病的重性抑郁症和非 PTSD 的焦虑障碍也有积极的作用。经过 BEPP 和 EMDR 治疗，患者的记忆与执行功能得到了显著的改善（Nijdam，2013）。

一个小型的初步研究考察了关注"热点"对于 BEPP 治疗效果的影响。研究者将想象暴露会谈中的"热点"进行了编码，根据手册归类为 10 个成功的和 10 个不成功的 BEPP 治疗。我们发现，无论是成功还是不成功的 BEPP 治疗，"热点"的数量并没有显著差异，但是在成功的治疗中，"热点"通常是由治疗师提到的（Nijdam et al.，2013）。此外，我们还发现"热点"的一些其他特征，比如能听出来的情绪的改变，这些更多地出现在成功的治疗中。尽管我们不能从中推论出因果关系，但我们至少可以得到以下结论：成功的 BEPP 治疗需要不断重复那些创伤记忆中的艰难时刻，观察想象暴露中"热点"的特征。这不仅在 BEPP 治疗中很重要，在其他创伤聚焦心理治疗中也是十分重要的。

3. 神经生物学研究

Lindauer 和同事（2005）在随机对照试验中，评估了接受 BEPP 治疗前后，个体的神经生物学指标。研究共招募了 24 个普通 PTSD 患者、15 个患有 PTSD 的警员、15 个经历过创伤但不符合 PTSD 诊断的个体，邀请他们听几段个人自述性的录音，分别是中性的、有压力的和与创伤相关的内容。Lindauer 等（2004，2006）测量了他们的心率、血压以及在听录音时的主观焦虑程度。与健康对照组中的个体相比，普通 PTSD 患者和患有 PTSD 的警员在听创伤自述时，都出现了非常高的心率。而接受过 BEPP 治疗后，普通 PTSD 患者在听创伤自述时的心率就恢复正常了，而等待组中的个体还是呈现出高心率。普通 PTSD 患者还在接受 BEPP 治疗前后，边听创伤自述，边接受创伤脚本驱动的 PET 扫描，以考察大脑的功能性改变。Lindauer 等（2008）发现，在接受 BEPP 治疗之后，前额叶和颞叶中一些与 PTSD 相关的区域确实发生了显著的改变。更高级的大脑皮层主管关于情境的意识性思考并做出完整的判断，似乎重新获得了对边缘系统（负责在危险情境中迅速做出反应）的控制。在另一个针对普通 PTSD 患者的研究中，研究者评估了患者在接受 BEPP 治疗前后，血浆中的神经内分泌相关指标。成功的 BEPP 治疗促进了抗压激素皮质醇的分泌（Olff et al.，2007）。皮质醇的功能是通过大脑的负反馈通路来抑制应激反应。它也能调节个体的躯体功能，因而对于长期的应激调节非常重要。

275

六、结语

PTSD 的短程折中心理治疗提供了一种有效、可信的方法。由于 PE/CBT、EMDR 和 BEPP 的治疗效果相当，我们就需要考察其他因素来判断究竟哪一种疗法是最适合提供给患者的。精神健康中的阶梯治疗原理可以应用于此。当一个人一生稳定，却因为一个单一的事件而患上 PTSD，那么我们可以提供短程的创伤聚焦心理治疗。如果创伤事件的影响非常严重而复杂，而且个体需要/想要从中有所学习，那么 BEPP 就比其他创伤聚焦心理治疗更加适合。如果患者的临床症状更加严重，且存在共病情况，那么我们建议患者在诊所接受 BEPP 治疗与团体治疗相结合的治疗方案。

第14章 情绪和人际调节技能训练叙事疗法

Marylène Cloitre

Janet A. Schmidt

　　有一位老兵，现在已经是一名成功的职业人士了，他回顾了自己在越南战争中作为战俘的一段时光。他形容自己是一个年轻无畏的飞行员，完全能够掌控自己和机器，他是自己和机器的主人。然而当其被捕遭受殴打后，他发现自己的手臂多处受伤，甚至连一根手指都抬不起来，他的战友们就轮流喂他吃东西，战友们就这样帮助他度过了好几个星期。如果没有战友们的帮助，他就无法活下来。这件事情之后，他对自我与他人的关系的理解有了非常大的转变。他说："以前，在蓝天上，我独自一人，我觉得自己是无敌的，但是现在我才意识到，没有彼此，我们什么都不是，我们不能没有彼此，没有了彼此我们就无法过最平淡而简单的生活。"

M. Cloitre（✉）

Division of Dissemination and Training，National Center for PTSD，

Menlo Park，CA，USA

Department of Psychiatry and Child and Adolescent Psychiatry，

New York University Langone Medical Center，New York，NY，USA

e-mail：marylene. cloitre@nyumc. org

J. A. Schmidt，PhD

Division of Dissemination and Training，National Center for PTSD，Menlo Park，CA，USA

一、引言

　　情感和人际调节技能训练（skills training in affective and interpersonal regulation，STAIR）叙事疗法是循证的心理治疗方法，这种治疗方法将传统 PTSD 创伤聚焦工作（叙事疗法）与解决日常生活中各类问题的技能训练——比如日常生活中对于情绪和人际关系的管理——相结合（Cloitre et al.，2006）。目前有很多治疗方法在减少 PTSD 的症状上有效，而这些最有效的方法中就包括对创伤记忆的回顾和重评（National Research Council，2014）。然而，通常即使 PTSD 的症状得到了缓解，患者的功能受损状况仍然没有得到改善（Westphal et al.，2011）。STAIR 叙事疗法的主要目标就是通过减轻 PTSD 的症状，同时改善或恢复患者的情绪调节和人际关系技巧，从而提高患者的社会功能。

　　创伤事件减少了人们管理日常生活的社会和情感资源。创伤事件（如自然灾害、战争）发生之后，情绪通常变得麻木，整个情绪系统被关闭，人际关系会变得充满冲突、敌对和误解，社会关系会受到损坏，甚至彻底解体（例如，Norris & Kaniasty，1996；North et al.，2002；Shalev et al.，2004）。尽管许多人能够恢复他们生活的平衡状态，但还是有一些人发展出 PTSD，他们似乎失去了依赖和信任朋友、家人和社区的能力，而这种能力的恢复是整个复原过程中的重要内容，然而他们过去管理困境和应对挑战的策略似乎已经不能适应新的状况了。开发 STAIR 的目的就是恢复或加强被创伤事件损害的重要能力——情绪管理能力和社交技能。STAIR 最初是针对遭受童年期创伤的个体，如受到反复的、慢性的创伤（如性虐待和躯体虐待）的个体，这些个体没有能够发展起来强有力的情绪管理能力和社交技能。然而，多年的临床实践表明，即使在成年期，第一次遭遇创伤，特别是经历持续的创伤（如国内战争和冲突），也可能极大地破坏人们的情绪调节和社交能力。然而，情绪调节和社会参与能力却是促进创伤复原的资源；甚至从更广阔的角度来看，这些能力是有效生活的关键保障。因此，STAIR 干预致力于给那些由于经历创伤导致心理和社会资源丧失、未能完全复原的个体提供策略（Hobfoll，2002）。在原理、结构及干预方式上，STAIR 叙事疗法强调的是在关注过去创伤事件（通过回顾创伤事件）和有效应对目前的需求（加强重要的情绪管理和社交技能）之间保持平衡。

　　本章将对该治疗方法的基本原理进行综述，以案例的形式展示这种治疗方案，并且简单介绍在实施治疗过程可能遭遇的潜在挑战，以及 STAIR 叙事疗法的相关研究。

二、理论基础

1. 情绪调节及建立关系的能力对于维持良好社会功能的作用

STAIR 叙事疗法最初是为了满足临床上观察到患有 PTSD 并且经历了严重的童年困境——如性虐待、躯体虐待、情感虐待和忽视——的患者的需求。PTSD 患者可能会频繁地抱怨别人，这种障碍的症状可能与童年创伤或者成年后遭遇的创伤有关，或者两者兼而有之。然而，患者会经常描述自己在社交管理、亲密关系以及情绪方面的一系列问题：存在心境障碍，情绪不稳，不信任自己的情绪，无法运用自己的情绪进行有效决策，有时完全无法觉察到情绪。对曾经在我们开设于纽约市的诊所就诊的 100 个有童年被虐待史的患者的基线测评数据进行的分析显示，功能受损的预测因子与患者的主诉一致。PTSD 症状对于功能受损的贡献率是 50%，另外 50% 的功能受损主要是由于情绪调节问题和关系管理困难，包括坚定自信、社交能力以及亲密关系（Cloitre et al.，2005）。

当我们从发展心理学理论的视角或者根据前瞻性发展研究的结果来思考时，这个症状表现和我们的预期应该是一致的。许多研究发现，基于童年期所受到的性、躯体和情绪的虐待，童年期和青少年期的 PTSD 得到预测（Copeland et al.，2007；Fergusson et al.，1996；Saigh et al.，1999；Seedat et al.，2004）。然而，虐待还会破坏关键性的发展目标，它们在发展心理学相关的文献中被称为"社会情绪胜任力"。在理想的教养环境下，成人照料者会通过各种各样的方式指导孩子发展情绪觉察、情绪调节及情绪表达能力，包括通过言语标准（如与孩子的脸部表情或心境相匹配的"你似乎很悲伤"这一陈述）、行为策略（运用语调的变化来抚慰孩子）、直接指导（喝杯水吧，这样你将感觉好一些）、角色示范（父母的自我管理）。情绪调节能力的发展能够预测良好的社会功能，而这些能力在童年期则体现在良好的学业表现、同伴及教师的积极评价以及是否有朋友几个方面（参见 Shipman & Zeman，2001）。这些情绪胜任力源自孩子与照料者的关系状况。照料者是孩子的"外部"情绪调节者。在整个发展历程中，孩子们不断地通过学习和内化成人照料者的这些能力，从而实现照料者能力到孩子能力的转移。当这种转变发生的时候，照料者往往会给孩子鼓励和表扬，这将会强化孩子的胜任感和价值感。当孩子处在应激状态或者不熟悉的环境下时，照料者提供了额外的情绪调节支持或技能训练，从而帮助孩子从应激中复原或者成功地面对不熟悉的挑战。当照料者出现的时候，这样的人际动力会使得孩子有这样的人际期待——得到支持、积极关注和安全感。

然而，当教养环境中存在性、情绪或躯体虐待时，这些重要的社交经验就会遭到极大破坏。当一个孩子被鞭打的时候，照料者如果说"这不是在伤害你"，孩子所接受到的口头信息和他们内在的经验就会不一致。即使存在父母的安抚行为，也是混杂着痛苦的躯体、情绪以及性经验的。父母自我管理的有效角色示范会因为对孩子的虐待行为而大打折扣。事实上，关于被虐待的儿童的横断研究和前瞻性研究都表明，这种互动对于情绪调节和社会参与的能力有不良的影响。遭受过虐待的儿童表现出较差的情绪觉察力，在情绪被唤起的情境中表现出兴奋调节能力的障碍，在烦恼不安的情境中不易平复（Shields et al.，1994；Shipman et al.，2000，2005）。这样的孩子更有可能孤立自己或在冲突情况下选择退缩（Sroufe et al.，1983）。在应激状况下，他们不太期待获得帮助，倾向于将他人的模棱两可，甚至是支持行为解释为敌意的（Suess et al.，1992）。纵向研究也发现，与那些没有遭遇过虐待的孩子相比，那些经历过虐待的孩子在整个童年阶段都会存在情绪管理方面的适应困难（参见 Shipman & Zeman，2001）。

成年人也是类似的，童年期遭虐待和忽视的受害者表现出了情绪调节的困难，尤其是在人际关系中。几项研究已经表明，与那些首次遭受创伤（如强奸、躯体攻击）的女性相比，童年期遭虐待的受害者在管理愤怒、敌意、焦虑和抑郁上存在着更大的困难（Browne & Finkelhor，1986；Meewisse et al.，2011），并且会报告出在工作、家庭及社会领域中人际功能存在更多的问题（Cloitre et al.，2008；Zlotnick et al.，1996）。经历了童年期虐待的成年人很少会对亲密关系感到满意，他们知觉到更少的社会支持，预期更少的来自他人的帮助，而这些都会导致他们社会功能不良（Cloitre et al.，2008；Schumm et al.，2006）。

这些基本生活技能的缺乏和成人社会功能的损害为 STAIR 叙事疗法的发展提供了动力。和基于暴露的干预（叙事疗法）结合，STAIR 叙事疗法倾向于承认这些困难的存在，同时也要提供改善社会和情绪胜任力的干预措施。

STAIR 叙事疗法的潜在价值是可以作为一种塑造复原力的干预方案，其目的是降低人们在暴露于额外的生活应激事件后患 PTSD 的风险。在过去的十年中，不管是综述性研究还是前瞻性研究都表明，无论是在受创伤前还是之后，对社会支持的知觉不足都是一个发展出 PTSD 的风险因素，反之，社会支持的存在则可以防止发展出 PTSD（参见 Charuvastra & Cloitre，2008）。与此同时，情绪调节困难已经被确认为 PTSD 的中介因子，这表明情绪调节问题能够引发并维持童年期虐待幸存者的 PTSD 症状（Arias，2004；Stevens et al.，2013）。因此，采用 STAIR 叙事疗法对情绪调节及人际关系进行干预不仅能够提高社会功能，也能够强化一些重要的人格特质，而这些人格特质能够减少未来他们患 PTSD 的风险。

2. 从更广阔的视角来考虑社会联结和情绪调节

最近的研究显示，不仅是童年期的创伤，各种类型的创伤都会对人际和情绪调节能力产生不良影响（Hobfoll，2002），无论创伤的性质如何，这些资源的丧失都会导致功能受损（例如，Malta et al.，2009）。更进一步地说，在社交及情绪调节方面的问题似乎是发展出并维持 PTSD 的因子（例如，Zoellner et al.，1999），反过来，有效的情绪调节和社会资源则是预防 PTSD 的保护性因子（Coifman & Bonanno，2007；Papa & Bonanno，2008）。

社会联结能起到支持、安抚以及促进人们从创伤中复原的作用，在人的整个生命历程中，就像之前我们提到理想的照料者或父母应该在孩子面临压力、挑战而不知所措时成为一个"外部调节者"，提供安抚、支持及指导。同样，在成年期和整个生命全程，当个体或者是由个体所组成的团体面对创伤感到不知所措时，重要他人（伴侣），或者是集体成员甚至是社群，如消防员、红十字会成员、治疗师、教会成员，以及同事也可以作为他们的"外部调节者"。领导和朋友们安慰的话语、安全的环境，都是可以抚慰人心的。提供衣服和食物，以及帮助完成一项重要的工作，都是在提供支持。这是给人们提供实际的资源和指导，也是创伤复原所需要的（例如，Hobfoll，2002；Johns et al.，2012，Stevens et al.，2013）。

我们治疗的意义就在于恢复社会和情绪胜任力，而这种胜任力是各种创伤幸存者都非常需要的。在"9·11"恐怖袭击一周年时，我们评估了对于一些在"9·11"事件后出现 PTSD 症状的个体，哪些因素能预测 PTSD 症状的严重性。我们想知道如果控制了他们的早年创伤，他们的功能受损是否能够由社会及情绪调节方面的障碍所预测。结果与我们十年前对童年期虐待幸存者的研究类似。负面的社会知觉、关系状态（单身/离异/丧偶），以及情绪调节问题都是功能受损的显著预测因子，而且这些因素与 PTSD 症状相比，对有效地运转自身功能制造了更多的负担（Malta et al.，2009）。使用 STAIR 叙事疗法对于这些经历"9·11"事件的 PTSD 患者进行标准化的干预之后，他们的 PTSD 症状、情绪调节困难、人际问题以及低社会支持等状况的改善具有统计上及临床上的显著性。结果表明，这种方法对于各种类型的创伤幸存者都具有可行性和有效性。

三、标准治疗方案的内容

STAIR 叙事疗法包含 16 次会谈，它分为两个模块，第一个模块是情感和人际调节训练（即 STAIR，第 1～8 次会谈），主要聚焦于情绪调节及人际技能发展。第二个模块是叙事治疗（NT，第 9～16 次会谈），主要聚焦于创伤经历的叙事，但是在这个模块中，治疗师仍然会继续关注与患者所经历的问题有关的技能训练。在实施 STAIR 模块的时候，关键的干预是识别与创伤经历相关的对于社会互动和关系的人际期待。一般来说，这些人际图式曾经是有适应性功能的，但是目前，面对已经发生改变的环境（创伤后），它们则会影响社会功能及健康关系的发展。在STAIR 模块的部分，我们要用一些更加适应性的图式来替换这些旧的图式，这是我们在会谈中会加以考虑的，也会不断地在治疗中进行经验性的探索。这些替代性的图式能够成功替代原有图式，常常依赖于情绪调节技能上的进步及替代性图式所生成的感受的变化。

叙事工作在第二个模块，它是基于延长暴露（PE）的修正版本：来访者会组织对创伤事件的一段叙事或者故事，这个故事有开头，有中间部分，也有结束部分。整个生命历程中的创伤记忆都会被识别出来，记忆等级也会根据所引发的痛苦程度得到组织。在延长暴露中，第一等级的记忆一般会引发痛苦但是痛苦又是可掌控的。此外，选择记忆时还会考虑它与患者的症状及目前困境的相关性。对其他记忆的选择是由患者和治疗师以类似方式合作完成的。所回顾的创伤记忆的数量一般为 3～6 段，患者与每段记忆工作 1～3 次，直到由相关记忆引发的情绪痛苦大大降低为止。正常情况下，类似的意义和情绪主题往往来自不同的记忆（如羞愧、内疚）。它们可以被明确识别出来，并且往往会是治疗工作的"核心"图式。

对于所叙述的每段记忆，要着重去注意包含知觉和感受的相关细节以及当时所诱发的情绪。当叙述完成之后，治疗师和患者就需要去识别人际图式或者蕴含在叙事中的图式。会谈期间，将会回顾这些人际图式在过去环境中的适应功能。通常来说，这些图式或者它们的类似形式在 STAIR 模块中也能发现，但是在叙事工作中识别会更加精准，情绪会更加真实。这个创伤图式会与 STAIR 模块中提出的新的替代性图式进行对比。

新旧图式的对比是在假定新旧图式都有效的基础上进行的：尊重由过去的创伤所形成的图式，同时允许在新的社会环境下发展出新图式的空间。多重图式的观念是基于"联结工作模型"（working models of relating）的观点，这是由 Bowlby 在

1988 年提出来的。他认为，不同社会环境、不同关系联结着不同期待、感受和行动。最大的目标是让患者在思维、感受和行为上变得更加灵活，在面临创伤时以更加适应的方式应对。表 14.1 提供了 STAIR 叙事疗法的 16 次会谈的概况。

表 14.1 逐次会谈的概况 　　　　　　　　　　　　　　　　　　　　　*283*

模块一
第 1 次会谈：总体介绍治疗方案。治疗概况及目标；呼吸聚焦介绍；建立治疗联盟
第 2 次会谈：情绪觉察。进行心理教育并且识别童年期虐待对情绪调节产生的影响；识别感受的重要性；在感受识别上的探索和指导；练习自我监控
第 3 次会谈：情绪调节。聚焦于感受、思维和行为之间的关系；识别自己在情绪调节上的优势与劣势；调整和练习情绪应对技能；识别令自己感到愉快的活动
第 4 次会谈：让情绪进入生活中。接纳自己的感受/容忍痛苦；评估容忍痛苦的利弊；觉察积极的情绪并以此指导目标建立
第 5 次会谈：理解关系模式。介绍人际图式并且感受与人际目标之间的关系；指导使用人际图式工作表
第 6 次会谈：改变关系模式。治疗师介绍如何使用角色扮演练习，来学习使用替代性行为以应对相关情境；发展替代性图式
第 7 次会谈：人际关系技能训练。教授如何进行坚定自信的沟通；讨论替代性图式及行为反应；坚定自信沟通的角色扮演；回顾与扩展替代性图式
第 8 次会谈：关系上的灵活性。聚焦于人际关系的灵活性；使用患者提出的情境继续进行角色扮演；讨论治疗从阶段一到阶段二的转变
模块二
第 9 次会谈：激活并计划创伤记忆暴露工作。叙事工作的基本原理和创伤记忆等级的建立
第 10 次会谈：引入暴露。回顾叙事工作的基本原理；使用中性记忆进行练习；进行第一次叙事工作并录音；治疗师和患者一起听录音并且探索在叙事中所体现的患者对自己及他人的信念和情绪；治疗师强化患者的学习及行为改变
第 11 次会谈：加深对记忆的探索并且与目前的情况对比。情绪核查；对上一段记忆进行回顾分析；进行叙事工作（同样或新的记忆）；回顾并修正基于叙事的个人图式；练习用新图式进行角色扮演，在目前的生活背景下回顾创伤
第 12～15 次会谈：探索其他情感主题。继续选择记忆；探索除恐惧之外的其他情绪主题，例如羞愧、哀伤和失落；识别并修正与羞愧和失落相关的图式
第 16 次会谈：结束。总结患者在技能上的收获以及在自己及他人图式上的改变；讨论未来会遇到的目标及挑战

个案描述

在接下来的部分，我们将使用 Virgina 的案例来介绍 STAIR 叙事疗法，看看其在临床实践中的治疗过程是怎样的，并对一些关键点进行强调。

Virgina，50 岁，女，非裔美国人，离异，在一家医院做管理维护工作，她是由一个她十分信任的医生推荐而来的，她在那位医生那里就诊多年。在一次例行的 HIV 测试中，她被检测出 HIV 阳性。这个消息让 Virgina 感到十分震惊。她不得不向医生透露，一年前她曾被强奸，她没有将这件事告诉任何人，她本打算"永远把这件事封锁在密室里，不让任何人知道"。她还告诉医生，在她还是个孩子的时候曾多次被她继父性侵，这些事情，她也从未告诉过任何人。直到确诊感染 HIV 后，她才放心去讲这段童年历史。Virgina 曾经历噩梦般的生活：被虐待，被强奸，被丢进深黑、肮脏的水坑差点窒息。其实，Virgina 明白 HIV 呈阳性并不意味着"被判处死刑"，但是却意味着她必须严格遵守医嘱。尽管她深知这一切，但是 Virgina 和她的医生都发现她常常忘记吃药。她做噩梦的情况越发严重，她常常对自己感到愤怒并且常常和同事发生争执。她从未告诉任何人她感染了 HIV。在医生的建议下，她决定去拜访一位治疗师，这样她才可能更好地管理自己的情绪，学会如何面对她的 HIV 测试结果，顺利完成工作。

第一次见治疗师是评估她的病情，会谈的最后，Virgina 惊讶地得知自己患有 PTSD。被强奸和感染 HIV 对她来说都是创伤事件。事实上，她出现了许多与被强奸有关的噩梦，还有当她被告知感染 HIV 时的场景。最重要的是，很显然，不仅仅是感染 HIV 这件事，去诊所和服用药物对她而言都是一种创伤性的提示，是她遭遇强奸的创伤提示。她的回避行为是可以理解的，但对她却是不利的。然而，对于她这个行为的解释如果不是在这种情况下去理解会显得有悖常理。Virgina 感到自己得到了治疗师的支持和理解，于是她同意尝试接受治疗。

1. 病史和症状/对治疗的承诺（第 1 次会谈）

在第 1 次会谈中，治疗师需要更多时间来回顾 Virgina 的人际关系和早期的生活。和许多被推荐而来做 STAIR 叙事治疗的典型患者类似，Virgina 也遭遇了早期照料者的背叛：从 5 岁到 11 岁，她的继父虐待她，她的母亲也知道这件事。在 Virgina 19 岁的时候她嫁给了一个比她大 15 岁的男人，这个男人曾经结过婚，有两个十几岁的孩子。Virgina 的这段婚姻维持了十多年，她的丈夫有许多不忠行为，同时酗酒，而且家中经济困难，这一切最终导致离婚。治疗师和 Virgina 得出的结论是，在她过去的生活中，似乎没有太多值得信任的人。基于这些经历，对于 Virgina 来说，似乎没有什么理由让她能够相信，当她将自己的秘密讲出来之后，能够期待得到支持和关心的回应。治疗师使用直接的语言，很确定地告诉 Virgina，她的医生曾告诉自己 Virgina 感染 HIV 的状况，而且这位医生表达了对她目前困境的关心。治疗师也提及她曾与其他 HIV 感染者一起工作，她非常熟悉药物治疗的情况以及他们的行为表现。她还告诉 Virgina 她会继续与医生保持联系，跟进她的情况，她需要继续看医生，因为也许有一些治疗师并不熟悉的新药物。她们商定治疗的目标是，帮助 Virgina 处理被确诊为 HIV 感染者的情绪，缓解她的 PTSD 和抑郁症的状况，并且要识别出那些阻碍 Virgina 管理自己服药的行为。

2. 识别和表达感受（第 2～4 次会谈）

Virgina 的第一个任务是聚焦于她的情绪，这样做的目的是让她能越来越清楚地觉察令她感到痛苦的根源并且学习一些应对的策略，从而更好地管理这些情绪。治疗师介绍了一个简易的跟踪记录表，这个表可以用来记录情绪、引发情绪的导火索、与情绪有关的想法和行为。具体而言，治疗师要求 Virgina 每次服药的时候，都记录她的感受和想法。这个表也用于辨别那些带给她平静愉悦的情况，这样做的目的是通过有目的、有计划的方式找到一些方法来帮助她改变心境或者防止她长时间陷入黑暗的心境中。在这个工作开始之前，治疗师请 Virgina 回顾在她成长过程中，她是如何处理自己在她的家庭中的各种情绪的。

Virgina 成长在一个情绪没地方发泄的家庭。她的母亲认为，他们只能容许表达快乐的感受，不快乐时只能隐藏起来或者躲起来偷偷哭泣。Virgina 觉得她的妈妈并不是真的爱她或者对她的幸福并不在意。这次会谈期间，Virgina 说出了自己曾经被虐待的经历。对于她而言，这是一个不寻常的举动。Virgina 描述说，她的继父会在夜里进入她的卧室用手捂住她的嘴。他告诉她要安静，不要出声，不要告诉任何人，一切就会没事。在其他时候，他告诉她，她是"不好的"，并且家里的很多问题都是她的错。治疗师没有纠缠于创伤的细节，而是进一步确认她对 Virgina 公开此事的感受（"听到发生在你身上的事情我感到很痛心"），治疗师表达了对她的同情，治疗师既不会反复了解细节也不会很快从这件事情中跳开。治疗师了解了这些经历对于当下 Virgina 对亲密关系的期待的影响，她说："难怪当你身体接近别人时，你觉得窒息。"

Virgina 写下对第一次服用药物的感受和想法。她记录了恐惧（我感染了 HIV，我生病了，我是个将死之人）、恶心（我的身体填满了毒素）、厌恶（我是个坏人），还有羞耻（我活该）。治疗师把这些反应归入三个通道（感受、想法和行为），并对每一个方面都探讨了应对策略，将它们作为那些负性经历的"解药"。

当我们回顾这个记录表时，很显然，服药变成了一种创伤性刺激。它不但提醒了 Virgina 她感染了 HIV，引发了她的恐慌，而且让她觉得自己是一个恶劣、可耻的人。治疗师提出要将服药重新定义为她朝向健康目标的同盟而非敌人。Virgina 表示愿意，治疗师接着为每一个已确认的情绪体验提供干预。

> 治疗师：好的，让我们来看一下你对药物的恐惧反应。把药拿出来吧，你觉得蓝色的和白色的怎么样？

> Virgina：拿出来了。

> 治疗师：的确，现在已经确认你感染了 HIV，但是，这些药也能让你保持健康。这些药能提高你的白细胞数量——这是你体内所需要的最重要的健康细胞。你能尝试一下同这些药说话吗？

> Virgina：好吧。不过，这太疯狂了。但是非得说的话，我想对药说："药啊，每当我服下你，我就会离健康更近一步。"

> 治疗师：做得好！看着药重复这些话。随便增加一些你希望进入你的脑海当中的话，这些话语能够帮助你管理你的 HIV，给自己一个积极的未来构想。

> Virgina：药啊，每当我服下你，我就会离健康更近一步。我想象着你照亮了我体内的路，正和我身体里的敌人对抗。

> 治疗师：你的恶心的症状怎么样了？你可以将药丸与一些美味的东西一起吃吗？想想你喜欢的舒心的茶，一起服用它们。

Virgina 有效地使用了这些练习。以上的交流主要聚焦在改变信念上面，同时改变服药时在视觉和味觉上产生的联想。治疗师也探索了其他对药物的积极联想（例如，蓝色和白色的药丸就像美好一天中的蓝天和白云）。

这个练习修正了 Virgina（对服药）的一些认知、情绪/感受和行为，Virgina 对感受的命名产生了好奇心，她发现感受是有帮助的，不能忽略和回避感受。治疗师介绍了 STAIR "感受轮" 以帮助 Virgina 学习识别感受，并对更多的感受进行命名。

Virgina 最初为感受轮上有这么多感受感到惊叹，每个情境都至少使用了 3 个感受词来完成感受监控表。每个通道都有相应的对 Virgina 来说切实可行的、可接受的新的应对策略，包括练习日常呼吸去缓解焦虑（感受）以及分散注意力（认知）。行为方面的策略包括照顾她的外孙们——她发现的一个能够安抚她的活动，这个活动，能够让她参与到社交当中，并且和亲人保持好的关系。治疗师建议她加入一个 HIV 支持小组（在另一家医院），但 Virgina 拒绝了，因为她不想承担被邻居知道的风险。

她报告说当她的外孙们在她腿上爬、与她拥抱、看着她时，她能在他们眼中看 287
到快乐。她把这些体验写在感受监控表上，她因为意识到这些情感而感到快乐（情
绪觉察）。作为治疗的一部分，她承诺每周至少一次与她的外孙们通话、发邮件或
是见面（行为转变）。除此之外，她否认了她是一个坏人、羞耻的人的想法，不断
告诉自己"我是一个好人，我值得被爱"（认知转变）。她的女儿很高兴她的母亲和
孩子花更多时间相处，这一切促进了她和女儿的关系。当她与家人的相处有很大进
步时，Virgina 意识到她在工作中的关系也能变得更好。

3. 人际图式（第 5～8 次会谈）

在第 5～8 次会谈当中有许多的目标，其中一个就是根据童年经历识别人际图
式，识别出患者目前的感受和期待是如何被过去经历所影响的。人际图式是由早期
的经验所塑造的，它会持续地在不知不觉当中影响患者当前的生活。另外一个目标
就是通过治疗重新获得一些对自己和他人的理解，由此会产生一些新的人际图式。
接下来的治疗片段描述了 Virgina 的治疗师是如何完成以上两个目标的。

根据人际图式工作表的指导，治疗师和 Virgina 要先思考一个最近发生的、让
她感到痛苦的人际互动事件。Virgina 和她的男同事最近发生了一次争执，争执的
内容是关于如何执行清单核查的工作。按照人际图式工作表，首先记录发生了什么
（"我很生气，我对他大喊大叫，然后离开了房间"），Virgina 感受如何（"我失控
了，我不应该尖叫，没有人会听我的，我真为自己感到羞耻"），她期待同事对她会
有什么回应（"他应该尊重我 25 年的工作经验，但他没有"）。治疗师询问这次的互
动是如何结束的：Virgina 承认两个人的关系变得越来越紧张，这让她倍感压力，
她为她的行为感到羞耻。Virgina 和治疗师考虑到这件事情应当与她童年受虐的经
历有关。Virgina 从过去的经历当中学到，她坚信"没人听她的"，所以为了达到她
的目的，她将压抑她的想法和感受，直到它们爆发。而这样的结果实际上是她最恐
惧的，也是她不断试图阻止的。她尝试让这样的结果对工作的影响最小化，她想通
过尖叫来获得同事对她的尊重。Virgina 的治疗师让她考虑做些不一样的事情，这
是为了改变对自我和他人的核心信念开始迈出的一小步。

4. 角色扮演（第 5～8 次会谈）

在 STAIR 叙事疗法中，一个重要的治疗技巧就是让患者带着一个目标进行角
色扮演，该目标即发展并检验替代童年旧人际图式的新图式。角色扮演时一般能看 288
到一些关系动力（自信、控制、灵活等），它的目的是创造一个机会让患者在安全
环境中练习新行为，探究他们如何感受，按照需要来修正他们的行为。治疗师扮演

患者情绪的调节者，表现出与情境相适应的情绪，帮助患者维持或者降低情绪的强度，通过合作性的探索帮助患者识别替代的情绪（如用快乐或者悲伤来代替内疚和羞耻）。

在接下来的会谈中，治疗师询问 Virgina 和同事之间的问题解决得怎么样了，清单核查的工作进展得如何。Virgina 说这一周工作期间，同事总是回避她，她处理了这个工作，她觉得很生气但是觉得不能去寻求别人的帮助。治疗师建议在安全的环境中用角色扮演的方式来练习新的替代性行为。在角色扮演之前，治疗师将 Virgina 的生气正常化。Virgina 生气是因为被确诊感染了 HIV，这是一件让人倍感压力的事情，因为这件事情所有的一切都会被搅乱。治疗师建议在这种情况下，她应当对自己有更多的慈悲。尽管她的行为显得很粗鲁，而且没有效果，但 Virgina 也没有必要因此感到羞耻。Virgina 很难接受她的行为不是一个坏人的必然的结果，而是一个好人在特定的情况下也可能做出的不好的行为。Virgina 同意她应该道歉，但是她不知道如何道歉，她担心道歉即是承认自己是一个坏人，既表现得卑躬屈膝又是对自己的一种侮辱。治疗师示范应该如何道歉才能够既尊重道歉者又尊重被道歉的人，她让 Virgina "试试看"。Virgina 练习了其中的一些做法，两人一起交流练习，治疗师还在其中注入了一些幽默元素。

> 治疗师：让我们开始吧，你就扮演你自己，我来扮演你的同事 Jim。我的任务很简单，不需要说什么，只是在你的旁边走动，因为我真的对你很生气。想象一下我听到了尖叫声，我是一副闷闷不乐的样子。

> Virgina（扮演开始）：你好，Jim，你可以停一下吗？我和你讨论一下货品清单的事情。

> 治疗师：不，谢谢。你只需要发个邮件给我就可以了，我不想再费我的脑子了。

> Virgina：是的，我知道。我度过了很糟糕的一天并把情绪带给了你，那个项目真的让我抓狂，如果你能够参与进来，对每个人来说都会变得轻松一些，尤其是对我来说。

> 治疗师：你总是不开心。如果你能够变得更放松一些，在你身边的人，也会放松很多。但是当然……

治疗师使用了一点幽默（"我只是在你的旁边走动"）来表明角色扮演不是真的。治疗师所采用的情绪化回应方法，尤其是好奇和有趣的表达方式可以重新塑造这些经验对患者的意义。有趣和幽默与恐惧的感觉是不兼容的，在技能训练（如角

色扮演）中呈现好玩和幽默可以传达出这样的观点：患者可以探索或者尝试一些感　*289*
受，或者一些她希望最终能表现得就像一个社交能力娴熟的人。好玩、童真的心态
也同样表明在角色扮演的环节中既有假装的部分，也有真实的方面。说有假装的部
分是情绪体验并不会像真实的那么强烈，因为没有引发她情绪的背景（例如，"我
只是假装对你很生气，但你并不是真的 Jim"）；而真实的部分是，角色扮演中也会
更加真实地去感受情绪（例如，"如果我真的想象你是我的同事，那么你非常生气
地坐在你的办公室中就会让我感到非常害怕"）。然而这种幽默并不会对每一位患者
都适用，采用角色扮演的目的是呈现给每个人真实的情绪，让他们在治疗师所提供
的接纳、安全的氛围下，去体验和感受积极的自我效能感。

5. 叙事治疗（第 9～16 次会谈）

这个干预方案的第一个模块主要是为了提高生活质量和功能水平以及针对应激
状况的情绪调节能力。除此之外，与治疗师一起工作的经验、角色扮演，还有讨论
日常事务也加强了患者在工作关系中的信心。建立在这些收获之上，第二个模块
（第 9～16 次会谈）的治疗重点是修通过去的创伤。

接下来治疗会通过直接讲述过去的创伤记忆来引发相应的感受和情绪觉察。诉
说这些感受和记忆时将采用叙事的结构，其中有开端、中间部分和结尾部分。采用
自传体记忆的叙事及其内在结构能够支持、强化和巩固重要的自我调节活动。在
讲述创伤叙事过程中，患者需要：（1）作为故事的叙述者，学会调节好情绪流；
（2）通过明确界定的叙事结构来进行由经验指引的、包含经验的、目标定向的情绪
表达；（3）加强元认知功能和自我觉察，既作为故事中的客体，也作为故事的叙
述者。

所有的故事都会被录音，第一次录音后，患者和治疗师一起听录音，进行分
析，探讨当创伤发生时创伤事件的意义，同时根据治疗工作所获取的新的信息来修
订它的意义。对创伤事件的意义进行重评会发现：长期的恐惧其实来自过去所经历
的事件，而这个事件已经不能伤害人了；过去经验所带来的长期羞耻感和内疚感其
实是不合理的；内在的失落体验（存在感、价值感以及与人相处的能力）可以得到
有目的的修复或者在当下得到转化。第二段和接下来所有的录音都包括叙事和意义
分析。患者在家里听叙事录音，最好是每天都听。这个"家庭作业"的目的是促使
恐惧感以及其他与记忆相连的负面情绪消失，并且加强对创伤记忆的修正，即对旧
的创伤事件进行新的替代性的、更加具有适应性的解释。

在这一阶段的工作中，治疗师从过去教练和老师的角色转变为一个倾听者、见　*290*
证者。有时候，治疗师要和患者一起创建创伤的新意义。尽管有一些角色的变化，

但是我们还需要重申治疗师和患者之间良好的治疗关系仍然对治疗发挥着重要作用。对心理治疗过程的研究表明，在各种障碍的治疗过程中，只有建立了很好的治疗联盟，情绪唤起所引发的积极的变化才能够产生（相关综述参见 Whelton，2004）。基于这个模块的过程研究表明，积极的治疗联盟可以由第一个治疗模块的有效工作来塑造，反过来，它又可以在记忆处理过程中进一步对情绪调节能力产生积极作用。更具体来说，我们发现，在治疗早期形成的治疗联盟能够预测在记忆处理过程中的情绪调节能力，而情绪调节能力反过来又能预测治疗后创伤后应激症状的减少（Cloitre et al.，2004）。接下来的治疗片段说明 Virgina 和治疗师是如何将她过去的创伤转化成一个完整的生命故事的。

治疗进行到这里，Virgina 和她的治疗师感到她在管理压抑/突发的愤怒上取得了巨大的进步。Virgina 现在能够定期服药，她体内的 HIV 含量大大降低，白细胞数量增加。她开始体会到疾病管理的自我效能感。然而，她仍然受噩梦以及被强奸的闪回意象所困扰。尽管她感到十分焦虑，但是出于对治疗师的喜爱和信任，她还是愿意开始对那段乱伦的性虐待（被继父性虐待）记忆进行处理。Virgina 选择从她 11 岁的创伤性记忆开始。那时候，她告诉她的母亲，她的继父摸她、猥亵她，可是她的妈妈听到之后居然轻视地回应她，还打她。这次会谈被录音，治疗师鼓励 Virgina 想象这种情况如果发生在现在，她会感知到什么、感受到什么，以及她会如何思考这一事件。

治疗师：你刚才说你妈妈不相信你……你还记得她说了什么、做了什么吗？描述你看到的和感受到的东西。

Virgina：她尖叫道："你这个骗子……你在说谎，你在装！你怎么能说出这么肮脏的话？闭嘴！闭嘴！！闭嘴！！！"她走出了房间然后关上了门。

治疗师：我知道讲出这些很难……但是你做得很好……然后，你做了什么呢？

Virgina：我跑开并藏在我的衣柜里面。我感觉到安全、黑暗和温暖。我再也不想见到我的母亲和我的继父。从此以后，我决定再也不说起这件事情了。

在讲述完这件引发强烈情绪的事件之后，治疗师和 Virgina 开始探索这个事件的意义。毫无疑问，在这个事件中，她充满了羞耻、毫无价值以及愤怒的图式。最核心的图式是：如果我告诉别人一些发生在我身上不好的事情，我就会被指责而且还会被别人背叛和拒绝。而这个图式就是源于母亲在听到她被继父性虐待时的回应，这样的图式不仅仅影响到她和母亲的互动，也影响了她与所有人的互动。这种

人际图式所指导下的行为（隐瞒信息）能够让她在与母亲的关系中感到安全。但是
该图式的运用被过度概括化到与其他人的关系当中，而这样做不但没有必要而且毫
无益处。Virgina 发现了她对别人如何看待她感染 HIV 这件事有非常强烈的感受，
这可能和以上提到的图式有关。在第一个模块，治疗师提供了一个替代性的图式
（"假如我说了一些发生在我身上的不好的事，我会得到别人的接纳和帮助"）。在治
疗期间，Virgina 有过积极的体验，她的治疗师提供了一个证据来支持这个替代性
图式。治疗师指出她的医生非常清楚发生在她身上的所谓的"不好"的事情，但医
生还是对 Virgina 积极关注和深刻关心着。而这个证据就能支持这个新的替代性
图式。

此外，通过治疗师与医生的通力合作，Virgina 开始参加一个保密的同伴支持
项目。在这个项目中，她得到了另一个同样被确诊 HIV 阳性女性的帮助。这个同
伴帮她找到了许多切实可行的方法来更好地帮助她完成药物治疗，并且她还陪伴
Virgina 一起去诊所复查。以前对 Virgina 来说，去诊所复查都是非常痛苦的经历，
以致她常常忘记填写服药总结工作表。她的同伴会帮她保留全部有用的药物信息，
提供情感支持，而且陪伴她练习 STAIR 技能，包括积极的自我陈述，在候诊室里
练习聚焦呼吸。这个同伴导师还给 Virgina 提供一些方法去认识其他人，即一些感
染了 HIV 的"好人"，不管这些人 HIV 测试的状况是怎样的，她们都同样被人尊
重和被人喜爱。

Virgina 在工作中的关系也有了部分的改善，因为她现在很少生气，而且她发
展出了许多坚定自信的沟通技能，这大大增强了她的自信。她开始在教堂唱诗班
唱歌，这一举动能够让她尝试走出狭小的家庭空间，结交许多新的朋友。治疗师
总结了 Virgina 在情绪调节和人际关系上的改变，以及她发展出的许多新的更加
准确的人际图式。她与治疗师一起讨论她未来的目标，以及接下来那些富有挑战
性的事情。在治疗过程中，Virgina 创建了一个笔记本，在这个笔记本中收藏了所
有治疗中使用的工作表。在治疗的最后，她决定制作一个关于积极行为、想法和
活动的"前十名"清单。为了防止病情复发，她把这些存在智能手机上。她和她
的治疗师回顾了这个清单，重点强调了这其中有哪些活动是即便当她不能依靠社
会支持系统时，仍然能够独自完成的。然而他们也发现，她对于一些情绪上模棱
两可的情境的第一反应还是羞耻和愤怒。Virgina 感到她现在有一些新技能能让她
可以遇事退一步并思考一些替代性的方法。最后她同意如果需要帮助，她会联系
治疗师。

四、实施 STAIR 叙事疗法时所面临的挑战

正如引言中所提到的，STAIR 叙事疗法最初是为了那些遭受复杂性创伤的 PTSD 患者所设计的。由于他们所经历的创伤的类型和强度，这群患者会给治疗师带来一些特殊的挑战。普遍的挑战就是患者的恐惧程度高、范围广（情绪成分），以及强烈的回避倾向（行为反应）。为了实现情绪调节这一目标，治疗师必须要处理患者的恐惧。有经验的临床工作者发现在使用 STAIR 叙事疗法的过程中，有五类特定的恐惧会阻碍治疗进程（Jackson et al.，2009）。

第一就是对感受本身的恐惧。一些患者之所以来到治疗室，就是想要摆脱情绪，因为感受只会导致他们的痛苦和冲突。他们相信弱者才会有那么多感受，没有感受才能走向成功之路。第二是恐惧去感受他人的感受，不管是在治疗室里面还是在生活中。患者没有能力去回应他人的情绪表达，而这会强化他们的匮乏感。第三是恐惧对情感的认识会导致情感的爆发（变得失控）。由于对情绪怀着"全或无"的信念，很多患者怕一旦他们知道了他们自己的感受或者接触到了别人的感受，他们的反应就会失控。第四是恐惧体验积极感受。有过复杂创伤的患者相信体验积极的情绪或者感到快乐会让他们的创伤变得无效。创伤的幸存者经常发展出负面的自我信念，他们觉得自己无能、没有价值，这会影响到他们体验快乐的能力。第五个也就是最后一个是，恐惧已经变化了的或者正在变化的自我认同。

对于前三类恐惧，STAIR 叙事疗法是有明确说明的，即采用等级暴露，并通过引入情绪管理技能提供支持。在日常生活背景下的情绪暴露没有与创伤事件相关的情绪暴露那么可怕。此外，每一天所取得的情绪管理方面的进步能够让人有胜任感和自我效能感。实际的技能和自我效能感都是叙事工作所需要的，因为叙事工作会诱发很强的情绪，很具有挑战性。

对于积极情绪和快乐体验的恐惧，同样可以通过等级暴露的方式进行管理。治疗联盟要找到证据反对这种观念：当人们体验到积极情绪时，坏事就会发生。由于体验快乐与患者的"我是一个不好的人"的自我认同不一致，患者从而会拒绝积极体验。因此这个工作起来更加具有挑战性，因为他们觉得自己不值得快乐。这一点与第五类恐惧有关，就是对于变化的自我和未知的自我的恐惧。一些受过心理创伤的人有时候会更加习惯沉浸在旧的自我认同当中，也就是创伤性的自我当中，因为在这个自我中他习惯了，会感到更加舒服。自我认同的改变会让他们产生一种"我熟悉的魔鬼总比我不知道的魔鬼更好一些"的感觉。而且，患者可能会在当前的人

际关系中重演过去的关系模式，因为之前的图式也是某种程度上对于过往创伤环境的成功适应（Cloitre et al.，2002，van der Kolk，1996）。

对于受过创伤的患者来说，混乱的、不断变化的自我感是很可怕的。与更具适应性的替代性图式相关的等级暴露的成功经验能够为这种变化提供支持。另外，承认"旧的自我"的效用，尊重它来自过去的创伤，但是它会因为"联结工作模型"而维持。对"自传体"的发展进行比拟能为一个变化的自我创造出连续感，这在治疗中被频繁且反复地使用，以帮助组织变化的体验。那些过去的人生回顾代表着患者不同的人生篇章，其中的几章也许会与他受创伤的自我主题有关。治疗师应该向患者指出他已经成功地为过去的创伤事件创造了意义和连续感，接下来，患者也能创造出新的人生篇章，书写自己新的生活和未来的计划。最后，当然了，说总比做容易，治疗师应该向患者贯彻一个理念，即改变是非常重要的，改变的好处比改变本身来得更快。表达对处于挣扎中的患者的同情和支持，告诉他，要从创伤中走出来，这是一个终生的旅程，这会让患者产生更加现实的期待。治疗毕竟只是短期的，而修复创伤的过程，应该在治疗结束后继续。制订切实可行的计划，如继续使用学习到的技能，受邀回访，如果需要的时候增加一些会谈，这都是结束治疗时需要做的。

五、研究

STAIR 叙事疗法的功效已经在四个对成年人的研究中得到评估。其中两个研究针对的是童年创伤幸存者（Cloitre et al.，2002，2010），另一个研究针对的是"9·11"暴力恐怖袭击的幸存者（Levitt et al.，2007）。第四个研究针对的是被同时诊断为 PTSD 和分裂情感障碍的住院患者（Trappler & Newvile，2007）。结果支持了 STAIR 叙事疗法对减轻 PTSD 病情、改善情绪和社交功能是有效的。另外还有两个研究是在青少年当中做的，一个是对在住院环境下的青少年进行的开放性试验，另一个是在学校环境下对青春期女生进行的研究。两个研究均发现研究参与者的应对能力提升了，症状大大减轻了。在第 20 章这些研究会得到更深入的讨论。

第一个针对成年参与者的随机对照试验对比了 STAIR 叙事治疗组和等待组的情况（Cloitre et al.，2002b）。与等待组相比，STAIR 叙事治疗组参与者的 PTSD 症状显著减轻，情绪调节能力显著提高，人际问题得到显著改善，感知到的社会支持显著增加，家庭、工作和社交领域的总体社会功能得到了显著改善。在 3 个月和 9 个月后的追踪中，效果得到了维持。在 STAIR 治疗模块建立的治疗联盟和负性情绪调节能力能够预测患者对叙事治疗模块的反应，这可以通过测量治疗前后PTSD症状的减轻状况来证明（Cloitre et al.，2004）。因此，治疗关系和技能训练工作对于有效进行叙事治疗是有影响的。

最近，Cloitre 和她的同事（2010）做了一项研究，通过与标准的两者相结合的治疗方案进行对比以评估 STAIR 叙事疗法的两个成分，即 STAIR 成分和叙事成分的相对贡献量。随机对照研究在 104 名曾经遭遇童年创伤的患有 PTSD 的女性当中进行，有三种治疗处理：标准化治疗（即 STAIR 叙事治疗）、其中一种模块被一种非特异的积极治疗即支持性咨询（SC）所代替的 STAIR 治疗（STAIR/SC）和叙事治疗加支持性治疗。这三种设计中都控制了会谈次数、治疗持续的时间以及和治疗师的接触情况。结果表明，接受 STAIR 叙事治疗的参与者和接受其他两种治疗的参与者相比，其 PTSD 症状的缓解更加持久。此外，接受 STAIR 叙事治疗的参与者与对照组相比在情绪调节、社会支持感知，以及人际问题改善上进步更大。STAIR 叙事治疗在 3 个月和 6 个月后的随访中仍然有效。我们推测，治疗后的持续疗效源于更熟练、更有自信地使用技能来管理日常的生活压力，包括应对一些可能会诱发症状再次出现的类似情境。在管理应激情境上的成功，能够大大地强化创伤暴露的效果。

第三个研究评估了 STAIR 叙事疗法灵活应用于"9·11"恐怖袭击幸存者的治疗效果（Levitt et al.，2007）。临床工作者被允许根据患者的症状省略或者是重复某些会谈，如果治疗效果好，也被允许提前结束治疗。治疗师还可以增加一些方案当中没有提到的会谈用来处理一些临床上注意到的当前的生活应激事件和危机。治疗的长度可以在 12 到 25 次会谈之间。治疗师可以没有经验，也可以受过完整的认知行为治疗干预的训练。把这个研究的结果和 2002 年随机对照研究的结果进行对比，PTSD 症状、人际问题都在这个灵活方案中得到显著改善，其效应值与 2002年的随机对照研究一致。此外在研究当中测量了应对策略，发现参与者的应对策略有了明显的改变：使用酒精和药物应对减少，使用社会支持应对显著增加。即便采用一些灵活的方案，STAIR 叙事疗法也被证明对于减轻痛苦是有效的。这表明这种治疗方法非常具有潜力，它能够被不断调整，能够在更广泛的人群中和不同的设置下被运用。

仅仅使用 STAIR 模块作为团体干预方案，对于那些被同时诊断为 PTSD 和分裂情感障碍的成人也被证明是有效的。这些成人的 PTSD 来自各种不同的应激源，Trappler 和 Newville（2007）在住院患者中对比了 STAIR 团体治疗（n＝24）和常规治疗（n＝24）的效果。那些接受了 STAIR 团体治疗的患者，其 PTSD 症状和精神病性症状都得到了明显改善。此外，他们的情绪调节、表达和管理能力也都得到了改善。

最后，还有研究通过 fMRI 评估了一些因童年创伤导致 PTSD 并完成了 STAIR 叙事治疗的女性（n＝21）。结果发现，治疗反应与杏仁核激活减弱以及腹内侧前额皮层激活增强密切相关。这表明治疗后症状得到了改善，针对恐惧反应的情绪调节能力有所增强（Brown et al.，2011）。

总之，STAIR 叙事治疗是一种应对 PTSD 以及与创伤相关的社交和情绪损害非常有效的干预方法。STAIR 模块可以单独在团体当中使用，它对于 PTSD 以及共病精神病性谱系障碍的患者都是有效的。STAIR 叙事治疗，对于那些经历了长期慢性创伤或者单一创伤的男性和女性都是有效的。灵活运用 STAIR 叙事疗法的各种变式也被证明是行之有效的。

第 15 章 延长哀伤障碍的复杂性哀伤治疗

M. Katherine Shear

世界上每年有 6 000 万人死亡，留下他们挚爱的人独活于世上。我们期望在挚爱离世后能表现得更加坚强，但是失去一段亲密关系所造成的伤害往往超出我们的想象。他们是我们的精神支柱，他们丰富着我们的生活，他们曾带给我们强烈的快乐和深切的满足。当亲人死亡后，丧亲者会感觉很不适应、很不安，接下来可能会出现情绪失调和功能受损。丧亲者总是思考如何才能放下过去从而适应变化的现实。令人意想不到的是，一些丧亲者调整适应哀伤的速度比预期的要快（Boerner et al.，2005；Wilson，2002）。尽管失去至亲的哀痛往往是永久的，然而随着时间的推移，哀伤的症状的频率和强度都会有所下降，人们会找到可行的方法重新投入生活。然而，也有一部分人们可能会处于复杂性哀伤（complicated grief，CG；Shear et al.，2011）之中，他们不能接受丧失，也不愿意去想未来的生活，他们无法在失去挚爱后开心地活着。

M. K. Shear, MD

Columbia University School of Social Work,

Columbia University College of Physicians and Surgeons,

1255 Amsterdam Avenue, New York, NY 10027, USA

e-mail: ks2394@columbia.edu

本章的目标是描述一种经过效果验证的复杂性哀伤治疗方法（complicated grief treatment，CGT）。这个方法针对的是那些急性哀伤期之后表现出复杂且持久的 CG 综合征的丧亲者（Shear et al.，2005）。尽管对于该综合征目前尚无统一的诊断标准和命名，但过去它曾被诊断为哀伤相关综合征，在本书第 6 章有丰富的资料来支持这一疾病单元的存在。DSM-5 和 ICD -11 都提出了初步的诊断标准。同时，包含 19 个条目的复杂性哀伤调查表（Inventory of Complicated Grief，ICG；Prigerson et al.，1995）是一个通过准确的心理测量学指标来简明地测量丧亲者哀伤反应的工具。在两个临床试验得分均在 30 分以上的参与者被评估为存在 CG 的丧亲者，比起哀伤聚焦人际关系心理治疗（IPT），他们对于 CGT 的反应更好。 *300*

一、理论基础

为了解释 CGT 的理论基础，我们首先需要澄清一下我们团队对相关专业术语的界定。丧亲是指失去亲人的客观现实（Stroebe et al.，2003）。丧亲之痛符合创伤的定义，即经历亲近之人的死亡，但在 DSM-5 中不是所有的丧亲都被认为是创伤。因为丧亲之痛会受到已故者和丧亲者关系的亲密程度的影响，同时也受到死亡事件背景和原因的影响。一般来说，失去孩子和伴侣对人的挑战是最大的。由暴力引起的预料外的死亡对丧亲者而言也是极具挑战的（Kristensen et al.，2010）。

哀伤就是一个人丧亲后的反应，哀伤反应包括思维、感受、行为和生理改变。这些症状的模式、频率和强度会随着时间的推移而不断变化。哀伤，就像与之并存的爱，对于每个人、每种关系都是独一无二的。然而，哀伤的反应也存在一些普遍特征：思念已故者，感到悲伤，不相信丧亲的事实，反复回忆已故者，无法投入新的生活。对于丧失，人们通常会经历两个阶段：最初，丧亲者会进入急性哀伤期，他们会感受到非常强烈的痛苦，感到崩溃；然后逐渐地转入整合哀伤期，此时痛苦不再那么持久地占据他们的头脑（Shear & Shair，2005）。大多数人能够调节好情绪，在急性哀伤期依然能够体验到短暂的积极情绪（Moskowitz et al.，2003），这能够促进人们对于死亡相关信息的同化，从急性哀伤转入整合哀伤。

CGT 的理论来源包括依恋理论（Bowlby，1980；Mikulincer & Shaver，2003）、自我决定理论（Ryan & Deci，2000）、自我同情的概念（Neff & Vonk，2009）和记忆的神经生物学研究（Reber，2013；Hassin et al.，2009）、功能性奖赏系统（Burkett & Young，2012），以及情绪调节（Min et al.，2013）。该方法是对 PTSD 延长暴露（PE）（Foa et al.，2005）、动机访谈（MI；Miller & Rollnick，

2013）和人际关系治疗（IPT；Weissman et al.，2000）的策略和程序进行了修订而形成的。这个治疗有双重目的，一方面是解决哀伤造成的影响，另一方面也是为了促进正常且成功的哀悼历程。

依恋理论在 20 世纪中期由 John Bowlby 首次提出。自那时以来的研究数据都强烈支持这一理论。和所有其他物种一样，人类都有寻找、建立以及保持亲密关系的生物性动机。小时候，这种密切的联结往往发生在父母和子女之间，而当一个人进入了成年期则是发生在伴侣之间。然而实际上任何关系都可能满足依恋关系的特点，也就是说，一旦与重要他人接近，产生联结，就会抗拒分离，因为所依恋之人给我们提供了避风港和安全基地。安全的依恋关系有助于心身调节，其遭到破坏通常会导致强烈而影响深远的心身失调。

301

Bowlby 有著名的依恋三部曲，其中第三部详细讨论了丧失依恋关系的后果。Bowlby 把哀悼界定为"在所爱之人离世之后一系列复杂的心理过程"（Bowlby，1980，p.17）。成功的哀悼意味着一个人能够慢慢适应丧失后的生活。通常，人们会在两种状态下摇摆：有时候丧亲者会与痛苦抗争，有时候他们会暂时将痛苦搁置，以便于他们能够将丧失的后果整合到依恋的工作模型中。根据 CGT 模型，当这种整合同化的过程被复杂的想法、感受、行为所阻碍时，CG 就会出现。

Bowlby（1980）指出修复对已故者的内部工作模型非常重要，本质上，这是对所爱之人的心理表征，它以工作记忆的形式储存在大脑中，会影响人们设定目标和计划。Bowlby 认为修复过程很缓慢，这个过程肯定是伴随着阻抗的。这个过程通常是丧亲者不断在面对现实和防御性地排斥事实之间反复摆动，最终充分地接纳死亡已成定局，接纳丧失的后果。这种摆动的状态会导致情绪有时候强烈，有时候得到缓解。一旦成功的哀悼进程开始，丧亲者会慢慢地开始接受丧失，获得联结感、自主感以及对自己生活的胜任感。丧失事件及其后果能够被整合到他们的长时记忆当中，自我感得到恢复，并保留在未来重获快乐的潜能。

自我决定理论提供了理解失去至爱的另一个框架。丧亲通常是人生中痛苦和应激水平最高的生活事件。其中一个原因是失去一段亲密的依恋关系会破坏人们的联结感、自主感和胜任感，Deci 和 Ryan（2000）把这些感受定义为人的基本需要。联结感，即我们的归属感、我们对其他人的重要性，而依恋关系正是我们获得联结感的重要来源。依恋关系给我们提供了安全基地，它可以促进我们的自主性并让我们逐渐拥有胜任感，所以失去依恋关系也会危及这些基本需要的满足。从这个视角来看，对丧亲后的适应就是要不断重新建立各种能够满足人们基本需要的途径。

CG 是一种延长的急性哀伤状况，是一种没有适应丧亲后生活的状态。然而，哀伤本身并不是一个问题，而是可以被视为对逝者爱的表达。通常对所爱之人的哀伤是持久的，只是随着时间的推移慢慢地转化。然而，CG 的症状如果非常强烈，就会干扰到丧亲者接下来的生活。这些并发症（医学上用来描述继发而来的问题的术语），会改变哀伤并且破坏哀悼的自然进程。

CG 包括适应不良的想法、感受、行为，它们会阻碍自然的哀伤进程。适应不良的想法包括不断对死亡事件发生的环境、结果和背景及经过的反刍。哀伤还会导致情绪调节方面出现困难。适应不良的行为包括功能失调性地回避丧失痛苦的提示物和/或寻求无效的亲近行为以试图逃避痛苦的现实。CGT 的目标是让丧亲者认识到哀伤是爱的表达、解决并发症，并促进成功的哀悼。

自我同情，对成功哀悼是非常重要的。自我同情意味着对自己友好，怀有普适 *302* 的人文精神，能够在正念平衡和不过度卷入的状况下接纳负性情绪（Neff & Vonk, 2009）。所有不想要的和能够高度激活情绪的体验都会对自我同情造成挑战。失去自我同情是导致 CG 的一个诱因。我们鼓励将自我同情贯穿在整个 CGT 实施过程之中。

二、如何实施 CGT

CGT 包括每周 1 次，共持续 16 次的会谈。治疗的一开始要进行前测，要确定患者目前的主诉就是 CG。治疗采用了一系列关键程序，有相对结构化的四个阶段：启动阶段、核心回顾阶段、中间回顾阶段和结束阶段。会谈都是以议程设定和回顾哀伤监控日记作为开始。每次会谈都针对适应丧亲这一目标，希望丧亲者在接下来的生活中恢复感受快乐的能力。会谈一般是以治疗师总结当次会谈的内容、从患者那里获得反馈以及讨论在两次会谈间期（通常是一周）的计划作为结束。

1. 治疗前测

CGT 开始实施之前要进行一个前测，目的是确认 CG 是患者的主要问题和治疗的目标。急性哀伤症状的强烈和持久性已经在研究中得到了普遍的支持。然而，目前没有统一的诊断标准去识别这个综合征，因此导致了一些困惑。在官方标准面世之前，我们团队采用自定的、前后一致的标准来识别 CG。从 1990 年末开始我们的所有工作就是使用原创的伴随一个半结构化临床访谈的十九项 ICG。十九项 ICG 已被证实是一种较完善的工具，并已在世界范围内被广泛使用。这个调查表存在几种其他版本，这也会引发一些困惑，因此我们需要首先明确如何把那些已从 CGT 中获益的个体识别出来。

在 CGT 中，治疗师需要对患者的病史有基本的理解，包括重要的关系和自主功能。建议首先进行一次完整的精神和医学评估，这样能够确保接下来所有相关问题都能够在会谈中有所涉及和处理。在前测中，我们会给患者提供一个有关治疗及其目标的总体说明。患者会被告知会谈过程可能触发强烈的情绪，而治疗的效果在很大程度上取决于他们能否积极地加入治疗的过程中去。治疗师也会解释把治疗带进生活当中去的重要性。

2. 第 1～3 次会谈：启动

CGT 第一阶段聚焦于采集病史、提供心理教育、启动哀伤监测日志、制订鼓舞人心的目标和建立支持。治疗师要利用这几次会谈建立协作性的治疗联盟。治疗师要传递温暖、接纳，并确认哀伤其实是人的普遍体验的信息。与此同时，治疗师要向患者传达这样一种信息：治疗师愿意提供专业的知识，从而陪伴患者走过哀伤历程。

介绍 Marcy

Marcy 今年 58 岁，是一位穿着整洁的女士。她坐在休息室边哭泣边填写表格。她进入治疗师的办公室，努力控制自己的情绪，她说她为自己的情绪化感到非常抱歉，这种状况根本不像她。自从她心爱的丈夫 Daniel 五年前死了，她就陷入了混乱的状况，没有冒犯的意思，她真的不觉得有任何人能够帮到她。

治疗师告诉她，不需要为丧亲后的情绪化道歉。Marcy 似乎放松了一点，并感谢治疗师。大家似乎都认为她是一个以自我为中心、可怜的人，沉溺于她的悲痛而不想要好起来。她不知道这是不是真的。她感觉那么失落，好像和她以前处理过的任何事情都不同，但是她不知道应该做什么。

Marcy 的生活史

Marcy 是两个孩子中较小的一个，出生在一个邻里关系很密切的地方，出生地离她现在住的地方很近。她说她一路成长得很艰辛、很孤独。父母对她都不是很关注，她经常感到她只是他们悲惨的生活中的又一个累赘而已。她移民的父母总是竭尽全力维持家庭收支平衡，她的父亲在长时间的工作后经常发脾气。她妈妈从事缝纫工作，常常一整天看起来都很焦虑。在晚上，妈妈尝试安慰她的丈夫，然而她很少成功。她记得那时候她认为自己就是那个制造问题和麻烦的人，这让她感到恐惧和悲伤。她与哥哥 John 比较亲近，他们有一个朋友圈。Marcy 和 John 一起度过很长的时间，直到哥哥上高中并开始吸毒。从此之后，他们慢慢分开，然后不再亲近。现在她不确定哥哥在哪，自从她父亲十多年前死后她再也没和他联系了。她在大学期间遇到 Daniel，Daniel 常常让 Marcy 想起 John。他们几年后结婚了。Marcy 和 Daniel 结婚 35 年，有 3 个孩子。他们非常亲密。他们的朋友们都非常羡慕他们夫妇的关系。

Marcy 的 CG 症状

Marcy 还没有挪动任何 Daniel 的东西。他的牙刷依旧在他们的洗手间里。Marcy 不能忍受任何人坐在他的书桌前。她不想卖掉 Daniel 的小货车，尽管她不知道怎么开。她回避与社会的接触，因为当和别人在一起的时候她感觉非常不舒服，并感到痛苦、悲伤和羞愧。她怕她会太想念 Daniel，因而回避一些场合和地点。她也回避那些两人曾经一起参加的活动、交往的朋友、一起去过的地方。她也拒绝去 Daniel 去世的医院的附近。她很少去探望 Daniel 的墓地，因为她不能忍受想起 Daniel 此时正躺在冰冷的墓地里。Marcy 宁愿与 Daniel 一同死去。

她只在自己的白日梦中能感到舒服，她在白日梦中想象着和 Daniel 在一起，回忆着他还活着的时候他们的生活有多美好。当她不做白日梦的时候，她常常反刍，她感到愤怒，为 Daniel 的死感到愤怒。她问自己为什么他们不早点给他做手术。她仍然不能相信这个噩梦真的发生了。

Marcy 有时会忘记吃饭或忘记吃她的降胆固醇药，她知道这是不健康的。即便她已经失去了信仰，但是出于她的宗教教养，她也绝不会选择自杀这条路。以前，她和她丈夫总是按时去教堂，但在丈夫死后，她失去了对上帝的信任。如果这就是你所得到的，去教堂还有什么用呢？什么样的上帝会让 Daniel 离去而让那些坏人继续活着呢？她是一个中型会计公司的经理，她继续这样工作着，但她不能集中精力。她不再与她的孩子亲近，她形容自己像行尸走肉，每天只会反复思考："为什么他要死？如果我更细致地照顾他，如果我更早说服他去看医生，如果医生能把他治得更好……为什么医生不能帮助他？"

治疗师在第 2 次会谈中介绍了如何监测哀伤。在治疗期间，治疗师要求 Marcy 坚持记录她的哀伤水平，用 1~10 级量表评估哀伤强度。在每天结束的时候，记录当天哀伤水平最高的时刻和状况、最低的时刻和状况，还有一天中平均的哀伤水平。治疗师也提出了为了建立支持和鼓励患者，想邀请一些人来参加第 3 次会谈的建议。这个联合会谈的目的是了解其他人对患者状况的不同看法，也帮助她的朋友或亲戚了解一些帮助她的方法。

第 2 次会谈聚焦在修复上，并向患者介绍了积极情绪以及自我同情，自主、胜任和联结等自我决定需要的作用。治疗师提议和患者一起寻找一些有价值的活动，建立令人鼓舞的目标和建立亲密关系。与修复相关的元素旨在帮助患者重新思考自己的核心价值观和兴趣点，以及制订计划与目标。患者也开始从事一些能让她产生愉快感、兴趣感和满足感的简单活动。

305

Marcy 的高远目标

在第 2 次会谈的最后，治疗师问："如果我能挥动魔棒，让你的哀伤保持在一个可控的程度，你想给你自己什么？"Marcy 凝视着治疗师，很惊讶，然后说她想要的就是一切像 Daniel 活着的时候那样。治疗师接纳这一点，温和地提醒 Marcy，他们不可能让 Daniel 活过来，并且告诉她，他们一起工作就是为了帮助 Marcy 平静面对这个现实以及找到新的方式继续生活。如果成功地帮助了她，让她能够面对痛苦的现实，她想干什么？Marcy 考虑了几分钟后说："好吧，我可以试试，我一直想试试中提琴。小时候我妈妈让我学小提琴，因为她的堂兄给了她一把小提琴。我从来没喜欢过小提琴，但学校里的另一个女孩有一把中提琴，它的声音比我的好听多了。"之后她说由于一些原因她一直觉得这有点太晚了。她说 Daniel 一直说她应该上中提琴课，但她很难找到时间。他希望她能演奏四重奏。她说："令人遗憾的是，在他活着的时候我从没演奏过。"治疗师鼓励 Marcy 继续考虑学习中提琴的可能性。

第 3 次会谈通常会邀请一个重要他人，目的是让患者和他的好朋友或者家人重新开始交流，并且促进他们对患者的支持。一个非常常见的现象是，存在 CG 的人总感觉自己和他人的关系非常疏远，甚至是与想帮助他们的朋友疏远。这使朋友们感到无助和挫败。在这次会谈中，治疗师给了到访者一个机会去表达他对患者的感情，去驱散心中曾经受到的挫败感，去表达他对当前治疗的支持。治疗师要了解这个到访者在死亡事件发生之前与患者的关系，并了解丧亲之后他们的关系是什么样的。患者也许会惊讶于看到这位到访者有多么关心他。

Marcy 带她的女儿 Jessica 参加第 3 次会谈

Marcy 43 岁的女儿 Jessica 非常愿意加入治疗，这令 Marcy 觉得惊讶。Marcy 原以为 Jessica 是被迫来的。Marcy 讨厌这种感觉，好像她是女儿的麻烦一样。Jessica 提到她曾经感到挫败，因为她的妈妈总是不停地对她说感到抱歉，这破坏了每个人的生活。Jessica 说她已经尝试了所有可能的方法，并且快要放弃尝试了。她觉得自己在失去爸爸的同时似乎也失去了妈妈，为此她感到非常悲痛。她期待她的妈妈回来，但她没抱太大希望。Jessica 哭着描述她与她妈妈的关系一直很亲近。妈妈曾经一直是家里的核心人物，家里出了任何问题都是她来处理，在她的朋友当中，她也是扮演这个角色。Jessica 说，自从爸爸离世之后，妈妈好像也消失了，她就像是行尸走肉一般。Jessica 认为不能再这样下去了，她也不明白为什么妈妈不努力走出来。当听到女儿这么说时，Marcy 落下了泪水。她说她讨厌不知道如何行动的自己，但是她觉得自己迷失了方向——就好像她不知道该如何应对 Daniel 的离世。他们讨论了 Jessica 关于 CG 的疑问，说明了治疗计划并且讨论了 Jessica 可以用哪种方式支持母亲的治疗。当她离开时，Jessica 拥抱了她的妈妈，说："在我父亲离世后，我从未像此刻这样放松并且充满了信心和希望。"

3. 核心回顾阶段

第 4～9 次会谈是核心回顾性会谈，涉及所有治疗的核心部分。这几次会谈将会聚焦于回顾死亡事件，目的是成功地开启丧亲者的哀悼历程。会谈的内容包括一些回顾和回忆的工作。在这个过程中，治疗师致力于帮助患者解决哀伤所带来的影响以及让患者真正接受丧失的现实。每次会谈都涉及帮助修复的三个要素，分别为参与有价值的活动、制订鼓舞人心的目标和建立支持体系。

第 4 次会谈介绍了第一个想象性的回顾练习，这个练习一般在讨论了有意义的活动和令人鼓舞的目标之后进行。这次会谈通常以患者的总结、反馈以及对接下来一周治疗计划的讨论作为结束，其中包括每天听回顾练习的录音。治疗师也计划在每次患者听完录音后与患者通话。

这个回顾练习被用来帮助那些难以面对死亡现实的患者。在这个治疗中，患者需要闭上眼睛，然后开始想象当他们第一次听到死亡事件的那一刻的画面。患者需要对治疗师讲述 10 分钟的故事，讲述从这个死亡事件发生那一刻以及之后他所经历的故事。治疗师需要在患者叙事过程中根据他的情绪以及讲述过程中停顿的间隔来评估患者的痛苦水平。在 10 分钟的讲述结束后，患者睁开眼睛，报告自己痛苦的程度，再用 10 分钟来反思这个练习。

这个想象回顾练习将会在接下来的 5 次会谈中重复 3～5 次。在练习中每次都会录新的音频，并要求患者在这一周听，随着叙述次数的增加，讲述的内容经常会出现更多的细节，痛苦的程度也会随之减轻。患者经常反映在讲完（或听完）这些事后，他们开始相信他们爱的那个人"真的离开了"。在那之前，虽然他们也知道这是真的，但是无论如何也无法接受这个事实。这样一来，他们会感觉更加轻松，更加有现实感。

Marcy 的想象回顾练习

在第一次想象回顾练习中，Marcy 的情绪是非常强烈的。但是在反复地听录音、做回顾练习后，Daniel 的离世给她带来的痛苦也渐渐不再那么真切和强烈了。她发现自己已经能够忍受这种痛苦了。她发现当她在听录音的时候，"听自己讲述这件事真的让我深刻意识到了"Daniel 去世的现实。她已经不再担心自己会情绪失控了，她开始重新思考之前她认为自己本应该阻止死亡发生的这个想法的合理性，最后她开始相信其实每个人都尽了最大的努力，或许仅仅只是到了 Daniel 应该离开的时间罢了。她也开始意识到她苦苦挣扎的一个原因是，没有在他离世时告诉他自己有多么爱他。这个问题一直缠绕着她，虽然她知道丈夫也许明了自己对他深深的爱。正如所说的以及所听到的这个故事一样，她开始更加自由地去感受自己和丈夫之间的情感和关系，并且她也可以清楚地感受到他们都不曾怀疑过彼此间深深的爱。她也同样意识到如果说 Daniel 在临终时有所担心，那也一定是担心她，放不下她，担心她将如何处理和面对死亡。她开始考虑如何通过让自己继续开心地生活来告慰丈夫的离去。她不再考虑 Daniel 的去世是否公平，并且她开始觉察到，虽然他过早地离世，但是这并不意味着在他离世之后继续体会幸福生活是一种错误。她的这些转变是在回顾练习和反思过程中自发出现的，治疗师并未过多参与。

在第 5 次会谈中开始引入情境回顾，要求患者识别那些他们极力回避的、会再次让他们想起丧失的痛苦的情境——人物、地点或是事物。患者思考并决定他们在面对这些情境时可以进行的活动。治疗师要求患者在接下来的一周中每天做这项活动，并且记录他们在做这项活动之前、之中和之后的痛苦程度。通常痛苦程度会在一周的治疗中减轻，患者的舒适程度也随之提升。之后，治疗师会建议患者换一种更加让他们感到痛苦的情境，逐渐增加痛苦的等级。计划的进程和做法就是让患者反复面对这种情境。这种练习通常会持续到治疗结束。

Marcy 的情境回避

Marcy 带着她最爱的 Daniel 的照片开始进行这个情境回顾，并请求治疗师在她拆开装着照片的信封时握着她的手。治疗师同意了。（拆开信封后）如预料的一样，她的痛苦程度上升到了 100。但在看这张照片几分钟后，她的眼睛被泪水充满，脸上却带着笑容。她开始讲述拍照片的那天发生的事情并且嘲笑 Daniel 当时的姿势很滑稽。

通过情境回顾，Marcy 在家看了更多的照片，也愿意花更多的时间陪伴她 _308_
的孩子和外孙。她意识到她可以给她外孙讲讲他们外祖父的故事，而且她可以
利用和他们在一起的时光做这件事情。她逐渐增加了看望孩子的频率而且找到
了跟他们在一起的乐趣。她在处理回避等级上的其他情境时变得更有信心，这
些原来引发她回避和痛苦的情境经过处理后变得越来越容易应对。对她而言，
最大的挑战就是去 Daniel 离世的医院，但是在治疗的最后她也能较好地应
对了。

第 6 次会谈聚集于回忆和照片，并持续在接下来 5 次会谈中进行。治疗师邀请
患者利用两次会谈的间隔时间去书写一些积极的回忆，如已故者最可爱的个性特
征、和此人共度的快乐时光、此人给自己生活所带来的影响，以及患者最喜欢已故
者的什么。患者在第 6、7、8 次会谈之后都被要求书写积极的回忆，然后在第 9 次
会谈之后去思考关于那个人"不那么积极"的事情以及他们之间的关系。例如，他
们可能书写他们最不喜欢的回忆、他们最不喜欢已故者的地方，或他们希望已故者
做哪些调整、可以有哪些与之前不同的部分。

4. 中间的回顾阶段和结束阶段

第 10 次会谈主要致力于回顾迄今为止的整个治疗过程，并制订接下来会谈的
计划。治疗师和患者一起回顾和讨论 CG 模型，他们一起思考在之前的治疗中，有
哪些事情已经发生了改变，还有哪些部分仍需要工作。他们讨论了情境回顾、重建
支持体系、制订鼓舞人心的目标。治疗师和患者一起协作性地制订最后一个治疗阶
段的计划。

CGT 最后 6 次会谈主要用来巩固治疗效果，并且讨论对治疗结束的想法和感
受。对丧失成分的干预聚焦于三个目标：帮助患者与丧失的定局达成和解；理解丧
失对自己而言意味着什么；重新思考自己与已故者的关系，目的是能够在接受丧失
现实的基础上继续与已故者保持联结感。

最初在这个治疗计划当中聚焦于丧失的练习是与已故者的想象式对话。一般来
说，想象式对话会在第 11 次会谈中进行，但是开始的时间可以适当灵活处理。这
具体取决于患者之前完成想象式回顾练习花费的时间。想象式对话的程序是，让患
者闭上他的眼睛，想象着已故的爱人。患者大声和已故的爱人对话，然后扮演已故
者的角色大声回答问题。患者被要求想象已故的人能听见和回复，即使这是不可能
的。患者被鼓励去询问或者告诉已故者任何他们想问或者想说的事情，然后反过来 _309_
扮演已故者的角色并给出回应。大多数人在做这些事时有一些疑虑，但是一旦他们

做了，他们就会发现这是一个很有用的练习。

Marcy 的想象式对话

虽然一开始有些犹豫，但是 Marcy 最终同意做这个练习。她闭上眼睛告诉 Daniel，看着他患上这么严重的病，然后离世，这对她自己来说是如此痛苦和难熬。她说她不能理解发生了什么，并且她认为自己原本应该给他更多支持的，但因为过于关注自己而没有做到。"不是我生病，而是你生病，因此我想这对你来说应该更加糟糕。"她说她非常爱他并且希望他可以好起来。她正痛苦地预想着未来没有他的生活。她不确定他是否真的知道自己有多爱他。在治疗师的提示下，Marcy 用 Daniel 的角色做出回应。她的声音也变了："别担心。一直以来，我都知道，你爱我。我很抱歉就这样离开，但已经没有办法改变我的病情的发展。我知道这对你来说有多么艰难，所以我很高兴你没有一直沉浸在悲痛中。我愿意做任何事，只要你能快乐起来。你知道这就是我最想要的……我不想这么死，但是这是上帝的意愿，我现在回到了上帝的怀抱，并长眠在此。"

修复成分关注的目标是在日常生活中促进有益的活动，思考能够鼓舞人心的目标，一个出自个人真实意志的选择，以及重建支持系统。这些活动会贯穿于结束阶段的每次会谈。

结束阶段的每次会谈都会处理治疗结束这个议题。治疗师和患者共同反思整个治疗过程，强调这个过程中自我概念的变化的进展、制订新的目标和计划，并预想未来享受快乐的可能性。治疗师帮助患者明确他的持久优势并考虑他思考未来的计划时，哪里可能遇到困难。有关结束治疗的想法和感觉都可以提出来讨论。从第 11 次会谈到第 15 次会谈，治疗师会逐步地增加讨论"治疗结束"的时间。在第 16 次会谈中，伴随着再一次回顾 CG 模型，治疗最终结束，这个讨论过程可以进行个性化处理，重点强调一下整个治疗过程中患者发生的改变。

Marcy 的最后一次会谈

在治疗的最后，Marcy 的症状明显减轻。当她谈论到 Daniel 或想到他的时候，她依然感到悲伤。当她外出和朋友在一起的时候，她仍然会在某些片刻陷入对丈夫的思念之中。但是她定期地和她的闺蜜们一起外出，并且有了好几次和几对夫妇朋友共进晚餐的成功经验。朋友当中有些人希望能撮合她与另外一个失去妻子的男士在一起，但她说她不知道她是否已经做好准备了。她告诉治疗师她将来可能会去约会。目前她希望开始全身心投入中提琴的学习中，并努

310

力工作来回报过去 5 年里亲友们对她始终如一的接纳和理解。她说她亏欠他们太多了。Marcy 笑着和治疗师挥手告别。"我非常感谢你,"她说道,"你让我重新找回了我自己的生活,而且获得了远比这些更多的东西。我从未感觉自己如此坚强。我不太确定发生了什么,但是我感觉特别好。"

三、实施 CGT 时面临的挑战

在处理死亡和丧失相关议题的工作中,治疗师的舒适度可能是实施 CGT 的一个挑战。面对死亡会激活植根于我们内心中深深的恐惧并触发一个叫作"恐慌管理"(terror management)的反应(Pyszczynski et al.,1999)。当我们压抑与死亡相关的观念时,恐慌管理就会启动,这会使得我们的思维变得更加僵化,更加在意保持正确,更加需要维持我们自身的自尊(Florian & Mikulincer,1998;Mikulincer et al.,2003)。我们必须要保证我们自己说的是正确的,这就会让我们很难做到学习新的理念,并与患者一起工作。临床工作者需要监控我们自身的反应并找到有效的方法来调节自身对死亡和丧失的情绪反应。

CGT 的会谈内容非常集中且相对简短,所以患者在两次会谈间期做了什么对治疗有很大影响。治疗的另一个挑战是治疗师必须说服回避型患者以及那些怀有"幸存者内疚"的患者能够参与治疗活动。治疗师可能需要为了一些不愿意或者不能按计划在两次会谈间期做练习的患者想出有创意的备选方案。例如,如果患者抵触哀伤监测,治疗师可以让他从仅仅监测平均哀伤水平开始,或者仅仅监测最高点和最低点,或者让他使用高、中、低等级的评定来代替数字评定。治疗师可以让他每周仅监测两三天或者只在早上记录监测结果。

另一个普遍的挑战是患者在做回顾练习时的恐惧和阻抗。患者可能尝试通过多说话或提出无关的问题来推迟回顾练习,请求治疗师温和地重新安排其他工作方式。有时候,患者不想闭上他的眼睛。治疗师可以慢慢鼓励患者尝试,或同意患者睁开眼睛练习,或者向下看,这样患者就看不到治疗师的反应。患者可能讲述一个非常简短的故事。治疗师可以允许患者这样,并且像平常一样记录这个练习,然后把录音发给患者带回家。如果患者定期地听录音,他们通常会在下一次会谈中讲述一个更加完整的故事。有时,患者拒绝去做练习。在这种情况下,治疗师可以尝试通过让患者采用更多的叙事的方式讲述故事或者书写故事来描绘患者的感受。想象回顾练习是治疗中非常重要的成分。我们需要不断努力,尽可能让我们的治疗能够按照标准统一的方案来进行。

311

四、我们对 CGT 的研究

在 20 世纪 90 年代后期，CGT 在一项"十六周标准方案"的研究中，首次得到了初步的检验（Shear et al.，2001）。入组的参与者丧亲至少三个月，在十九项 ICG 上的得分符合 CG 的情况。除此之外，参与者完成抑郁和焦虑的评分。在治疗中，ICG 的分数下降到了基线分数的一半之下。抑郁和焦虑分数较之基线水平也有下降，下降的分数达到了临床上和统计上的显著性。在一项以缓解丧亲相关的抑郁为目的的研究中，我们发现 CGT 组的 CG 症状减轻的程度是 IPT 组的两倍。

之后，我们获得了美国精神卫生研究所（NIMH）的资金支持，于是我们开始进行了随机对照试验以比较 IPT 和 CGT 两种治疗的效果，两个治疗组都大约进行了 16 次会谈（shear et al.，2005）。研究结果显示，两个治疗组在统计和临床上都具有显著差异。两个治疗组的完成率都很高，但是 CGT 组的参与者的反应率是 IPT 组的两倍。在该研究中，非裔美国人和白人的临床特征和治疗结果没有显著性差异（Cruz et al.，2007）。一篇已经发表的研究结果显示，一项在老年人中进行的随机对照试验表明 CGT 治疗的结果比 IPT 更加积极。相比于我们的首次研究，第二个研究是在不同的实验室，由不同的治疗师开展的，参与者的平均年龄要比之前大 10 岁以上。

如果我们的研究中的参与者正在稳定地服药，我们允许他们在研究过程中继续服用精神科药物。那些存在共病心境障碍或焦虑障碍的参与者服用抗抑郁药的可能性是那些无共病者的两倍。二次分析表明，抗抑郁药物的使用与更高的 CGT 完成率相关。这种服用药物的效果在 IPT 治疗的完成率上没有显示出来，在 IPT 治疗中，服用抗抑郁药和不服用的治疗完成率是一样的（Simon et al.，2008）。服用抗抑郁药使得在 CGT 和 IPT 治疗的反应率都增加了约 20 个百分点。我们认为，抗抑郁药物可以增加 CGT 治疗的效果。一项由 NIMH 资助的项目正在研究抗抑郁药物对于存在 CG 的患者和不存在 CG 的患者的疗效。

一项初步研究选择了 17 个满足物质使用障碍标准的个体（7 个酒精依赖者、4 个大麻依赖者、3 个可卡因依赖者、3 个美沙酮依赖者），治疗采用的是 CGT 的 24 次会谈扩展版，包括动机访谈、情绪应对和沟通技巧（Zuckoff et al.，2006）。结果分析显示，不管是完成整个研究的参与者还是意向治疗组，ICG 得分都有大幅度的降低，并达到了临床显著性。从前测到后测，两组参与者的节制能力都有一个显著提升，效应值达到了中高度水平。

对我们所做的随机对照试验进行二次分析解决了共病（Simon et al.，2007）、 *312*
自杀倾向（Szanto et al.，2006）、日常活动（Monk et al.，2006）、睡眠和梦
（Germain et al.，2005，2006，2013）及流产带来的解离问题（Bui et al.，2013）。
目前我们治疗的大多数人符合 DSM-Ⅳ 轴 Ⅰ 心境或焦虑障碍的诊断标准。抑郁症和
PTSD 是最常见的共病，研究中一半以上的参与者都存在这样的共病。

临床医生需要意识到 CG 与自杀相关。我们大部分的 CG 患者希望跟着已故者
离开人世。丧亲者报告的自杀意念是未曾经历丧失时的两倍。其中的一小部分（不
到 10%）真的会尝试自杀行为。然而，近 1/3 的人故意忽略自己的健康或安全，因
为已经不在乎自己的生死了，超过 1/4 的人认为他们想偶然间因为粗心或者不小心
就离开人世。在控制抑郁症后，自杀行为与 CG 是相关的。

睡眠障碍在推荐的 CG 诊断标准中未被提及，然而实际上，CG 患者的睡眠经
常遭遇破坏。我们研究中的参与者在匹兹堡睡眠质量指数（PSQI）上的得分远远
高于临床上的分界点。另一项研究表明，对 CGT 而不是 IPT 的治疗反应，与 PSQI
评分的显著改善相关。最后，我们考察了研究中有关梦的报告，发现结果和以前发
表的关于梦的常模数据有很大差异。具体而言，CG 患者的梦主要是关于熟悉的人
的，而很少出现我们通常所说的梦的正性和负性的要素。有趣的是，这种模式也不
同于以往发现的抑郁症（Barrett & Loeffler，1992）和 PTSD 患者（Espoito et
al.，1999）的梦的模式。

研究中患者的健康管理和过去相比也有很大差异。CG 患者不午睡和吃夜宵，
相应地，他们更有可能不吃饭，整天待在家里，不愿意工作、做家务或锻炼身体。
这些变化表明他们出现了更多的回避行为，他们逃避社会交往。而这些行为有可能
会维持并加重 CG 症状。

总之，我们对 CG 及其治疗的研究让我们能够获得对这一临床综合征的全面理
解，这些来寻求帮助的个体呈现出来的症状恰好满足了临床的诊断标准，并且也都
签署了参与研究的知情同意书。值得注意的是，这些研究参与者有很高的共病率，
许多功能受到损害。比如，我们团队和其他学者发现，他们有较高的自杀风险，包
括自杀意念和行为，并且存在明显的睡眠障碍，其日常活动节律受到了破坏。大多
数研究参与者在他们的症状未缓解时曾寻求哀伤辅导员或其他精神健康专业人员的
协助。这些曾经极度痛苦、功能受损的参与者对本章所描述的简短的、有针对性的
干预效果具有明显的反应。参与者经常是充满了感激之情，他们告诉我们："你们

313 让我重生，并且给了我更丰厚的东西。"与之形成强烈对比的是，这些参与者对我们的对照治疗，一种对抑郁症治疗效果很好的方法仅具有非常小的反应。我们的研究结果给临床工作者理解 CG（或者叫延长哀伤障碍）这一临床综合征及如何有效地进行治疗，提供了一幅非常清晰的图景。

第四部分
共病

第 16 章　创伤和物质滥用：临床医生的治疗指南

Lisa M. Najavits

　　物质使用障碍（substance use disorder，SUD）经常与创伤后应激障碍（PTSD）及其他一些创伤症状伴生。这种共病现象具有重大的临床意义，有研究发现这一现象加剧了恢复的难度，同时，与单一的障碍相比会带来更大的伤害（Ouimette & Read，2013）。SUD 会影响对 PTSD 的治疗。整合治疗并不是将 PTSD 和 SUD 治疗简单地叠加，而是需要我们在脑海中建构一些概念，以了解两种障碍之间如何相互影响，如何成功地运用策略治愈每一个障碍，而非在解决一个的情况下加重另外一个。这就像一个跷跷板，我们要谨慎地保持平衡，不要让某一方过于倾斜。

　　很多时候，无论是 SUD 还是 PTSD 患者，都未必能够得到专业的临床治疗。患者在治疗初期经常会听到这样一些言论：

- "控制住你自己的物质使用问题，只有这样我们才能处理你的 PTSD。"
- "你必须去匿名戒酒会或者 12 步小组。"

L. M. Najavits

Veterans Affairs Boston Healthcare System，
Boston，MA，USA

Department of Psychiatry，Boston University School of Medicine，
Boston，MA 02118，USA

e-mail：lisa. najavits@va. gov

- "你的根源问题是 PTSD，如果我们解决了你的 PTSD，物质使用问题也会随之消除。"
- "如果你不能停止物质使用，那我就不能对你展开治疗。"
- "你之所以会产生物质使用问题，是因为你想要逃避你的 PTSD。"
- "你需要触底。"

318 这些言论通常是起不到帮助作用的，而且还会阻碍恢复。我们清楚如何单独治疗 PTSD 或者 SUD，但是大部分临床医生没有接受过两者一起治疗的专业训练。患者常常被迫要自己试着去整合治疗师都不知道怎么处理的状况。在治疗中，PTSD 和 SUD 可能会被分开来处理，但患者在每天的生活中却可能会同时遭受这两种紧紧交织在一起的病症。

这一章将会简单概述 PTSD/SUD 的模型、研究的重要发现、实践原则以及未来的方向。

一、各种模型

近些年来，出现了许多 PTSD/SUD 的新治疗方式，而且也已经有研究对这些疗法做出了评估。如表 16.1 所示，这几种治疗模型或者是为 PTSD/SUD 开发的，或者在 PTSD/SUD 患者中进行了研究。除此之外，这些被囊括在表中的模型都有一本手册来说明治疗是如何进行的，这其中并不包括预防的内容。列表中的每个模型至少要有一个研究结果可以证实它能同时处理 PTSD 和 SUD，还需要有一个对照或者随机对照试验提供实验性治疗结果。因此，物质依赖 PTSD 疗法被排除（Trifﬂeman，2000）。由于版面限制不能描述每一个模型和列出每一个研究所引用的文献，但会列出一个重要的实证文献让读者获得更详细的信息，并且如果这个模型有相应网址的话也会列出。所列出的研究的数量是 Najavits 和 Hien（2013）加总了所有可以检索到的文献的结果。

表 16.1 PTSD/SUD 的行为研究

模型及其主要的实证文献	研究数量
寻求安全（SS）疗法（Najavits & Hien，2013）	22
创伤恢复和赋能模型（TREM）（Fallot et al.，2011）	3
通过超越创伤帮助女性从创伤中走出来（HWE/BT）（Covington et al.，2008）	2
整合了 PTSD 和 SUD 的 CBT（ICBT）（McGovern et al.，2009）	2
延长暴露加 BRENDA SUD 咨询（PE/BRENDA）	1
PE（Foa et al.，2013）、BRENDA（Volpicelli et al.，2001）	

续前表

模型及其主要的实证文献	研究数量
同时延长暴露（COPE）[a]（Mills et al.，2012）	1
PTSD 的结构化书写疗法加基于指南的 SUD 团体疗法（SWT）（van Dam et al.，2013）	1
整合疗法（Sannibale et al.，2013）	1
创伤适应性恢复团体教育和治疗（TARGET）（Frisman et al.，2008）	1
创造改变（CC）[b]	1

[a] 之前的版本是 PTSD 和可卡因依赖的同时治疗（Brady et al.，2001）。

[b] 之前的版本是暴露疗法修订版（Najavits et al.，2005）。

二、主要的发现

319

从文献中，我们注意到一些新的发现，甚至还有惊喜。即使不是专门治疗 PTSD/SUD 的临床医生，去了解一下该领域的发展现状也会有所收获。因为每一个临床医生在日常实践中都会遇到 PTSD/SUD 患者，差别只在于他们知道或者不知道而已。

这些新发现的具体内容可以参见 Najavits 和 Hien（2013）的文献，其在 PTSD/SUD 研究中是比较全面的。这篇综述是写给临床医生和研究人员的，旨在向他们全面地展示操作方法和实践结果。在这篇综述之后出现的新近研究则引自 Najavits（2013b）和 Hien 等（in press）。虽然也有其他的文献综述，但都不够全面（例如，Torchalla et al.，2012）。由于一些研究方法论上的局限，后续还需要更多的研究来论证（Najavits，2013b）。

PTSD/SUD 研究都取得了良好的结果。38 个研究结果都证明这些模型对于治疗 PTSD/SUD 是有效的。除了 PTSD 和 SUD 的症状以外，患者在自我同情、认知、应对技巧、精神病理学以及功能等其他方面也都有所改善。在这些研究中，治疗满意度都很高。早期所认为的在 SUD 的背景下处理 PTSD 会让患者的状态变得更糟的情况没有出现。所有的研究使用的都是专门用来治疗 PTSD/SUD 共病的新模型，或者是在传统 PTSD 疗法的基础上做了重大改变的新模型，这些改变使得新模型在面对 SUD 患者时更包容也更有效。

所有研究使用的都是将聚焦于过去的 PTSD 暴露手段与聚焦于当下的 SUD 应对技巧相结合的治疗方法，但并没有结果显示结合后的治疗模型比单独使用聚焦于当下的模型更好。所以在这个领域中，当前最重要的争议集中在聚焦于过去的模型和聚焦于当下的模型哪一个更有效。从广义上来说，基于暴露或者探索具有强烈情绪的创伤记忆的模型都属于聚焦于过去的模型。相反，聚焦于当下的模型则将应对技巧或者心理教育作为重点，而不是去挖掘详细的创伤记忆（Najavits，2013a）。要注意的是，创伤聚焦通常被用来指代基于暴露的模型。与此同时，所有聚焦于当下的 PTSD 模型都是创伤聚焦的。两者之间的不同在于如何操作它们。基于暴露的模型主要是通过挖掘严重的创伤事件和记忆去处理过去。聚焦于当下的 PTSD 模型不过分看重对过去细节的挖掘，而是提供心理教育和应对技巧以帮助患者在现实中及时处理 PTSD（例如学会去鉴别和管理创伤症状，增强机能，增加患者对当前的行动、想法和行为的安全感以及提高总体稳定性）。另外，用术语"非创伤聚焦治疗"来表示聚焦于当下的 PTSD 模型是会产生歧义的。就像我们把女人称作"非男人"，把孩子称作"非成人"一样。因此这里就用了聚焦于当下和聚焦于过去分别指代这两类模型。

320　　到现在，大部分 PTSD/SUD 研究使用聚焦于当下的模型而非聚焦于过去的模型。这与广泛认可的阶段性 PTSD 治疗方法趋于一致，该方法认为在进入聚焦于过去的暴露阶段之前，需要先获得聚焦于当下的稳定性（Cloitre et al.，2011；Herman，1992）。这种架构也帮助我们解释了为什么多数的 PTSD 文献中排除了 SUD 患者。

　　一直以来，用聚焦于过去的方式治疗 PTSD/SUD 患者是否安全都存在着争议，近些年来，这方面的评估取得了有益的进展。要着重强调的是，所有使用聚焦于过去的 PTSD 治疗的研究都会结合聚焦于当下的 SUD 模型。PTSD 暴露疗法（Foa & Rothbaum，1998）和两个治疗 SUD 的 CBT 模型（Baker et al.，2003；Carroll，1998）相结合变成了可以同时治疗 PTSD 和 SUD 的延长暴露（PE）疗法（COPE；Mills et al.，2012）。也有一些对 PE 疗法的改造（Foa et al.，2013）是将 PE（Foa et al.，2007）和一个可以治疗 SUD 的动机会谈模型（Volpicelli et al.，2013）结合起来。还有研究将 PTSD 治疗（暴露和 PTSD 认知重建）和 MATCH 项目（Kadden et al.，1995）及 COMBINE 项目（Miller，2004）中治疗 SUD 的部分相结合构成整合疗法（Sannibale et al.，2013）。van Dam 等（2013）的研究则把 PTSD 的结构化书写疗法（SWT；van Emmerik et al.，2008）和 SUD 的团体 CBT（Emmelkamp & Vedel，2006）结合在一起。创造改变疗法则用温和的方式来探索与 PTSD 和 SUD 有关的过去，包括先前准备工作、准备性评价、有力而安全的监测、有主题的会谈等（Najavits，2013a）。总而言之，所有研究都没有在 SUD 人群中单独使用聚焦于过去的 PTSD 疗法。

　　此外，值得注意的是，对所有聚焦于过去的模型的研究采用的都是个体形式而不是团体形式，而且相较于聚焦于当下研究，大多限制在不太复杂的样本中，从而与单纯的 PTSD 研究文献保持一致。"不太复杂"的意思是患者没有药物使用障碍

（不仅仅是酒精）、家庭暴力、无家可归、自杀、暴力、认知损伤、严重精神疾病和/或刑事司法卷入等等其他的问题。相反，聚焦于当下的模型采用的是团体形式而且接受更多种类的患者（Najavits & Hien，2013）。（有关这一点的更详细情况可以参阅下面的内容。）

　　许多人相信聚焦于过去的模型比聚焦于当下的模型更好，可能是因为他们经历了比别人更多的强烈情绪。然而，在 4 个包含聚焦于过去的 PTSD 疗法的随机对照试验中，无论是针对 PTSD 还是 SUD，在治疗结束后与只接受聚焦于当下治疗的对照组相比，实验组并没有显示出更好的疗效（Mills et al.，2012；Foa et al.，2013；Sannibale et al.，2013；van Dam et al.，2013；相应的总结请参见 Najavits，2013b）。相较于对照组，实验组强调治疗结束是对于评估模型影响的最严格的时间点。聚焦于过去和聚焦于当下的模型都是有效果的，从理论假设上来说由于聚焦于过去的模型更擅长处理强烈的情绪，所以它治疗 PTSD 的效果更佳，但是研究证明聚焦于过去的模型在治疗 PTSD 上没有表现出比聚焦于当下的模型有更好的疗效。对此的一种解释是，将聚焦于过去的模型和聚焦于当下的模型结合在一起来治疗患者时，新模型中聚焦于过去的效果被削弱了（Foa et al.，2013）。另外一种解释是，在聚焦于过去的很多研究中（例如 Foa et al.，2013；Mills et al.，2012；Brady et al.，2001）都有提到聚焦于过去的模型对于 SUD 患者来说太强烈了，这与 Hoge 等（2014）的脱落问题研究相符合。Gerger 等（2013）的元分析发现，多数聚焦于过去的 PTSD 治疗模型，与非特定疗法如支持疗法和放松训练相比，治疗简单患者的效果要显著好于治疗复杂患者。那么，什么样的研究样本能被认为是复杂患者样本呢？80％的患者样本符合以下 4 条临床标准中至少 2 条的样本就可以被定义为复杂患者样本：（a）症状持续超过 6 个月；（b）呈现出多种问题（比如与精神障碍共病，正处于一段暴力关系中，是避灾难民）；（c）呈现出复杂的心理创伤，即可能有儿童时期的创伤、多重创伤或者被蓄意伤害；（d）符合 DSM 中 PTSD 的诊断。

　　总体来说，在会谈中，PTSD/SUD 患者出现的情绪越强烈并不代表越有好的结果。聚焦于当下和过去的模型是否能帮助到患者，要看患者和临床医生的准备、训练、设置和其他一些背景因素。这些发现与心理治疗的研究一致，同时也证明无论用于 PTSD 治疗还是用于 SUD 治疗，基于指南的模型其效果会更好（Imel et al.，2008；Benish et al.，2007；Powers et al.，2010）。底线在于临床医生有许多可供选择使用的模型。

　　支持证据最多的模型是寻求安全（SS）疗法。SS 疗法被广泛用于 PTSD/SUD 的治疗。大多数对 PTSD/SUD 共病治疗研究是以 SS 疗法为主题，其中包括

321

13 个初步研究、3 个对照研究和 7 个随机对照试验（Najavits & Hien，2013；Hien et al.，in press）。它也是拥有独立调查员数量最多的治疗模型，使用独立调查员做研究的好处就是他们可以较少受到自己主观偏差的影响（Chambless & Hollon，1998）。研究结果显示 SS 疗法具有稳定的积极疗效，是迄今为止治疗 PTSD 和 SUD 共病效果最好的模型（Najavits & Hien，2013）。但是，还有一些研究只使用了 SS 治疗模型中的部分治疗步骤，这些研究只使用了 SS 治疗模型的 24%～48%，其中包括由国家药物滥用临床试验网络研究所主持的规模最大的 SS 疗法研究。目前，SS 疗法是 PTSD/SUD 模型列表中，拥有最多专业机构研究支持的模型，比如国际创伤应激研究会以及美国心理学会第 12 学分会和第 50 学分会。

大多数的研究面对的是复杂的 PTSD/SUD 人群。令人振奋的是，大多数 PTSD/SUD 研究的治疗对象其症状表现非常多样化：不仅物质滥用还有物质依赖，他们在药物障碍上不仅仅只是单纯酗酒，还会掺杂其他问题，比如无家可归、家庭暴力、自杀、暴力、严重且顽固的精神疾病、刑事司法卷入、失业、多次遭受创伤以及低教育水平等等。所包含和排除的样本类型随着研究的改变而改变，相对于只治疗 PTSD 文献中的高排除率，PTSD/SUD 研究涵盖的患者类型广泛了很多。在 PTSD/SUD 研究中，采用聚焦于过去模型的研究所包含的样本类型最少，这一点从文献中就可以看出来。但也有例外情况，例如在 Mills 等（2012）、Najavits 和 Johnson（2014）以及 Najavits 等（2005）的研究中，取样就非常广泛。

322 大部分研究采用的是低成本的治疗方式。在 PTSD/SUD 文献中，以团体为主要的治疗形式，较少采用个人治疗形式，小组也是开放组而不是封闭组，没有外请的一线临床医生，临床医生也没有接受过太多的专业训练（例如没有高学历）。这些特征在 SUD 治疗设置中也是很常见的，大多数的研究在这样的设置下进行。但是聚焦于过去的模型则完全相反，其研究一般都由训练有素的外聘临床医生以个体治疗的方式进行。

PTSD 要比 SUD 更容易改变。现有文献中，采用的通常是 PTSD 部分的变量或者其他的精神健康变量，而不是 SUD 部分的变量。这说明，在 PTSD/SUD 患者中，PTSD 和其他精神疾病要更容易治愈。虽然这种现象符合临床医生的认知，但是在未来的研究中这种现象仍然是一个问题（Back et al.，2009）。PTSD 的治疗是时间有限的治疗，SUD（尤其是严重的 SUD）则被认为是一种长期的易复发的障碍，需要持续的照顾（Arria & McLellan，2012）。

三、实践中的建议

(a) 如果患者同时患有 PTSD 和 SUD，那么这两个问题都需要处理。这看起来很简单，但在实践中却很难做到。造成这种情况的原因有很多，比如临床医生在专业学习中没有接受过有关 PTSD 和/或 SUD 的足够训练。通常我们认为，这两种障碍，尤其是 SUD，会唤起临床医生很强烈的情绪反应，让其对患者产生歧视和负面态度（Imhof，1991；Pearlman & Saakvitne，1995）。临床医生可能会回避向患者指出这些问题，或者感觉自己没有能力去处理这些问题，甚至可能是没有注意到这些问题。但是，正如同时患有肿瘤和糖尿病的患者需要处理这两类病一样，同时患有 PTSD 和 SUD 的患者也需要同时处理这两类障碍。许多因素都会影响治疗方案的制定。一些临床医生可能会同时处理两者，另外一些可能会处理其中一个或者将它们都转介出去。但是如果可以的话，同时处理这两者总是不会错的。

(b) 第一步要做的是正确评估。要准确地鉴定患者是否同时患有 PTSD 和 SUD，还要诊断患者是否存在其他问题。要使用有效的工具，而不是自制问卷或者特设问题。现在很多用来评估的量表都很容易获得，比如筛选工具、诊断访谈表和自陈量表（参见 Najavits，2004；Ouimette & Read，2013；Read et al.，2002）。

(c) 第二步是和患者一起选择治疗方案。合作很重要。独断专行往往会使患者离开，同时也会削弱他对你的专业素质的信任。有些医生会用"我说了算"这种方式来治疗那些濒临崩溃的 SUD 患者，或者错误地认为使用严厉的对质或者"触底"的方式就可以让 SUD 患者战胜他们的自我否认。但是研究发现，无论是治疗 SUD 还是 PTSD，最好的立场是给予患者支持（Miller et al.，1993；Miller & Rollnick，1991）。给患者提供多种治疗方案，给患者权利使他们尽量多地去尝试不同的治疗方法，最后再选定一个最适合他们的方案。一个有用的策略是，鼓励他们每次去参加不同治疗方法的会谈并坚持去三次。研究表明，治疗联盟会在第三次会谈中确立（Garfield & Bergin，1994）。如果治疗联盟在那三次会谈结束时仍然不牢固，就让患者去尝试其他的治疗方式。强制让患者接受一个不适合他的治疗方法是不能帮助到患者的，甚至会让他

323

267

们变得更糟。同时，作为医生也要去获取更多的治疗资源，比如上网查找资料、学习治疗手册等等。

(d) 要富于同情心。要认真地倾听患者说的每一句话，同时也要对患者共情。通常情况下，PTSD/SUD 患者过着极度痛苦的生活。他们很敏感而且总是体验着极大的自我憎恨。他们过去被他们的家人和他们所在的团体误解，不幸的是，误解者中有时还包括他们的临床医生。如果他们觉得你是冷漠的或者戴着有色眼镜，就不会敞开心扉，这可能会导致患者的脱落。一个富有同情心的专业立场是良好治疗的基础。但是记住，真正的热情不是放宽标准，给自己和患者找借口，忽略自己不能接受的行为，或者给患者不应该拥有的特权，而是要带着友善和同情心去界定治疗期望和规定治疗边界。

(e) 识别 PTSD/SUD 患者的个体差异。他们在很多方面是不同的，比如表现出或者没有表现出的人格障碍、身体健康问题、经济问题和法律问题。同样他们所拥有的优势也不一样，比如和他人相处的能力以及智力水平等。患者的各种差异会影响到治疗。PTSD/SUD 患者不是一个同质性的群体。

(f) 处理 PTSD 和 SUD 的顺序取决于 PTSD 和 SUD 的严重程度，而不是它们出现的顺序。一些临床医生错误地认为如果 PTSD 先出现（大多数案例是这样），就要重点处理 PTSD。但是决定治疗计划的并不是出现的顺序，而是哪一种障碍比较严重。当你对面坐着一个 PTSD/SUD 患者时，他先患了哪种障碍并不重要，这两类障碍接下来会怎么发展才是重要的。两种障碍都需要关注到。但是比较严重的那一种障碍要尽快地给予治疗。病情的严重性表现在两种障碍的症状水平上以及这两种障碍给患者带来了什么样的消极影响，比如哪种障碍对于他们来说是大麻烦，或者导致了最大的伤害等等。有些患者是两种病情都同样严重，有些则是一种比另一种严重。这时就要用有效的工作来评估患者病情的严重程度之后，再根据评估结果来决定治疗计划。

(g) 直接监控物质使用的状况。良好的 SUD 护理要求临床医生在每一次会谈时都要询问有关物质使用的情况。理想的情况下，最好采用尿检、呼吸测试或者其他的生物手段。如果不可能，比如说在私人诊所里接待患者，有效的自陈报告或者与患者签订一个明确的书面协议就能发挥重要的监控作用。协议中的目标要精确到每一种物质的使用量，比如"每天最多用小口杯喝一次酒""不能继续使用物质"或者其他一些目标。在每一次会谈中，患者通常是不会主动说到自己物质使用状况的，所以医生就要去询问患者物质使用的问题，比如剂量、频率等等。PTSD 的相关症状也应该这样来询问。

(h) 运用聚焦于过去的疗法时，不要用强迫患者的方式来推进治疗进程。患者有时候会被治疗师的言语完全强行推入聚焦于过去的治疗之中，比如"如果你不去做，说明你在逃避""只有这样你才能恢复"和"你只有这么做了，才能找到你的根源问题，才会不再需要物质"。即使医生的意图是好的，但是这样对待 PTSD/SUD 患者也是不正确的，尤其是那些严重的 SUD 患者。正如前面所介绍的，研究表明，对于 PTSD/SUD 患者，不论是用聚焦于过去还是聚焦于当下的方式都同样有效。基于这些实证研究，让患者在没有压力的情况下自己去选择。只有那些已经准备好去接受聚焦于过去的疗法的患者，才会想要去参与到这样的治疗方式当中，才能从治疗中获益。

(i) 关注 SUD 的同时也要注意行为成瘾。对于行为成瘾的关注越来越多，比如过度赌博、工作、锻炼、看色情小说、投入性行为等等（Najavits et al.，2014；Freimuth，2005）。许多成瘾行为并没有被列在 DSM-5 中，但是仍然要重视它们。问清楚患者是否有这方面的行为，之后给患者提供选择，让他们自己来决定需不需帮助来解决这个问题。

(j) 选择治疗 PTSD/SUD 的模型要结合现实因素。选用的治疗模型不仅要适合患者，也应该是医生所擅长的。现实因素包括患者喜欢个体工作方式还是团体工作方式、他们过去接受治疗的经验、他们对各种治疗类型的偏好、是否有保险可以报销治疗费用和其他一些因素。

(k) 医生要提供最新的信息，坚持与时俱进。即使意图是好的，错误的信息也会给患者造成伤害。在本章开头可以看到这类信息的例子。阅读单独治疗 PTSD 或者单独治疗 SUD 方面的书籍会有一些帮助，但不能满足对 PTSD/SUD 的综合治疗。深入的了解和参加技能训练都是必要的。

四、未来发展

总之，正如综述中呈现出来的那样，对于不同类型的 PTSD/SUD 患者要用不同类型的模型处理。这里给出的模型被证实对治疗这两类障碍都是有效的，同时也能为临床医生的工作带来改变和灵感。在未来几十年里，实践上的进展能帮助医生进一步去了解怎样才能最大限度地帮助患者。

从一个更全面的视角来看，要意识到没有一种治疗模型可以很快消除患者累积了多年的伤痛，例如虐待、忽视、暴力、物质使用障碍，以及一些相关的问题，如无家可归、犯罪、就业问题、贫穷、歧视和生理健康问题。许多患者身上都存在着多重问题（Brown et al.，1995），而且他们的 PTSD 和 SUD 存在的时间也很久了，还可能在家族中存在着代际传递的情况。患者们通常没有资源可以让他们得到专业的护理，给他们治疗的可能是接受过最少训练的临床医生。他们有时也不能享受公共医疗保健系统的福利。

因此还要考虑模型之外的选项，以及考虑能够潜在地促进模型的效果。

PTSD/SUD 患者需要的是持续的支持而不仅仅是暂时的帮助。很少有患者可以在一个短程治疗后就完全恢复。在临床中，真实的情况就是这样，即使已经接受了治疗，病情依旧会有所反复。尤其是 SUD 患者，他们跟糖尿病患者一样，比起短程治疗更需要一个长程治疗（Arria & McLellan，2012）。12 步治疗法是一个明智的选择。它能给 SUD 患者提供免费并且持续的帮助，使患者保持对物质的节制，并最终能由患者自发组织演变成一个草根治疗模型。就 PTSD 患者来说，目前还没有类似 12 步治疗法这样一种被广泛传播并使用的草根模型。不断创造出 12 步疗法这样的可以帮助慢性患者的资源，这可能是当下公共卫生建设的重要目标。这篇文章中所介绍的一些模型也许会派上用场。

治疗患者的工作人员也是需要支持的。很多临床医生有他们自己的创伤和成瘾记录。他们经常要处理很多复杂案例，却没有得到足够的支持和训练。对于什么样类型的医生比较适合治疗这两类障碍，以及怎样才能最好地去支持医生的工作这两方面的研究是很少的。虽然 PTSD/SUD 治疗模型是很重要的资源，但是医生的专业能力不能被模型局限。治疗 PTSD/SUD 患者是一个痛并快乐的过程，医生会在患者有所好转时体验到巨大的满足和喜悦，但是如何让患者康复则是巨大的挑战（Najavits et al.，2010）。

在选择模型时，不是单纯地只选择好的一方面，要去比较花费，斟酌患者的请求，判断可操作性和可持续性。近十几年的研究表明，有着良好结构的 PTSD/SUD 治疗模型的治疗结果较好，这些模型的治疗结果之间没有显著差异（Imel et al.，2008；Benish et al.，2007；Powers et al.，2010）。但是，它们在其他方面有显著不同，比如花费、可操作性、可持续性。花费少而且在其他几个方面也比较有优势的模型才是一个优选。在 PTSD/SUD 领域中，这些会影响治疗模型的因素还没有得到广泛的研究。

案例

为了帮助大家更好地了解本章的主题，接下来就给大家展示一个案例，案例中使用的是寻求安全疗法。

寻求安全（SS）疗法的实施

SS 疗法产生自创伤干预的需要，即需要一种安全且有效的方式去治疗物质使用障碍患者，因为这些患者大多数经历过严重的创伤，但是却没有办法接受那种能唤起强烈情绪的聚焦于过去的 PTSD 疗法。通过 PTSD 方面的专家们的研究论证（Cloitre et al.，2011），SS 疗法可以采用阶段式的方法来治疗创伤（Herman，1992）。第一步用的是聚焦于当下的方法，强调安全、稳定性和应对技巧。SS 疗法只关注这一阶段。之后，如果还有需要的话，可能用聚焦于过去的疗法去处理创伤记忆。

SS 疗法能给创伤幸存者提供心理教育和应对技巧。它是乐观的，通过强调理想、人本主义的语言、激励人心的引文以及具体的策略来建立希望。最初设计 SS 疗法是为了可以同时处理创伤和物质滥用，但现在 SS 疗法也可以用来单独处理两者中的任意一个。SS 疗法很灵活：男性和女性、所有类型的创伤、成年人和青少年、团体和个人，以及任何心理治疗师、设置以及时间都适用。它也适用于许多易感群体，包括无家可归者、HIV 携带者、监狱服刑人员，自杀者，以及认知受损的群体。每一个 SS 治疗主题都为患者提供了一个应对技巧，帮助患者提高复原力，这些技巧如寻求帮助、诚实、应对创伤提示物、自我成长、治愈愤怒。

个案

Jolene，45 岁，女性，非裔美国人，退伍军人，20 年前参加过战争。她遭受了来自上司的严重性侵犯，致使她得了轻度创伤性脑损伤和严重的 PTSD。轻度创伤性脑损伤最终被治愈了，但是 PTSD 则非常严重，以至于她 20 年足不出户。她以政府福利为生，而且不能去参加工作，只和自己的子女接触（父母已经去世有一些年头了）。她还有很严重的酗酒问题，她的初级护理医生确定她因为饮酒影响到了肝部让她去治疗，最后她听从初级护理医生的建议进行治疗。在接受 SS 治疗之前，她从来没有和别人说过自己遭受过性侵犯。在 SS 疗法中，患者可以分享他们的创伤，但是我们不去陈述创伤细节。在这里我们

326

以"只有主题，没有细节"为指导原则。Jolene 说她觉得很放松，因为不用再去体会那些痛苦的创伤性陈述就可以去处理她的 PTSD。她一直在责备自己，说："要是我那时候能够做一个更强壮的士兵就好了，那样我就可以保护自己。"在军队生涯中，她曾有过很杰出的成就，但是自从遭遇了上司的性侵犯之后，她就不能够继续待在军队只能退伍了。"我就像是两个人：性侵犯之前，性侵犯之后。"

治疗

Jolene 很犹豫要不要去治疗，也取消了前几次的预约。我鼓励她来尝试一次。我让她知道，她想不想继续我们的会谈取决于她自己。从第一次电话联系，我就开始努力让她自己去选择什么对她来说是最好的。赋能是 SS 疗法的一个突出特征。这个模型里面有许多安全的方式可用于处理创伤，患者可以选择对他们起效的，即使和别人选择的不一样，也没有关系。"安全"在 SS 疗法中是一个广泛的概念，贯穿在关系、思维、行为之中，并伴随着不伤害自己或他人。

最终，Jolene 还是决定每周都来参加会谈，并完成了整个疗程的治疗，时长 6 个月。她很聪明也很认真，带有的军队风格、充满责任感的行为时常会表现在会谈中，比如准时参加会谈，提前阅读家庭作业，能遵守大部分的治疗承诺。但是，在情绪上，她常常会发生失控的现象，如哭泣，没有控制感，纠结于小细节，不注意自己的健康（不良的饮食、不锻炼），每天不停喝酒。

我们最初的工作焦点有三个。第一，我们聚焦在应对技巧上，每周都让她尽可能去做改善现在生活状态的事情。比如，在讨论怎样好好照顾你自己这个主题的这一周，她会发现与世隔离是不健康的。那一周她选择了参加一个线上的 AA 会议（她不想参加面对面会议）。在我们聚焦于设定关系界限的另一周，她可以对自己姐妹借钱的要求说不，而不是像在过去那些年一样，一直在向她的姐妹妥协。每一次会谈，我们都会把 SS 疗法中的应对技巧有意义且实用地和她当下的困境联系起来。即使是一个很小的成功对于她来说也是很有意义的，因为这让她看到她不再被相同的旧模式困扰，可以做新的选择并从中学习。SS 疗法的核心思想就是学习，尝试新的策略，并根据需要调整，修改和改变它们，让自己进步。这种学习对于每个人来说既是独特的也是普遍的。

我们第二个聚焦的是减少酒精的使用。考虑到她饮酒多年，她的内科医生要她注意她的身体会不会因为突然戒酒而出现痉挛。在 SS 疗法中，我会将饮酒这个话题不知不觉地带到我们的会谈中，作为我们 SS 话题的一部分，引导

327

她更清楚地看到饮酒对于她生活的影响，同时去探索她想要饮酒时可以使用的替代行为。我会这样来提问她："你可以每隔一天喝一次酒吗？"然后我们就会就此探讨。最后我们的探讨总是会回到用 SS 的应对技巧来帮助她达成减少喝酒的目标。帮助她看到她的创伤和酒精滥用之间的关系是一个经常会重复出现的主题。她说："我现在可以更清楚地看到这些。我多希望我 20 年前就能发现这些。"这对于她来说是一种深切的悲伤，戒酒训练的成果会反反复复，但是最后三分之一的课程她减少了一半的饮酒量并且还在持续进步。

最后，我们第三个焦点，就是教她用富于同情心的方式去处理她对自己创伤的自我仇恨。她用了十几年的时间来自责和审判自己为什么当时没有与侵犯者抗争。我们的 SS 治疗工作中会讨论到同情心、创造意义和整合破碎的自己这样的主题，这可以帮助她在回应自我诘责的时候采用一种柔和的方式来对待自己。她学会了用斗争来训练自己度过每天当中的困难要好过放弃，所以每一天她的功能都在恢复。她可以意识到事实上在那种情况下，不论她是一个多么好、多么强壮的士兵，她都是没有办法保护自己的。她现在的任务就是去创造一个更好的未来而不是沉浸在"痛打自己一顿"的过去之中。

SS 治疗的案例管理也开始发挥作用，为她提供一些她想要参与的治疗。虽然她依然只有很少的社会交往，有时候一周都没有社交，但是她已经能够去参加只有女性的治疗小组和线上的 AA 会议。我们也给她提供一些营养建议来改变她糟糕的饮食习惯。

SS 治疗结束后，尽管她有更长的路要走，但是情况已经发生了很大的改变。在结束的时候她这样说："可以开始新的生活，把我的世界变得更加开阔让我可以前进，这真的是太好了！"

五、结尾

PTSD/SUD 的第一代研究者是令人敬佩的，他们治疗的患者是一直被 PTSD 研究排斥的那部分人。为这群特殊患者量身定制的新模型的出现促进了这一领域的发展，值得一提的是，至少有一个模型已经得到了实证的支持（SS 疗法）。不过，这一领域还有很长的路要走。需要进行额外的研究来克服先前的方法论限制。模型的重新界定也是必要的。希望如患者身上坚忍不拔的品质一样，这一领域的工作也能继续发扬光大。

第 17 章 治疗创伤后应激障碍和边缘型人格障碍

Melanie S. Harned

Kathryn E. Korslund

边缘型人格障碍（borderline personality disorder，BPD）是一种严重且复杂的心理障碍，其特征包括弥散性的情绪调节异常、不稳定的关系、冲动行为和反复出现的自杀或自伤行为。创伤后应激障碍（posttraumatic stress disorder，PTSD）是 BPD 患者最常见的共病之一，共病率从社区样本中的 30%（Grant et al.，2008；Pagura et al.，2010）到临床样本中的 50%（Harned et al.，2010；Zanarini et al.，1998）之间浮动不等。有很多理论模型用来解释 BPD 和 PTSD 之间的高共病率。一些模型聚焦于两种障碍之间的共同的病因学因素。比如，研究已证明童年期虐待跟两者都相关（Widom，1999；Widom et al.，2009）。另一些理论认为 PTSD 是创伤暴露是否会导致 BPD 的中介变量。例如，PTSD 的再体验和回避/麻木症状被认为在童年期性虐待和自伤的关系中起中介作用（Weierich & Nock，2008）。最后，一些模型提出了两种疾病之间存在相互依存的关系。例如，研究已经证明 PTSD 会加剧 BPD 的症状，如情绪波动、自杀和自伤行为（Pagura et al.，2010；Harned et al.，2010；Maeshall-Berenz et al.，2011），并且会降低治疗后 6 到 10 年内实现康复的可能性（Zanarini et al.，2004，2006）。反过来，BPD 和高回避行为有关

M. S. Harned，PhD（✉）· K. E. Korslund，PhD

Department of Psychology，Univesrity of Washington，355915，

Seattle，WA 98195，USA

e-mail：mharned@u. washington. edu

（Iverson et al.，2012），这可能维持了 PTSD 的症状（Shenk et al.，2014）。鉴于 *332* 以上模型提出的 PTSD 和 BPD 之间多重且复杂的关系，对共病患者的治疗要想成功，必须实现患者最大化的利益。在本章，我们将会综述关于治疗两者共病的研究，讨论在 PTSD 治疗中遇到 BPD 患者时所面临的共同挑战，然后呈现一个案例。

一、对于 PTSD 和 BPD 共病的治疗方案

对于伴有 BPD 的 PTSD 患者，目前得到临床验证的治疗方法有三种，包括：（a）单一诊断治疗；（b）分阶段治疗；（c）整合治疗。单一诊断治疗的重心只放在治疗 PTSD 上，共病症状的改善只是作为治疗 PTSD 的副产品。分阶段治疗包括一个初始阶段，其重心是共病问题，还包括第二阶段，其重心是创伤相关问题，有时还包括第三阶段，重心在于心理社会功能。最后，整合治疗是一个综合的、个性化的疗法，治疗的目标包括患者可能表现出的一系列问题，包括但不局限于这两种障碍和相关致病原因。这里，我们会综述每一种疗法，它们在临床上都已被证明对 PTSD 和 BPD 共病患者有疗效。其他 PTSD 疗法的研究中可能也包括了一些伴有 BPD 的患者（例如，Cloitre et al.，2010；Mueser et al.，2008，Sachsse et al.，2006），考虑到它们并没有报告对这一共病群体的治疗效果，因此这里的综述没有将此包含在内。

1. 单一诊断治疗

（1）认知加工疗法（第 10 章）

认知加工疗法（CPT）是一种基于门诊的治疗 PTSD 的短程疗法，一般包括 12 次会谈，每周或隔周进行（Resick & Schnicke，1993）。该疗法包括认知的部分——识别和挑战创伤相关信念，以及暴露的部分——书写或讲述创伤事件。到目前，已有一项研究评估了在随机对照试验中，边缘型人格特征（BPC）对于结果的影响，在该研究中，实验组使用 CPT，对照组使用延长暴露（PE）（Clarke et al.，2008）。被试包括 131 名性侵的受害人，均为女性，都有 PTSD，通过自陈式临床筛查，其中 39 名（25.2%）满足 BPD 的临床诊断。排除有严重的自杀意图、近期有自杀或自伤行为、目前正遭受虐待，或者目前有物质依赖、双向情感障碍或精神病性障碍的女性。研究结果显示 BPC 分数与治疗结果相关不显著，没有证据显示 *333* BPC 分数会削弱 PTSD 或其他创伤相关症状（比如，解离、抑郁、性方面的担忧）的改善。治疗类型（CPT 和 PE）和 BPC 分数之间的交互作用在所有指标上都不显著，表明这两种疗法对于有 BPC 的患者都有效。

（2）延长暴露（第 8 章）

延长暴露（PE）是一个基于门诊的治疗 PTSD 的短程疗法，通常包括 10～15 次会谈，每周或隔周进行（Foa et al.，2007）。PE 疗法的重要构成成分包括对于创伤记忆的想象暴露和对于恐惧但并不危险的情境的现实暴露。除了上述提到的对于 PE 和 CPT 的研究（Clarke et al.，2008），还有一个研究使用随机对照试验检验了完全或部分的 BPD 对于治疗效果的影响。该研究包括三组，一组使用 PE，一组使用应激接种训练（SIT），一组使用两者的结合（Feeny et al.，2002）。三组都是个体治疗，都进行 9 次会谈，隔周进行。参与者是性侵的受害人，均为女性，她们的主要诊断是 PTSD，排除激烈的自杀行为、最近有自杀或自伤行为、目前正处于被虐待的关系中、达到物质依赖的诊断标准、双相情感障碍和精神病性问题。一共有 58 人完成了治疗，使用该样本进行分析，其中有 9 人（15.5%）完全或部分地满足 BPD 的诊断标准。考虑到有 BPD 的参与者数量很少，因此在分析时没有按照治疗的类型分组进行计算。当三组合在一起分析时，BPD 与治疗结果的相关并不显著。然而，与没有 BPD 的女性相比，有完全或部分 BPD 的女性更可能在治疗结束时有更好的状态，即不再满足 PTSD、抑郁和焦虑障碍的诊断标准（51%对 11%）。

（3）叙事暴露疗法（第 12 章）

叙事暴露疗法（NET）是一个治疗 PTSD 的短程疗法，适用对象包括多种和复杂创伤（如有组织的暴力和冲突）的受害者（Schauer et al.，2011）。NET 通常包括 5～10 次会谈，每周或隔周进行。NET 的主要部分包括书写、将创伤事件整合进个体宏大的生命故事中进行叙述。一项研究评估了 NET 治疗的效果，参与者是 10 位有 PTSD 和 BPD 共病的女性（Pabst et al.，2012）。不排除目前有自伤行为的女性，但排除有激烈自伤行为、近期有自杀举动和其他严重的共病（如药物滥用、精神病性问题）。治疗大部分在病房内进行，有 3 位女性单独在门诊进行。治疗的平均持续时间是 14 次会谈。从治疗前到治疗后 6 个月，患者的 PTSD、抑郁和解离症状有较大且显著的改善，但 BPD 症状并没有得到改善。

334

2. 分阶段治疗：针对 PTSD 的辩证行为疗法

Bohus 及其同事（Bohus et al.，2013；Steil et al.，2011）发展出了一种辩证行为疗法（DBT）改编版，用以治疗与童年期性虐待有关的 PTSD。DBT-PTSD 是一个为期 12 周的家庭内治疗，包括三个治疗阶段。（a）1～4 周：心理教育，识别回避情绪的典型的认知、情绪、行为策略，教授 DBT 技能去控制这些行为。（b）5～10 周：创伤聚焦认知和暴露干预。（c）11～12 周：彻底地接受与创伤相关的现实，加强心理社会功能。患者隔周接受个体治疗（一共 23 次会谈），还会得到很多次团体干预，包括团体技能训练（共 11 次会谈）、聚焦自尊的团体治疗（共 8 次会谈）、团体正念练习（共 3 次会谈）。而且，个体每周参加三个非特定团体治疗（如音乐和绘画治疗）。一个随机对照试验检验了 DBT-PTSD 对于有和没有 BPD 的女性的治疗效果，并与寻常治疗的等待对照组（a treatment as usual-waitlist control，TAU-WL）进行比较（Bohus et al.，2013）。参与者是 74 名女性，她们患有和童年期性虐待有关的 PTSD，其中 33 名（44.6%）符合 BPD 的诊断标准。没有排除有自伤行为的女性，但排除在治疗前 4 个月有危及生命行为、目前有物质依赖、曾患或目前患有精神分裂症、体质指数低于 16.5 的女性。DBT-PTSD 在改善 PTSD、抑郁和总体功能上显著好于 TAU-WL，但在改善总体症状严重性、解离和 BPD 症状上两组差异不显著。对于有 BPD 的参与者，结果也如此，且 BPD 的严重性与治疗结果相关不显著。在接受 DBT-PTSD 的 BPD 患者中，缓解率是 41.2%。没有证据显示，DBT-PTSD 会加剧 PTSD、自伤行为或自杀。

3. 整合治疗

（1）DBT

用来治疗 BPD 的 DBT 是一种综合的、理论驱动的疗法，来源于行为疗法，同时吸收了辩证哲学和西方冥想及东方禅宗的元素（Linehan，1993a，b）。标准的 DBT 提供一年的门诊服务，包括四个每周进行的治疗模块：个体治疗、团体技能训练、治疗师咨询小组和电话咨询（如果需要的话）。作为一种整合的疗法，DBT 可根据它的目标序列同时治疗多个问题，这些目标序列包括威胁生命的行为、干扰治疗的行为、影响生活质量的行为。在此目标序列内，PTSD 被视为影响生活质量的行为，因此将在威胁生命的行为和干扰治疗的行为被充分控制后才会被锁定为即时的目标。尽管 DBT 手册建议使用暴露来治疗 PTSD，但是并未提供详细的方案来指明何时和如何来进行暴露。在没有一个特定的方案来治疗 PTSD 的情况下，近期有自杀、曾反复自杀和有自伤行为的 BPD 女性患者中只有 33%～35% 在一年的 DBT 治疗和最高达一年的随访内其 PTSD 症状得到缓解（Harned et al.，2008，2014）。而且，PTSD 可以预测在 DBT 治疗过程中自伤和自杀行为方面的改善较小（Barnicot & Priebe，2013；Harned et al.，2010）。

（2）带有 DBT 延长暴露方案的 DBT（DBT+DBT PE）

DBT PE 方案被提出是为了增强标准 DBT 对于 PTSD 的治疗效果，尤其是对于有自杀和自伤行为的 BPD 患者（Harned，2013）。DBT PE 方案以 PE 为基础，且主要的治疗成分包括想象暴露和现实暴露。DBT 的策略被吸纳进 PE 之中（例如，处理创伤治疗过程中出现的问题或创伤治疗导致的问题），并且结构化的程序被纳入进来以处理这一患者群体共有的复杂性（比如，大量的、常常是破碎的创伤记忆，强烈的羞愧，并不符合标准的"创伤"定义的创伤性质的事件，如遭拒、被贬低和背叛）。结合 DBT 和 DBT PE 方案的治疗持续一年，以标准的 DBT 为起点，首先稳定威胁生命的行为和实现其他更高层级的目标。如果患者满足了特定的显示其已经准备好的标准（比如，不再处于自杀的风险中，至少两个月没有自杀尝试和自伤，没有严重的干扰治疗的行为，能够且愿意体验强烈的情绪而不逃避），则将 DBT PE 方案整合进个体的 DBT 治疗。在 DBT PE 方案结束后，这一年治疗的剩余部分可以使用标准 DBT 来处理患者其余的治疗目标，通常包括改善心理社会功能。

到目前，DBT＋DBT PE 已经在一个开放试验中（$n=13$）（Harned et al.，2012）和一个随机对照试验中（$n=26$）被评估，后者对带有 DBT PE 方案的 DBT 和没带有 DBT PE 方案的 DBT 进行了比较（Harned et al.，2014）。两个研究的被试都是患有 BPD 和 PTSD 的女性，且近期（2～3 月内）有自杀或自伤行为，但排除那些患有双相障碍和精神病性障碍的患者。在两个研究中，80％～100％的患者完成了 DBT PE 方案，他们平均在接受 20 周的 DBT 治疗后开始接受 DBT PE 方案。在这其中，73％的患者用平均 13 次会谈完成了整个方案。在对治疗的期望和满意度上，DBT＋DBT PE 是同时被患者和治疗师高度认可的，而且相对于单独使用 DBT 或 PE，大部分的患者（73.8％）更愿意选择 DBT＋DBT PE（Harned et al.，2013）。在两个研究中，治疗意向样本中接受 DBT＋DBT PE 的患者的结果显示，PTSD 的严重程度有较大且显著的改善，同时可靠改善的比例也较高（70.0％～83.3％），58.3％～60.0％的患者的 PTSD 症状得到缓解。在随机对照试验中，完成了 DBT PE 的患者相对于完成 DBT 的患者，前者的 PTSD 症状得到缓解的可能性是后者的两倍（80％对 40％），同时后者自杀的可能性是前者的 2.4 倍（40％对 17％），自伤的可能性是前者的 1.5 倍（100％对 67％）。在两个研究中，接受 DBT＋DBT PE 的患者在解离、抑郁、焦虑、内疚、羞愧和社会整体功能上，治疗后比治疗前有较大改善，且在随机对照试验中，DBT＋DBT PE 治疗前后的改善显著大于 DBT。在随机对照试验中，以治疗后的整体症状严重程度作为衡量标准，80％的 DBT＋DBT PE 完成者（DBT 完成者的这一比例为 0）改善了功能并达到了功能的正常水平。

4. 总结

总之，已有 5 种疗法被证明能减轻有 BPD 共病患者的 PTSD 症状和相关问题。这些疗法不仅在总体思路和设计上存在不同（单一诊断、分阶段、整合），在使用的创伤干预方法上存在不同（暴露、认知疗法、叙事），在治疗的病症上存在不同（成人暴力、童年期性侵害、多重创伤），在时长（从 9 到 52 次会谈）和治疗设置上（住院、居家、门诊）也有差异。需要注意的是，尽管这些疗法的效果已经在有 BPD 的人身上得到验证，但是大多数这样的研究排除了严重的 BPD 患者经常存在的问题，如激烈的自杀行为（Clark et al.，2008；Feeny et al.，2002；Pabst et al.，2012）、近期威胁生命的行为（Bohus et al.，2013）、近期的自杀行为（Clarke et al.，2008；Feeny et al.，2002；Pabst et al.，2012）、近期的自伤行为（Clarke et al.，2008；Feeny et al.，2002）、物质滥用（Clarke et al.，2008；Feeny et al.，2012）或者物质依赖（Clarke et al.，2008；Feeny et al.，2012；Pabst et al.，2012；Bohus et al.，2013）。因此，以上疗法对于有这些问题的 BPD 患者是否适用目前还不知道。到目前为止，只有一个疗法专门被发展出来，用以治疗存在这些严重问题的 BPD 和 PTSD 共病患者（Harned et al.，2012，2014）。然而，对于治疗 BPD 和 PTSD 共病的研究仍有很多局限，需要更多的研究在更大更有代表性的样本中来重复和扩展已有的研究结果。

二、特殊的挑战

有很多因素会使得对 PTSD 和 BPD 共病患者的治疗变得复杂。以下讨论的这些问题会干扰治疗的有效性，因此对这些问题必须予以重视，它们是创伤治疗工作者面临的特殊挑战。

1. 自杀和自伤

自伤和自伤行为经常被认为是 BPD 的"标志性"特点，有 $60\%\sim70\%$ 的患者报告有多次自杀尝试和自伤发作（Zanarini et al.，2008），有 10% 的患者死于自杀（Pompili et al.，2005）。在伴有 BPD 的 PTSD 患者中，自杀和自伤行为通常在 PTSD 症状之后出现（Harned et al.，2010），并最频繁地起到缓解不快情绪的作用（Brown et al.，2000）。因为创伤治疗通常会引出强烈的情绪反应，致使在明显的好转之前会先出现 PTSD 症状的加重（Nishith et al.，2002），因此治疗师和 BPD 患者难免担心在创伤治疗中这些行为会复发。而且，这种对激烈情绪的害怕有可能会妨碍治疗师和患者去完全体验跟创伤有关的情绪，因此治疗的有效性可能会下降。还有，如果自杀和自伤行为被当成是对创伤相关情绪的回避，那么患者可能就失去了学习如何不回避并忍耐这些情绪的机会。考虑到这些因素，之前讨论的所有治疗都要求患者在创伤治疗开始前的 $2\sim4$ 个月没有出现自杀行为，而且大部分治

337

疗也要求患者没有自伤行为。另外，有一些疗法还包括了一个初始的稳定化阶段，来帮助有自杀和自伤行为的患者习得必要的能力去控制这些行为，然后再开始创伤治疗。

2. 情绪调节异常

情绪的调节是一个复杂的过程，涉及情绪系统的多种成分（如认知解释、生理感知、行为表现）。调节异常可以出现在系统中的任何位置。BPD 的生物社会理论认为，该障碍的核心是弥散性的情绪调节失控，而这是由于情绪易感的生理基础和失效的环境（可能包括童年期的虐待和创伤）互相作用导致的（Linehan，1993a）。根据这个理论，情绪易感被定义为对情绪线索的低阈限，情绪反应性强，回到情绪基线的速度慢。BPD 患者表现出的情绪调节异常会因为 PTSD 的存在而加强（Harnd et al.，2010；Marshall-Berenzer et al.，2011），并且会在很多方面使得 PTSD 的治疗变得复杂。情绪的调节异常会导致在创伤治疗中过度唤起，而更常见的情况是在创伤治疗过程中退缩或压抑情绪的表达。不管是偏向哪一极，治疗效果都会受到影响。BPD 的情绪调节异常涉及的范围很广，可以涉及情绪谱系里的所有情绪。因此，强烈的非恐惧情绪，如悲伤、愤怒、羞愧，也会干扰治疗的有效性。为了解决这个问题，之前讨论的一些治疗会在创伤治疗开始之前，向患者传授行为技能（如情绪调节、痛苦忍耐），并且训练患者使用这些技能从而在创伤治疗过程中去增加或降低情绪的强度。

338

3. 解离

很多 PTSD 和 BPD 患者也会出现认知失调。解离可以被认为是一种对强烈情绪或创伤相关线索的特定反应，作用是通过扰乱注意和信息加工过程来减轻痛苦。和很多非适应性的行为一样，解离反应通常在患者的意识以外出现，或无意识地产生。解离会威胁创伤治疗的顺利实施，因为它干扰了患者的全情投入，并减少了患者学习新的东西的机会。考虑到超过 2/3 的 BPD 患者报告有中等至严重程度的解离症状（Zanarini et al.，2000），解离对于患者来说不是个别情况。通常治疗师通过训练患者使用一些技术来增强对当下的感知，以应对创伤治疗过程中的解离（如正念，即从强烈的生理感知中抽离出来）。

案例

为了更好地阐释如何治疗 PTSD 和 BPD 的共病，用何种策略来应对常见的挑战，我们将呈现一个案例，在该案例中治疗师使用了 DBT＋DBT PE。

识别基本信息和相关历史

　　Amanda 是一位 19 岁的单身白人女性，她最近搬到了一位亲戚家住。她成长于另一个小镇，和妈妈、继父以及弟弟妹妹住在一起。她说她的妈妈是一个情绪反复无常并且时常感到抑郁的女人；继父则是一个严厉、挑剔的人。在她 8 岁到 12 岁之间，Amanda 多次被继父性侵，并且继父成功地让她以为这一切只是"游戏"，甚至让她喜欢上和他玩这个游戏。直到 Amanda 12 岁那年，性侵的遭遇才结束，原因是她患上了恶劣心境障碍，症状包括持续的悲伤、低自尊、低活力。在 14 岁那年，她开始有自伤的行为，用刀片割自己的手臂和腿，在她的整个中学阶段，差不多每隔几个月就会发生一次。尽管童年身处逆境，Amanda 仍是一个好学生，她有很多亲密的朋友，也积极参与课外活动。

　　高中毕业后，Amanda 考上了附近的一所学校，并且住在校园里。在第一个学期的最后一段时间，她遭遇了许多人际上的压力，最初是她交往两年的男朋友突然与她分手。她变得抑郁，每周割伤自己很多次，最后因为自杀想法而去精神科住院。出院后，她回到了自己家，并开始接受门诊治疗。在这期间，她开诚布公地和母亲以及继父说了她被性侵的事。母亲表示会站在她这一边，然而母亲也感到痛苦，继父的反应却是告诉她不要再提起此事。Amanda 也和她的牧师以及牧师妻子表露了这件事。不久，这件事就在社区内传开了。因为她的继父在镇子里很有地位，因此别人都不相信 Amanda，Amanda 被排斥并且饱受批评。几个月后，Amanda 搬离了这个镇子，来回避这样的处境。

　　在摄入性会谈中，治疗师了解到 Amanda 已经在本地住了 6 个月并且在一所社区学校学习。除了同她住在一起的亲戚，她没有别的社会支持，她每周都会割伤自己，不时有自杀想法，并且每个月会暴食几次。她达到了 BPD、PTSD、重性抑郁障碍、恶劣心境障碍和广泛性焦虑障碍的诊断标准，并且达到了暴食障碍的亚临床诊断标准。

治疗过程

DBT

　　DBT 的初始会谈是完成一些治疗前任务，包括确定治疗目标，导入治疗，得到 Amanda 在治疗期间不自杀自伤的承诺，并且不断强化这个承诺。Amanda 的主要治疗目标是停止自伤，增强她体验和表达情绪的能力并且发展更多的友

339

谊。Amanda 说她被性侵的经历总是"困扰"她，但是她并不把应对此事作为一个治疗目标，很大一部分原因是她对于 PTSD 并不熟悉，不知道这是可以被治疗的。在 DBT 的第二次会谈中，治疗师向她介绍了 PTSD 以及 DBT PE 的基本原理和程序。Amanda 对于要不要治疗自己的 PTSD 感到矛盾，觉得这听起来很"恐怖"，也难以启齿去讨论她的被性侵经历。因此，她和治疗师都同意先等待，随着治疗的推进，再去评估她对于治疗 PTSD 的意愿。

第一阶段的治疗（第 4～12 周）的重点是帮助 Amanda 控制住自杀行为。Amanda 使用日记卡片来追踪自杀和自伤的念头与行为，同时记录各种情绪的强度，以及自己使用 DBT 技能的频率。在个体治疗中，治疗师会和她一起细致地分析自伤的念头是如何被特定的事件引发的，并讨论相应的应对方法。这些应对方法包含 DBT 的技能，Amanda 可以从每周的团体治疗中学习，而且治疗师还会在每两次会谈间期给 Amanda 打电话来教导她如何在现实中使用这些方法。在最初的几周，反复出现的一个模式是悲伤的情绪会诱发自伤和自杀的想法。Amanda 最初的回应是不接纳和否认自己的情绪，她相信这些情绪是不合理的、过度的，或者是自己无能的信号。自杀和自伤的想法能够让她从情绪中转移出来，获得暂时的解脱。因此，干预的关键在于教会 Amanda 去体验并忍耐情绪，同时增强她接纳自己的能力。在这样的干预下，Amanda 最终成功地终止了自伤的行为，尽管还会不时地有这样的念头。

340

随着治疗的进行，越来越清晰的是，Amanda 被性侵的经历以及在袒露这件事之后被排挤的经历很大程度上是她情绪问题的成因。因此，Amanda 的治疗师开始想办法增加她对于 PTSD 治疗的动力。治疗师特意指出了 PTSD 以及创伤相关问题如何影响了她的生活，并把 Amanda 的治疗目标和治疗她的 PTSD 联结在一起。尽管充满了矛盾和犹豫，Amanda 最终同意考虑接受 PTSD 治疗，因为她和治疗师已经有了很强的联结，并且她相信这最终会对自己有帮助，尽管过程可能令人痛苦。在完成为期 12 周的 DBT 之后，Amanda 不再有自伤行为，并且逐渐能够使用技能去体验情绪而不回避，她和她的治疗师都认为她已经准备好了接受 DBT PE 方案。她在这次会谈中完成了 PTSD 检查表（PCL；Weathers et al.，1993），分数是 62（总分 85）。考虑到 Amanda 来回诊室的通勤成本，最终决定在她目前进行的每周技能团体训练和会谈间期的电话指导之外，每周安排一次两小时的个体会谈（90 分钟 DBT PE 和 30 分钟 DBT）。

DBT PE 方案

在第 1 次会谈中，治疗师回顾了治疗原理并进行了一个结构化的创伤访谈，以对 Amanda 最痛苦的三个记忆进行识别与排序。当 Amanda 回忆她的创伤经历时，她感到非常羞愧，但仍努力去简单地描述三个痛苦的记忆。她选择从最痛苦的经历入手，那是她最后一次被继父性侵。治疗师使用 DBT 的承诺策略去获得和加强 Amanda 的承诺——不自杀和自伤并且积极地参与 PTSD 治疗。最后，治疗师提出一个暴露后的技能计划，它包括一些 DBT 技能，并告诉 Amanda 在暴露后有需要时可以使用。在这次会谈中，Amanda 报告了关于开始 PTSD 治疗的很多担忧（比如，她可能没有能力去忍受），治疗师确认了她的情绪并鼓励她。

在第 2 次会谈开始时，对 Amanda 的日记卡片的回顾提示这些天她有很强的自杀和自伤想法，因为预期下周要开始想象暴露，Amanda 的痛苦有所增强。她的 PCL 分数也增加到了 73。她仍强有力地承诺不会去自杀和自伤，相信自己有能力做到。因此，治疗师按原计划的 DBT PE 方案继续进行。任务包括心理教育，治疗师告诉 Amanda 在学习现实暴露的详细原理和构建现实暴露的等级后常见的一般反应有哪些。Amanda 在识别现实暴露的任务时遇到困难，因为她并没有报告很多的回避行为。最后得到的暴露阶梯的主要任务包括接触男性，尤其是那些提示她想起继父的男性，以及暴露于那些引发羞愧的活动（比如，向朋友表露个人信息）。她完成了第一次现实暴露作业：两次在公车上坐在与男性只隔一排的位置，在她上的三堂课上坐在男生旁边。治疗师还让她制订一个计划，内容是在下周的第一次想象暴露结束后立即去做些什么。

在第 3 次会谈中，Amanda 报告她差点取消了这次会谈，因为她强烈地想要回避想象暴露。她的 DBT 日记卡片提示她这些天仍有很强的自杀和自伤想法。治疗师确认了她的痛苦情绪，感谢她能够过来，并且表示相信她有能力完成这次暴露。在回顾她的现实暴露家庭作业后，治疗师讲解了想象暴露的详细原理，并指导她执行特定的程序。在这次讨论中，Amanda 报告了她的一些常常涌现的担忧，包括害怕治疗师认为她的被侵害不是什么大事，害怕她的记忆不够具体。尽管很勉强地开始，但 Amanda 最终非常好地完成了想象暴露，并且重复几次叙述创伤。在治疗开始前后，Amanda 需要评估恐惧的事情发生的可能性和严重程度（0～100）、想法（实施自杀、自伤、放弃治疗和物质使用：0～5）、主观痛苦（采用主观痛苦单位量表，即 SUDs：0～100）和七种主要情绪（悲伤、恐惧、自责、羞愧、愤怒、恶心和喜悦：0～100）。尽管她的 SUDs 开始和结束时都是 90，但她报告的恐惧有很大的减轻（从 100 到 50）。她的高 SUDs 可能跟悲伤、自责、羞愧和恶心的情绪有关，所有这些在想象暴露后都

341

达到了 100。在暴露结束后，她还报告了最强烈的自伤和放弃治疗的想法，以及中等程度的自杀想法。讨论主要集中于她的自责，尤其是她的信念——她应该在第一次被性侵时就告诉他人，她应该知道性侵是"错误的"。家庭作业包括每天听想象暴露的录音，并且继续上周的现实暴露。在本次会谈的结尾，Amanda 和治疗师回顾了她的技能计划，而且 Amanda 坚定地承诺她不会自伤。她们还计划在今晚进行一次电话检查。

第 4 和 5 次会谈继续想象暴露和构建完整的创伤记忆。在第 4 次会谈中，她的 SUDs 继续维持高位（90），这在很大程度上是因为她记起了一些新的细节并把它加入叙事之中。她继续报告强烈的自伤和放弃治疗的想法，但不再报告任何的自杀想法。暴露后，她的恐惧大幅度减轻（10），但是她的悲伤、自责、羞愧和恶心仍全部维持在 100。讨论集中于她的信念——她应该在事情发生时做出不一样的反应，以及她的自责——她的表露对母亲有很大影响。在第 5 次会谈开始时，对 Amanda 的家庭作业的回顾显示她仍未表现出对想象暴露的习惯化（根据 SUDs）。注意到这一点，治疗师检查了 Amanda 是否有任何回避行为，Amanda 承认她跳过了一个她感到尤其羞愧的细节。而且，她说她在想象暴露过程中思考自伤来让整个过程变得没那么痛苦。治疗师鼓励她把这个细节加进去并且停止转移注意力。Amanda 同意了，并且不带回避地完成了想象暴露，最后达到了习惯化（暴露后的 SUDs＝60）。而且她的自责显著减轻（60），她将此归因于彻底不再因被侵害而责怪自己，而且她报告没有自杀和自伤的想法。然而，她的羞愧、恶心和悲伤仍维持在 100。讨论继续集中于她责备自己的想法，正是这种想法在维持着她残存的内疚和自责感。

在第 6 次会谈中，重心转移到想象暴露和讨论庞大创伤记忆中的热点。在暴露结束时，Amanda 报告了中等程度的 SUDs（60），没有恐惧、自责和自杀、自伤想法。讨论集中于她强烈的羞愧感，这跟她的信念——她同继父之间的事情导致她认为自己是肮脏的和没人爱的——有关。在这次会谈中，治疗师发现 Amanda 在她的想象暴露家庭作业完成后回避与人接触并且洗澡。治疗师训练她使用 DBT 的技能——相反行为——来应对听完想象暴露录音后的恶心和羞愧感，包括和家人互动并且不洗澡。会谈结束两天后，Amanda 发现她的弟弟试图自杀，差点死去。考虑到这个突发事件，DBT PE 方案暂时延缓，以提供时间使用标准 DBT 来处理和讨论这个重要事件。

在两周的暂停后，当 Amanda 弟弟的情况已经稳定，DBT PE 方案重新开始。第 7 和 8 次会谈聚焦于想象暴露和讨论练习针对羞愧的相反行为（比如，与治疗师进行眼神接触、坐得笔直、自信地说话）时遇到的问题。而且，Amanda 完成了针对她的羞愧感的现实暴露家庭作业，包括与富有支持性的朋友谈论她被性侵经历中的一部分。这些干预使得羞愧减轻（30），也使得整体的痛苦继续减轻（SUDs＝40～50），并且使 PCL 分数显著改善（分数为 53）。在第 7 次会谈中，讨论主要集中于她指向自己的恶心感（60），治疗师和她讨论了它是否合理，以及它是如何影响了她追寻爱情的能力。她的现实暴露家庭作业聚焦于可以给她提供正确反馈（关于自己是否"恶心"）的情境，包括和男性同龄人互动以及搭讪她认为有魅力的男人。在第 8 次会谈中，只有合理的情绪——悲伤和愤怒——仍维持高位（两者都是 100）。讨论集中于这两种情绪，尤其是对于继父的愤怒，两人还讨论了为了减轻 Amanda 不想要的愤怒情绪的强度可以使用哪些 DBT 技能。考虑到 Amanda 已经计划下周回家乡去看望家人，她和治疗师想利用这次机会来计划一系列现实暴露任务，地点是她曾经历过侵害的地方。

在第 9 次会谈中，Amanda 报告了关于创伤记忆的痛苦显著减轻。在这次会谈中她完成了对完整记忆的想象暴露，在此过程中她的 SUDs 峰值是 10。然后 Amanda 和她的治疗师讨论了是否还有其他记忆会继续使得她痛苦。Amanda 说当她想起她和继父在他们通常"玩游戏"的地方之外进行性接触时，她仍感到痛苦。在第 10 次会谈中，Amanda 完成了对第二段记忆的想象暴露。她报告的 SUDs 从 80 降为 60。讨论集中于 Amanda 的羞愧和恶心感，这源自她的信念——她"用性取悦"继父。在第 11 次会谈中，再次使用想象暴露来应对第二段记忆，Amanda 报告了 SUDs 的显著降低（暴露后的 SUDs＝30），以及不合理情绪，如恐惧、羞愧、自责和恶心的显著降低（全部小于 30）。在第 12 次会谈中，Amanda 报告了在所有想象暴露家庭作业中她的 SUDs 已经非常低（小于 30），两人取得共识，无须再进行童年性侵经历的暴露。取而代之的是，Amanda 决定处理第三个事件，即男友与她分手的记忆。这个暴露引发的 SUDs 只有 10。在第 13 次会谈中，Amanda 和治疗师认为不再需要进行 PTSD 治疗，因为她报告对任何过往的创伤事件不再感到非常痛苦，而且她的 PCL 分数已经下降至 30。最后的这次会谈聚焦于回顾她所取得的进步并预防复发，包括完成有关如何继续练习暴露的结构化工作表，适应带有暴露的生活风格，为高危情境做准备和应对潜在的复发。

DBT PE 方案之后的 DBT

一年的治疗余下来的时间（第 8～12 月）使用标准的 DBT，聚焦于完成

343

Amanda 其余的治疗目标，包括建立她的朋友圈、开始一段恋爱关系、增强自我接纳的能力和练习坚定自信的沟通技能。在治疗的第 10 个月，Amanda 在治疗中首次出现割自己的自伤行为。她觉得自伤是非常没有意义的，这增强了她永远不再自伤的决心。在治疗的最后，她的 PTSD 和重性抑郁已经缓解并保持着这种状态，她被一个四年制的学院录取了，发展出了一个强大的朋友圈，而且她说对自己的能力有信心，一定可以熟练地去应对生活的压力。

三、未来的方向

在过去的十年，对于 PTSD 和 BPD 共病的治疗，在实证支持方面已经取得了很多有价值的新进展。尽管医学常识告诉我们创伤治疗和 BPD 的治疗是相互矛盾的，但现在科学已经证明对于这一特殊群体，PTSD 可以安全有效地被治疗。随着该领域的研究不断取得进展，一个非常重要且亟待解决的问题是：对于共病程度不一的 BPD 患者，什么疗法是最适宜和有效的？基于已有的研究，可以得到的结论是，单独治疗 PTSD 的短程（9～12 次会谈）单一诊断治疗适用于主要诊断是 PTSD，同时有轻度 BPD 相关障碍（比如，没有自杀和自伤行为或其他严重共病）的患者（Clarke et al.，2008；Feeny et al.，2002；Pabst et al.，2012）。中等程度的 BPD 患者（比如，有自伤但无自杀行为、存在一种或几种显著的共病）可以从更长的（12～16 周）和/或密集的（比如，居家的）分阶段治疗中受益，该疗法执行 BPD 治疗的策略（比如，技能训练），先于处理 PTSD（Bohus et al.，2013）。最后，为 BPD、PTSD 和其他共病问题的长期治疗（比如，一年）提供的是整合治疗，它适用于严重的 BPD 患者（比如，近期有严重自杀和/或自伤行为、存在多种严重共病）（Harned et al.，2012，2014）。而且，需要更多的研究以发展出一个基于实证的标准，来定义对 BPD 患者来说什么是准备好的状态，从而可以进行下一步的创伤治疗。例如，现在还不清楚对于当前有自伤行为的 BPD 患者，尤其在门诊中，他们的 PTSD 是否可以得到安全有效的治疗。最后，尽管现在已经明确存在有效的方法来治疗 PTSD 和 BPD 共病，但很少有治疗师得到了相应的训练来使用这些方法。而且，没有研究检验过培训这类治疗师的有效方法，也尚未有研究来检验在社区医疗机构的常规实操设置中使用这些疗法治疗 BPD 患者的有效性。因此，需要更多的实践或效果研究来探索如何使得这些疗法能够更广泛地应用于有需要的人。

第18章 创伤群体中慢性疼痛的复杂性：诊断和治疗的挑战

Naser Morina

Niklaus Egloff

一、慢性疼痛

创伤后应激障碍（PTSD）患者在认知、情绪和过度警觉方面存在明显的创伤性闯入、回避行为、麻木反应及负性改变的症状。严重的创伤事件还会引发一些躯体症状。在躯体不适中比较明显的症状是疼痛，疼痛是 PTSD 患者最常报告的症状反应（McFarlane et al. ，1994）。在退伍军人中疼痛症状尤为明显（Otis et al. ，2003；Shipherd et al. ，2007），在受酷刑折磨的受害者中疼痛也是最为常见的躯体不适症状（Otis et al. ，2006）。疼痛似乎在创伤事件后起着重要的作用，因为疼痛被认为是发展出创伤后应激症状的预测指标（Norman et al. ，2008）。

N. Morina（✉）

Department of Psychiatry and Psychotherapy，

University Hospital Zurich，

Zurich，Switzerland

e-mail：naser. morina@usz. ch

N. Egloff

Division of Psychosomatic Medicine，

Bern University Hospital，

Bern，Switzerland

疼痛是一种多维的、复杂的、主观的感知体验。疼痛常常源自一些伤害事件，例如，职业伤害、交通事故、战争或军事冲突以及酷刑折磨。根据国际疼痛研究会（International Association for the Study of Pain）的研究，疼痛是一种不愉快的感觉和情绪体验，与实际或潜在的一系列伤害有关（Merskey & Bogduk，1994）。众所周知，创伤事件发生后会引发个体的躯体伤害，疼痛或许是躯体伤害的一种直接后果。随着时间的推移可能演变成慢性疼痛，心理因素在疼痛的维持中起着越来越重要的作用（Casey et al.，2008）。慢性疼痛是指持续 3～6 个月或更长时间的疼痛，甚至持续到创伤事件解决之后。慢性疼痛通常与个体的功能性和心理社会问题有关，会对患者的生活带来负面影响。持续性的慢性疼痛与个体的功能紊乱、精神痛苦、生活质量降低和对医疗服务的高利用率有关。它还会导致旷工和工作效率下降，是一种常见的诉讼主题和高成本的保险索赔项目。

在世界各地，数以百万的人忍受着慢性疼痛。在全球 17 个国家或地区的大部分人群中的调查发现，慢性疼痛的发病率在 10%～42% 之间（Demyttenaere et al.，2007）。在美国，大约 1/3 的人一生中会遭受不同类型的持续性疼痛，其中许多人由于慢性疼痛还引发了严重的身体残疾。2010 年美国国民健康访问调查（2010 National Health Interview Survey）表明，大约 19% 的成年人表示，在创伤发生后的 3 个月内出现过慢性疼痛（Schiller et al.，2012）。因此，在工业化国家或地区，临床上显著的慢性疼痛是一种令人不断衰弱的医疗状况，且治疗费用日渐昂贵，每年耗资数十亿美元（Dersh et al.，2002）。

二、慢性疼痛与 PTSD 之间的关系

在 PTSD 患者中普遍存在达到临床标准的显著疼痛症状。例如，Mayou 和 Bryant（2001）研究发现，严重交通事故中 36% 的幸存者及轻微交通事故中 20% 的幸存者，在事故发生后的一年中均会体验到持续性疼痛。在治疗 PTSD 患者时，发现疼痛的患病率在 45%～87% 之间（Asmundson et al.，2002；Otis et al.，2003）。相反在治疗慢性疼痛患者时发现，PTSD 的发病率在 20%～34% 之间（Otis et al.，2003）。当创伤事件涉及自然灾害、军事冲突、酷刑折磨以及强奸时，PTSD 常常与慢性疼痛发生共病。

尽管 PTSD 与慢性疼痛经常出现共病，但是在治疗过程中这一点却往往被忽视。慢性疼痛的表现症状常常与 PTSD 的表现症状非常相似。例如，慢性疼痛患者

和 PTSD 患者经常体验到焦虑和抑郁。此外，慢性疼痛患者和 PTSD 患者还常常表现出脾气暴躁、沉默寡言、冷漠和愤怒，同时还遭受噩梦和失眠的困扰。鉴于慢性疼痛和 PTSD 的高关联性，它们被描述为"共生"障碍。一些理论提出，当个体面临某些生活事件时，其易感性会使某些特定的情况发展为慢性疼痛和 PTSD（Asmundson et al.，2002）。另一种理论——相互维持理论（Sharp & Harvey，2001）认为，组成 PTSD 的成分，维持和加剧了疼痛症状，反之亦然。由于 PTSD 症状会增强唤起，致使肌张力增高和肌肉疼痛，这一点就可以作为创伤体验的提示。这些指示可以依次引起 PTSD 患者的再体验反应（Carty et al.，2011）。一些学者认为，印记（imprinting）和过度敏感所致的持续性疼痛、应激及焦虑有着共同的神经生物学基础（Egloff et al.，2013）。印记模型认为，一种潜在的创伤事件能够导致固定的情绪体验，以及躯体感觉或疼痛体验。印记是一种非常持久且强大的保存体验的形式。威胁引发的过度敏感描述了与内部或外部信号，如应激、焦虑和疼痛等有关的过度兴奋。有研究证明，在日常生活中的大多数情况下，当面临较小威胁时，印记和过度敏感起着保护机制的作用。PTSD 患者表现出的症状和体验到的痛苦，与重大威胁引发的个体症状和痛苦感受具有相同的机制。本书中的其他理论认为，我们对创伤事件发生后，创伤后应激反应与慢性疼痛表现之间的关系依旧知之甚少。然而，理解 PTSD 与慢性疼痛的机制，至少要求系统地调查和理解不同要素（如伤害、心理痛苦、疼痛、PTSD 等）之间的时间前后关系。

三、创伤群体中慢性疼痛的神经生物学机制

除了上述关于 PTSD 与慢性疼痛症状之间的现象关系以外，神经生物学机制在慢性疼痛的发展与维持中也起到了重要作用。接下来，我们将分别阐述敏感化、印记、焦虑系统引发的疼痛增强以及疼痛-麻木的发病机制。

1. 疼痛敏感化的神经机制

创伤人群的疼痛障碍常常有共同之处，即它们不能或无法充分地被躯体结构的损伤所解释。创伤群体的疼痛症状可能会误导观察者匆匆得出一个结论：疼痛源自患者"真实"的躯体损伤。为了更好地理解疼痛病症，我们必须区分躯体损伤引发的疼痛及神经感知觉察到的疼痛。如果发生创伤，这两种都会受到影响。许多遭受创伤的人们不仅遭受了局部的躯体损伤，还遭受了大量来自其他部位处理疼痛刺激时的干扰。通常，每一种持续且严重的局部躯体损伤会引发疼痛传导

结构的神经功能性增强（McLean et al.，2005；Sandkuhler，1996）。脊髓水平上突触疼痛传导增强所致的迁延化机制，通常被称为"中枢敏感化"。其次，必须强调的是某些局部损伤本身就可以直接引发持续性的神经疼痛。神经性疼痛的一个典型例子是受鞭刑后脚底出现的灼热感（见个案报告）（Prip & Persson，2008）。再次，动物研究表明，反复的高强度应激可能导致疼痛刺激神经末梢的增强：在应激激素（皮质醇和肾上腺素）的影响下，细胞内疼痛神经纤维（疼痛感受器）的信号通路被改变，并导致疼痛信号的增强和延长（Khasar et al.，2009）。

除了神经末梢和脊髓的敏感化，疼痛敏感化的增加可能还源自中枢系统，如大脑。持续而强烈的应激体验，会导致在大脑水平上敏感性的增强，这种增强是通过多重神经功能机制实现的（Egle et al.，2002；Felitti et al.，1998；Khasar et al.，2009；Kivimaki et al.，2004；McBeth et al.，2001）。敏感化是一种内隐学习形式，表现在个体神经细胞和整个机体中（Imbierowicz & Egle，2003；Kandel，2006）。敏感化致使痛苦刺激的反应增强（痛觉过敏）以及中性刺激的反应增强（例如，触发性疼痛）（Holzl et al.，2005；Yunus，2008）。在神经递质的水平上，创伤与杏仁核释放大量的谷氨酸盐有关（Nair & Singh Ajit，2008）。谷氨酸盐是典型的神经刺激增强剂，通常在突触信号敏感化和长时程增强（迁延化）中起着重要作用（Blair et al.，2001）。

2. 印记作为疼痛迁延化的一个因素

印记是一种持久保存在记忆系统中的经验。早在 20 世纪 80 年代后期，人们认为过度的神经内分泌应激反应可能会导致创伤记忆的过度巩固（Pitman，1989）。此外，印记是后续记忆再次激活的基础。尤其是，受创伤的个体体验到的疼痛就是被创伤经历相关刺激再激活的。关联关系是双向的：创伤经历可能引发疼痛体验，疼痛体验也可能引发创伤经历（Whalley et al.，2007）。

在临床方面，我们要区分两种类型的疼痛记忆：第一种，"疼痛侵入"，例如，躯体感觉的闪回，即瞬间体验到最初创伤事件引发的疼痛感受（Salomons et al.，2004）；第二种，"慢性的记忆性疼痛"，其特点是持久，通常与最初引起疼痛的事件有直接的躯体结构上的关系（Williams et al.，2010）。对这两种类型的疼痛而言，中枢神经系统似乎已经通过记忆增强机制不可逆转地固定了来自最初疼痛的感知觉。

3. 疼痛系统与焦虑系统的协同作用

与创伤风险相关的众多因素中，焦虑是最具决定性的因素之一。疼痛和焦虑在生理上联系紧密。它们都具有心理生理警报功能，但焦虑提示存在一种对完整性的情境威胁，而疼痛则提示存在一种对完整性的躯体威胁。在动物研究中关于神经知觉的研究表明，当两种警报系统都被激活时累加效应就会出现（Colloca & Benedetti，2007；Williams et al.，2010）。Neugebauer 等（2004）发现，中央杏仁核外侧囊状部，直接调节着疼痛与焦虑的关系，认为二者间的关系在引发创伤性疼痛中起着重要作用。

351

4. 疼痛-麻木机制

除了上述提到的与创伤相关的疼痛强化机制外，还有几种内源性反应机制，如在严重威胁情境下的疼痛-麻木机制。创伤情境远远超出个体可以忍受的范围后，个体会出现解离反应。可能还会伴随意识混浊，如自我麻醉，像服用了内啡肽，或是表现出情绪和躯体麻木，如自动麻醉（Pitman et al.，1990）。这种神经功能的丧失，反映出个体试图将不可忍受的绝望情境转变为"可生存"的情境。

此外，创伤群体中的慢性疼痛常常与皮肤麻木有关。一般来说，触觉和温度感觉的敏感度降低与外周神经无关。这些非皮肤区的感觉损伤源自中枢系统（Egloff et al.，2009；Mailis-Gagnon & Nicholson，2011）。调查表明，疼痛-麻木机制或许可以解释 PTSD 患者痛觉敏感性的降低（Moeller-Bertram et al.，2012）。值得注意的是，由于剧烈的疼痛是诱发解离性疼痛麻木过程的先决条件，所以创伤引发的疼痛过敏和疼痛麻木并不相互排斥。通常，慢性疼痛会伴随出现皮肤敏感性降低（Mailis-Gagnon & Nicholson，2011）。在临床医生日常工作和生活中，会观察到这种"自相矛盾"的现象。例如，患者抱怨有明显的疼痛感，但是其四肢对触觉和温度感觉的敏感性却下降（Egloff et al.，2009；Mailis-Gagnon & Nicholson，2011）。

四、诊断与鉴别诊断

如上所述，临床上明显的慢性疼痛是一种复杂的现象，涉及大量的生物学、心理学和社会学知识，在诊断上必须予以重视。然而，慢性疼痛在 PTSD 的评估和治疗中是极具挑战性的。对 PTSD 患者进行心理评估时，通常并不关注患者临床上显著的疼痛症状。PTSD 患者常常向医疗服务人员寻求帮助，解决其创伤后应激症状，而向其他专业人士寻求帮助，解决其疼痛症状。临床医生在治疗 PTSD 患者时，应该考虑对其疼痛症状进行临床评估和诊断，以便对患者的慢性疼痛形成个案概念化。因此，要想有效地治疗 PTSD 患者的疼痛症状，就需要详细询问患者的病

352

史，并从神经病学、骨科及精神病学方面进行详细的躯体评估（Rasmussen et al.，2006）。

临床上，对创伤群体疼痛症状的鉴别诊断包括以下几个方面：

（a）急性疼痛反应（与具体的躯体伤害相关的疼痛，例如，在一场车祸中受伤）。

（b）持续的慢性疼痛反应（最初或持续的躯体伤害导致持续性疼痛，常常导致继发性疼痛增强、抑郁，以及药物治疗的效果不佳）。

（c）神经性疼痛（神经结构性损伤，例如，伴随酷刑折磨出现的神经性疼痛）。

（d）复杂的局部疼痛综合征 I 型或 II 型（应答性持续局部疼痛综合征，伴随神经性炎症和神经血管症状，涉及外周神经机制和中枢神经机制）。

（e）应激相关肌筋膜疼痛综合征（慢性肌肉疼痛综合征，例如，应激引发的紧张性头痛）。

（f）疼痛敏感性增强所导致的疼痛症状（例如，纤维肌痛障碍中出现的广泛性痛觉过敏）。

（g）慢性疼痛记忆（早期的局部躯体创伤引发的持续性局部疼痛综合征，无法解释持续性的局部伤害）。

（h）疼痛闪回（例如，基于躯体疼痛的瞬时记忆）。

（i）药物相关的疼痛综合征（例如，止痛剂引发的头痛或是类鸦片药物引发的痛觉过敏）。

（j）（a）到（i）的共病。

除了详细的躯体评估外，关于心理和社会方面详细的病史询问也极其重要。一份疼痛评估应该着重关注以下几个方面（Asmundson et al.，2011）：（a）疼痛的严重性和稳定性；（b）疼痛的部位；（c）对待疼痛的态度；（d）与疼痛相关的信念；（e）与疼痛相关的特定情绪困扰；（f）与疼痛相关的应对方式；（g）与疼痛相关的社会功能。为了便于询问临床上显著的疼痛特征，可以采用开放式提问的方式进行筛查，例如："你感觉到哪里疼？""在 0～10 的量表上打分，0 ＝完全没有，10 ＝想象中最疼。""现在疼痛症状有多糟？""任何时候都感觉到疼吗？""是什么让你的疼痛症状变得更糟？""什么能缓解你的疼痛症状？""疼痛会对你的日常工作或生活带来哪些困扰？"这些关键提问之后可以采用自评问卷来评估个体的疼痛症状。

说了这么多，并不是所有的医疗服务人员都了解并知道在评估 PTSD 患者的应激症状时，须评估患者身上表现出的临床显著的疼痛症状。未确诊的 PTSD 会导致并发症、更多的疼痛症状和治疗不足。相反的情况也是如此：心理学家在治疗创伤患者时，应考虑到不同疼痛症状的各种起源。

353

五、PTSD 和慢性疼痛共病的治疗

对慢性疼痛的治疗是极具挑战性的，需要有针对生理和心理方面的生活管理办法。特别当疼痛源自（心理）创伤时，治疗慢性疼痛就会变得更加困难。鉴于创伤群体中慢性疼痛与 PTSD 的高发病率，以及慢性疼痛与 PTSD 对患者生活质量的消极影响，使用有效的方式治疗慢性疼痛和 PTSD 就显得尤为重要。与只存在慢性疼痛或只存在 PTSD 的患者相比，慢性疼痛与 PTSD 共病的患者会体验到更强烈的疼痛、更多的情绪困扰、更高水平的生活干扰以及更多的身体残疾。对于慢性疼痛和 PTSD，存在充分的循证治疗的方法（Foa et al.，1999；Hoffman et al.，2007）。

如本书中所述，认知行为疗法（CBT）是治疗 PTSD 最有效的方法。对于治疗 PTSD 的每种方法而言，心理教育在治疗 PTSD 和慢性疼痛时都是必不可少的。在治疗过程中，依据患者目前的不适感和可能的治疗方法，患者与治疗师共同合作讨论出适合于患者的治疗方案。CBT 的许多技术也已经用于慢性疼痛的治疗过程中。例如，这些技术不仅仅聚焦于创伤引发的恐惧和回避是如何导致症状得以维持和功能下降的，还被用于讨论疼痛是如何成为提示创伤的触发因素并增强唤起、焦虑和回避的。随着行为应对方式、生活管理技能及日常活动水平的提高，患者或许能够减少对痛苦的关注，更多地参与到日常生活中去。在治疗慢性疼痛和 PTSD 时，关注患者的失控感和无助感是非常重要的。医疗服务人员需要了解患者试图再次获得对生活的掌控感，这点非常重要。

另外一种缓解疼痛相关困扰的循证治疗方法是生物反馈取向的干预。生物反馈技术是指患者根据身体信号，学会如何改变生理心理参数以提高健康水平。有证据表明，生物反馈可以影响创伤后应激症状（Tatrow et al.，2003）。然而，生物反馈技术只能作为 PTSD 和慢性疼痛的辅助治疗手段，在治疗 PTSD 和慢性疼痛时还应该结合最先进的干预措施。

文献表明，疼痛治疗方面的专家们日渐意识到治疗疼痛需要多模式综合的治疗方法，一些初步研究也证明了这一点。Otis 和同事（2009）提出了一种综合治疗方案来治疗患有慢性疼痛和 PTSD 的创伤群体（表 18.1）。

354 **表 18.1**   **PTSD 与慢性疼痛治疗方法概况**

干预水平	潜在的关键问题和干预方法
水平 1：外周伤痛感	在许多与创伤相关的疼痛障碍中，存在着附加的局部躯体疼痛问题（例如，肌张力疼痛）。治疗目标是通过诸如肌肉放松生物反馈、局部加热、电热毯取暖、热软膏加温和洗热水澡等干预手段来限制外围痛觉的输入。
	有时会使用传统的止痛药。自从支持性的长程治疗备受关注后，由于使用非甾体消炎药（NSAIDs）和阿片类药物的不良反应，止痛药的使用受到了限制。必须严密核查每种处方止痛药的药效和不良反应。
	在行为层面，个人身体承受力是需要考虑的重要元素，例如，定时休息、躯体理疗及运动激活治疗。
水平 2：自主神经紊乱	应激会促进疼痛加工障碍的发展，应激会尖锐地放大疼痛。反过来，疼痛也会引发植物性和情绪性应激。
	干预方法是采用雅各布森的渐进式肌肉放松、瑜伽、冥想、自主训练和生物反馈等练习和常规的放松训练，强化副交感神经系统以修正紊乱的副交感神经系统。
	分析患者的应激史以制定适用于个人的减压措施。
	睡眠习惯的测量。
水平 3：疼痛的知觉加工	使用调控中枢疼痛的药物，如 5-羟色胺再摄取抑制剂或三环抗抑郁药。
	身体觉察治疗：用疼痛离焦训练替代疼痛扫描，享受和愉悦感训练，正念练习，自我暗示。
	注意力分散策略：音乐、媒体、职业治疗、远足、联系、有意义的日常任务。
	制订个性化的家庭方案。
水平 4：情绪痛苦的放大	焦虑管理及焦虑障碍的认知行为治疗、抗抑郁药物治疗。
	冲突解决治疗以减少个人和日常应激源。重要的是区分引起疼痛的不幸和维持疼痛的情绪应激。
	关注情绪处理和情绪自我效能感训练。
	采用戏剧、音乐、幽默的方式，让患者参与到令人愉悦的团体治疗中。
	私人日记、宗教仪式。
水平 5：心理痛苦的放大	重构功能失调的认知（例如，"我不知道疼痛的原因""我要疯了""我将在轮椅上死去""我不能动""疾病是惩罚"等）。
	疼痛团体治疗。目标：了解个体自我能力和自我效能。从疼痛受害者转变为疼痛管理者。
	重构功能失调的行为（例如，自尊不足所导致的过度活动、恐惧-回避行为）。
	通过陈述、宣传册和电影，进行疼痛信息的干预训练（相当于患者的自我教育）。
水平 6：社会后果	慢性疼痛和创伤总是会影响到伴侣、家庭和朋友关系；伴侣甚至孩子的卷入和知情。寻求对每个人都可行的减压方案。如果疾病已经影响到了个体的人际关系，此时就需要注意。
	健康/社会保险问题：在许多个案中，疼痛障碍患者在保险问题上会遇到困难。此时需要咨询专业人士。
	通常，社会影响可以成为一个独立的疾病维持应激源。在多模式疼痛治疗中，整合这些次发社会影响因素是很重要的。

355

创伤人群中的疼痛障碍常常是多因素导致的。因此，治疗方法也应该是多水平的。下面讲述一个使用个性化多模式治疗的案例。

个案报告

　　一位 54 岁的女性在我们的第三疼痛诊所接受慢性疼痛障碍的治疗。患者感觉浑身疼，尤其是背部和大腿。压力、焦虑和躯体活动不断加强她的疼痛症状，例如，站一会儿、走路或是躺下。此外，患者还抱怨身体的右侧出现麻木感，以及脚底出现灼热感。患者出现了与睡眠有关的疼痛发作、伴随噩梦的持续性失眠以及"对黑暗和坏想法"的恐惧。她很容易受到惊吓，如果听到特定的声音会立刻感觉"无力、麻痹"。

　　通过详细询问患者的个人背景，发现患者是一名历史学教授，她在她的国家（中东地区）是一名政治活动家。由于参与政治活动，她遭到警察的迫害并被囚禁起来。在监狱患者遭受了多种折磨，并遭到了严刑逼供。患者明白自己之所以会出现背部疼痛及大腿疼痛，是因为她被固定在一个轮胎里好几天（图 18.1）。

　　从诊断上来讲，患者符合 PTSD 的诊断标准。临床检查发现，患者存在明显的躯体伤害，在患者骶骨腰椎部位有 18 处伤疤。此外，神经病学检查发现，患者的身体右侧出现浅表的感觉过敏的现象。这种非皮节性躯体感觉损伤（NDSDs）通常分布在半身，源自个体高强度的负性生活事件并伴随躯体疼痛（Egloff et al.，2012）。脚底的灼热感源自鞭打（打脚底板刑罚）。这种酷刑折磨常常会导致灼热感及神经性疼痛，症状在冬季会明显加重（Prip & Persson，2008）。对患者的背部和盆骨进行 X 射线扫描及核磁共振成像（MRI）检查，并没有发现患者的背部和盆骨存在任何躯体结构性损伤（如骨折、椎间盘病）。尽管身体上没有留下任何明显的伤疤，但遭到虐待的身体部位还是会在疼痛感知系统中留下痕迹（图 18.1）。

　　该患者经历了几个治疗阶段。首先，治疗师了解患者因创伤引发的躯体疼痛以及由创伤所带来的心理后遗症。通过面谈和详细的检查，了解到了患者身上每一处压力或解离信号。通过设计的会谈问题，治疗师尽可能地了解患者过去的创伤经历。但是，只有在一段时间之后，一个脉络清晰并连贯的故事才会呈现出来。

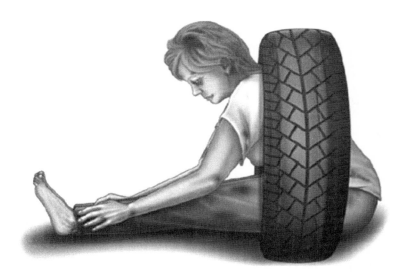

图 18.1　一位遭受政治迫害、经历酷刑折磨的 54 岁女性

资料来源：基于患者的解释和草图所绘。

　　治疗师解释说，在治疗开始阶段，一个很典型的例子就是，许多疼痛都不能通过 MRI 或 X 射线扫描检查出来，并指出在任何情况下，X 射线扫描不能显示出疼痛，只能显示出躯体受伤的痕迹。事实上，在这个个案中，MRI 和 X 射线扫描没有检查出患者存在持续性躯体结构损伤，这对患者而言是一种安慰。该患者的观察报告显示，其躯体疼痛会随着应激的增强而加重，即患者的躯体发展出了一种对任何形式的威胁、应激、疼痛变得高度敏感的"预警机制"。此外，这些记忆在她的躯体里被体验到和表达出来（记忆增强）。经历过创伤的机体无法忘记所遭受的痛苦。在很容易被理解的教育图片的帮助下，治疗师向患者解释了这些与创伤相关的典型方面（www.hklearning.net/CLIP/Trauma.pdf）。这些教育性的隐喻支持患者发展出她能识别的疼痛模式。患者意识到感觉过敏和记忆增强已经成为一种自我"保护"机制。

　　治疗师给患者详细解释了疼痛的发病机制后，患者也准备开始进行心理治疗，治疗的重点放在强化患者的个人资源、治疗患者的创伤经历、减少患者的心理压力上。患者具有较强的自尊感，这一点对她的康复极其重要。她在人权上的信念以及对个人情感和思想的表达能力有助于心理治疗的开展。患者自尊感的增强以及对自身症状的心理物理学本质的了解，对患者的心理治疗、人格的发展和日常生活的管理起着重要的稳定作用。对患者进行附加的行为治疗，主要为了减少患者的闪回，让患者可以慢慢地控制与创伤相关的应激症状，并

357

一步步克服"恐惧-回避行为"。此外，治疗患者的躯体疼痛还包括精心设计日常（家庭）的躯体康复计划及音乐支持性运动疗法。除了间歇服用对乙酰氨基酚，患者不需要接受任何长期的药物治疗。

六、结论

综上所述，大量的临床经验表明，慢性疼痛与 PTSD 存在共病。在临床上，PTSD 患者出现慢性疼痛的比例较高。同样，慢性疼痛患者也常常被诊断出伴有 PTSD。因此，与仅存在慢性疼痛或仅存在 PTSD 的患者相比，共病慢性疼痛和 PTSD 的患者遭受的痛苦和伤害更大。由于慢性疼痛和 PTSD 是相互作用的，因此，对患者的治疗就显得更加复杂和更加困难。特别是如果告诉患者他们需要"生活在疼痛中"，在余后的生活中要学会"管理疼痛"，治疗就会显得更加困难。评估创伤群体的慢性疼痛症状时，治疗师需要考虑广泛的致病因素。治疗师需要与患者合作形成一个"疼痛症状的模型"，该模型可以提供合理的解释和行动的角度。

对心理治疗师和内科医生而言，跨学科的诊断与治疗似乎显得至关重要。心理治疗师和内科医生通过对疼痛的诊断和治疗，有助于为患者制定个性化的治疗方案，综合干预患者显著的疼痛症状及创伤后应激症状。最好的办法是在住院、门诊或日间医疗机构，组织跨学科的治疗团队。

第五部分
治疗特殊人群

第 19 章　儿童和青少年的循证治疗

Markus A. Landolt

Justin A. Kenardy

一、引言/背景

1. 儿童和青少年创伤及创伤相关障碍的流行病学

创伤会影响各个年龄阶段的人：与成人相似，儿童和青少年也会经历广泛的潜

M. A. Landolt，PhD（✉）

Department of Psychosomatics and Psychiatry，

University Children's Hospital，University of Zurich，

Zurich，Switzerland

e-mail：markus. landolt@kispi. uzh. ch

Department of Child and Adolescent Health Psychology，

Institute of Psychology，University of Zurich，

Zurich，Switzerland

J. A. Kenardy，PhD

School of Psychology，

University of Queensland，

St Lucia，QLD，Australia

Centre of National Research on Disability and Rehabilitation Medicine，

University of Queensland，

St Lucia，QLD，Australia

在创伤事件，进而发展出与创伤相关的心理障碍。的确，创伤经历在童年期是非常普遍的。流行病学的研究也证实，经历过潜在创伤的儿童和青少年人数多得惊人，潜在创伤的终生流行率达到 50％ 至 90％（Copeland et al.，2007；Elklit，2002；Kilpatrick et al.，2003；Landolt et al.，2013）。例如，最近一项在瑞士 7 000 名青少年中进行的大规模研究表明，56.6％的女孩、55.7％的男孩报告他们在生活中至少经历过一次创伤事件（Landolt et al.，2013）。躯体和性方面的虐待以及其他形式的暴力、战争、自然灾害、严重疾病、事故、情感和躯体忽视是青少年中最常见的创伤事件。同时，流行病学的研究也证实潜在创伤经历在儿童和青少年中是非常普遍的，创伤后应激障碍（PTSD）本身的终生流行率在 0.5％ 和 9％ 之间。而且，经历创伤后，个体不会只出现 PTSD，通常还会共病其他障碍，包括抑郁和焦虑（Copeland et al.，2007）。在学龄前儿童中，对立违抗性障碍和分离焦虑是最常见的共病障碍（Scheeringa & Zeanah，2008）。此外，经历过创伤的儿童和青少年报告，由于健康问题，他们的生活质量受到严重损害，这说明创伤影响了儿童和青少年的整体功能和健康（Alisic et al.，2008；Landolt et al.，2009）。

2. 儿童创伤的评估及在儿童中使用的诊断标准的效度

案例

一个星期天，7 岁的 Peter、两岁的 Mary 和父母正在家中吃午饭，这时，一辆油罐车在他们的房屋前发生事故，撞击使得油罐爆炸，房子瞬间成了火海。父母立刻带孩子从后门逃离，所幸的是没有人受伤，但房子已经完全被大火烧毁。

事故之后，所有的家庭成员都出现了急性应激症状。Peter 因为反复的噩梦导致睡眠困难，而且伴有高唤起症状。Mary 极不愿离开母亲，当母亲送她去托儿所时她会非常紧张，而且她坚持要和父母睡在一起。父母也都伴有睡眠问题、闯入性思维和高警觉状态。

大概 4 个月后，父亲的症状开始缓解，他重返工作，没有出现功能损害。然而两个孩子依然有很多症状。Peter 的症状符合 DSM-5 中 PTSD 的诊断标准：经常做噩梦，而且接触到与创伤相关的线索会出现闪回（标准 B）；不愿意谈论那次事故，一直回避靠近烧毁的房子，不愿意走进任何有火的房间，看到电视上的火也会非常紧张（标准 C）；火灾后思维和情绪发生变化，变得更加悲观和消极，没有兴趣与朋友玩耍（标准 D）；他过度警觉，在学校注意力出现问题，而且反应过激（标准 E）。

两岁的 Mary 也存在一些症状，而且她的日常功能也受到了损害。她有强 *365*
烈的分离焦虑，拒绝去托儿所。她非常敏感而且对父母有侵犯行为。她一直不
能单独一个人睡，回避与其他儿童和亲戚的接触，并出现了退行的行为（吮吸
手指）。唯一不太清楚的是，不知道她有没有闯入性思维。与学龄期的哥哥相
比，Mary 没达到任何一种常见的创伤相关障碍的诊断标准，她的症状不够明
确。然而，她产生了明显不适且伴有功能受损。

Peter 的母亲也发展出 PTSD，需要治疗。如果一个患有 PTSD 的人有孩
子，那么通常 PTSD 会对她的抚育能力产生消极影响，反过来又会对孩子形成
伤害。Peter 的父亲努力维持创伤前的教养方式，但他的努力通常会被母亲的
过度保护、宽大仁慈和不一致的教养行为暗中破坏。这容易使孩子发展出行为
问题，包括回避、富有侵略性和紧张。而且，如果一个抚养者有 PTSD 症状，
而另一个没有，他们通常会因为不同的教养策略而起冲突。

这个例子强调了创伤事件对不同年龄的儿童造成的不同影响，同时说明了
家庭系统对理解儿童症状的重要性。

现有研究已经证实，儿童对创伤事件的反应在某些程度上是不同于青少年和成
人的，就如同上面的例子。尤其是学龄前儿童，与较大儿童和青少年相比，他们的
创伤后应激症状不够明确，对这一年龄段的儿童来说，现有的诊断标准就不太实用
（Scheeringa，2011）。DSM-Ⅲ-R 的出版，使得 PTSD 的诊断标准开始对儿童和青
少年的发展性进行考虑，例如反复出现的某种与创伤有关的游戏行为。而且就在最
近出版的 DSM-5（American Psychiatric Association，2013）中，又定义了一个针
对学龄前儿童（小于 6 岁）的独立的 PTSD 亚型。然而，对于非常小的孩子（小于
2 岁），创伤相关障碍的概念化依旧不清楚。

当对儿童进行诊断评估时，必须使用具有发展性的敏感的评估方式。进行评估
时需要与抚养者进行一个全面的诊断访谈，如果儿童大于 7 岁，则可以对儿童直接
进行诊断访谈。所幸的是目前已经有一些标准化的效度良好的工具（表 19.1）。只
是，很多工具都还没有根据最新的 DSM-5 的标准进行修订。

表 19.1 　　　　　　　　　**儿童和青少年 PTSD 的标准评估工具** 　　　　　　　　　*366*

评估工具	作者	细节介绍
儿童和青少年 PTSD 临床诊断量表（Clinician-Administered PTSD Scale for Children and Adolescents，CAPS-CA）	Nader 等（2002）	8～18 岁临床诊断访谈；依据 DSM-Ⅳ 评估 PTSD

续前表

评估工具	作者	细节介绍
加州大学洛杉矶分校创伤后应激障碍反应指数（UCLA PTSD Reaction Index for DSM-5）	Pynoos 和 Steinberg（2013）	自陈量表；学龄前和学龄期儿童和父母版本（他评）。根据 DSM-5 评估 PTSD 症状
儿童 PTSD 症状量表（Child PTSD Symptom Scale，CPSS）	Foa 等（2001）	8～16 岁自陈量表；根据 DSM-Ⅳ 评估 PTSD
儿童创伤症状清单（Trauma Symptom Checklist for Children，TSCC）	Briere（1996）	8～16 岁自陈量表；可对创伤后症状（焦虑、抑郁、创伤后应激症状、解离等）进行广泛评估；可获取常模
幼儿创伤症状清单（Trauma Symptom Checklist for Young Children，TSCYC）	Briere（2005）	抚养者报告；对创伤后症状的广泛评估；可获取常模
诊断性婴儿和学龄前评估（Diagnostic Infant and Preschool Assessment，DIPA）的 PTSD 模块	Scheeringa（2004），Scheeringa 和 Haslett（2010）	对抚养者进行结构化访谈；适用于 1～6 岁儿童；根据 DSM-5 评估学龄前 PTSD

二、早期干预：急性应激的治疗和 PTSD 的预防

1. 基本原理

尽管大部分经历创伤的儿童能够从最初的应激症状中恢复过来，但还有相当一部分儿童无法恢复，他们会不断表现出明显的临床症状。如果症状得不到缓解，则会演变成一个慢性而不间断的过程。对一个人来说，童年期未能得到治疗的 PTSD，可能会对他的余生产生持续的影响。这些长期的影响包括社交和情绪发展问题、学习问题、精神疾病、酗酒和药物相关问题、冒险行为和身体健康受损（Mersky et al.，2013）。当儿童的发展过程中出现了创伤，就会对儿童正常的发展轨迹产生消极影响，儿童的发展也会因此出现推迟或倒退。其中，必须指出的是，如果症状不能自行缓解或通过干预缓解，这种因发展推迟而造成的影响会一直持续下去。

对于社会来说，童年期 PTSD 的潜在影响是持续一生的，所以相关的花费要远远高于成人。因此，应优先选择早期干预，尤其是那些被鉴定为处于高风险中的儿童，要及时进行有针对性的干预。这种情况下的成本效用是最优的。

367

2. 干预计划和内容

目前有很多不同的早期干预的方案和指南，可以用于急性创伤的儿童。创伤发生后可以立即采用的干预有心理急救（PFA），它是在美国发展起来的一种干预方式（Ruzek et al.，2007），包括适用于儿童的特定的内容，是暴露于任何创伤事件后都能

够采用的即时的干预模式。更为重要的是，在它运作的框架内，患者可以得到专业的护理。

很多早期干预的方案和指南，都会包括基于认知行为疗法的成分（例如，创伤叙述、某种暴露、应对技能培训），而且绝大部分的干预都会涉及儿童的照料者。在儿童早期干预中，一个普遍使用的内容是心理教育。在此，心理教育的内容应该以时间和年龄为导向。在儿童创伤后对其提供的心理教育应该包括以下信息：

- 可能的结果，尤其要强调积极的结果。
- 可以运用的有效的应对策略。
- 如果需要，获得进一步治疗的途径。
- 决定是否需要进一步的治疗。

此外，还应该给照料者、兄弟姐妹或教师提供心理教育，因为这些人也会被儿童的症状所影响。好的心理教育是全面强化治疗的一部分，完整的治疗包括筛查、持续的评估配合适当的干预，尤其是针对那些在筛查中处于 PTSD 高风险中的儿童。对于经历创伤后的儿童，这里有一些可以使用的筛查工具，包括：PTSD 早期预测因子筛查工具（STEPP；Winston et al.，2003）及相应的澳大利亚版本（STEPP-AUS；Nixon et al.，2010）、用于学龄期儿童的儿童创伤筛查问卷（CTSQ；Kenardy et al.，2006），以及用于学龄前儿童的儿科情绪痛苦量表早期筛查版（PEDS-ES；Kramer et al.，2013）。

3. 证据

关于儿童早期干预，目前还没有强有力的实证基础（Kramer & Landolt，2011）。只存在少数的实证研究。总体上，这些研究初步发现了早期干预的益处，只是急需更大样本和具有高统计学效力的设计。Berkowitz 等（2011）的一个针对儿童-抚养者关系的具有说服力的研究，检验了儿童和家庭创伤后应激的干预效果，得出了一些有利的证据。值得注意的是，目前还完全没有针对学龄前儿童的研究。

4. 目前的建议

各个年龄段的儿童，从婴儿和学龄前儿童到较大儿童和青少年，经常会受到创伤事件带来的影响。儿童经历性虐待和意外伤害的概率要高于成人。因此，临床医生和医疗服务者应该掌握常规心理评估，并能够提供所需的护理，如若不能，应该转介至专业服务机构。因而可能的建议是：筛查、强化护理与适当干预相结合以及转介。目前存在一些创伤后可能的早期干预的证据，只是基于这些证据还不足以拟定确切的建议。

三、PTSD 和其他创伤相关障碍的治疗

1. 治疗原理

许多不同的治疗方法和技术可用于受过创伤的儿童和青少年。为了满足每个儿童的特定需求，并考虑儿童 PTSD 损害的严重性和程度，这些技术通常会被治疗师合并使用（多模型治疗方法）。尽管各种方法之间有诸多不同，但有一些基本方面是通用的，且非常重要（例如，American Academy of Child and Adolescent Psychiatry，2010）。

- 目前有非常令人信服的证据表明，对于各年龄段儿童来说，直接处理创伤经历的创伤特异性治疗方法在减轻 PTSD 症状上优于非特定疗法。
- 照料者的参与：由于儿童，尤其是较小的儿童，都深深地依赖着照料者，所以，如果条件允许，治疗方法中必须涉及照料者。研究显示，有父母参与的治疗能更好地减轻症状。
- 因为患有 PTSD 的儿童经常伴有共病障碍，例如抑郁、注意缺陷/多动障碍（ADHD）或焦虑障碍，这种情况下的治疗应该也是综合的。
- 治疗方法不应该仅仅聚焦于症状，还应该促进儿童的日常功能、个人成长和复原力。
- 治疗方法的年龄特异性：创伤治疗需要考虑发展性问题。
- 考虑儿童和家庭的文化和社会背景。
- 创伤治疗通常基于阶段模型。大部分的治疗或明确或内在地基于阶段模型，包括三个不同过程：（a）安全和稳定（身体、心理、社会）；（b）处理创伤记忆（暴露、创伤叙述）；（c）重新整合和重新联络（从受害者到幸存者的转变）。

2. 认知行为疗法

（1）背景

认知行为疗法（CBT）合并了两种完善的心理治疗方法，即行为疗法和认知疗法，它在治疗焦虑和应激相关障碍上非常有效。CBT 模型在学习理论（如经典和工具性学习）和认知理论（如关于创伤事件和自身适应不良的想法、信念和假设）的原则上解释了创伤症状的发展。CBT 的目的是通过特定的治疗成分改变创伤儿童和青少年的行为、想法和情绪。

（2）过程/成分

目前存在针对多种不同创伤的 CBT，其中大部分会采用儿童个体治疗和父母治疗相结合，或者父母-儿童联合治疗，并包含以下共同成分：

- 关于创伤相关障碍的心理教育和 CBT 过程。
- 管理身体和心理问题的有效的调节技术（用于准备治疗的暴露部分）。
- 训练应对技能。
- 认知加工和重建非适应性认知。
- 创伤叙述。
- 对创伤提示物的现实暴露（逐步暴露于创伤相关刺激）。

并不是所有用于儿童创伤的 CBT 模式都包含这些成分（例如，没有创伤叙述或认知重建）。而且有些治疗也会增加一些额外的成分，例如父母养育技能训练或者儿童在诸如学校这样的重要系统中的规范训练。正如 Dorsey 等（2011）强调的，CBT 治疗方法也包括一般的结构化的部分，包括模仿，即在会谈时和会谈间期对新技能在指导下进行练习。

在治疗儿童和青少年 PTSD 时，使用最多、实证检验效果最好的 CBT 是创伤聚焦 CBT（TF-CBT）方案（Cohen et al.，2006），它最初是从治疗学龄期儿童性虐待创伤的基础上发展起来的，治疗同时也针对儿童的非加害父母。最近十年，这种方法成功地治疗了各种有不同创伤经历的儿童。更重要的是，Scheeringa 等（2011）指出，TF-CBT 经过些许调整也适用于学龄前儿童。TF-CBT 经过修订也适应不同文化背景以及创伤性哀伤。除了 TF-CBT，目前还有几个用于儿童 PTSD *370* 治疗的工具化的 CBT 方案正在使用或研究中，例如，儿童叙事暴露疗法（KID-NET；Ruf et al.，2010），延长暴露疗法儿童版（Aderka et al.，2011），青少年情绪和人际调节技能训练（STAIR-A；Gudiño et al.，2014）、安全寻求疗法（Najavits，2002）。儿童创伤性应激网（www.nctsnet.org）列出了许多相应的干预方案。

（3）证据

许多随机对照试验显示，在经历了个人的或群体的、单纯的或复杂的不同种类的创伤事件后，CBT，尤其是 TF-CBT，在减轻儿童和青少年 PTSD 症状、抑郁和行为问题方面疗效显著（具体可参见 Dorsey et al.，2011）。TF-CBT 组干预效果显著优于儿童中心的支持疗法组和等待对照组。当前的 Cochrane 综述（Gillies et al.，2012）和当前国际创伤应激研究会推出的儿童 PTSD 治疗指南（Foa，2009），以及美国儿童与青少年精神病学会（2010）推荐的 PTSD 治疗方案，都认为 CBT 在治疗儿童 PTSD 上获得的证据最多。因此，非常建议运用 CBT 治疗儿童和青少年 PTSD。然而，针对学龄前儿童特定少数族群和特定种类的创伤（比如，医疗创伤），现有证据是有限的，需要未来更多的研究。

3. 眼动脱敏与再加工

（1）背景

创伤事件后，信息的自适应处理受到情绪和解离的不良影响，使得大脑对记忆中创伤经历的加工不完整，以此为前提，Francine Shapiro 在 20 世纪 80 年代发展出了眼动脱敏与再加工（EMDR）技术。通过使用双重注意任务，在关注移动的手指或类似动作形成的视觉刺激的同时，让患者回忆想法、意象和感觉，是 EMDR 技术的核心。治疗性改变的机制在于双重注意有利于创伤记忆得到更完整的信息加工。

（2）过程/成分

EMDR 的治疗程序通常包含八个阶段：病史采集、准备、评估、脱敏、资源植入、身体扫描、结束和再评估。干预的主要部分是，反复地进行从"评估"到"身体扫描"这几个阶段，直到创伤经历得到处理。

₃₇₁ EMDR 已经被应用于受过创伤的学龄期儿童。目前已有适用于各个年龄的修订版（Tinker & Wilson，1999），可以直接对儿童进行干预，不需要父母的正式介入，当然也会对父母提供支持和心理教育。

（3）证据

在针对成人的实证干预研究中，EMDR 得到大量证据的支持（Bisson et al.，2007，Chap. 11）。这些证据来自多个随机对照试验和元分析。然而，支持 EMDR 用于儿童的证据还很少。最近的一篇元分析（Rodenburg et al.，2009）将 EMDR 与等待对照、常规治疗和 CBT 进行了比较。此后，又出现了几项其他的研究（例如，Farkas et al.，2010；Kemp et al.，2010）；然而，结论依旧不清楚。整体来说，这些比较 EMDR 组、等待组和寻常治疗组的研究发现，在减轻 PTSD 症状上 EMDR 的有效性不佳。这可能是研究方法的问题。当然也有支持 EMDR 的，其中有两项研究直接比较了 EMDR 和 CBT，结果显示两种方法作用相当（de Roos et al.，2011；Jaberghaderi et al.，2004）。在 de Roos 等（2011）的案例中，EMDR 治疗的次数较少。然而没有一种研究支持 EMDR 是高效的，或是能引起临床上的显著变化的，这些需要进一步研究。目前也没有 EMDR 用于学龄前儿童的证据。

4. 心理动力治疗

（1）背景

心理动力治疗的焦点是创伤经历造成的情绪冲突，尤其是与个人的早期经历相关的情感冲突。心理动力治疗不关注症状本身，而是关注创伤事件对每个孩子和他们的发展带来的影响和意义。重要的是，创伤对每个人的影响是不同的，所以必须了解每个孩子从而提供适当的治疗。因此，当代心理动力疗法包括许多模式，如谈话疗法、创伤聚焦游戏疗法、父母咨询和学校干预。在较小的孩子中，基于依恋理论，心理动力治疗将干预的重点放在亲子关系上。心理动力治疗师也将移情与反移情的问题概念化，放入他们的治疗计划中（Terr，2013）。

（2）过程/成分

针对青少年创伤的心理动力治疗，其过程和成分因使用的特定方案和手册的不同而有很大的不同，因此很难描述出一种典型的过程。通常，与其他疗法相比，心理动力疗法会持续更长的时间，而且，它不仅仅关注儿童的症状本身。

例如，亲子心理治疗（CPP；Lieberman & Van Horn，2005）通常会在父母和 *372* 儿童（大于 7 岁）的二元设置中，进行 50 次以上会谈。在心理治疗中，CPP 通过观察和矫正亲子互动，来加强亲子关系，从而使儿童健康发展。同时帮助父母更好地理解孩子的行为和感受，并提供与年龄相适应的情绪支持。因为 CPP 通常用于家庭暴力，所以治疗中包含亲子联合的创伤叙述。

Trowell 等（2002）引入了一个非常不同的治疗方案，适用于遭受性虐待的学龄期女孩。这一方案包括 30 次会谈，分为三个不同的阶段：参与阶段、聚焦于创伤相关的问题阶段、结束阶段。

儿童心理创伤的先驱之一 Lenore Terr，有着深厚的心理动力学的背景，引入了三条治疗儿童心理创伤的准则（Terr，2013）：发泄（情绪表达）、背景（认知解读）、修正（行为和想象改变）。对于创伤儿童，依恋是最为重要的问题。

（3）证据

心理动力治疗的效果得到了一些随机对照试验和很多临床案例研究的支持（American Academy of Child and Adolescent Psychiatry，2010；Foa，2009）。大部分随机对照试验表明，在家庭暴力中，对儿童和照料者长期的以关系为基础的干预获得了较好的疗效。目前，CPP 是获得研究支持最多的一种方法（Lieberman & Van Horn，2005）。总的来说，现有证据显示，CPP 能显著减轻儿童和父母的症状，并能有效提升亲子依恋质量。

5. 基于学校的干预

（1）背景

学校在帮助创伤儿童方面能起到关键作用。对于那些暴露于灾难或人际创伤（如虐待和暴力）等社区创伤性应激的儿童来说，学校就是他们生活中安全稳定的避风港。学校的常规性和可预测性，以及长期的监督和老师对学生的照顾，为帮助创伤儿童提供了一个很好的机会。学校不仅能促进他们现有的应对力和复原力，还能鉴别出那些需要进一步治疗的学生。当面对社会中的创伤时，学校为学生和家长提供了一个天然的机会，让儿童和家长在创伤面前获取足够的信息和资源。学校还能作为一个渠道，帮助儿童寻求适当的治疗。当然，为了保障这一过程的有效性，学校必须和提供专业健康治疗的机构有紧密联系。

学校也可以直接作为干预场所，对经历创伤的儿童进行干预，以减轻他们的创伤后应激症状。这主要包括治疗师直接在学校对学生进行心理干预。为什么在学校进行干预而不在其他常见场所内进行呢？Jaycox 等（2010）给出了答案：对于社区创伤，在学校进行干预不仅能达到专业医疗机构的效果，更重要的是，基于学校的干预与基于临床机构的干预相比，儿童的参与率明显提高。

（2）过程和成分

目前对创伤后应激的干预已经在学校中推广，其中最具说服力的是 TF-CBT；此外，还有很多同时包括 CBT 和其他成分的方法也被成功实施。通常来说，干预主要是针对学生的，但也可以与教师合作。教师的职责主要是教室内的学生管理，同时能为具有创伤后应激症状的学生提供支持。Jaycox 等（2009）指出，教师能有效促进学校内干预的开展；然而，教师干预的效果要比治疗师作为主要治疗者时差很多（Rolfnes & Idsoe，2011）。学校内对创伤的认知行为干预（C-BITS；Jaycox et al.，2009）与 TF-CBT 是不同的，前者主要以团体的形式展开，不涉及父母，疗程也稍短（10 次团体会谈加 1～3 个体会谈）。与 TF-CBT 相比，C-BITS 包括心理教育、放松、发展创伤叙事和对创伤提示物的暴露、焦虑和痛苦的管理技能。

（3）证据

基于学校的干预受到很多高质量随机对照试验和一些非对照试验的评估（Rolfnes & Idsoe，2011）。最有利的证据来自 Jaycox 和他的同事（2009）使用 C-BITS 及其变体进行的研究，结果显示 C-BITS 对创伤后应激症状的治疗有中到大的效应值。另外，值得注意的一项研究是 Jordans 等（2010）进行的大型随机对照试验，这项基于 CBT 的干预是在尼泊尔的学校中进行的，为经受了武装冲突的儿童做干预。这个研究结果具有中度的效应值。

6. 药物治疗

（1）背景

PTSD 和其他创伤相关障碍被证明与各种各样的神经生物学改变相关，例如儿茶酚胺分泌和下丘脑-垂体-肾上腺轴的调节异常。此外，在受过创伤的人中，研究发现了中枢神经系统（前额叶皮层、杏仁核、海马、胼胝体）结构和功能的改变。*374* 然而，这种研究在儿童中还处于起步阶段，普遍认为这种改变也会显现在儿童身上，对他们的发展产生不利影响。药物治疗的目的是通过降低肾上腺素的反应和多巴胺能活性，提高 5-羟色胺的可用性，来改善这些生理失调（Stamatokos & Campo，2010）。药物治疗针对的症状主要包括高唤起、易怒、严重的睡眠问题、噩梦和注意问题。当儿童伴有共病障碍，而药物治疗对这些共病障碍是有效的，这时可以考虑使用药物。在儿童创伤中，药物被用来治疗影响儿童正常发展的特定症状，帮助儿童接受心理治疗。

尽管目前没什么证据证明药物对儿童和青少年 PTSD 的治疗是有效的，也没有食品药品监督管理局（FDA）批准的用于治疗童年期 PTSD 的药物，但在治疗青少年 PTSD 症状时药物仍被广泛使用。国际创伤应激研究会目前的治疗指南建议（Foa，2009），如果儿童的共病（重性抑郁症、强迫症、ADHD、广泛性焦虑）可用药物进行治疗，或者儿童的创伤性应激症状的强度限制了他参与心理治疗，或者没有途径得到心理治疗，这些时候，可以考虑使用药物治疗儿童的 PTSD。

（2）过程

如果考虑药物治疗，第一步是让儿童和照料者知道，特定药物及其潜在的长期和短期的不良反应。药物的选择依赖于个体的症状和共病情况。如果得到知情同意，而且没有明显的共病，首选药物是被批准用于 PTSD 成年患者的选择性 5-羟色胺再摄取抑制剂（SSRIs），因为大部分的创伤后应激症状与 5-羟色胺失调有关（American Academy of Child and Adolescent Psychiatry，2010）。一些来自成人和儿童青少年 PTSD 开放性临床试验的证据提示，非 SSRIs 类药物（α-和 β-肾上腺素阻断剂、三环类抗抑郁药、5-羟色胺-去甲肾上腺素再摄取抑制剂、阿片类药物、非典型抗精神病药物）会有一定帮助。在儿童 PTSD 的二级预防中，使用药物干预得到的一些初步数据说明，如果在创伤事件后及时使用，特定药物制剂能够帮助预防 PTSD（Maccani et al.，2012）。

（3）证据

目前对童年期 PTSD 精神药物治疗有效性的系统评估可以在 Huemer 等（2010）、Strawn 等（2010）、Stamatokos 和 Campo（2010）的研究中找到。大体上，作者认为，目前的研究数据非常有限，不能支持任何精神药物制剂作为儿童青少年 PTSD 的一线治疗方法。因此，现有研究并不支持单独使用药物治疗童年期 PTSD （American Academy of Child and Adolescent Psychiatry，2010）。

7. 幼儿

6 岁以下的幼儿也存在 PTSD 症状，例如再体验（噩梦、创伤后的游戏）、回避事件提示物、生理上的高唤起（易怒、睡眠紊乱、过度惊吓）（Scheeringa et al.，2003）。然而，DSM-Ⅳ 中 PTSD 的诊断标准并没有详细描述婴儿和学龄前儿童的症状。因此，迄今为止，PTSD 在幼儿中的流行率被大大地低估了（Scheeringa et al.，1995）。这促使在 DSM-5 中增加了学龄前儿童 PTSD 亚型（American Psychiatric Association，2013）。

用发展性的敏感的方法评估经历躯体和性虐待的幼儿发现，PTSD 的流行率是 26%～60%（De Young et al.，2011）。De Young 等（2012）指出，创伤事件后幼儿也会患抑郁症、分离焦虑障碍（SAD）、对立违抗性障碍和特定恐惧症。这些障碍与 PTSD 有很高的共病率，还可能发展成干预的焦点，而这些症状的根源实际上可能是创伤后应激。

目前对幼儿干预的研究还没有发展完善。例如，没有任何已知的或已发表的研究检验创伤后预防性心理干预的有效性。然而，有一些随机对照试验聚焦于幼儿创伤后应激的干预。所有的这些研究都涉及或聚焦于儿童虐待。其中两个只提供了幼儿虐待的治疗（Cohen & Mannarino，1996；Deblinger et al.，2001）。Cohen 和 Mannarino（1996）的研究是在 39 个 3～6 岁的孩子中进行的，该研究比较了 TF-CBT 和支持性疗法，结果发现，TF-CBT 与减轻儿童行为检查表（CBCL）中的内化问题相关，然而他们未能评估 PTSD。与此相反，Deblinger 等（2001）在针对 44 个 2～8 岁的儿童的个案研究中发现，与支持性疗法相比，TF-CBT 并没有优势。最近，Scheeringa 等（2011）在针对 64 个 3～6 岁的儿童的研究中发现，与等待对照组相比，一个包含 12 次会谈的 TF-CBT 能产生一定的效果。

父母是幼儿干预的关键。许多父母会在儿童经历创伤后产生应激症状，这可能是因为共同的经历，也可能是与创伤环境和儿童反应相关的次级应激。当幼儿经历创伤后，将近 25% 的父母会经历临床水平的痛苦（Landolt et al.，2012）。父母创伤后应激也是随后幼儿创伤性应激的预测源，这说明两者之间有直接关系（De Young et al.，2014）。在父母虐待或忽视的案例中，父母或近亲作为施暴者或同谋与创伤直接相关。在这些案例中，父母在恢复中的作用是复杂的，但也需要进行考虑。

教养和依恋也对幼儿创伤后的适应有至关重要的影响。良好的亲子关系能帮助
幼儿调节他们的痛苦，减轻应激源带给他们的影响（Lieberman，2004）。父母能在
如何应对痛苦和应激源上为孩子提供最重要的示范。如果父母的情绪受到孩子创伤
的影响，他们缺乏应对的行为也会被孩子习得（Nugent et al.，2007）。这提示我
们，对父母的干预要先于对孩子的干预，或与对孩子的干预同时进行（例如，Cob-
ham et al.，1998）。

在一项检验父母和幼儿创伤暴露早期干预效果的研究中，Melnyk 等（2004）
为儿童重症监护室的孩子（2～7 岁）的父母提供基于应对的支持和心理教育，他
们发现干预组中的父母，应激、抑郁和 PTSD 症状明显偏低。

在很小的幼儿中，聚焦依恋的干预得到一些发展。不过，它们不针对 PTSD，
而是用来解决遭受虐待的儿童中出现的依恋问题。安全圈模型（Hoffman et al.，
2006）是其中之一，但其得到的实证支持有限。运用前后测设计，这个模型显示，
65 个学龄前儿童依恋风格发生了显著变化。为期 20 周的干预虽然是昂贵的，但却
有可能成为这个年龄段的创伤聚焦治疗方法。

四、总结和结论

尽管关于成人创伤治疗的证据非常充分，但在儿童中却并不是这样，因为很多
干预研究，其研究质量都不尽如人意。要想获得这样的证据，需要标准化的方案和
随机对照试验。

尽管目前可以得到各种关于儿童创伤疗法效果的指南（例如，NICE 指南、
AACAP 实践参考，ISTSS 指南等）、综述和元分析（例如，Gillies et al.，2012；
Leenarts et al.，2013），但它们给出的建议却非常不一致。这很有可能是因为对证
据水平有不同的定义，或研究中的入组和排除标准不同。

然而，这些证据仍然指出，心理疗法是治疗的首选。药物治疗，在无法得到心
理治疗或儿童伴有共病时，可以作为二线选择。在心理治疗中，一个被所有指南都
推荐的且被所有元分析证明有效的疗法是 CBT，尤其是 TF-CBT，其次是 CPP、幼
儿心理动力治疗（Lieberman & Van Horn，2005）。目前的证据，不足以断定
EMDR、游戏疗法、家庭疗法和药物疗法在儿童和青少年中的有效性。

值得注意的是，目前所有被证明有效的治疗都运用了诸如行为和情绪调节、认
知加工和应对策略等方法，并直接针对创伤经历（大部分通过暴露和叙事），包括
对照料者的干预。现在没有证据说明，伴有特定类型创伤的儿童和青少年，对心理

治疗的反应比对其他治疗更好或更差（Gillies et al.，2012）。关于具体治疗儿童复杂性创伤的证据依旧欠缺。将来的研究应该明确这些儿童如何得到有效治疗。另外，我们需要更多关于学龄前儿童的研究，尤其是 4 岁以下的。最后，如同 Carrion 和 Kletter（2012）所强调的，将来的研究，应该更好地融合神经生物学机制和心理疗法。这样，创伤后早期干预会更有前景。

第20章　老年人创伤后应激症状的治疗

Maja O'connor

Ask Elklit

我们生活在一个将青春理想化的社会。每天我们暴露于各种塑造青春与美丽的 广告、社交媒体和电视节目中。我们的职业、社会、卫生系统，鼓励我们去追求体型匀称、健康、强壮、苗条、高效、兴奋、快速等品质。然而这些期望大多是针对青年人的，老年人则较少追求这些品质。同时，在西方社会，新生的孩子变少了，老人更长寿了。这使得老年人在社会中所占的人口比例越来越高。一个人活的时间越久，可能经历的丧失或创伤就越多。老年人不再像年轻人那样快速、高效、健康，他们通常被认为是一成不变的、可预测的："当你了解了一个老人，你就了解了所有的老人。"在这种想法下，我们通常认为老年人不愿或不能改变他们的生活方式。但真的是这样吗？这一章将会调查老年人的创伤反应，以及心理治疗对老年人的效果，尤其是对老年创伤后应激反应的治疗效果。

M. O'Connor（⊠）

Unit for psychooncology and health psychology（EPoS），Department of Psychology，

School of Business and Social Sciences，Aarhus University，

Aarhus，Denmark

e-mail：maja@psy.au.dk

A. Elklit

Department of Psychology，

National Center for Psychotraumatology，University of Southern Denmark，

Odense，Denmark

一、老年人群中的 PTSD

目前创伤后应激障碍（PTSD）在西方成年人口中的流行率的调查已趋完善。我们可以看到，在成年人中，通过临床访谈确定的 PTSD 的终生流行率将近 7％到 8％（Breslau et al.，1991；Kessler & Wang，2008），过去 12 个月的流行率在 3％到 4％之间（Gadermann et al.，2012；Kessler et al.，2012）。PTSD 的流行率，类似于焦虑、心境障碍和物质使用障碍，在成年中期是最高的（8％～9％），成年早期低一些（6％），老年人（3％）接近总人口流行率 7％的一半（Ditlevsen & Elklit，2010；Kessler & Wang，2008）。来自欧洲的两个研究，调查了一般老年人口的创伤后应激反应，研究主要使用自我报告问卷，且这些问卷与 DSM-Ⅳ 中 PTSD 的诊断分类高度一致（Glaesmer et al.，2012；Maercker et al.，2008）。研究显示，自我报告有创伤后应激，或者叫作 PTSD 症状的老人，占老年人口的 4％～5％（Glaesmer et al.，2012；Maercker et al.，2008）。其他使用类似调查方法的研究发现，PTSD 在老年和年轻人中的流行率不相上下（Spitzer et al.，2008）。PTSD 在老年人群中可能不如在成年早期人群中普遍（Creamer & Parslow，2008），患有 PTSD 的老人在普通老年人中也是一个明显的少数群体。

对老年 PTSD 的研究通常会分为两类：一类聚焦于近期创伤经历造成的急性反应，另一类描述过去的或持续的创伤经历引起的慢性创伤症状。近期的创伤反应主要集中在经历过自然灾害（如洪水地震）、事故或身体伤害的老年群体中（Averill & Beck，2000；Chung et al.，2006；Elklit & O'Connor，2005；O'Connor，2010b；Ruskin & Talbott，1996；Yang et al.，2003）。老年人与年轻人相比，较少暴露于事故、攻击和战斗，但经常遭遇各种各样的与年龄相关的潜在创伤，例如身体功能的丧失，近亲、兄弟姐妹或伴侣的去世，慢性的或威胁生命的疾病（Carr，2004；O'Connor，2010b；Silverman et al.，2000）。以上的研究指出，老年人对急性创伤的反应与年轻人 PTSD 症状具有相似的程度和形式，PTSD 在老年群体中的流行率为 4％～18％（Carr，2004；O'Connor，2010a；Silverman et al.，2000）。无论是重大的还是轻微的创伤事件都有可能引起老年人出现 PTSD 症状（Lapp et al.，2011；Ruskin & Talbott，1996）。不少老年人同时有长期和近期的多重丧失，这种情况也是常见的，这可以在下面案例中看到。

Alice，82 岁，因为抑郁接受正念认知疗法（MBCT）。三年前，她的丈夫，Henry，由于长期的多发性硬化离开人世。Henry 去世后，Alice 极度悲伤，精力耗竭。但是，几个月后，她开始重新享受生活，去教堂，与最小的女儿 Sue 去国外旅行，并参加瑜伽课程。不久她患上脑出血。两个月后终于康复回家，但右手持续震颤，并且很难集中精力在任何事情上。后来尽管她逐渐恢复了以前大部分的身体功能，但情绪变差，最终寻求医生的帮助。当她被诊断为中度抑郁后，她被推荐到我们这里。她第一次来参加课程时，眼神黯淡无光，人非常安静。在 8 周的课程中，她逐渐开始在班中说话。日常练习让她想到瑜伽训练，这对她应对负性思维非常有帮助，她爱上了这里。她告诉组员，她开始觉得自己更有耐心、更加宽容，抑郁也减轻了。她还诉说了对女儿的担心，她一直忍受着严重的原因不明的背痛。大概是在第 6 周的 MBCT，Sue 被诊断出晚期骨癌。Sue 是通过电话告诉 Alice 这个坏消息的。Alice 被这个消息惊呆了。现在，一听到电话铃响，她就胸口疼痛，胃不舒服，并伴有强烈的情绪反应。Alice 开始对电话有侵入性的记忆。由于反复出现 Sue 打电话告诉她这个坏消息的噩梦，她的睡眠出现了问题。不久，她开始感到长期的不安和警惕，不相信生活会再变好。她取消了癌症协会的长期订阅，因为这些资讯会提醒她 Sue 的疾病，这使她很难受，并且她在晚上有入睡困难，因为她担心之后会发生什么不好的事情。白天，她很难将注意力放在日常的活动中，但她一直来班里参加剩余的课程。

在短短几年中，Alice 经历了许多潜在创伤事件。首先，对于丈夫的死亡，Alice 的反应可以说是一个自然的哀伤过程（Stroebe et al.，2013）。在过去几十年，人们为建立一套鉴定延长哀伤反应的诊断标准做了大量工作，因为延长哀伤反应已足够复杂到可以将其认定为病理现象（Bryant，2014；Maercker et al.，2013；Shear et al.，2011）。延长哀伤障碍（PGD）作为一种持续性复杂哀伤障碍被写入 DSM-5 中，以待继续研究（American Psychiatric Association，2013；详见第 6 章）。这种障碍与 PTSD 有一些共同的症状，但延长哀伤通常与很多不同方面的丧失有关，包括丧失关系的积极方面，而 PTSD 一贯是消极的且与创伤事件有关。再次，PTSD 是持续地回避创伤相关刺激，延长哀伤的回避症状通常与怀念逝者有关，不能接受丧失的事实（American Psychiatric Association，2013）。

失去丈夫后，Alice 患上脑出血，从而导致临床抑郁，不过这显然被 MBCT 成功治好了。最后，Alice 的女儿被最终诊断出癌症。Alice 现在有很多 DSM-5 中定义的 PTSD 的症状（American Psychiatric Association，2013）。Alice 有反复的、不自主的想法和关于 Sue 打电话的噩梦（闯入性症状），她对创伤事件的反应是持续的躯体和情绪上的痛苦。她取消了癌症资讯订阅，因为获取到它会感觉很痛苦

（回避症状）、她感觉生活不会再好起来（认知的消极转变/烦躁不安），而且不能集中注意力，同时伴有入睡困难合并持续的警觉感（唤起症状）。Alice 的案例说明逐渐累积的应激在老年中是多么常见，以及老年人如何才能成功应对这种应激源。

在此基础上，老年 PTSD 的症状可以分为以下两类。

1. 慢性 PTSD 症状

PTSD 通常会发展成慢性症状，而且很多人会有一个波动过程，当间歇性地体验新应激时，症状就会恶化。PTSD 症状通常会发展成不同程度的慢性状态。如果很多年个体都生活在这种状况中，人格、身体健康和生活质量就会受到影响。

2. 近期 PTSD 症状

在相对短期内，遭遇一个或更多创伤事件，会导致 PTSD 的出现。这包括所有满足 PTSD 中 A1 标准的事件（对 A1 和 PTSD 其他标准的进一步描述，参见本书第二部分），包括配偶的去世、自己或亲人的严重疾病、自然或人为的灾难、人际暴力等。

患有 PTSD 的老人，与健康老人相比，通常会遭受广泛的日常生活功能的损害，伴有严重的身体和精神健康问题，生活满意度下降（Yaffe et al.，2010）。此外，老年 PTSD 通常与不断增长的健康服务花费相关（Van Zelst et al.，2006）。PTSD 症状还会增加抑郁和焦虑共病的风险（Spitzer et al.，2008），增加记忆和注意障碍以及罹患冠心病的风险（Kubzansky et al.，2007）。有人认为，老年 PTSD 与伴随年龄而加速衰退的身体功能相关（Yaffe et al.，2010）。例如，已有研究表明，老年 PTSD 症状与记忆和整体学习能力的显著下降关系更为密切，超过可预期的与年龄相关的变化造成的影响（Lapp et al.，2011）。

二、年老化的躯体、心理和社会层面：对目标人群的描述

在大部分西方国家，老年人被定义为 65 岁及以上的人。老年人口在世界范围内迅猛增长，40 年后，我们预期会有大约三倍的增幅，从 2014 年的 5.8 亿，到 2045 年的 20 多亿（Laidlaw et al.，2003）。世纪之交，65 岁及以上的老人占总人口的 13%，到 2030 年，估计会占到世界人口的 20%（Laidlaw et al.，2003）。因此，我们可以预期在我们的日常生活中会遇到更多的老人，而且必须准备好遇见并有效治疗患有心理问题的老年人。

　　大量与年龄相关的变化是可以预期的。70 岁之前，与年龄相关的感知觉速度、视力、听力和储备能力的衰减和快速疲劳，是可以被识别出来的，但这些变化是有限的，而且通常可以通过外部辅助工具得到补偿，例如眼镜、助听器，或者通过减轻背景噪声、花费更多时间精力来弥补（Schaie，1994）。大约从 70 岁开始，通常会出现强烈的与年龄相关的变化，最终造成更多的本质上的变化，不再能通过外部辅助工具得到充分的补偿。感知觉和认知的变化导致自由提取长期记忆的能力下降，解决抽象问题变得更困难，解决具体的问题也是如此，进入老年后，自由回忆不再停留在原来的水平（Birren，1996）。伴随着年龄的增长，通常会出现更多复杂的心理功能的下降，例如工作记忆和执行功能的衰退（James，2010）。

　　从 25 至 30 岁开始，就可以观察到肌肉强度、反应时间、感知觉速度的下降（Schaie，1994）。到 60 岁，无论男女肌肉强度都会普遍下降 20%～40%（Spirduso & MacRae，1990）。与年龄相关的生理功能的衰减可以在 75 岁的人群中观察到：血流量、肺和肾功能下降，身体障碍出现的频率比年轻人高好几倍，如心血管疾病、癌症、呼吸系统疾病、关节炎和肌肉疾病（Morrison，2008）。日常的活动能力，如走路、做饭、爬楼梯和个人卫生清洁能力通常在 85 岁之前不会出现显著的下降（Ruskin & Talbott，1996）。

　　这或许听起来让人黯然神伤，但是尽管某些与年龄相关的特定参数出现显著下降，大部分老年人仍旧能够妥善管理他们的日常生活，对生活具有较高的满意度（Mehlsen，2005）。这或许是因为 70 岁以后需要处理的大部分挑战都与他们的日常生活紧密相关，不依赖于快速反应时间和抽象问题解决技能。只要老年期的挑战没有明显地超过他们的个人能力，大部分老人就能很好地管理和享受他们的日常生活，尽管功能水平有所降低（Baltes & Baltes，1990）。

386

　　除了痴呆，大部分的心理障碍在老年期的流行率都低于年轻时（Coleman & O'Hanlon，2008；Kessler & Wang，2008）。与此形成对比的是与年龄相关的身体健康问题的发展轨迹：65 岁以上的老人至少会有一项慢性医疗问题，随着年龄增加，慢性医疗问题的数量也会增加（Laidlaw et al.，2003）。大部分老年人会有一个或多个医疗处方，至少 50% 的 80 岁以上的老人，有 6 个或更多处方（Hajjar et al.，2007）。因此，对老人的评估，必须包括对多重用药（一个患者使用多种药物）潜在不良反应的识别，例如药物间的相互作用、不良反应的增加、生活质量的降低、活动的减少和认知功能的衰退（Hajjar et al.，2007）。老年人通常把长期的疾病看作生命可预期的部分，因此这个群体对健康和生活的满意度总体上是较高的（Laidlaw et al.，2003）。

尽管在老年人中可以鉴别出许多与年龄相关的变化特点，但同时也存在大量的个体间差异，而且老年心理学强调，对重大的人际和内心变异要有敏感性，例如与身体、认知和人格相关的变化。实际上，老年人个体间差异要大于年轻人（Fromholt & Bruhn，1998；Johansson，2008）。例如，有些老年人在一生中都有稳定的认知功能，直至死亡，然而另一些人甚至在刚步入老年时就出现了认知的显著下降。相反，其他老年人或许是身体功能高，认知水平低（Lupien et al.，2005）。另外，老年人间的个体差异会随着年龄增长，在人格、应对和精神病性症状上越来越突出。这种巨大的个体间差异会影响精神健康服务。不同于年轻人，医生为老年人提供服务时，很难仅单独根据年龄预测患者的具体需求。老年人比年轻人更加多样化。因此医生要格外注意，不能为任何具体的个人做出涉及年龄相关的衰老、年老过程中的身体疾病、随年老的典型衰退模式的假定。

三、老年患者的心理治疗

虽然不同种类的心理干预，如认知行为疗法（CBT）、心理动力疗法等系统性的方法，在老年人和年轻人中具有相似的疗效（Davenhill，2008；Laidlaw，2008；Roper-Hall，2008），但是大部分关于老年心理疗法的研究评估了 CBT 治疗抑郁和焦虑障碍的效果，认为 CBT 是治疗老年心理障碍最有效的形式（Aspnes & Lynch，2007；James，2010；Laidlaw et al.，2003）。结合这个发现，以及老年患者多重用药不良反应显著增加的风险，建议对于患有心理问题的老年人，循证的心理干预优于精神药物。在初级护理中，被鉴定为有精神障碍且有心理治疗动机的人，可以选择心理和药物的合并治疗。

鉴于可预期的与年龄相关的身体功能和认知的变化，CBT 治疗老年患者的优势在于它的结构化以及它所聚焦的管理具体的个人问题的特定技能（Laidlaw，2008）。此外，CBT 关注的是此时此刻的问题，挑战自动的和刻板的思维，还包括个体适应性的心理教育。在解决随年龄衰减的认知方面，这些策略是相关且有效的（Laidlaw，2008）。

最近的一项研究显示，只有 10％ 的患有心理疾病的老人将寻求专业护理视为必要的治疗（Aspnes & Lynch，2007）。医疗和精神健康专家，甚至是老人自己的消极态度和错误信念限制了 CBT 和其他心理疗法的应用（Laidlaw et al.，2003）。一个潜在的错误信念是，"老年抑郁是正常的，是可预期的对逐渐变老的消极方面的反应"。实际上，与年轻人相比，没有多少老人患有心理障碍，另外，心境障碍和

387

焦虑障碍在老年人中得到充分治疗后，症状是可以得到有效缓解的（Aspnes & Lynch，2007；Kessler & Wang，2008）。另一个不同于上面但又同样错误的信念是，"患有心理问题的老年人不能从心理治疗中获得好处，而且也不想做心理治疗"或者"你教不会老人新的技巧"（Laidlaw et al.，2003）。很多关于老年患者心理治疗效果的研究驳斥了这个观点（例如，Kessler & Wang，2008）。有些人甚至指出老年人心理治疗的效果优于药物治疗（Aspnes & Lynch，2007）。

另一种对治疗老年心理疾病具有有害影响的消极信念是"变老非常可怕"，所以那些致力于提高身心健康和积极人生观的治疗没什么好处（Laidlaw et al.，2003）。事实上，老人通常比年轻人对自己的生活和健康更为满意（Laidlaw，2008）。最后，一些临床医生、内科医生和老人还认为"将个人或社会经费投资在未来如此短暂的生命中，效益太低"（Laidlaw et al.，2003）。这个信念通常会被事实驳斥，未经治疗的抑郁、焦虑和延长哀伤会给自己和社会带来经济负担，而成功的治疗会减少这些花费（Laidlaw，2008）。

另一个问题是老人通常更倾向于抱怨身心症状，而不是诸如 PTSD 这样的心理问题（Kuwert et al.，2012；Nordhus，2008）。通常患有心理疾病的老年人会表现出具体的身体症状，如疼痛、睡眠障碍或体重减轻，而不是心理症状，如抑郁心境、焦虑、自杀观念。老人通常以身体症状为由去看当地医生，他通常会成为老年患者求助的第一位专家（Nordhus，2008）。所以通过临床访谈对老人进行详细评估，以确定是心理而非身体原因造成现在的症状，是非常必要的（Laidlaw et al.，2003；Nordhus，2008）。

老人中由心理问题造成的躯体症状和由急性躯体障碍造成的躯体症状是有可能混合到一起的，这对当地医生的能力提出了较高的要求。他们要能够从表现出的症状中区分出问题的源头是心理还是躯体，并对基本障碍做出正确的诊断。由于诊断上的挑战，对患者给予恰当的帮助这一责任，不能仅仅落在当地医生身上。老人自己和他们的亲属必须牢记老年人中存在的精神健康问题，例如抑郁，通常会通过躯体症状表现出来，如睡眠问题、不明原因的各种疼痛，甚至便秘（Nordhus，2008）。如果提示的症状突然产生而且没有明显的躯体原因，尤其是症状出现在丧偶或其他重大负性事件之后，就需要更加详细地调查这些症状潜在的心理原因。

四、老年人治疗指南

当在对老人进行临床治疗或评估时，要考虑到老人一定的适应性。首先要考虑的是对临床场所物理环境的设计和组织，以防在不知不觉中降低老人的感官能力，如听力、视力和身体意志力以及认知能力。改善照明亮度，降低背景噪声，能够帮助在纸笔作答或基于计算机的评估中，制造主题与背景的强烈对比（Aspnes & Lynch，2007）。同样，治疗结构、任务和过程也要考虑到如下因素：较低的储备能力、精神毅力和在实际情境中抽象问题解决能力。因为老年患者易疲劳，认知储备能力有限，所以在治疗时会谈时间要短，并结合家庭练习和更多次的间歇。缓慢而清晰地多说些或许是有益的，一般来说，对待老年患者要比对待年轻人更有耐心。

少使用抽象问题解决策略，对提升患者心理治疗的效果有潜在的作用（James，2010）。一些研究指出，相较于支持性咨询，老年人在聚焦于具体问题解决的心理治疗中获益更多（Alexopoulos et al.，2011）。这个发现强调基于线索的干预的好处，它与由患者鉴别和定义的目前生活中存在的具体挑战和问题相关。例如，身体和语言角色扮演能够整合有意义的具体的或感性的提示物，这些提示物来自患者自己的生活，如相片、实物和日记。在现实暴露中，治疗师可以使用类似的策略来整合特定的潜在的创伤相关线索。这种策略能够帮助患者鉴别并提取记忆中的相关信息/知识（Alexopoulos et al.，2011），而且可以与创伤治疗中的标准暴露进行比对。家庭上门治疗，不论是完整治疗还是部分治疗，都是另外一种能够让患者和治疗师接触到大量线索的方法，在治疗过程中可以依赖这些线索促进回忆的提取（Kiosses et al.，2011）。这种策略尤其适用于认知水平显著下降的患者，例如老年痴呆早期和其他类型的痴呆患者（Kiosses et al.，2011）。

与年轻患者相比，与老年患者相处时，治疗师要在一定程度上表现得更活跃且结构化。相较于年轻人，老年人一般进展比较缓慢（Gallagher-Thompson & Thompson，1996）。这种延迟可能会反映在老年丧偶后的心理痛苦的消减在未加治疗的情况下会花费更长的时间（O'Connor，2010a）。

当面对老年患者时，尽管已知的与年龄相关的变化能为我们对老年群体进行特殊考虑时提供一些启示，但由于老年人存在的个体差异，如何对每个老人选用有效的治疗方法，仍是一个额外的挑战。此外，当不同年龄组的人在一起时队列差异——由于每一代不同的社会文化特征造成的年龄组之间的差异——会起作用。队列/代际效应在患者和治疗师的文化常态下会产生一个根本性的、看不见的鸿沟，这需要治疗师来鉴定，以保障治疗策略和干预符合患者的态度和价值观。在知识领域内，群体差异的影响是不容忽视的，甚至同与年龄相关的差异一样重要（James，2010）。

五、老年 PTSD 症状的治疗

CBT 对老年人的治疗效果是良好的（James，2010；Laidlaw et al.，2003；Laidlaw，2008），而且从中学到的东西对于更一般性的心理干预也是有用的。在对老人的第一次治疗中，认知疗法的一个重要方面是获取详细的背景信息，并对整体认知和症状进行评估。这需要大量的时间和精力，因为老人通常有相对较长又比较复杂的生活史，并因此而伴随着漫长而复杂的故事，这可能导致治疗师和患者在治疗中很难有意义地追踪和使用信息。而且，老年人通常会在他们的谈话中改变方向，使得谈话与治疗目标或问题不太相关。这种话题的转移或许是执行功能的下降和复杂的生活故事双重因素造成的（Laidlaw et al.，2003）。面对老年人，在遵从治疗的最初目标的同时收集生活史中的相关信息对治疗师是一个独特的挑战。另外，老年人或许会试图取悦治疗师，在普通的治疗前谈话中顺着治疗师的建议，导致最终的问题并不是与患者最相关的问题。 390

James（2010）提供了一个工作框架，帮助治疗师鉴定对治疗有用的与年龄相关的适应性变化。这个模型从两个维度描述总体健康状况，一边是从高到低的智力功能，另一边是从高到低的躯体功能（见图 20.1）。

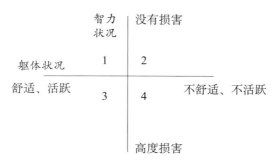

适应十字

图 20.1　James（2010）鉴定患者整体健康状况的框架

对于躯体和智力功能都较高的患者（图 20.1 象限 1），通常任何循证治疗策略都适合，都能成功实施。对于智力功能高而躯体功能低（象限 2）的患者，上述策略同样适用，只是治疗师要学习相关躯体疾病的知识，这样有助于判断哪种治疗策略最好。这些知识可以通过患者、他们的医生或科学文献获得。对于智力功能低而躯体功能高的患者（象限 3），推荐使用行为技术配合基于线索的方法。这种方法也适用于智力功能和躯体功能都低的患者，上门服务或许有帮助，甚至在下一步是必要的（James，2010）。

当对老人计划并展开 CBT 治疗时，James（2010）建议在前几次会谈中，运用神经心理测验和生活史信息表全面地评估患者的功能水平。这些信息，以及患者尽可能多的参与，有助于制定出一个有效的治疗方案。患者的参与和赋能在老年治疗中尤为重要，这能避免患者转移话题或停留在一个话题上取悦治疗师。

在老年心理障碍的治疗工作中，一个有趣的理论和治疗模型是由 Baltes 和 Baltes（1990）提出的带有补偿的选择性最优化理论（SOC）。这个模型的目的是，当创伤对个人的伤害达到一定程度时，维持对个体来说最重要的方面的功能处于满意水平。SOC 模型指导功能丧失或有其他残疾的老年人选择对他来说最重要的功能或方面，这些方面与自我认同、意义寻求和快乐体验具有相关性。作为与年龄相关的丧失的结果以及对可预期的丧失的主动处理，这种"选择"包括对个人目标的评价和再评价。"最优化"是努力完善已选方面的功能，并去补偿不能达到的愿望，在个体内部心理水平，减少个人野心，在外部水平，在保留对个人所选领域意义的基础上尽量简化任务。"补偿"涉及使用可替换的方式达到目标，例如，采取反制措施减轻或甚至阻止潜在丧失（Baltes & Baltes，1990）。在本章开始就介绍的 Alice 的案例就可以适用 SOC 模型。

> Alice 的女儿，Sue，在她的 MBCT 课程结束后的两个月左右就去世了。这对 Alice 是个沉重的打击。但尽管 Sue 一直萦绕在她的大脑中，Alice 依旧能够坚持向前并从生活中寻找乐趣。Alice 一直喜欢旅行，通常和女儿一起，到澳大利亚、加勒比海地区、格陵兰岛和其他奇异的地方。她认为自己有点像"环球旅行者"并决定一直旅行下去，但她现在选择更近的容易到达的目的地（"选择"的一个例子）。Alice 意识到独自旅行不能再作为她的一种选择，所以她选择和老朋友一起。她们详细做了计划，以尽量降低不可预期的挑战带来的风险。通常现在的旅行地是汽车可以到达的地方，避免国际飞行的麻烦和挑战（"最优化"的一个例子）。在当地有名的餐厅享受高质量的外国食物一直被看作旅行的重要部分。然而，寻找好的当地餐馆太耗精力，未提前安排好的旅行对 Alice 来说越来越有压力。现在，她和她的朋友加入其他的旅游者中，享用安排好的食物，她决定享受这种陪伴，再去多看看这个世界，而不是食物（"补偿"的一个例子）。

在为老年患者明确目标、发展达到目标的策略时，SOC 的工作框架是有效的。

正念认知疗法

研究显示，正念认知疗法（MBCT）和其他系统的正念培训课程能减轻年轻人（Hofmann et al.，2010）和老年人（Smith et al.，2007；Splevins et al.，2009；Young & Baime，2010）的心理痛苦，例如抑郁和焦虑。MBCT 最初是一种临床的团体干预，用于防止抑郁复发，它融合了 CBT 的成分（Beck，1976）和大量系统的课堂正念冥想培训和家庭练习（Kabat-Zinn，2005）。MBCT 的目的是训练参与者更好地意识到自己的想法、情感、躯体感觉并对它们做出不同联结（Segal et al.，2013）。通过正念训练，这些人可以学会不评判地面对并接受强烈的情绪困扰和躯体感受。尤其是当自动反应和思维出现时能发现它们，从这些反应的内容中分离出自己的注意力，并将注意力移回目前正在做的练习上，比如呼吸和躯体感觉（Segal et al.，2013）。

对于沉浸在与哀伤相关的痛苦中的老年人（平均年龄 77 岁），基于 MBCT 的团体治疗（O'Connor et al.，2014）的临床经验告诉我们，治疗中合理的设置能够支持干预的效果。例如，我们在最优时间提供治疗（时间晚一点，足够让参与者早饭后来到这里；但又不太晚，不会导致会谈与午睡冲突），以及保证治疗场所安静、人员相对较少（10~12 人）、会谈中有短暂休息。治疗师说话声音大且慢，并对会谈的时间安排和家庭作业做出详细清楚的说明。在治疗层面上，我们的目的是通过清晰地管理心理"课堂"来支持干预的效果。例如，我们积极创建一种氛围，在这种氛围中，每次有一个人发言，在会谈开始时展示自己的家庭练习，仔细检查几次，确保每个人都明白任务。与传统 MBCT 相比，我们还会引入更多与个人有关的线索。例如，治疗师会更深入地挖掘这组成员的经历，明确地将所说的内容与参与者家庭作业中讨论的相似事件或小组中其他成员的相似经历进行联络。当然，在指导一个小组时，要满足每个人的需求通常会是一个挑战，这可以从下面的例子中看到。

在 MBCT 的第二次会谈中，一组患有慢性疼痛的妇女（平均年龄 58 岁）学习了有关刺激源、想法和情绪之间联结的认知 ABC 模型。并于随后对引起积极和消极情绪的刺激源进行识别，了解心境如何影响对情境的体验（Segal et al.，2013）。79 岁的 Karen、75 岁的 Nora，的确觉得从这些练习中能学到一些东西，整个小组也是。第 6 周的 MBCT，组员鉴定抑郁复发或消极心境的最初迹象：组员思考会导致她们消极心境的事件类型、某种情绪出现时大脑中闪过的想法，以及引起的情绪和身体反应。组员分组讨论这些问题，大部分年轻的组员开始积极讨论并将结果写在她们的工作簿上。Karen 和 Nora 只是坐在那里，将手放在腿旁，互相看着对方。指导师过来询问她们是否有任何问题。她们说："我们不知道你要我们做什么。"指导师解释道："Nora，还记得上周的冥想吗？我们引入了一段艰难的经历，你告诉我们你注意到胃在沉没的感觉，而且你非常清楚这种感觉来源于你生命中其他的痛苦时刻。""是的。"Nora 回答。"好，今天我们试图写下当我们不开心时常有的身体感觉、情绪和想法，就像你在痛苦时刻常有的胃在沉没的感觉。如果我们能很好地注意到这些消极心境的迹象，我们就能在坏情绪出现前做些什么。这就是我希望你现在要做的。"Nora 点了点头，转向 Karen，开始讨论。

六、给治疗老年 PTSD 的治疗师的建议

至今，还没有针对老年 PTSD 的循证治疗方案。然而，临床文献指出，针对老年人的特殊需求，对现有方案稍做修改，也能有效应用于老年人。临床医生必须利用自己的临床经验，并结合成年人 PTSD 的治疗经验。本书第 3 章列出了很多针对创伤相关障碍的循证治疗方法，这些可能同样适用于老年人和年轻人。这给了治疗师选择治疗方法的空间，可以选择既符合自己的经验和预设，也符合患者的偏好和动机的方法。下面提供了一些发现和建议，可以指导治疗师为老人提供有效的心理治疗。

首先，老年抑郁的循证治疗方案是可用的。通过学习，并将知识从这项工作纳入所挑选的成年 PTSD 治疗方案和框架中，其收获是巨大的。关于如何进行的相关建议可以在 James（2010）的书上找到，之后为接下来的治疗选择相关策略。

其次，对老年群体治疗的一个关键方面是患者的赋能，这是不同的循证治疗方案间相关且适用的经验。SOC 模型可以支持赋能并帮助医生始终将注意力放在对老年患者来说最重要的功能上。

394 再次，强烈推荐没有做过老年工作的治疗师接受有经验的临床医生的督导和培训（James，2010）。尤其当面对有改善倾向但治疗进展缓慢的老年人时，处理好治疗师的急躁和愤怒情绪特别重要。

最后，我们总结了一些策略，它们可用于应对治疗老年患者时遇到的特殊挑战，尤其是对患有 PTSD 症状的个体。相比于年龄老化，智力障碍更容易导致痴呆（Oliver et al.，2008），而且很多老年人担心他们正在经历的记忆问题是老年痴呆的迹象。无论是可预期的与年龄相关的变化，还是 PTSD 症状，经常导致记忆功能

下降，这种担心是基于实际的记忆问题，可能与痴呆无关。智力功能必须在治疗之前进行评估，如果在治疗过程中发现认知功能发生变化，必须再次评估以确定它们的源头。如果在治疗初期有轻度的痴呆（例如，阿尔茨海默病），进一步的认知退化通常能够预期得到，而治疗必须根据疗程做出相应的调整。对于老年人，新的丧失有时会接连不断，如何决定哪个问题最重要、哪个应该首先解决对治疗师和患者来说都是一个挑战。治疗师和患者需要明确的合作，在整个治疗中要反复地就目标和过程达成一致。老年患者常伴有躯体主诉，或许很难分辨它们的起因。对躯体主诉认真评估，包括联系医生以获得患者的健康史，是很有必要的。这一步尤其重要，因为老年人一般都患有几种躯体疾病，或持续地发展出更多的躯体障碍，如果忽视，会对患者造成伤害。此外，群组或者患者与治疗师之间的代际效应也是一个挑战。我们对自己的文化传统通常会有些盲目，所以当代际效应在治疗师和患者之间产生潜在的破坏性代沟时，我们也很难发现。治疗师关于年龄的一些假设或许是文化使然，而并非真实的与年龄相关的差异。所以在对老年人进行心理治疗时，对代际效应保持警惕并持开放的态度，是很重要的。

第 21 章　治疗遭受过创伤的难民和移民

Thomas Maier

一、引言

自从人类被驱逐出天堂，谋杀、暴力和战争就一直伴随着我们。随着历史的发展，人类性格中的阴暗面以多种多样的方式表现出来，如竞争、仇恨、嫉妒、愤怒和暴力。甚至像宗教、民主、人权这样伟大的文明创造也无法有效、永久地压制住人类内心的邪恶（Modvig & Jaranson，2004）。当我们现在来看世界的某些地区时，似乎要怀疑人类有史以来取得的发展。然而，对由于人类侵犯行为所造成的伤害的感知和认识确实已经发生了改变。事实上，人际暴力，特别是残忍的躯体暴力，会对受害者造成严重的心理伤害，并从多个方面给受害者带来不良的影响。人际暴力不仅仅会影响到受害者本人，还会影响到受害者的社会环境甚至全体社会。肇事者所犯的暴行最终总是具有破坏性。一项关于人类侵犯性影响的研究表明，一方面，人类具有侵犯性；另一方面，有明显的事实证明大多数人拥有巨大的同情心，并有强烈的愿望去修复邪恶所造成的毁坏（Volkan，2004）。

T. Maier

Psychiatric Services of St. Gallen North,

Zurcherstrasse 30，CH-9501 Wil St. Gallen，Switzerland

e-mail：thomas. maier@gd-kpdw. sg. ch

迁徙——人类有意却非自愿地从一个地方转移到另一个地方的举动，是人类历史中永恒的话题（Silove，2004）。自古以来，为了更好地生活，人们总是不断地迁徙。然而，对移民而言，迁徙的动机却各不相同，逃离贫困、饥饿、战争以及迫害是他们放弃家庭和祖国的重要原因。此时此刻，数百万人正在逃离，还有更多的人已经流离失所。据联合国统计，3％的世界人口（超过 2 亿人口）是国际移民（United Nations，2011）。有数百万的人是所谓的国内难民，即在本国境内迁徙的人。从字面意思上来看，其中许多人被定义为难民，但是，1951 年联合国难民公约认为，在本国境内迁徙的人不属于"难民"的范畴。一些移民寻找到了新的、富裕的国家，但许多移民并没有那么幸运，依旧生活在绝望和痛苦的边缘。成百上千的贫困移民长期处于流离失所的状态，绝望地努力寻找能够到达幸福国度（即北半球富裕的国家）的途径。但是，这些国家收紧移民政策，试图阻止移民的迁入。只有受过良好教育且身心健康的人才受欢迎，而很多贫穷的人和受到驱逐的人只能挣扎在生存的边缘。

全球经济发展不平衡以及人权受到极度侵犯（如贫困、饥荒、流离失所、遭受迫害、非法拘禁、酷刑折磨以及战争）使个人和社会遭受到极大的痛苦（Modvig & Jaranson，2004）。全世界医护工作者需要对这些遭受过暴行的受害者进行治疗。然而，贴有诸如寻求庇护的创伤者、非法或未登记的移民、难民、遭受战争和酷刑折磨的受害者等标签的患者，在加入西方国家的卫生保健体系后，使得当地的卫生保健系统面临着巨大的考验。

个案报告

下面案例报告的目的是给读者解释在本章后面提出的概念。它是以治疗师为第一人称进行叙述的，这可能与通常的科学出版文章不太一样。因为治疗师真诚的人格在治疗过程中所发挥出的影响作用，只有在那样的表达中才能充分展现出来。当治疗遭受创伤的移民时，真诚、个人承诺和欣赏就显得至关重要。因此，作者请求读者可以允许这种罕见的陈述形式。

Ceylan 是一位 32 岁已婚的叙利亚妇女，是由她的全科医生（GP）介绍到我们的门诊诊所来的。她和丈夫以及两个女儿（一个 2 岁，一个 6 岁）一起生活在瑞士的一个农村，这个家是由瑞士移民局给他们安置的。

Ceylan 两年前到达瑞士，他们一直在等待瑞士移民局的审批结果。大约两年前，Ceylan 的丈夫 Alwar 从叙利亚的库尔德逃离出来，留下妻子、两个女儿和父母，独自来到土耳其边境的一个小村庄。随后，Alwar 帮助妻子和孩子从叙利亚逃亡到瑞士。在整个逃亡过程，Ceylan 经历了危险和混乱。

转诊时，Ceylan 只会说几句德语。在转诊材料中，Ceylan 的全科医生错误地认为她的母语是阿拉伯语。事实上，Ceylan 只是在学校学了一点阿拉伯语，她的母语是库尔德方言。与 Ceylan 的第一次会谈有些令人失望，因为我们的阿拉伯语翻译没有办法更好地帮助我们。直接与 Ceylan 沟通几乎不可能，她的丈夫会说一些德语，只有在 Ceylan 的丈夫在场时，我才能了解到有关 Ceylan 的更多信息。在转诊材料中，Ceylan 的全科医生提到 Ceylan 表现出持续的悲伤、疲惫、沉默寡言、恍惚、健忘以及混乱。为了能更好地帮助 Ceylan，我与 Ceylan 协商，在第二次会谈中安排了一位库尔德语的女性翻译。对于 Ceylan 和 Alwar 而言，在第二次会谈中 Ceylan 的丈夫 Alwar 在场是理所当然的事（在我看来）。

在第二次会谈中，我了解到一些 Ceylan 的家庭情况，在以后的会谈中我了解到有关 Ceylan 更多的家庭情况。Alwar 和 Ceylan 都是来自紧挨着土耳其边境的一个叙利亚村庄。和许多家庭一样，Alwar 和 Ceylan 的家庭世世代代都居住在叙利亚与土耳其的边境地带。在库尔德山区，他们过着悠闲自得的乡村生活，耕种着自己的土地，饲养着一些牲畜。Alwar 和 Ceylan 是亲戚，他们在小时候就相互认识。但是，令他们自豪的是，他俩是自由恋爱，并最后决定结婚的。和大多数农民一样，Alwar 是叙利亚警察和军队反对的库尔德党的支持者。Alwar 很可能是库尔德党中的激进分子，他与库尔德工人党（PKK）武装组织联系密切，主要在土耳其边境从事秘密活动。Alwar 被警察逮捕过好几次，历经过殴打和虐待。由于会有更残酷的暴行等着 Alwar，所以逃亡迫在眉睫。Alwar 决定移民到瑞士，因为一些远房亲戚已经生活在瑞士。由于一些原因，Alwar 的朋友建议他进入瑞士后隐藏其真实的姓名，注册一个假姓名。随后 Alwar 意识到注册假姓名是一个重大的决策失误。当妻子与孩子们到达瑞士后，移民局的官员拒绝 Alwar 和她们重聚。只有确认了 Alwar 的真实身份之后，移民局才会给他们分配一套公寓，让他们生活在一起。因为隐瞒自己真实的姓名，移民局特别怀疑 Alwar，延长了庇护 Alwar 的审核程序。最终，Alwar 只能在瑞士生活四年，在法律层面他没有被认定为难民。

Alwar 说移民到瑞士后仅仅几个月，Ceylan 的情绪和行为就开始发生改变。起初，Ceylan 很高兴能与丈夫团聚，和孩子们生活得比较愉快。但不久，Ceylan 就变得越来越古怪，不怎么做家务，与孩子们相处时表现出暴躁、悲伤、易哭泣。Ceylan 无法向丈夫解释她的行为发生的原因，但显然她遭受着痛苦，并需要接受帮助。Ceylan 是一位面色苍白、微胖的妇女，着装风格偏西式化，穿着整齐，有些害羞，不太爱说话。最开始，我觉得 Ceylan 只是回答问题，不会主动地谈论太多。但是后来，Ceylan 开始慢慢开口说话，对我来说这似乎是 Ceylan 开始喜欢这种谈话方式的表现。从治疗开始，我就对发生在 Ceylan 身上的事情以及她所经历的体验有不同的看法。每次会谈，我没有要求她和我谈论特定的问题，会谈主题完全由 Ceylan 自己决定。我不确定怎样的谈话内容适合她的心理状况和特定文化。我意识到一位男性瑞士医生和一位库尔德农村妇女坐在一起，并需要交谈 50 分钟，她对这样的情形是完全不熟悉的。幸运的是，我们有一位女性翻译者在场，这可以缓解一下紧张的气氛。

在治疗的第一年，我们每两周进行一次会谈，Ceylan 主要谈论她作为母亲的无力感。尤其是对于她的大女儿而言，Ceylan 面临很多的困难。大女儿现在已经 7 岁，她不服从 Ceylan 的管教，在学校存在严重的学习问题。我立刻猜测到这个女孩经受过创伤，并在 Ceylan 随后的诉说中得到印证。Ceylan 认为她对女儿出现的问题负有责任，并向我寻求帮助。我联合了全科医生和当地的社工，计划让 Ceylan 的女儿接受一位儿童心理学家的帮助，并安排她的两个孩子一周三天去一位瑞士邻居家吃午饭。Ceylan 接受了这些安排，因为这些帮助 Ceylan 稍微卸下了她的一些负担。随后，Ceylan 意识到这样的安排让孩子们非常高兴。然而，在第一年的治疗中，Ceylan 的状况起伏很大。有时候她表现出很沮丧和绝望，有时候她似乎又更加自信和充满活力。Ceylan 的丈夫为她的情况深感忧虑，并支持她继续接受治疗。经过几个月的治疗，Alwar 同意每次会谈时只有 Ceylan、女翻译员和治疗师在一起，而他在候诊室等待。Ceylan 常常建议 Alwar 参与每次会谈的后 5 分钟或后 10 分钟，有时参与会谈的还有她的两个女儿。过了很久以后，Ceylan 向我透露这样的治疗设置让她觉得有些不适，因为每次会谈后 Alwar 都要问她我们讨论了什么问题。

大约在我们进行治疗的 6 个月后，Ceylan 的家庭庇护申请被拒绝。毫不奇怪，这个决定导致 Ceylan 的病情复发。由于 Ceylan 的心理状况出现问题，在等待法院判决申诉结果的一年多时间里，Ceylan 一家得到了一个临时签证。法院认为，鉴于 Ceylan 目前的精神状况，不应该将 Ceylan 送回她的国家，因为在那里她得不到适当的治疗。法院的判决主要依据 Ceylan 的健康水平，我将专家评估报告转送给移民局。在 Ceylan 看来，是我写了一份"正确的"信挽救了他们一家。但事实上，是 Ceylan 的病情无意中挽救了她的家庭不被驱逐

403

出境。幸运的是，Ceylan 并没有充分意识到移民局的判决是自相矛盾的，但我立刻意识到情况危急：当我宣布 Ceylan 已经痊愈时，移民局就会将 Ceylan 全家遣返回国。

一个普通的签证，尽管只是暂时的，但对一个家庭而言意义深远。目前，Alwar 找到了一个合法的工作，并获得了司机执照，Ceylan 的状况明显有所缓解。不久后，Alwar 在附近一个温泉度假村找到了一份勤杂工的工作。现在 Ceylan 也是一位称职的家庭主妇。即使经过两年的治疗，Ceylan 依旧不能独自一人行驶 50 公里从她家到我的办公室。她不得不先坐公共汽车，再换乘火车，最后徒步 5 个街区到达我的办公室。有几方面的原因让 Ceylan 觉得独自外出很不安，然而，我知道其中让她最不安的一个原因——Ceylan 是一位文盲。只有当两个女儿去学校后，Ceylan 才会拿起罗马字母表，慢慢地学习用德语来进行读和写。因为现在 Alwar 不得不去工作，所以每当我们进行会谈时，Ceylan 必须独自一人来到我的办公室，这对她而言就像是跳进了冰冷的水中。起初，这给她带来了许多的困扰，但后来 Ceylan 明显地采取了一些大胆的尝试。她学会了骑自行车，同时参加了当地一个妇女体操俱乐部，甚至参加了由我们治疗中心组织的游泳课（男女混合）。而这些事情是 Ceylan 在她的祖国绝对不会去尝试的。在那期间，有一次刚开始治疗时，Ceylan 就建议我在以后的会谈中可以不用翻译在场。的确，现在 Ceylan 的德语已经说得相当好，与她沟通完全没有问题。不足为奇，会谈改变了 Ceylan 的很多方面。会谈主题变得越来越私人化，我们开始讨论以前从来没有讨论过的话题。Ceylan 想讨论在瑞士的生活，询问我当地的传统、家庭观念、宗教习俗，甚至想讨论更为细节的话题，如青春期的避孕、约会、与性有观点的话题，还有婚姻习俗。我觉得 Ceylan 和我讨论这些话题，事实上是在试探我。我已经准备好接受和她讨论更多的话题。

404　　　最后，经过三年多的连续治疗，Ceylan 开始告诉我一些在离开她的祖国之前所遭受的、无法忘怀的创伤经历。Alwar 逃离到瑞士之后，Ceylan 和年幼的孩子（一个女儿 4 岁，一个女儿刚出生）及父母生活在他们的农舍。一天，她的父母去地里干农活，三名 Ceylan 不认识的警察突然推门而入。他们闯了进来，粗鲁地询问 Alwar 的去向。Ceylan 说 Alwar 在国外，已经有一段时间没有见过他。三个人开始嘲笑 Ceylan，并对她动手动脚。他们逼 Ceylan 脱掉衣服，野蛮地对她进行了性侵害，此时她的两个女儿就在屋里。他们给 Ceylan 带来了屈辱和伤害，并威胁 Ceylan 和她的家人，如果不服从警方，他们将会有更大的麻烦。Ceylan 受到极度的惊吓，不仅害怕刚刚经历的恐怖事情，还担心即将来临的危险。如果她的父亲和丈夫知道她被性侵害，她可能会被赶出去。Ceylan 把发生的一切告诉了母亲，她和母亲一起设法向其他家庭成员隐藏这一罪行。Ceylan 病了几周，她得了妇科病，不得不在家中进行治疗。幸运的是 Ceylan 康复得还不错，最终和两个孩子历经危险逃离到瑞士。

当 Ceylan 开始谈论这些创伤经历时，她似乎已经决定将所有的一切都告诉我。我并没有说服她或是强烈要求她这么做。我是一个见证者，她则是当事者。在随后的三次会谈中，当 Ceylan 回忆起她的创伤经历时，她感到痛苦、耻辱和厌恶。在这几次会谈间期，她体验到创伤经历的闪回，并经常做噩梦。然而，这样的治疗方式是可行的，因为她最终重新获得了自控感，并且这些症状得到了缓解。随后，我们开始处理一些相关的问题，例如，她与丈夫的性问题以及与男性官员相处时总感到焦虑的问题。Ceylan 仍然不想告诉丈夫她曾被性侵害。但在我看来，Alwar 已经知道了所发生的一切，只是他不想让 Ceylan 觉得尴尬，所以他们对此一直保持沉默。

根据移民法的修正案，如果一个家庭在这个国家连续生活 5 年，不接受社会救济 1 年以上，就可以申请永久性签证。值得一提的是，Ceylan 送给我一个文件夹，里面放满了感言以及几十封来自新家乡的邻居、支持者及朋友们写的支持信。这是一个了不起的成就，因为他们以前生活的村庄极为保守和封闭。作为一个勤劳的人，Alwar 得到了良好的声誉。在现在居住的村子里，大家都认识 Ceylan，因为她加入了当地一个体操俱乐部。经过 5 年的治疗，Ceylan 一家已经获得了永久居住权。Ceylan 的精神状况已经差不多恢复到正常状态了。在结束治疗后，我们每年会对 Ceylan 进行一到两次的随访。

二、临床挑战

405

在上述案例中，在治疗遭受创伤的移民时面临的各种不同的具体问题得到了呈现。治疗师必须确定并解决这些问题，才能有效地改善受害者的状况。

1. 创伤的严重程度、自我同一性的破灭和丧失

经历战争和酷刑折磨的受害者所遭受创伤的严重程度往往超过临床医生治疗的普通民众所经历的创伤程度。前者所经历的创伤情境持续的时间、创伤事件的数量、创伤体验的残酷性、人际暴力冲突的性质以及受到的重大损失，往往是非同寻

常的。因此，创伤后应激障碍（PTSD）患者不仅仅是遭受"常规"的创伤，从更深远意义上来讲，患者的自我同一性或自我认同也受到严重冲击（Bettelheim，1943；Mollica et al.，2001；Silove，1999；Wilson，2004）。临床医生需要注意的是，遭受创伤的难民还会表现出严重的抑郁、身份混淆、意义的丧失、深深的愧疚感。在世界卫生组织制定的 ICD-10 中，对"灾难经历所致人格改变"的诊断与 ICD-11 提出对复杂性 PTSD 的诊断是一样的，都涵盖了一些严重且经常持续的精神病理学问题（见第 6 章）。但是，DSM 的分类诊断并不认可这种诊断结果。而事实上，将患者创伤后的症状表现归为患者人格的改变，这一观点还有待商榷（Beltran & Silove，1999）。对临床医生而言，意识到创伤患者问题的严重性是非常重要的：

- 不仅仅只有闯入性记忆和相关的症状（例如，反应过敏、回避、解离）。虽然这些"典型"的 PTSD 症状常常需要特定的、具体的创伤聚焦的治疗方法（Başoğlu，1998；Lustig et al.，2004；Neuner et al.，2008；Nicholl & Thompson，2004；Schauer et al.，2005；van Dijk et al.，2003；Varvin，1998），但是一些患者依旧体验到痛苦和绝望。许多遭受严重创伤的移民，仍然对他们的损害深感沮丧，无法找到应对无助、愤怒的办法或从麻痹的羞耻中恢复过来。

- 经历过"这个世界是可信的"这一信念被粉碎的体验（Janoff-Bulmann，1992）。对于遭受创伤的移民而言，普通的日常生活就会失去意义，信任、尊重和同情等基本的社会价值观也只是一个符号。许多遭受创伤的移民不再奉行公平和伦理道德，有的人甚至放弃所有的宗教习惯。这样的变化对之前有着虔诚宗教信仰的人而言是十分滑稽可笑的。心理治疗时很少涉及患者的信仰问题，但是，在对遭受创伤的移民进行治疗时，需要关注他们的信仰、宗教和灵性层面的问题（参照美国退伍军人事务部关于 PTSD 的指南，p. 25）。在一些案例中，来自宗教领袖的建议可以帮助到治疗师。

- 遭受创伤的移民觉得被这个世界深深地孤立，因为他们不能向任何人倾诉他们的创伤经历。即使与自己的家人生活在一起，遭受创伤的移民仍旧会感觉到深深的疏离感。"已经屈服于磨难的人，不会再感觉到家的存在"（Améry，1980）。

2. 身体残疾和不适

除了心理上遭受创伤外，他们的躯体也遭受了明显的伤害。通常躯体伤害会及时得到治愈，然而，慢性疼痛或早期躯体损伤所留下的后遗症常常萦绕在患者的心头，这与心理状态的改变密切相关（Amris & Prip，2000a；Otis et al.，2003；Thomsen et al.，1997）。躯体不适和躯体症状常常会诱发创伤回忆，有时患者会出现与创伤经历相关的躯体症状的闪回（Salomons et al.，2004）。治疗经历战争和酷刑折磨的幸存者时，治疗师需要从经验丰富的内科医生那里寻求帮助和支持。一个理想的治疗设置要求心理治疗师和内科医生密切合作，共同帮助患者解决他们的问题。通常，为达到更好的治疗效果，心理治疗师也可以提供专业知识帮助治疗遭受创伤的移民和难民（Amris & Prip，2000b）。然而，心理治疗师必须了解患者确切的创伤史，因为他们直接面对患者的身体，有必要了解遭受折磨的患者，其身体受到伤害的具体部位在哪里。身体接触或是执行某种动作都有可能诱发患者的闯入性体验和闪回（De Winter & Drožđek，2004）。但是，为了治愈遭受过酷刑折磨的幸存者，围绕他们的躯体开展工作可能是让其康复的一个思路（Karcher，2004）。欢迎经验丰富的心理治疗师或躯体治疗师加入对遭受过战争和酷刑折磨的幸存者的治疗行列中来。

虽然遭受酷刑折磨的幸存者通常身体强壮且坚忍，可以从难以置信的虐待中幸存下来，但在经历创伤后，他们却常常变得特别敏感、易受伤害。许多患者对于躯体疾病存在着不合理的恐惧，有时还会出现疑病的情况。遭受过酷刑折磨的幸存者以一种自相矛盾的方式关注自己的躯体。一方面，他们认为施害者通过躯体折磨来攻破自己的心理防线，躯体是薄弱的环节，是疼痛和痛苦的来源；另一方面，认为躯体是生存的媒介，是带领患者度过危险和绝望的不可分割的伴侣。因此，遭受过酷刑折磨的幸存者对自身的躯体既感到羞愧、厌恶，又感到骄傲、自豪。心理治疗的目的是帮助患者缓解这些自相矛盾的想法，帮助他们接受自己的身体（Karcher，2004）。

3. 不安全的居住许可状态

不幸的是，对遭受创伤的移民进行治疗时，居住的合法性问题总是会影响治疗效果。许多经受创伤的移民长期处于不安中，一直在等待是否可以正式移民的文件审批结果。一些国家会在简陋的建筑中为寻求避难的移民提供安置营房，而一些国家则会将他们禁闭起来，甚至还有一些国家会将他们安置到无人区（Silove et al.，2001）。非法移民是穷人中最贫穷的。事实上，有大批隐姓埋名的受害者穿梭在我们井然有序的社会中。他们无助，任由人口贩子、皮条客、冷漠的官员及其他可疑人物支配。他们中只有很少的人会接受心理治疗，并告诉我们他们的故事。在拥有合法身份的移民中，也只有很少的人能接受社会、法律和医疗方面的服务。虽然在

407

开始移民的早期阶段，移民就有很强烈的治疗需求，但是在许多国家，只有难民可以接受专业治疗。对寻求庇护者而言，与其他极端的生活应激事件相比，生活的总体应激，甚至是身份的合法性，在一定程度上已经影响到他们的精神健康水平（Hauff & Vaglum，1994；Heeren et al.，2012；Laban et al.，2004；Steel et al.，2002，2004）。对治疗师而言，意识到寻求庇护者居住问题的合法性是极为重要的。即使是那些长期忍受不安全感的庇护申请者，在最终被认定为难民时，仍然会担心被突然驱逐、撤回移民申请、夜间拘留以及类似的官方命令。许多遭受创伤的移民并没有接受特定、有效的创伤治疗。甚至是接受了创伤治疗的难民还是会缺乏安全感。这种犹豫不决限制了心理治疗的可能性，治疗师必须首先支持患者在法律中的合法身份。政府、官员和政治领导人对于制定合法的移民政策具有不可推卸的责任。

4. 文化和社会变迁

通常遭受创伤后应激症状的移民，在文化性和社会性方面会发生改变（uprooted）。许多遭受创伤的移民缺乏社会支持，远离他们的家庭、文化背景以及常用的应对方式。对遭受创伤的个体而言，文化隔离是十分痛苦的。因为在应对极具应激性的事件时，总是需要从文化的视角来进行处理的（Aroche & Coello，2004；Charuvastra & Cloitre，2008）。个体将创伤经历与他们的生活相融合，使其社会功能恢复到一个较高的水平，这一过程需要与个体的民族信仰、宗教行为和社会行为紧密结合。当治疗遭受战争和酷刑折磨的幸存者时，临床医生必须设法了解患者的文化和历史背景，以及评估患者受到创伤的集体环境背景（Eisenbruch et al.，2004）。在近期的研究中，研究者日渐关注创伤后症状的社会文化因素。PTSD的症状会影响到个体的家庭关系和社会关系，反之亦然。缺乏社会支持会导致个体的PTSD的症状加重。家庭接纳、耻辱感、教育水平、经济情况、起诉施害者以及政治发展的程度与创伤后应激症状紧密相连。尽管社会和集体因素很重要，但是对创伤受害者的治疗还是应该更多地关注于受害者本人。

从跨文化的角度来看，社会和人际关系也可能让PTSD患者感受到更强烈的痛苦。创伤后的身心不适感常常与社会痛苦相联系，解决这一问题需要通过社区化的过程而非单单进行个人治疗（Kohrt，2013）。

治疗师在治疗遭受创伤的移民时，应该仔细地了解患者的社会环境、文化背景，这将有助于进行治疗评估。即使患者在治疗时不愿意谈及他的家人和朋友，在治疗开始前，了解患者的社会文化背景也是十分重要的。如果是由于创伤后应激症状的原因，患者感觉到自己被社会和家庭所抛弃，患者甚至不能进入治疗。在某些情况下，文化经纪人的参与有助于促进患者与治疗师之间的对话。

此外，在治疗遭受创伤的难民时，语言障碍往往是一个特别复杂的问题。为了确保有效的沟通，建立良好的治疗关系，强烈建议各医疗机构在治疗时聘请专业翻译人员 (Karliner et al.，2007)。然而，治疗时有第三人在场（翻译人员），当患者陈述自己的创伤经历时，会让治疗师和患者觉得有些不适。翻译人员能否成为治疗团队中的一员，以及年龄/性别差异、文化、宗教、种族、民族和性格差异也可能会明显地影响到治疗联盟的建立。因此，临床医生与训练有素的翻译人员合作，建立专业的工作关系是非常重要的 (Crosby，2013)。对医疗翻译者有专业的伦理道德要求（例如，International Medical Interpreters Association，2014）。在对遭受创伤的难民进行心理治疗时，强力推荐聘请专业的翻译人员（例如，Tribe & Raval，2002；Miller et al.，2005）。

5. 幸存者的内疚、施害者的内疚和道德伤害

遭受到创伤的移民不仅体验到恐惧、无助、惊骇，还会体验到羞耻、内疚、仇恨和愤怒。各种不同的情绪交织在一起，让患者和治疗师有时很难区分这些情绪，并会让患者和治疗师觉得痛苦不安。遭受战争和酷刑折磨的幸存者时常认为自己能够幸存下来，是因为他们躲在了其他死去者的身后。幸存下来有时是因为运气，有时是因为幸存者的警惕。在这种情况下，可信赖的规则和道德价值观必然被废除，从而引发道德伦理两难的困境。在这种情形下，患者将会困惑于如何保持公平和诚实，因为生存下来的意愿仅仅是靠生物本能的驱使。特别是在战争和酷刑折磨的情形下，道德信仰必然会被违背。违背这一行为会导致严重的内部冲突，因为它与核心的伦理道德信念不一致，这就是所谓的道德伤害 (Litz et al.，2009；Nickerson et al.，2014)。在医生办公室舒服的单人沙发里，很容易说教和争辩对与错。然而，遭受战争和酷刑折磨的幸存者，常常对他们的行为和疏忽进行严厉的道德推理，通过指责和责骂让他们感觉到痛苦。当然，感到内疚和持续地自责甚至自伤，都是重性抑郁的症状。然而，这也可以理解为是对磨难的重演。事实上，施害者故意让受害者陷入道德困境中，并让受害者感受到负罪感 (Modvig & Jaranson，2004)。对治疗师而言，治疗遭受战争和酷刑折磨的幸存者时，始终要把握潜在的混乱、痛苦和疼痛。在反移情中，患者会再次体验到创伤事件。事实上，患者的经历也可能包含残酷的行为，甚至是罪行。一些遭受严重创伤的患者拼命寻求帮助，因为事实上他们同时也是施害者。然而，患者暴露自己是施害者，在治疗时关注自己所实施过的暴行，这种情况还是比较少见的。以儿童士兵或退伍军人为例，实施

409

暴行是潜在的创伤，对施害者同样造成伤害。这些治疗中，关键的问题常常是解决患者的实际罪行和道德伤害，但这显然不是心理治疗应该解决的问题。患者在道德上和法律上都觉得自己有罪，治疗师必须帮助患者克服并解决这种想法。从治疗的角度看，社会、宗教和当地政府加入治疗中，将有助于患者最终的康复。在治疗遭受创伤的移民和难民时，临床医生必须做好准备，去了解患者复杂的现实情况，临床医生很难识别患者现实情况的真实性、确定性和清晰性。他们必须寻找解决道德、愧疚、责任和赔偿问题的方法，以免陷入说教和谴责之中。

6. 总结与建议

治疗遭受创伤的难民和移民给医护工作者带来巨大的挑战。鉴于遭受创伤的难民和移民越来越多，医护工作者需要不断努力，以便给患者提供有效的治疗。近期一些研究表明，对遭受创伤的难民和移民进行心理治疗是可行且有效的（例如，Adenauer et al.，2011；Hinton et al.，2005；Neuner et al.，2004，2008；Paunovic & Ost，2001）。然而，由于法律条文的限制和语言障碍，许多遭受创伤的难民和移民没有得到相应的治疗，处于未治疗的状态。治疗应该提供给所有有治疗需求的人，而不应该考虑他们的地位是否合法，种族、文化背景是什么，以及是否有财力支持。提供精神健康服务时，专业翻译人员的配备也应该成为标准程序中的一部分。

410

第 22 章　老兵创伤后应激障碍治疗中的考虑

Shannon E. McCaslin

Jessica A. Turchik

Jennifer J. Hatzfeld

一、引言

军队是由士兵组成的，没有士兵何谈军队。同时士兵也是一个公民。事实上，一个公民最高的义务和特权就是为自己的祖国而战。

——乔治·巴顿

服兵役需要士兵对自己的国家有所承诺，这种承诺来源于不同种类的热忱，从

S. E. McCaslin, PhD (✉)

Dissemination and Training Division, National Center for PTSD,

VA Palo Alto Health Care System, 795 Willow Road, Menlo Park, CA 94025, USA

e-mail：Shannon. McCaslin@va. gov

J. A. Turchik, PhD

Center for Innovation and Implementation, VA Palo Alto Health Care System,

795 Willow Road, Menlo Park, CA 94025, USA

National Center for PTSD, VA Palo Alto Health Care System,

795 Willow Road, Menlo Park, CA 94025, USA

e-mail：Jessica. Turchik@va. gov

J. J. Hatzfeld, RN, PhD

Defense Medical Research and Development Program,

Combat Casualty Care Research (JPC-6), McMR-RTC, 504 Scott St, Building 722,

Fort Detrick, MD 21702, USA

e-mail：jennifer. j. hatzfeld. mil@mail. mil

最爱国的一端到最实用的一端。然而，不管服兵役的个体是基于什么原因选择进入军队，这一承诺都需要士兵做好将自己置于某种特殊境地的准备。故而，军人，尤其是那些参加战争的军人，有极高的风险遭遇到创伤事件。在服兵役期间所经历的创伤事件可能不仅包括参加战争和其他威胁生命的情境，同时还包括残酷军事训练中的事故和人际暴力（如军队性骚扰和性侵犯）。反过来说，大量的创伤事件会增加军人患上应激相关心理疾病的风险，如创伤后应激障碍（PTSD）、抑郁和酗酒。大多数研究对参战老兵中 PTSD 的流行率进行了检验。目前全美国样本中越战老兵的 PTSD 流行率中，男性为 15.2%，女性为 8.1%（Kulka et al., 1990），海湾战争的流行率为 10.1%（Kang et al., 2003），伊拉克自由行动（OIF）和持久自由行动（OEF）的老兵 PTSD 流行率为 13.8%（Tanielian & Jaycox, 2008）。患有 PTSD 的老兵报告有更多的人际困扰（例如，Koenen et al., 2008）、更低的职业功能（例如，Zatzick et al., 1997）、不断下降的生活质量（例如，Schnurr et al., 2006）。

要想对这些患有 PTSD 或遭受其他创伤相关问题困扰的老兵进行高质量的干预，我们不仅需要循证的治疗实践，同时还要去考虑与军队相关的应激源和这些创伤发生的潜在的军队文化背景。在本章里，我们期望使临床治疗师更了解与军队相关的应激源，提高对军队文化背景的洞察力。我们还会介绍军队经历的某些重要方面，为治疗师提供额外的资源去增进对每一主题的了解。读者需要了解的是，我们大部分的综述和建议基本基于美国军队和美国老兵照料模式的经验。

二、军队文化和背景

很多人都认为军队中具有独特的文化，它由一系列特定的价值观、信念和文化规则所组成。例如，保卫人民和国家、勇气、正直和忠诚都是核心的价值观。同时，军队有其共同的目标，军人之间有其不断稳固的联结。每个军人在接受基本训练的时候便开始学习这种文化，并逐渐不同程度地融入其中。往往军人退伍之后仍然能够继续认同这种军队文化，其所认同的程度能够影响他对精神健康症状的体验，以及他向治疗师描述症状的方式。Hoge（2011）提出，治疗师应当基于这种军队文化，不仅在实际中，还要在象征层面上与老兵进行会谈。对于老兵来讲，离开军队，重新适应平民模式是非常有挑战性的，即使远离了服兵役时的应激或创伤性体验，这种挑战依然存在。

在初始评估的过程中，很重要的一部分是，识别在过渡期间老兵应激的来源。

例如，老兵在服兵役前后是否在民用部门工作过，他们是否退伍、退休或仍然作为预备兵力待命，他们的退伍是计划好的还是被迫的，以及老兵在从军人过渡到平民的这一过程中工作状况如何，等等，这些都会影响老兵从军队背景转换到平民背景这一过程的艰难程度。此外，老兵服役过程中所获的奖励、经验和认可、勋章和绶带，在他们变成平民后，都只能用来怀念。在军队中，等级分明，但这些在普通人中变得模糊，导致老兵们无法很好地理解平民社会独特的社会线索和社会规范。另外一个可能的过渡期应激源就是失去了战友的社会支持。战友间的感情通常极度深厚，一旦失去这种袍泽之谊，我们可以想象这些老兵适应的艰难。

治疗师花一点时间去了解军队文化可以提高老兵来访者的治疗参与度，建立良好的治疗关系。与其他许多国家不同的是，美国目前的军队全部实行志愿兵役制，军人占人口总数的很小一部分。所以，大多数平民并没有接触过军队，也对军队文化或背景没有深入的了解。而在那些要求大多数平民必须要在部队中服役的国家，平民与老兵的军队经历则会有更深层的联结。此外，不同的老兵对他们的服役经历也会有不同的看法。例如，有些老兵会认为自己的服役经历是积极的，而其他人可能就会报告更多的负性经历，不再对军队文化有正面的认同。所以，治疗师要仔细地体察老兵在对话中提及的独属于他们自己的服役经历，例如他们的角色、工作以及他们是否参与过战争。在本章的最后，我们会提供一些在线资源的链接，帮助治疗师更加熟悉军队文化的关键价值观和信念，以及军队中的逻辑和组织层面。

三、参战

> 我们这几个人，我们这幸运的几个人，我们这一群弟兄。因为凡是今天和我在一起流血的就是我的弟兄；不管他出身多么低微，今天这一天就要使他变为绅士。现在在英格兰睡觉的绅士们会以为今天没来此地乃是倒霉的事，每逢曾经在圣克里斯品日和我们一同作战的人开口说话，他们就要自惭形秽。
>
> ——威廉·莎士比亚（《亨利五世》，第四幕，第三景）

正如之前所提到的，军人会体验到不同种类的应激源，包括高强度的训练和遵照军队部署的经历。军队部署不仅仅指直接参与战争，同时还包括在战区之外执行人道主义任务和行动。然而，在下一部分我们主要关注战争中的经历，因为这些经历通常非常激烈，会对参战人员造成明显的心理影响。战争应激源包括威胁生命的场景、躯体伤害、目击死亡和将死之人、经历战友受伤甚至失去战友，以及参与行动致使他人受伤或死亡。其他的因素会让这些战争应激源变得错综复杂，包括激烈的战争行动所持续的时间、长期作战过程的中间或休战时间、无法使用常用的应对机制、无法获得支持，以及对所处场景失去了控制等等。

参战的经历通常与 PTSD、抑郁和酒精滥用的高患病率相联系（Hoge et al.，2004；Kulka et al.，1990；Kang et al.，2003）。在 OEF 和 OIF 的老兵中，部署后 PTSD 的患病率从 11％到 22％不等（Hoge et al.，2004；Seal et al.，2009）。军队部署的时长和战争经历的强度也会使罹患 PTSD 的风险升高（Schell & Marshall，2008）。在这许多应激源中，失去战友、面对与自己内心坚持相违背的场景都会对个体产生显著的影响，但这些在传统的 PTSD 治疗中都被忽略了。

1. 哀伤和丧失

许多参加过战争的老兵都有过突然失去战友的经历，并在之后多年一直体验到强烈的哀伤。对曾经被派去伊拉克和阿富汗的美国士兵、军官的研究发现，63％～80％的参与研究的人表示自己认识的人曾经受重伤或死去，20％～25％的人有过身边的战友被击中的经历（Thomas et al.，2010；Hoge et al.，2004；Toblin et al.，2012）。

在训练和战争中士兵之间会形成深厚的感情，也会形成对彼此安危的责任感，因而失去战友会对这些幸存下来的老兵产生深刻的影响（Papa et al.，2008）。在对一群经历过战友死亡的士兵的研究发现，大约 20％的战士报告说自己难以应对哀伤症状（Toblin et al.，2012）。另外一项对 114 名越战老兵的研究发现，经历过战友死亡的老兵有高水平的哀伤症状（Pivar & Field，2004）。令人震惊的是，我们在观察这些老兵们的哀伤症状的程度后发现，他们的哀伤水平不亚于那些在过去 3～6 个月失去配偶的人的哀伤。此外，哀伤症状能够明确地区别于 PTSD 和抑郁症状，并且大多数可以由丧失本身来预测。这种对丧失的应对困难会导致身体健康受损，无法工作，睡眠不好，疲劳和疼痛，包括肌肉骨骼和后背的疼痛，以及头疼（Toblin et al.，2012）。由丧失导致的哀伤还可能混杂有活下来的负疚感或没有保护好战友的自责感（Currier & Holland，2012）。

总之，哀伤症状如果没有解决，可能会持续几十年（Pivar & Field，2004），对个体的功能造成独特的影响（Toblin et al.，2012）。治疗师要对这类型丧失进行评估，并在治疗中就像对待普通人失去家人或密友的创伤经历来进行干预。这类对创伤性或复杂性（延长）哀伤的评估和治疗，详见第 15 章。

2. 道德伤害

在过去的十年间，有关道德伤害的研究在逐步增多。道德伤害是指因为参与、目击或了解到战争中的一些违背个体价值观或道德信念的事件后，心理受到的伤害（Currier et al.，2013；Litz et al.，2009）。能够造成道德伤害的事件种类非常广泛，包括被领导或同伴背叛，背叛自己本身的价值观，无力阻止对别人的伤害，伤害或杀害敌人或敌方的平民，目击或经历暴行（例如非人道的行为），以及面临道德两难困境（Currier et al.，2013；Stein et al.，2012）。

最近的调查试图确定在派往伊拉克和阿富汗的军人中，有多少军人遭遇过这类经历。研究发现，在伊拉克和阿富汗服役的美国士兵和军官中，23%～32%的军人认为自己应当对敌人的死亡负责，48%～60%的军人报告说自己无法帮助所遇到的生病或受伤的妇女儿童，超过一半的人射击过敌人或直接向敌人开火，超过5%～9.7%的人认为自己应当对平民的死负责（Thomas et al.，2010；Hoge et al.，2004）。对于在阿富汗和伊拉克服役过的老兵们来讲，被上级出卖、违反自己的价值观、对平民过度严苛、活下来的愧疚感这些内容在自陈量表中都是最能表明道德伤害的条目（Currier et al.，2013）。

研究还发现在战争中，那些伤害或杀死他人的老兵表现出更强烈的 PTSD 症状，这一结果在控制了其他战争经历和应激源后依然成立（相关综述参见 Currier et al.，2013；Maguen et al.，2010，2013；Litz et al.，2009）。另外一项研究表明，特定类型的事件与特定的 PTSD 症状群相联系。在这一研究中，自己所做的造成道德伤害的事件能最好地预测再体验症状，而那些与他人行为相关的道德伤害事件（如背叛或敌方暴力）则能够预测状态性愤怒（Stein et al.，2012）。其他与道德伤害的经历相关的心理后果包括情绪反应，如内疚和羞愧、灵性或存在的问题（如失去了意义，违背了个人的宗教信仰；Currier et al.，2013）。

与道德伤害事件相关的心理反应，如内疚更容易在事件结束后出现，而不是在经历事件的过程中。通常在这些情绪反应之前，个体会花些时间来反思和加工所发生的事件（Stein et al.，2012）。Litz 等（2009）认为，对事件的认知加工方式是理解道德伤害的起因和发展过程的核心因素。这一理论框架的关键在于个体无法对自己或他人的行为进行情境化或开脱，这些经历无法成功地被同化从而被纳入已有的道德图式里。这一冲突继而导致出现情绪反应，如内疚或羞愧。有趣的是，最近的一项研究发现自己所做的道德伤害行为与后见之明偏误/责任感和不道德行为中与内疚有关的组成成分相关，但与缺乏正义感的成分却不相关（Stein et al.，2012）。这些发现表明军人可能理解他们行为背后的道理和背景，但同时也在体验着内疚。

尽管一再强调处理这类经历的影响的重要性（Currier et al.，2013），但与道德或伦理有关的治疗在心理治疗中依然没有受到足够的重视，这一忽视与治疗师和老兵两者都有关（Litz et al.，2009）。治疗师可能对这一类灵性的、有关存在的复杂问题并未做好准备，或者他们更为关注老兵经历的其他方面，如威胁到生命的经历。老兵则在面对这一类行为时，踌躇着要不要讲出来，因为这涉及羞愧或内疚的感觉，同时他们也会在意治疗师潜在的反应（如拒绝或被误解；Litz et al.，2009）。此外，一些老兵还会害怕法律上的一些纠纷。Currier 等（2013）指出这些害怕可能使老兵在面对这类问题的时候有所隐瞒，因为问题会直接降低治疗的参与程度，并直接指向参与实施暴行或其他类似的经历。所以我们建议在对这类问题进行讨论时要在更宽泛的评估界限内进行。

定期对这类经历进行评估可以增加老兵吐露事实的可能性，并可以让这些经历在治疗过程中能够得到充分的探讨。在做这类评估和讨论的过程中，治疗师应当保持敏感，并且要记得参考最近开发出来的道德伤害事件量表（Nash et al.，2013）和道德伤害问卷军队版（Currier et al.，2013）。尽管治疗师应当一直为老兵提供空间和鼓励来让他们分享创伤体验，但老兵通常在最开始只愿意分享很少一部分信息。治疗师应当对老兵表现出来的不适保持敏感，让他们来决定自我表露的步骤。Litz 等（2009）提出了针对道德伤害的八步骤疗法。这种治疗触及了加工道德伤害经历的核心成分，包括聚焦在加强治疗联盟、提供心理教育、关注自我宽恕和社交联系等重要议题，以及设置未来的目标。在合适的情况下，我们可以推荐他们到其他服务人员那里，如牧师或其他精神领袖那里，这对那些受困于灵性或存在议题的老兵来说会极为有益。

3. 治疗中的考虑

- 普通的治疗师由于自己缺乏与军人或老兵这类来访者工作的经验，他们可能一开始会质疑自己是否能与这类来访者建立联结或被他们所接受。然而，当与这些治疗师谈及这类治疗时，他们通常说自己不仅能够与老兵建立强有力的治疗关系，而且还能够提供相当有益的治疗。治疗师需要按步骤来与老兵工作，在治疗中逐步建立关系、信任，增进老兵在治疗中的参与程度。与其他来自不同文化背景下的来访者工作时一样，治疗师需要了解军队和老兵这个群体。在治疗中表示对军队文化的兴趣和理解能够体现对来访者的尊重，可以增强治疗关系，同时改进治疗的概念化。如果可能，治疗师应当参加培训，搜索信息来增进自己对军队文化的了解。

- 除了尽可能地熟悉军队文化之外，治疗师还需要撇开对老兵的刻板印象，撇开对当兵或参战的各种假设。正如我们在本章之前提到的一样，军人这个群体中个体的差异性很大，包括为什么参军、如何看待自己的服役经历，以及被派往何处、有过什么经历等等方面。

- 在准备与军人或老兵进行工作时，治疗师需要对自己的信念和潜在的局限进行一个个人评估。例如，自己是否会将自己对于战争和政治的信念和判断搁置一旁，当在治疗中出现黑色幽默或包含道德灰色地带（如在战争中不留心伤害了平民）的议题时，自己将如何回应或在多大程度上能够容忍。

- 由于每个老兵的经历都有巨大的不同，进行敏感而全面的评估是不可或缺的。对于参加过战争的老兵，作战行动、作战时代和个人特征（如老兵兵种、工作和军阶）这些都会对老兵寻求治疗的经历和表现产生影响。治疗师应当给老兵提供充分的时间，让他们分享自己的个人经验，这对治疗方向的形成起关键作用。一些敏感性的经历，如经历过失去战友的哀伤和道德灰色事件，都会让老兵分享的难度加大，从而需要更多的时间去建立稳固而信任的治疗联盟。

- 同时，治疗师应当考虑多领域的照料。在筛查的过程中，不仅要关注老兵共病的心理状况，同时也要关注共病的躯体健康状况，从而进行合适的转介。例如，军队活动中对身体的损耗（如体质训练、战斗受伤）会导致慢性疼痛。一项对 1 800 名在阿富汗和伊拉克服役过的老兵的研究显示，46.5% 的老兵报告存在某些疼痛，其中 59% 的人的疼痛程度超过了临床界限值（0~10 分量表大于等于 4；Gironda et al.，2006）。PTSD 和慢性疼痛的共病损害了老兵的应对资源，加剧了这两种病的恶化，对老兵的日常功能和生活质量造成了严重的影响（Clapp et al.，2010；Sharp & Harvey，2001）。其他躯体伤害，如创伤性脑损伤，同样给康复带来了明显的影响。

- 如上所述，参与过战争的老兵会表现出一系列复杂的问题，包括 PTSD、疼痛和睡眠问题，这对治疗师来说可能有点超负荷。所以，在整个治疗的过程中，治疗师要意识到自己临床专业技能和知识的局限性，同时要寻求额外的资源和支持（顾问、督导或转介），这对治疗师和整个治疗的成功都是有益的。

个案例证：Louis，男，参与过 OEF 战斗的老兵

Louis 在 18 岁那年参军，那时他刚高中毕业。他期望自己能够像父亲和祖父那样当一名军人。他被两次派往阿富汗，在驻兵期间，他与对方交火多次。在他第二次被派往阿富汗期间，他受到了简易爆炸装置的攻击，在这场爆炸中他失去了一名战友。

退伍后，Louis 决定利用自己在军队中获得的教育去考大学。当他踏入校园时，一股意料之外的焦虑袭来。他发现那些有关战争的课堂资料和老师同学们的评论如此轻易地就让他回忆起自己在阿富汗的经历，想到这些，他就再也无法集中注意力。他发现自己和那些普通学生之间有隔阂，于是大部分时间在退伍军人资源中心里待着，与那些跟他类似的老兵们混在一起。Louis 认为他应该可以处理自己的情绪，"忍忍就过去了"，就像以前当兵时面临无数次艰难境遇时那样。但是这次，无论他做什么，他发现那些想法和意象总会回来缠着他。

Louis 开始寻思为什么都退伍了，事情反而看起来变得更糟糕了，这跟他原先想的完全不一样。他曾经期待返回家园，回归普通人的生活。但当他与负责初级照料的医生会谈时发现，在做了许多精神健康的筛选问卷后，自己的PTSD 症状是突出的。他的医生跟他说了他的症状，给了他一些有关 PTSD 信息的网站和资料，并且希望他能够去见心理医生。Louis 说他会考虑考虑，回家看看资料。那天晚上，他在家里查了一些 PTSD 的网站，当他看到相关的症状和治疗的时候，他发现其实好多老兵都跟他有着类似的故事和经历。尽管有点踌躇，他还是决定接通转介的心理医生的电话，希望能够治疗自己的PTSD。

当 Louis 开车到了诊所的时候，他变得很焦虑，想马上开车回家。他的脑中不断想着："这样刨根究底值得吗？""一个普通人又知道什么啊？""他会评判我吗？""我自己应该能够处理的。"其实在他学期中间的时候，他就不确定自己还能不能跟上课程，继续凭借《退伍军人福利法案》（GI Bill）来学习，因为如果他开始服药，药物会让他的脑袋发昏，从而影响学习。尽管如此，他还是不想错过这次会谈，但他决定不再服用医生给他的任何药物。

Keast 医生友好地招待了 Louis，邀请他进了自己的办公室。尽管她从来

没有治疗过军人，但 Keast 医生已经对军队文化有了一些了解，并且咨询过好多自己的同事。她询问 Louis 在进来的时候感受如何，肯定了 Louis 这么做的困难程度，对自己、她的专业背景和临床技能进行了介绍，并说明尽管她从来没有治疗过军人，但她对 Louis 的服役经历表示钦佩，希望能够跟他进一步工作。接着，Keast 医生为 Louis 介绍了治疗的会谈安排。她概括到她会询问一些问题，包括 Louis 的背景、目前的居住状况、服役经历和目前的症状，如果 Louis 觉得其中任何一项让他不舒服了，他都可以拒绝回答或讨论。Keast 医生询问了 Louis 服役的时间地点和具体角色，她允许 Louis 有时间分享和询问问题。Keast 医生对从军人向平民过渡的困难程度进行了正常化。她同时还指出了一些特定的行为，比如在军队中不睡觉或只睡一小会儿、保持警醒、随时待命的能力在军中是具有适应性的，但是在平民生活中则不是这样。在评估的过程中，Keast 医生发现 Louis 依然纠结于自己服役的意义，他曾经目击过一些事件，但同时他依然与军队有很深的联结，并为自己是一个军人而感到自豪。Keast 医生对这些经历进行了正常化，对 Louis 提供了一些道德伤害的信息，并鼓励他在治疗中能够继续对这些议题进行讨论。Keast 医生还询问了他在爆炸中受的伤，并了解到他在爆炸后得了脑震荡。她在征求 Louis 同意之后，推荐他去一名认知康复专家那里做一些相关的评估。

Louis 决定参加一个限时的延长暴露治疗（PE），在这个过程中能够让他讨论自己的经历，并学会处理它们。同时，也可以进入那些他一直在回避的场景。治疗后，他还存在一些睡眠方面的残余症状，Keast 医生推荐他到一位做失眠的认知行为治疗师那里做一段治疗。Keast 医生同时还与 Louis 学校的残疾服务机构联系，以便他们能够对 Louis 通融一些，比如考试时间延迟、上课时有人帮忙做笔记等。Louis 开始感到有信心完成自己的学业，并开始参与一些社交活动，同时觉得未来又有了希望。

四、军队性骚扰和性侵害

尽管服役常常伴随着失去生命的风险，随时会被派往战场，但经常出现的性骚扰和性侵害同样也是军人服役经历中常见的一部分。性骚扰通常是指在工作场所发生的不情愿的性经历，可能包括一系列行为，例如攻击性的性评论、色情材料展示、对与性爱好相关的惩罚或奖赏的许诺，以及性侵害。性侵害通常是指不情愿的身体性接触，包括一系列行为，从不情愿的性触碰到未经许可的阴道、肛门或口腔性侵害（强奸）。在美国退伍军人事务部中，军队性创伤特别指代"由美国退伍军人事务部精神健康专家评估判断为心理创伤，起因为发生在执行任务或训练过程中的身体性侵、不情愿的性接触或性骚扰"（《美国法典》第 38 编 1720 节 D 项）。

在军队中，性骚扰和性侵害受到一些独特因素的影响（Turchik & Wilson，2010）。一个关键的因素就是与军队文化相关的强有力的男性倾向强化了对力量和控制的需求。在现役的军队中，女性明显是一个少数群体（大概占 20%），这就导致极易出现不合适的对话和行为，促进了性骚扰甚至性侵害的发生。此外，受害者（无论是男性还是女性）都不情愿去报告这种虐待，因为这会被其他军人视为是软弱的表现，而这就更助长了这类恶性行为的发生，甚至没有人能够阻止它。另外一个重要的因素是军队中等级制度和维持军队和谐的绝对优势。尽管在完成特殊任务时小人物也会有惊艳的表现，但这其实会增大这些军阶较低的军人受到侵害的可能性，同时如果这种侵害发生在同一军队里，受害者向上报告的困难程度会升高。

1. 流行率

由于一些因素的存在（即不同研究采用的定义不同和未报告的案例），我们很难去确定军队系统中性骚扰和性侵害实际的发生率和流行率。但是，研究依然表明这类侵犯很常见。在 2006 年，美国国防部所做的现役人员工作场所和性别之间的关系调查（Lipari et al.，2008）发现，女性中发生性骚扰的年流行率为 6.8%，男性为 1.8%。性要挟的男女比率分别为 3.0% 和 9.0%，不情愿的性关注的男女比率分别为 7.0% 和 31.0%。值得注意的一点是，在服役期间女性遭遇的性骚扰/侵害要高于男性，但由于军队中男性数量的优势，遭受侵犯的男女实际数量是相当的。

2. 精神健康后果

研究表明那些在服役期间经历过性创伤的军人罹患躯体健康问题（Frayne et al.，1999；Kimerling et al.，2007；Turchik et al.，2012）、精神健康问题（例如，Kimerling et al.，2007，2010）和其他功能损害（Skinner et al.，2000）的风险更高。这一高风险在应激经历结束多年后仍然存在。研究发现这些人罹患精神健康问题的比率更高，包括 PTSD、抑郁、焦虑、物质使用障碍和性功能障碍（例如，Kimerling et al.，2007；Turchik et al.，2012）。与服役期性创伤最相关的心理疾病是 PTSD（例如，Kimerling et al.，2007）。这与其他对于强奸的研究是一致的，研究表明不管是否服过役，强奸都要比其他创伤类型（如战争）导致 PTSD 的概率更高（Kang et al.，2005；Kessler et al.，1995；Yaeger et al.，2006）。

3. 治疗中的考虑

● 许多实证支持的 PTSD 的治疗方法，包括认知加工治疗（CPT；Resick & Schnicke，1993）和 PE（Foa et al.，2007），最初都是用来试图治疗性侵害的幸存者的，这些疗法对于性创伤相关的 PTSD 也同样有用。然而，需要注意的是这些治疗主要在女性性侵害幸存者中有效，还需要有进一步的研究来针对男性性侵幸存者。其他一些 PTSD 的治疗方法，如情绪和人际调节技能训练（STAIR）叙事疗法（Cloitre et al.，2006）、接纳和承诺治疗（ACT；Walser et al.，2013）同样被证实有效，而且正在被应用于经历过性创伤的老兵中。

● 由于这类性暴力发生在军队中，这个特殊背景可能给受害者带来另外的问题。治疗师应当对保密问题、污名、对军人工作的影响、实施报复、军队凝聚力和其他议题保持关注，这些议题可能与其他那些经历过性创伤的平民的议题有差异。

● 由于性创伤发生的性别的问题，治疗师要注意的另外一点是，确保筛查和治疗的过程是对性别敏感的。如果在军队中寻求帮助或在退伍军人医疗中心中寻求帮助，无论男女都会感到整个治疗和看护都是在男性主导的环境中进行的。治疗师的性别同样需要被列入考虑的范围。两项质性研究对经历过性创伤的老兵在寻求相关帮助时对治疗师的性别是否存在偏好进行了调查（Turchik et al.，2014，2013）。研究发现无论男女，大多数的军人会有所偏好，女性偏好于寻找女性的治疗师，而男性在偏好方面则较为复杂。这些研究发现表明如果能够适当地询问这些性侵害幸存者是否有所偏好，并且照顾到他们的偏好，就能够确保他们得到他们想要的治疗。

● 治疗师同时也要意识到尽管一段性创伤的经历提高了罹患精神健康问题的风险，但这并不是一项诊断，也并不是所有经历过性创伤的男性和女性都想或需要寻求治疗。进一步来说，尽管 PTSD 是与性创伤联系最紧密的一类诊断，但治疗师同样也需要有所觉察，与性伤害相联系的其他心理和躯体健康问题还有很多。

个案例证：Janine，女，军队性侵害幸存者

　　Janine 今年 35 岁，最近在第一次跟随新兵训练营的行动中，她被同一军队的军官性侵。在这次侵犯之后，这位军官持续对她开下流玩笑，并做出猥琐

的动作，粗鲁地抓住她，并威胁在晚上要到她的床上去。当 Janine 试图向她的同伴描述这段经历时，别人告诉她"算了吧""别太当回事"。Janine 很犹豫，害怕举报了军官的行为会让自己的军旅生涯受损，并失去与该军官关系较好的几位朋友。在服役期间，Janine 尽最大的努力不去想这些经历，试图用工作来转移自己的注意力，并不断告诉自己是"过度反应"。然而，在退伍后，Janine 的症状，包括失眠和过度警觉变得越来越糟糕。她坚持要在睡觉的时候，在枕头下放一把枪，并且她拒绝跟朋友一起出去，因为她无法再相信男人，害怕她的男性朋友会对她做出性方面的侵害。

由于无法安心睡觉，Janine 无法坚持工作，她害怕自己永远都无法工作了。当 Janine 自己买的一些非处方睡眠药物开始出现耐药性后，Janine 不得不去看初级照料的医生，她希望医生能够给她一些力道更强的睡眠药物。在 Janine 就诊期间，DuBois 医生对 Janine 进行了军队性创伤筛查的测试。Janine 向她的医生吐露她曾经在军队里经历过性方面的创伤，并且不断地做噩梦，梦到性侵她的军官。DuBois 医生了解到她的痛苦之后，告诉 Janine 她可以进行哪些治疗，并将一位有着 PTSD 治疗经验的心理医生的联系电话给她。

Janine 感到很尴尬，她从来没有寻求过治疗，尽管她知道这些治疗可能是管用的。同时，由于她兼着不同的工作，加上自我欺骗自己很忙，没有时间，所以 Janine 一直都没有联系这位心理医生。同时她也希望在伤害事件发生的时候，她能有勇气举报那位军官，而不是保持沉默。如果她知道这一切将会给她带来什么，她就可以找一个合适的人来倾诉。她很确定在她之后那位军官还伤害过其他人。她实在不想被卷进调查或者跟那位军官对峙，谢天谢地的是在她第一次被派遣之后她再也没有见过那位军官。然而，Janine 并不确定如果她全盘托出，心理治疗师是否需要给军方警察出具一份正式的报告。带着这些冲突的想法以及复杂的情绪，Janine 约了心理治疗师。辞去了一份工作，抽出时间来进行心理治疗。

在初始评估之后，Janine 和她的治疗师都认为认知加工治疗值得尝试。Janine 很明显有很多与骚扰相关的自我责备，她觉得一定是她自己的缘故导致那个军官侵犯了她。她描述说她不仅觉得自己以后无法再信任男性了，而且她现在是"脏的""一文不值的"，不再值得好男人对她好了。Janine 讲了她的恐惧，她害怕她再也回不到正常的生活里了，她的一生都被毁了。她的治疗师关注于检验和挑战那些影响 Janine 康复的信念和想法上。这包括完成一些探索 Janine 对事件的知觉和自责倾向的作业。治疗师同时还围绕 Janine 的失眠展开

425

工作，对她进行一些睡眠警觉的心理教育，并给她推荐了一位睡眠专家。在治疗过程中，Janine 写下了对创伤的解释，并通过这种解释来进行加工，这一过程帮助 Janine 理解了她一直在回避的事件，并让她感受到与被性骚扰相联系的情绪。在治疗的最后，Janine 在睡眠持续时间和睡眠质量上有了明显的改善，噩梦也有明显减少，并且开始愿意参加男女之间的社交活动。同时，她的 PTSD 症状也有了明显的减轻，且不再需要反复地检查锁或经常地回头看。她的自我效能感也在不断地上升，现在已经开始找工作。最终，Janine 开始觉得未来可以开始一份新的恋情。甚至在治疗结束后，Janine 依然不断地去翻看自己的治疗材料，在她遇到一些难办的事情时，还会去填写一些治疗的表格。

五、总结和治疗的一般性考虑

本章并没能全部概括临床实践中可能会出现的所有问题。老兵这一群体呈现出的多样性是难以想象的，他们分布于不同的年代、民族和性别。有许多参战的老兵，也有许多和平时期的军人，以及那些参与全球维和任务的军人。所以，倾听老兵自己独特的口述变得尤为重要，本章我们能呈现给大家的仅仅是一些在治疗患有 PTSD 的老兵时需要遵从的一般性的指南。

1. 寻求精神健康帮助的阻碍 *426*

大量需要 PTSD 心理干预的老兵并没有寻求帮助（Shiner，2011）。2003 年一项针对参战美国士兵和军官的调查发现，尽管高达 17.1% 的士兵存在某种心理问题，但其中只有 23%～40% 的人积极寻求心理帮助（Hoge et al.，2004）。在另一项全国随机样本的研究中发现，参与调查的 OEF 和 OIF 老兵中有 20% PTSD 筛选结果呈阳性，有可能符合 PTSD 诊断（Elbogen et al.，2013）。在这些人里，超过 2/3 的人寻求了心理治疗。研究同样记述了一系列阻碍军人求助的因素，包括对心理治疗的疑虑和准备程度（Stecker et al.，2013）、寻求心理治疗给自己未来军事生涯带来的污名和自我污名，比如认为寻求心理治疗是一种软弱的表现（Hoge et al.，2004；Stecker et al.，2007，2013），以及日程安排上的一些阻碍、与治疗机构的距离和多个角色之间的平衡（如员工、学生和家长之间的平衡）（Hoge et al.，2004；Stecker et al.，2013）。有趣的是，一项对伊拉克和阿富汗服役军人的研究发现，寻求帮助的最大阻碍包括对治疗的犹豫，例如治疗的选择太过局限（即开药、个体治疗和团体治疗），认为自己的状况心理治疗师无法理解（例如，只有那些曾经参加过战争的人才能理解），以及认为自己不需要治疗或还没有准备好（Stecker et al.，2013）。相信自己应当解决自己的问题更是一个常见的寻求帮助的阻碍（Elbogen et al.，2013）。针对这么多给治疗带来阻碍的因素，我们提供了以下建议来让心理治疗的相关方面有所提升：

- 在社区中对老兵提供一定的服务可以提高那些没有准备寻求帮助的老兵对PTSD的觉察力。对他们进行有关 PTSD 的教育，并告知除传统治疗机构（如大学校园和老兵组织）以外可以获得的资源，这些都可以提高他们寻求帮助和接受治疗的可能性。
- 治疗能够维持依赖于一个坚固的、富有信任的治疗联盟的建立。治疗师对军队文化的理解能够将平民生活和部队生活联系起来，使老兵感到被理解，并且对治疗师的能力产生信任。对于那些没有接触过军队或老兵这一群体的治疗师来说，了解一些关于军队的文化可以提高对每个老兵独特经历的敏感度，这可以增强治疗师准确地筛选服役经历的能力，同时还有助于形成治疗规划。
- 文化的因素也可以影响心理疾病和治疗如何被理解。例如，在军队里，力量、忍耐和迅速解决问题的能力是被高度称赞的特点。心理疾病被认为是一项弱点，这就会导致在寻求心理帮助时产生犹豫。对老兵提供关于 PTSD、治疗选择和在治疗中可以实现什么的直接心理教育，并给老兵适当的时间提问，这些都可以使精神健康治疗不再神秘，并让他们对治疗的有效性更有信心。

2. 评估和治疗

在开始治疗之前应当对来访者进行全面的评估，包括老兵军队背景和经历，同时也应当能够揭示与 PTSD 有关的状况和功能表现，还要包括同时出现的心理和身体的问题。最近的阿富汗和伊拉克的几场战役中，对方利用简易爆炸装置来实施袭击，美国军人凭借良好的侦测技术和医疗技术使得更多的老兵存活了下来，但也导致了特定共病的出现，比如同时发生的 PTSD、疼痛和创伤性脑损伤，这些被称为战争的标志性伤害。对这些身体和功能性问题进行评估，并将老兵和适当的专业治疗相联系显得尤为重要。例如，疼痛或认知康复的专家应当介入心理治疗的过程，与心理治疗师协同工作。

最近的研究表明，创伤聚焦疗法，比如 CPT（Resick & Schnicke，1993）和 PE（Foa et al.，2007）对老兵群体有一定的疗效（Department of Veterans Affairs and Department of Defense，2010）。ACT 同样被证实能够减轻老兵的抑郁和焦虑症状（例如，Walser et al.，2013）。对于那些症状表现很复杂的老兵（如多重创伤、情绪调节困难），可以考虑采用多阶段治疗，比如 STAIR 叙事疗法（Cloitre et al.，2006）和辩证行为疗法（DBT；Linehan，1993）。

除了个体心理治疗，家庭干预和同伴支持干预同样是很好的选择。家人的心理疾病能够深深地影响家庭成员，所以家人通常在来访者的康复过程中扮演重要的角色。患有 PTSD 的老兵报告的一些特定的人际困扰就包括每况愈下的家庭关系（Koenen et al.，2008）、亲密关系困难、沟通困难和高比率的分居、离婚（Riggs et al.，1998；Cook et al.，2004）。对美国国民警卫队成员的调查发现，大多数成员愿意选择家庭咨询（Khaylis et al.，2011）。同伴的支持和帮助同样被证明在提升 PTSD 个体对治疗的接纳和参与程度上是有作用的（Jain et al.，2013）。由于战友中存在的特殊的联系，治疗师应当考虑在治疗计划中纳入同伴。

3. 在线资源 *428*

最近几年，治疗师能够获得大量的资源来促进自己对军队文化的深入了解，以此来支持心理治疗。其中社区治疗师工具箱（Community Provide Toolkit；http：//www. mentalhealth. va. gov/communityproviders/）为治疗师理解军队经历、精神健康和可获得的资源提供了相应的信息。由美国国防部建立的军事心理学中心为治疗师提供了额外的信息和培训（http：//deploymentpsych. org. ）。美国国家 PTSD 中心网站提供了大量的有关老兵 PTSD 治疗和评估的教育内容，包括 PILOTS，即一个经常更新的可搜索数据库（http：//www. ptsd. va. gov/）。

第六部分
特殊治疗形式

第 23 章　创伤相关心理障碍的团体治疗

Scott D. Litwack

J. Gayle Beck

Denise M. Sloan

　　有组织地针对创伤相关心理障碍的团体治疗开始于 1905 年左右。当时，
J. H. Pratt 意识到患者在团体活动中需要情绪方面的支持，因此带领教学团队设计
了相关的方法：为肺结核患者提供与他们疾病相关的信息（Barlow et al. ，2000）。
其他早期的先驱还包括 Jane Addams，她在芝加哥组织了针对移民的支持性团体；
还有精神分析治疗师 Trigant Burrow，他在 1925 年开始使用团体精神分析的技术
（Ward，2010）。二战之后，针对创伤相关问题的团体治疗首次被记录了下来，当
时有大量的老兵受到"战争疲劳"的困扰，而且当时还缺乏相应的支持和治疗资源
（Grotjahn，1947）。创伤相关问题的团体治疗在 20 世纪 60 年代，随着有关战争老

S. D. Litwack（✉）

VA Boston Healthcare System，Boston，MA，USA

Boston University School of Medicine，Boston，MA，USA

J. G. Beck

Department of Psychology，University of Memphis，Memphis，TN，USA

D. M. Sloan

VA Boston Healthcare System，Boston，MA，USA

Boston University School of Medicine，Boston，MA，USA

Behavioral Science Division，National Center for PTSD，Boston，MA，USA

e-mail：Scott. Litwack@va. gov

兵的"讨论小组"的引入被进一步地熟知（Foy et al.，2000）。从此之后，针对个体创伤相关障碍的心理社会治疗方法就有了实质性的进步，包括一些实证性支持治疗的发展和实践（参见 Beck & Sloan，2012）。不幸的是，经过这些努力以后，创伤相关障碍的团体治疗便停滞不前了，因为团体治疗的研究有很多方法论上的问题（参见 Beck & Sloan，2014；Sloan et al.，2012）。对如何进行有效的团体治疗这方面的知识，人们还是了解不足，这让团体治疗的应用成了问题，因为团体方法在临床上经常会被使用到（例如，Rosen et al.，2004）。

在这一章中，我们将简要综述一下创伤相关心理障碍的团体治疗，并且会描述与个体治疗相比，团体治疗存在的一些优势。另外，将会讨论在临床上对创伤幸存者进行团体治疗的相关事项，包括在团体设置下，治疗创伤相关症状的临床知识的方方面面。最后，我们将会总结创伤相关障碍团体治疗在临床上应用的主要方向。

一、针对创伤幸存者进行团体治疗的研究史

早期关于创伤幸存者的团体治疗研究开始于 20 世纪 70 年代末 80 年代初，当时验证了在遭受童年期性虐待和性侵事件中幸存下来的女性中进行团体治疗的有效性（例如，Carver et al.，1989；Cryer & Beutler，1980）。这些最初的研究往往就是只有一组女性，虽然形成了支持性团体的环境，但是缺乏对照组或等待组。比如，Cryer 和 Beutler（1980）发现，经过 10 周的支持性团体治疗以后，有 9 名曾遭受性侵的女性受害者报告其应激、强迫、焦虑有所减轻，并且表达出有了更多的掌控感。虽然这些发现很鼓舞人心，但是缺少对照组及小样本的被试量限制了这些结论的可推广性。

20 世纪 80 年代中后期，很快就有大量的研究者对积极团体治疗小组进行研究，他们开始加入对照组（例如，Alexander et al.，1989；Resick et al.，1988；Roth et al.，1988）。但是，这些研究只在曾遭受性虐待和性侵的女性幸存者中进行。到 20 世纪 90 年代末和 21 世纪初，研究者才开始拓宽研究范围，验证在其他创伤类型的幸存者中进行积极团体治疗的有效性，比如战争创伤（例如，Schnurr et al.，2003）和机动车意外事故（Beck et al.，2009）。在过去的 20 年里，对创伤相关症状进行团体治疗的文献量显著增加。

二、针对创伤相关心理症状进行团体治疗的有效性

随着对创伤相关症状进行团体治疗有效性验证的研究越来越多，最近已经出现

了一些关于创伤后应激障碍（PTSD）的团体治疗的文献综述。这些综述主要集中在采用随机对照试验的研究上，其中被试至少需要年满 18 岁，要么是创伤幸存者，要么是被诊断为 PTSD 的个体（Beck & Sloan，2014；Sloan et al.，2013，2012）。*435*
在这些文献中，虽然也包括了其他的治疗方法［如灵性整合疗法、人际关系疗法（IPT）］，但还是以认知行为疗法为主导，并且集中在暴露方面。总的来说，这些随机控制试验中的团体治疗组只有小到中等程度的治疗效果；Sloan 等（2013）做的一项元分析的结果显示，其团体治疗的平均效应值 $d=0.24$。值得注意的是，对 PTSD 患者进行团体治疗的效果比进行个体治疗的效果要差，而后者的效应值至少达到了 $d=1.0$（例如，Cahill et al.，2009）。截至目前，另外一个重要的方面是，大多数的研究中已包含了对照组。因此，组间差异预示着对创伤后应激症状进行团体治疗的效果要好于没有接受治疗的小组。有很多关于创伤幸存者的团体治疗研究正在进行中，并且这些研究中都包含了对照组。这些研究的结果将有助于我们更多地了解认知行为团体治疗对于创伤幸存者的有效性。

目前的研究还有一个很重要的方面，那就是几乎所有的认知行为团体治疗都包含了以暴露为基础的技术，并将其作为干预的核心组成成分。但考虑到已有证据表明，暴露技术是对 PTSD 患者进行有效治疗的核心特征，这一点是不足为奇的（Institute of Medicine，2008）。然而，这些以暴露为基础的团体治疗的内容可以千变万化。

1. 以暴露为基础的团体治疗

目前已发展出了对创伤幸存者进行以暴露为基础的团体治疗的几种变式，在使用想象暴露时，在暴露的形式（如书写形式和口头形式）、暴露的方式（想象或现场）和进行创伤再体验的治疗时间上都是有很大变化的。除此之外，以暴露为基础的团体治疗在内容上也是不同的，包含了认知重建、预防复发、适应性的处理技巧。例如，在 Schnurr 和同事（2003）对 360 名男性越战老兵所做的一项研究中，对他们分别进行了 30、90 和 120 分钟的会谈，另外再加 5 次强化性会谈。在总共 30 次的团体治疗会谈中，有 2 次会谈集中在自传体记忆的书写上，包含创伤事件，有 14 次会谈集中在对创伤经历的口头叙述上。Beck 和同事（2009）对 44 名机动车事故的幸存者进行了为期 14 次、每次 120 分钟的治疗会谈。参与者在团体治疗会谈过程中写下创伤经历。在治疗会谈以外的时间进行现场暴露，然后在团体治疗会谈过程中进行回顾。这两种由 Schnurr 和同事及 Beck 和同事进行的团体治疗都包含了认知重建和预防复发两项内容。

以暴露为基础的团体治疗很重要的一点就是，多数研究中包括有着同样创伤经 *436*

历的参与者［如机动车事故（Beck et al.，2009）、儿童性虐待（Classen et al.，2011）、战争老兵（Schnurr et al.，2003）］，只有少数研究中包括了有着多重创伤经历的参与者（例如，Hollifield et al.，2007）。值得强调的是，虽然这些团体治疗已颇见成效，但按照 Chambless 和 Jollon（1998）所提出的"完善"或者甚至是"可能有效的治疗"标准，仍然没有任何一种针对创伤幸存者进行团体治疗的方法能够满足这一要求。再者，暴露创伤治疗都有一个共性，那就是都包含想象或现实暴露，这些治疗方法在方法论上的巨大差异会导致无法进行直接比较。

2. 不以暴露为基础的团体治疗

对针对创伤幸存者进行非暴露团体治疗的有效性的了解还是很有限的。正如之前所提到的，针对创伤症状进行团体治疗的随机对照试验，主要集中在以暴露为基础的方法上。然而，也有一些随机对照试验不使用以暴露为主的方法。比如，Zlotnick 和同事（1997）做了一项研究，检验对曾在童年遭受过性虐待的女性幸存者进行情感管理团体治疗的有效性，并设置了等待对照组来进行比较。情感管理团体治疗是一种为期 15 次、每次 2 小时的治疗，强调使用有效的技巧去管理消极情感。这些技巧包括注意力分散、应激容忍、放松和自我安慰，也包含了辩证行为治疗（DBT）中的一些方法（Linehan，1993）。很难对消极情感进行管理是 PTSD 患者中存在的主要问题，因此，发展一种有效的情感管理技巧就非常具有吸引力。虽然这样的假设具有很大吸引力，但 Zlotnick 等的研究结果却发现，随机分配所形成的实验组和对照组之间并无显著差异（组间效应值 $d=0.04$）。自 Zlotnick 和同事的这项研究之后，再也没有其他报告对创伤幸存者在情感管理方面进行团体治疗的研究了。

Krupnick 等（2008）对一些经历过人际关系创伤并被诊断为慢性 PTSD 的女性，进行了团体人际心理治疗（IPT）的干预，并对其有效性进行了调查研究。将这些女性安排在团体 IPT 或等待对照条件下。IPT 为期 16 次，每次 2 小时。此治疗方案改编自"抑郁症的人际关系心理治疗"（Klerman et al.，1984），目标是提高人际关系的技巧，进而提高人际功能。本研究中的 IPT 方案强调创伤史是如何消极地影响人际关系的。考虑到被诊断为 PTSD 的个体，在人际关系方面有很多的问题，因此，提高人际关系技巧的目标就显得尤为重要（American Psychiatric Association，2013）。Krupnick 和同事的研究结果发现，相比于等待组，接受 IPT 的个体的 PTSD 症状有了显著的减轻（组间效应值 $d=0.91$）。

2011 年，Harris 及同事进行了一项研究，验证为期 8 次、每次 2 小时的灵性整合团体治疗是否可以有效减轻经历过军队创伤的幸存者的 PTSD 症状（相比于等待对照组）。这种治疗方法使用已有的信仰资源去管理创伤所带来的影响。调和精神信仰与创伤经历之间的冲突是治疗过程中很重要的一个环节，同时也是为了加强精神方面的功能，以便能够让其作为积极的功能起到作用。这种治疗方法有很大的吸引力，因为创伤幸存者在调和创伤经历与精神信仰之间本身就存在着很大的困难（Litz et al.，2009）。Harris 等发现与对照组相比，接受灵性治疗的个体，其 PTSD 症状有了明显的减轻（组间效应值 $d=0.58$）。

另外一种非创伤聚焦团体治疗就是愤怒管理。对于创伤幸存者，特别是老兵来说，很难进行愤怒管理是很显著的一个问题（例如，Lloyd et al.，2014；Morland et al.，2012）。一般来说，患者都会被鼓励去接受愤怒问题的治疗，即便有时他们不愿意接受创伤聚焦治疗（Morland et al.，2012）。Morland 和同事（2010）进行了一项研究，比较通过视频会议来进行愤怒管理的团体治疗和通过面对面来进行愤怒管理的团体治疗之间的差异。参与者都是被诊断为患有 PTSD 的老兵。正如所期望的那样，结果显示两种团体治疗都显著减轻了愤怒的症状。但是，没有发现 PTSD 症状有显著减轻，考虑到该治疗只是针对愤怒管理技巧而进行的，这个结果也在意料之中。该研究值得注意，是因为可以通过视频会议技术的使用来有效地进行团体治疗，这就给了我们一个启示，那就是可以对边远地区或缺少创伤治疗专家地区的创伤幸存者进行治疗。

另外一个值得考虑的不以暴露为基础的团体治疗就是聚焦当下疗法（PCT）。PCT 在一些 PTSD 的治疗研究中出现过（例如，Classen et al.，2011；Schnurr et al.，2003）。虽然 PCT 常被作为对照条件来排除非特异性治疗的效果（如治疗师接触、共情），但越来越多的研究显示 PCT 是一种有效的团体方法。比如，一项对患有慢性 PTSD 的老兵所进行的研究发现，在 PTSD 症状严重程度的减轻方面，PCT 团体治疗组与暴露治疗组之间并无显著差异（组间效应值 $d=0.14$；Schnurr et al.，2003）。Classen 等（2011）在研究针对童年曾遭受过性虐待的女性进行创伤聚焦认知行为团队治疗和 PCT 团体治疗的有效性时也发现了类似的结果（效应值 $d=0.14$）。值得一提的是，Classen 和同事也同时设置了等待对照组，发现与之相比，在进行治疗后，PCT 组和 CBT 组的 PTSD 症状严重程度都显著降低了。这些研究结果表明，PTSD 症状的显著减轻是进行 PCT 和 CBT 治疗的结果，并不是由一些与治疗无关的因素（如时间）所引起的。

438

这些研究结果为医生可能会用到的不以创伤为基础的团体治疗提供了相关信息。这些团体治疗方法可能对那些不愿意加入创伤聚焦治疗团体中的患者是有帮助的。但是，用何种团体治疗方法还是要取决于患者的需要以及临床医生擅长的领域。应该提醒一下的是，虽然团体 IPT、灵性整合团体治疗和团体 PCT 已经被证实是有效的，但每个研究中所设置的对照组都还是等待组（即不进行治疗）。但是在将来，要是能报告相对于不使用某种特定团体治疗方法的对照组（即支持性的咨询组）来说，以上方法是有效的，这还是很重要的。

三、团体治疗研究在方法论上的考虑

虽然有关针对创伤问题的团体方法的证据越来越多，但针对创伤幸存者的个体治疗方法的发展还远远不够。团体循证治疗在实施随机对照试验方法论上的一些考虑影响到了这一研究领域的发展。首先，团体治疗研究必须考虑的一个因素就是，其他团体成员治疗结果的有效性。因为团体成员之间是相互影响的，在进行分析时，是需要考虑组间效应（group cohort effect）的（Baldwin et al.，2005）。也就是说，团体治疗研究中的自由度就是组别（group cohort），而不是个体（在个体治疗研究中可以是这样）。考虑到为了检测组间效应，团体治疗比个体治疗研究需要更大的样本，这反而会增加实施团体治疗研究的成本、时间和复杂度。

另外一个方法论上的考虑就是，由于被试是被随机分配到各组中的，这就意味着需要更多的被试（如 12～16），这样才可能凑齐治疗组的人数。为了防止在进行治疗前长时间地等待，就需要在相对短时间内招募到更多的被试。因为从招募被试到开始治疗是需要一定时间的，因此，在开始治疗之前，有必要提供一些临床上的管理办法。

相应地，因为需要对大量的被试同时进行随机分组和开始治疗，这就意味着同组被试在随访期中需要同时进行后测。在短时期内对大量被试进行测量需要足够的人员。因此，团体治疗研究对人员的要求就比在个体治疗研究中要更高、更复杂。

439　　　　另外一个针对创伤相关障碍的患者进行团体治疗研究的方法论上的考虑就是，是否要招募经历过不同类型创伤或只经历过某种特定创伤（如儿童性虐待、机动车意外事故、战争）的被试。这样混合的创伤组有一个优势就是会潜在地增加治疗方法的普遍性和实际应用的程度，但这样的混合团体也会增加组内实施的困难程度，导致组内成员的凝聚力降低。

值得注意的是，当需要进行团体治疗时，目前最常用的研究方法并不是通过设置随机对照组来进行单一治疗（延长暴露疗法和认知加工疗法；见本书第 8 章和第 10 章）。多数的认知行为团体治疗研究使用的"打包"干预的方法，包含暴露、认知治疗、预防复发、针对抑郁的治疗，以及其他类似的混合形式。

针对 PTSD 的循证治疗并没有以团体的方式来进行验证的一个原因是，这些治疗在团体设置条件下很难实施。例如，延长暴露疗法的核心因素是让创伤记忆在会谈中得到想象暴露。但事实上，在团体中很难得到想象暴露，因为一个团体成员的创伤记忆可能会引发其他成员的创伤记忆。因此，在给某一位成员的创伤记忆进行想象暴露的时候，很难同时处理所引发的创伤反应。另外，在团体中经历过这样的创伤引发过程可能会让其他成员对该团体有负性的体验。一个替代性的方法就是让成员写下他们的创伤事件，而不是在口头上报告他们的创伤记忆，这种用书写叙述方式记录下创伤记忆的方法已经被其他的研究者成功地运用在了 PTSD 的治疗中（例如，Beck et al.，2009）。另外，Chard（2005）对认知加工疗法进行了改良，在个体治疗过程中，让患者向治疗师读出有关创伤记忆的记录及创伤所带来的影响，而其他方面的会谈则在团体治疗中来进行。个体及团体治疗的结合既可以体现团体治疗的优势，比如社交因素和对症状的正常化，又可以保留个体治疗中的有效因素。Beidel 和同事们（2011）使用了类似的治疗方法，特别是以暴露为基础的治疗首先要进行个体治疗，接下来则在团体设置下来进行聚焦于社交技巧的治疗。虽然在团体设置下对 PTSD 进行以暴露为基础的治疗是非常具有挑战性的，但 Ready 和同事们（2008）在团体治疗过程中，通过口头重述创伤事件的方式成功实施了想象暴露。他们此次研究是对老兵使用"门诊密集治疗计划"（intensive outpatient program）来治疗 PTSD 患者的。

四、对经历不同创伤的患者和不同设置的考虑

440

多数对创伤相关症状进行团体治疗的研究中只包含了曾在童年期遭受过性虐待或人际暴力的成年幸存者。另外，大多数的研究中也只包含了女性被试。Sloan 和同事（2013）发现性别在 PTSD 症状严重程度和团体治疗效果之间能起到调节作用；一些只包含了男性被试的研究的治疗效果显著小于只有女性被试或混合被试的治疗效果。然而，调节作用也存在于创伤类型上。相关研究发现，相比于其他创伤类型，参加过战争的老兵在团体治疗中得到的效果要差一些。这种性别调节作用之所以存在，有可能是因为那些包含了男性被试的研究选择的是老兵。调节变量研究结果表明，与其他创伤类型相比，与战争相关的 PTSD 可能更难用团体的方式来进行治疗。总之，针对创伤幸存者进行的团体治疗研究限制了其在临床上的应用，不同性别或不同创伤类型团体的混合形式应该是更为理想的。将不同类型的患者纳入临床实践中的研究可能会更受欢迎。

虽然对于将团体治疗应用在经历过不同创伤事件幸存者身上的疗效情况，我们所知道的信息并不多，但目前也没有证据表明任何一种团体治疗方法对于某一个创伤样本更为有效。经历过创伤事件的幸存者都有共同的创伤后应激症状；因此，不管是何种创伤经历，针对这些方面（如回避行为、认知重建技巧，痛苦忍受技巧）的团体治疗方法都应该同样有效。正如之前提到的，要更加重视 PTSD 症状的长期性，因为越慢性（及越严重）的创伤相关症状可能越需要密集的治疗，而这一点在大多数团体治疗研究的文献中有所提及（如 12～16 次会谈）。值得注意的是，大多数对创伤症状进行团体治疗的研究并不需要参与者达到 PTSD 的诊断标准，而只要有 PTSD 的症状即可。因此，迄今为止，不管是否满足 PTSD 的诊断标准，团体治疗的研究方法可能适用于患有 PTSD 症状的个体。

实施团体治疗的临床设置也是一个很重要的因素，可以影响到团体的性质和所关注的焦点。比如，正如之前提到的，Ready 和同事（2008）发展出了一种针对门诊患者进行密集治疗的方法，它要求患者每周参加 2 次治疗，每次 3 小时，共持续 16～18 周。这种治疗方法包含了 4～5 周的心理教育和应激管理技巧传授，随后是 60 小时的暴露（每位患者用 3 小时来口头叙述创伤记忆，用 27 小时来聆听其他成员的创伤经历，用 30 小时来聆听他们自己创伤经历叙述的录音）。研究结果发现，相比于治疗前的诊断，这些老兵参与者在随访的诊断结果中报告 PTSD 症状有了显著的减轻（组内效应值 Hedges $g=1.22$）。值得注意的是，在所有的 102 名老兵当中，只有 3 位在治疗过程中退出。这么低的脱落率可能是因为在这个团体治疗过程中，接受密集治疗的门诊患者之间建立起了强大的社会联结。考虑到现有的证据，即便一些治疗的变式可能需要联合个体和团体治疗来进行，但在团体中对 PTSD 症状进行循证治疗会更可行一些。

在考虑对 PTSD 进行团体治疗时，有一点值得注意的是，有些治疗方法是针对 PTSD 的共病问题的（参见本书第四部分第 16、17 和 18 章）。其中让人熟知的一种技术可能就是安全寻求（Najavits et al.，1998）了。这种干预技术是针对共病有 PTSD 与物质使用障碍（SUDs）的患者的。到目前为止，只有两项研究检验了安全寻求这种方法的有效性，并且缺乏这种干预技术与心理教育对物质使用结果影响的差异比较（Hien et al.，2009；Zlotnick et al.，2009）。

最近，van Dam、Ehring、Vedel 和 Emmelkamp（2013）检验了对 PTSD 共病 SUD 患者进行联合治疗的有效性。在这项研究中，检验了结构化书写疗法（SWT；Lange et al.，2001）联合针对 SUDs 的团体治疗的有效性。SWT 是一种针对个体的治疗方法，要求在会谈中将他们的创伤经历及对自己生活的影响写下来。在 van

Dam 等的研究中，给被试安排联合使用 SWT 和针对 SUD 的团体治疗，或者只是针对 SUD 的团体治疗。在两种治疗条件下，虽然治疗结果没有显著性差异，但发现物质使用的频率有所降低，PTSD 的症状也有所减轻。然而，在随访中，对 SWT 团体治疗条件下的被试进行 PTSD 评估时发现，其症状表现显著轻于只接受团体治疗的被试。但是解释时需要慎重的是，这项研究采用的是小样本（$n=34$）。然而，这项研究结果显示联合治疗方法可能对 PTSD 共病 SUD 的患者有用。

虽然已有研究并不能确认一种针对 PTSD 共病物质使用进行治疗的有效方法，但要认识到，目前迫切需要去发展和检验针对 PTSD 共病其他疾病，特别是 SUDs（Henslee & Coffey，2010）的治疗方法。由于为 SUD 患者所提供的服务与其他所提供的精神健康治疗服务有很大差别，因此要及时考虑如何以最好的方式将针对 PTSD 的治疗方法整合到针对 SUDs 的日常护理模型中去。

在被诊断为 PTSD 的患者当中，共病人格障碍是相当普遍的情况。他们可能需要接受额外的治疗来解决除 PTSD 症状以外的人格障碍方面的症状。最近，Dorrepaal 和同事（2013）强调了这个问题，他们研究中的样本是在童年期遭受过虐待而患有 PTSD 共病人格障碍症状的女性。这项研究中使用了团体 CBT，每周 2 小时，共 20 周会谈，其中包括了心理教育、情绪调节技能传授和认知重建。常规治疗组（treatment-as-usual，TAU）作为对照组。当检验两组条件下的治疗效果时，发现 PTSD 症状都有了显著的减轻，但团体 CBT 组的治疗效果达到了高效应值，而 TAU 组则只有中等程度的效应值。另外，当与患 PTSD 共病低水平人格障碍症状的女性相比时，研究结果发现，团体治疗对患 PTSD 共病高水平的人格障碍症状的女性同样有效。更重要的是，当进行意向性结果分析时，发现这两组被试治疗后的测验分数与治疗前的分数都没有显著差异。另外一项关于 PTSD 共病人格障碍的团体临床研究表明，除了治疗反应性以外，还需要特别关注治疗效果的持续性。

医学共病，如慢性疼痛和创伤性脑损伤（traumatic brain injury，TBI），可能会使针对 PTSD 的治疗变得更为复杂。目前，对为 PTSD 患者提供个体治疗的关注度不断增加（参见第 5 章），但在考虑共病医学疾病时，对 PTSD 共病医学疾病的个体提供团体治疗还是缺乏调查或指导原则。有些证据表明，针对 PTSD 个体有效的个体治疗（如延长暴露疗法）可能对这些 PTSD 共病慢性疼痛（例如，Blanchard et al.，2003）或 TBI（例如，Sripada et al.，2013）的个体也有效。退伍军人事务部/国防部（VA/DOD）PTSD 治疗指南（2010）中提到，没有证据支持在解决 TBI 症状时可以使用针对 PTSD 的治疗方法。然而，就团体治疗而言，考虑到那些有慢性疾病的患者可能表现出来的症状及其严重程度是很重要的。在团体治疗的招募阶段就要注意这些医学疾病上的严重程度，就团体所关注内容来看，可能也需要它们具有高灵活度的特点。

在治疗有 TBI 和/或慢性疼痛的患者时，与护理团体一起合作的方式经常会受到推荐（Walker et al.，2010）。鉴于此，针对 PTSD 共病其他疾病的团体治疗最好是有更为宽泛的正式的护理计划（如多创伤团队），可以为提供者和患者简化护理合作的过程。

重要的是，有很多原因可以解释为什么对于 PTSD 共病 TBI 和 PTSD 共病慢性疼痛的患者而言，团体治疗特别有效。症状的正常化以及增加患者的社会化对于这些共病患者来讲可能是特别重要的，因为每一种疾病都经常会导致更大程度上的孤立和社会功能的损害。另外，团体治疗允许个体从其他有类似精神疾病和医学方面担忧的个体中获得有益的经验。

五、团体治疗的好处

虽然在对 PTSD 进行有效的团体治疗方面所知不多，但团体治疗确实有一些个体治疗方法所无法比拟的优势。具有创伤相关心理疾病的患者经常会被社会孤立，在信任他人方面也很困难（Brewin et al.，2000）。团体背景为患者提供了建立社会人际关系以及在一个安全的环境中去信任他人的机会。的确，有人对团体治疗中社交是改变发生的中枢机制这一点有所争议（例如，Yalon，1995）。团体治疗的另外一个好处就是，患者有机会了解其他一些创伤幸存者也有类似的症状。对创伤症状的正常化可以让患者对自己的症状感到不那么痛苦，并且对于承受这种痛苦感到不那么孤单。团体成员还可以挑战其他成员（这点连治疗师都无法做到），因为有着共同的身份——都是创伤幸存者。团体治疗的另外一个潜在优势就是，在人员资源安排上它的性价比更高。然而，相比于针对 PTSD 的个体治疗而言，并没有数据可以说明团体治疗具有更高的性价比。

六、团体治疗的顾虑

虽然对于很多患者来讲，团体治疗是一个不错的选择，但仍然有一些因素影响到了团体治疗的效果。比如，目前带有精神病性症状的患者就不适合团体治疗，因为他们的精神病性症状可能会破坏团体并且可能会干扰到与其他团体成员建立起来的信任和亲密关系。如果有团体成员在参加活动时酩酊大醉，那么目前有物质滥用情况的患者可能会消极地影响到团体治疗进程。有些人格特征，如自恋或精神变态，在团体治疗中可能也会是有问题的。另外，有些情绪严重失调的患者也不适合参加团体治疗。Cloitre 和 Koenen（2001）做了一个调查，看有边缘型人格障碍（BPD）的患者在童年期曾遭受到性侵而患有 PTSD 的女性治疗团体中是否会影响团体治疗的人际关系。研究者发现，相比于包含 BPD 患者的团体，不包含 BPD 患者的团体在团体治疗中收获更大。Cloitre 和 Koenen 假设，团体中这些 BPD 患者会引发"愤怒传染"（anger contagion）。这项研究结果提示我们，要特别注意治疗团体中是否混有 BPD 患者，至少考察一下人际关系中的反应和过程。

在团体治疗中，还有其他一些重要的患者人格特征需要考虑到。首先，将一些有长期 PTSD 的患者和最近才有 PTSD 或其他创伤疾病或是只有单一创伤疾病的患者混合在同一组中，会使团体中某些成员感到不情愿。这种担忧在针对来自不同冲突地区的老兵的临床工作中时常会碰到。然而，我们的经验表明，这些来自不同战区（如越南、伊拉克和阿富汗）的老兵不仅可以被安排在同一团体中，并且这样做还会有一些优势。比如，年长的老兵基于战后与经历慢性 PTSD 生活的个人经验，可以跟年轻一些的老兵谈论治疗 PTSD 的重要性。这样的信息对于年轻的老兵来讲会有很大的影响力，但如果这种信息是从治疗师口中说出，则产生不了这样的效果。另外，有时我们发现在年轻老兵面前，年长一些的老兵会有意地扮演治疗模范，会有更大的动机去减少回避行为，并且也会更积极地参与治疗。我们的经验也告诉我们，其实来自不同战区的老兵的共同性还是要大过于差异性的，对于有慢性的创伤相关症状但程度不同的患者来说，也有可能是这样的。

虽然将不同年龄、不同背景的患者混合在同一团体中有好处，但同一团体中有男性和女性时应该要特别注意。有被男性性侵害的女性与男性在同一团体中，可能会让她们感到不舒服。如果某一位男性的创伤相关障碍是与由男性预谋的性侵害有关，类似情况在男性身上也可能发生。在军队中经历过性侵害的男性老兵也可能会经历这样的情况。由于在 VA 治疗中心寻求精神健康服务的老兵大多数是男性（United States Government Accountability Office，2011），参加团体治疗的人可能只有男性或多数为男性。因此，应该注意团体成员的创伤背景和患者的性别。

在每一次治疗过程中，团体里会有很多操纵人际关系的挑战（例如，如果团体由 6 位患者和 2 位治疗师组成，就会有 40 种二元关系）。团体治疗虽然在增加社会联结、信任和自尊方面是很理想的方式，但也有可能让个体感觉到其他成员是批判性的或不安全的，而这又会强化回避。提供团体治疗还有一个挑战就是，在治疗以

444

外需要给 6~8 位成员提供多少支持时间与精力。虽然随机对照试验中经常会有项目协调员为这些患者提供很多额外的支持，但在"现实世界"中，这样的支持人员并不存在。在现实世界里检验针对 PTSD 的团体治疗效果的研究也说明了这个问题。

七、总结

在临床工作中会经常用到 PTSD 团体治疗，这种方法也会促使患者报告更高水平的满足感。然而，到目前为止，并没有对 PTSD 进行循证治疗的方法。已有的证据显示，团体治疗比不治疗的效果好，但与支持性咨询团体治疗的效果可能并无差异（如聚焦于当下的团体治疗）。但是，当对进行过此类研究但存在局限的文献进行解释时还是应当注意。

在使用团体治疗时有很多好处，包括团体中存在社会性的一面，以及团体成员可以激发其他人向治疗目标迈进的动机。当决定一位患者是否可以从团体治疗中获益时，也有很多重要的因素需要加以考虑。这些因素包括人格特征、共病状况、调节情感的能力以及团体的性别组成。基于以往的经验，针对创伤相关障碍的团体治疗可以在团体成员中很好地开展，尽管年龄和创伤标志事件会有所差异。就决定使用何种团体治疗作为最佳选择而言，可以用来帮助做决定的研究还是很有限的。我们希望目前正在进行的一些随机对照试验的结果可以在个体治疗与团体治疗，以及 CBT 与支持性团体治疗的比较中提供重要的信息。

445

第 24 章　创伤后应激障碍的夫妻治疗

Candice M. Monson

Anne C. Wagner

Alexandra Macdonald

Amy Brown-Bowers

创伤后应激障碍（PTSD）不仅影响患此障碍的人，还会影响其周围的人。
PTSD 是与人际痛苦关系密切的精神疾病之一（Whisman et al.，2000）；它与一系
列的家庭问题密切相关，包括与伴侣和孩子之间的相处困难（Monson et al.，
2009；Renshaw et al.，2011；Taft et al.，2011）。PTSD 会显著减少来自朋友和
家人的回应，这些回应富有意义但可能会让 PTSD 的症状维持下去。比如，帮助患
有 PTSD 的个体避免引发创伤的刺激物，随着时间的流逝，这可能会影响到与家人
之间的关系，并增加家庭成员所承受的负担，最终导致家庭成员产生消极的健康后
果（Caska & Renshaw，2011）。这些适应性行为可能也会强化与 PTSD 相关的回
避（Figley，1989）。以往研究显示，消极的社会互动是对 PTSD 影响最大的风险因
素（例如，相关综述参见 Wagner et al.，under review）。与此同时，消极的家庭互

C. M. Monson PhD (✉) · A. C. Wagner，PhD · A. Brown-Bowers，MA

Department of Psychology，Ryerson University，

350 Victoria Street，Toronto，ON M5B 2K3，Canada

e-mail：candice. monson@psych. ryerson. ca

A. Macdonald，PhD

Department of Veterans Affairs，Women's Health Sciences Division，

National Center for PTSD，Boston MA，USA

动会让认知行为治疗（CBT）的疗效打折扣（Monson et al.，2005；Tarrier et al.，1999）。另外，针对 PTSD 的个体循证治疗并不能持续地改善人际功能（例如，Galovski et al.，2005；Monson et al.，2012c；Lunney & Schnurr，2007）。因此，在发展和检验为改善人际功能和 PTSD 的二元治疗方面已有许多努力，并且在一些案例中，伴侣的健康和幸福感也得到了改善。本章描述了在 PTSD 案例中对夫妻治疗进行个案概念化的不同方法，并综述了这些干预方法的有效性。

450

一、对治疗中伴侣的加入进行概念化

当决定让爱人参与到 PTSD 的治疗中时，建立治疗目标是有必要的。特别是，不管治疗以后，PTSD 的症状是否有效缓解、人际功能和满意感是否有所提高（或两者都有），建立目标都很重要。根据患者不同的目标（改善 PTSD 和/或关系功能），已发展出一种启发式的方法对不同类型 PTSD 的夫妻治疗进行描述和分类（Monson et al.，2012b）。这种启发式是建立在夫妻和家庭治疗的基础上，将夫妻的描述进行扩展，并将其他亲人纳入其中（Baucom et al.，1998）。这种方法也是以文献中有关物质滥用的成果为基础的，其中包括了可用于增强治疗效果的干预（Miller et al.，1999）。

PTSD 的二元干预治疗被归纳成 4 种类型：

- 特定障碍的夫妻治疗。
- 伴侣协助式干预。
- 一般的夫妻治疗。
- 教育和家庭促进式参与。

第一，特定障碍的夫妻治疗是针对 PTSD 症状和人际功能以及满意感而设计的。将爱人纳入治疗中来，可以同时达到这些目标。所发展出来的干预方法是用来探索有助于达成治疗目标的行为机制的。

第二，伴侣协助的干预涉及将爱人纳入治疗中，让他们充当 PTSD 患者"教练"的角色，治疗目标就是减轻 PTSD 症状。爱人可以用来加强 PTSD 患者的治疗效果，并且治疗经常是以个体的形式来展开的。改善人际功能或满意感并不是这些干预技术的目标。更确切地说，这些干预方法是教育爱人如何帮助患有 PTSD 的个体成功完成一个创伤聚焦干预过程。

第三，一般的夫妻治疗指的是以人际功能为目标的干预。这些干预方法并不特定针对 PTSD 症状，但通过提高人际互动，可能会改善 PTSD 的症状以及爱人的心理健康和幸福感。然而，这些治疗并不是特定针对 PTSD 症状维持机制的。

第四，干预可能会让爱人帮助个体参与到 PTSD 的治疗当中并/或提供与PTSD 相关的心理教育以及循证治疗。这些干预技术的目标并不是减轻 PTSD 症状，而是提高治疗和/或心理教育的参与度。

二、支持 PTSD 夫妻治疗的证据

接下来的部分综述了支持每种 PTSD 干预类型的证据，我们按照之前所描述的方式对其进行了整理（见表 24.1）。在这个表中，最先呈现的是有最有力的证据和包含双重治疗目标的干预方法。

表 24.1 　　　　　对干预方法的描述以及主要结果

干预方法	描述	主要结果
特定障碍的夫妻治疗		
PTSD 的认知行为联合治疗（CBCT）	15 次二元治疗干预，目标是人际满意度和 PTSD 症状。包含 3 个阶段：（1）心理教育和建立安全感；（2）建立二元技巧，包括沟通和现实等级暴露；（3）创伤聚焦认知干预。	3 项非对照研究和 1 项包含有等待对照试验研究表明，患者的 PTSD 症状有了很大改善，并且其人际满意度也大有提高（Monson et al.，2004，2011，2012a，c；Schumm et al.，2013）。
策略取向治疗（SAT）	10 次夫妻治疗，包含 3 个阶段：（1）动机强化和心理教育；（2）人际关系的强化；（3）伴侣协助下的暴露。	1 项包含 6 对夫妻的研究发现，在 PTSD 的回避和麻木症状上都有所改善，没有报告人际适应的结果（Sautter et al.，2009）。
PTSD 的情绪聚焦夫妻治疗（EFCT）	12～20 次夫妻治疗，聚焦在识别和理解与创伤有关的情绪。包含 3 个阶段：（1）识别消极的互动；（2）建立二元技巧，包括接纳和沟通；（3）互动和应对策略。	2 项个案研究和 1 项对 10 对夫妻进行的重复研究结果发现，关系满意度提高了，PTSD 症状也有了改善（Greenman & Johnson，2012；Johnson，2002；MacIntosh & Johnson，2008）。然而，也提到了一些情感虐待增加的个案，这种虐待在患 PTSD 之前，夫妻之间已经存在（MacIntosh & Johnson，2008）。

续前表

干预方法	描述	主要结果
伴侣协助式干预		
生活方式管理课程	为澳大利亚老兵和其伴侣进行为期5天的团体居住计划。包含了很多话题，包括心理教育、自我关爱、问题解决和应激管理。	在6个月的随访中发现，干预后老兵的PTSD症状并未持续改善，抑郁、焦虑和应激持续降低，关系满意度并未提高（Devilly，2002）。
一般的夫妻治疗		
夫妻/家庭行为治疗（BC/FT）	行为干预，用于提高沟通技巧和问题解决能力。	1项采用有随机对照试验的家庭行为治疗联合个体暴露治疗对比仅有个体暴露治疗的研究发现，前者对问题解决能力的提高帮助更大（Glynn et al.，1999）。同样，非对照试验发现，人际功能有了改善，但PTSD症状并未得到改善（Cahoon，1984；Sweary，1987）。
K'oach计划	为以色列患有PTSD的老兵进行的长达一个月的密集治疗计划。有些配偶参与其中。该计划包含心理教育、沟通技巧和问题解决。	报告人际满意度有所改善，但PTSD症状并没有得到改善（Rabin & Nardi，1991；Solomon et al.，1992）。
教育和家庭促进式参与		
支持和家庭教育计划（SAFE）	为老兵的家庭成员设计，有14次对精神健康疾病的教育。工作坊内容包括诸如心理教育、问题解决和应激减少等主题。	报告的结果很少。在计划评估里提到，参与者的满意度很高，并且这种参与性也对精神健康疾病、资源和自我关爱有了更好的了解（Sherman，2003）。
教育和协助护理健康家庭计划（REACH）	为退伍军人及其家庭成员进行的心理教育计划，共为期16次。包含3个阶段：设定目标和建立关系、心理教育以及维持疗效。	报告的结果很少。在评估中提到该计划的疗效持久，以及参与者有很高的满意度（Sherman et al.，2011）。
护理指导计划	通过电话干预的方式，对美国老兵提供指导并鼓励这些老兵使用精神健康服务。	报告显示，在家庭成员参加过此次计划之后，老兵对健康护理服务的使用度增加了（Sayers et al.，2011）。

1. 特定障碍的夫妻治疗

针对PTSD的特定障碍夫妻治疗有三种类型，它们已经在以往文献中被多次验证。

（1）PTSD的认知行为联合治疗

PTSD的认知行为联合治疗（CBCT）包含15次会谈，目的是减轻PTSD症状，提升人际满意度。该治疗共包含 3 个阶段：（1）有关 PTSD 的心理教育以及安全感的建立；（2）建立二元技巧，尤其聚焦在沟通技巧、在现实中减少回避以及增加彼此满意度的活动上；（3）针对特定创伤的认知干预方法，处理有问题的创伤评估、维持 PTSD 和人际问题的信念。PTSD 的 CBCT 已经在 3 项针对越战老兵、伊拉克/阿富汗战争老兵和社区群体的非对照研究，以及 1 项等待对照试验中得到验证（Monson et al.，2004，2011，2012a；Schumm et al.，2013）。所有这 4 项研究发现，即便是对于最初并不是因为痛苦而开始接受治疗的夫妻来说，他们的 PTSD 症状也有了显著改善，人际满意度也增加了。除此之外，参与此类研究的亲密伴侣也表示，他们的心理功能也有所增强（Monson et al.，2005；Shnaider et al.，2014）。

（2）策略取向治疗

策略取向治疗（SAT）是为期 10 次的夫妻行为治疗，主要集中在 PTSD 的回避及麻木症状上。该治疗包含 3 个阶段：（1）动机强化和对 PTSD 的心理教育（尤其集中在回避症状上）；（2）加强人际关系并增强情绪亲密度；（3）为减少焦虑，在爱人协助下进行等级暴露。有 1 项对 6 对夫妻（都是异性恋者，丈夫都是患有 PTSD 的老兵）进行研究的结果表明，从患者、家属和临床评定的角度来看，PTSD 症状都有所改善，但是，除了患者对再体验的评定以外，其再体验或高唤起症状并没有减轻。人际适应的结果也没有被报告（Sautter et al.，2009）。

（3）情绪聚焦创伤夫妻治疗

情绪聚焦创伤夫妻治疗（EFCT）是为期 12～20 次的体验式夫妻治疗，集中在识别和理解与创伤相关的情绪上。该治疗的目标是探究这些情绪是如何影响到人际关系、亲密关系和沟通的。干预包含 3 个成分：（1）识别负性人际互动；（2）通过接纳和沟通，建立二元技巧；（3）互动和应对策略的积极模式的发展和强化。一些单个案研究和多个案研究都报告了此种疗法的效果（Greenman & Johnson，2012；Johnson，2002；MacIntosh & Johnson，2008）。在对 10 对夫妻进行的个案研究中发现，治疗后，有一半的参与者报告在人际满意度方面有了提高，所有患有 PTSD 的参与者，报告其临床水平上的 PTSD 症状显著减轻了。但有 3 对夫妻表示，通过治疗以后，在情感虐待方面有所上升，人际满意度方面则有所降低。作者提醒，EFCT 可能并不适用于目前存在情感虐待的夫妻（MacIntosh & Johnson，2008）。

2. 伴侣协助式干预

（1）生活方式管理课程

该课程是为澳大利亚军队的老兵及其伴侣而设计的为期 5 天的住家式生活方式管理课程，目的是改善生活质量和心理症状（Devilly，2002）。该课程以团体的形式来进行，在一周的课程里有很多主题，包括饮食和营养、放松、沟通、PTSD 的心理教育、自我护理、应激管理、药物治疗、酒精使用、愤怒管理、自尊、问题解决、目标制定。虽然该课程结束以后，老兵的 PTSD 症状有所减轻，但 6 个月后的随访发现，治疗效果不佳。不过，老兵的抑郁、焦虑和应激的症状还是有所减轻。老兵的伴侣指出，除了愤怒，其他在课程中所评估的方面都有了较大的改善。但在人际满意度方面并没有发现有所改善。

3. 一般的夫妻治疗

（1）夫妻/家庭行为治疗

夫妻/家庭行为治疗（BC/FT）通常包括改善家庭成员或夫妻之间的互动，以及加强夫妻之间的沟通。一项随机对照试验检验了对患有 PTSD 的老兵进行个体暴露治疗后又进行家庭行为治疗的效果（Glynn et al.，1999）。接受个体暴露治疗后又接受家庭行为治疗的患者与那些没有接受家庭行为治疗的患者相比，在人际问题解决方面有了更大的改善。有几项非对照研究表明，在接受团体夫妻行为治疗之后，患有 PTSD 的老兵及其妻子在人际功能上有了改善，但 PTSD 症状并无好转（例如，Cahoon，1984；Sweany，1987）。

（2）K'oach 计划

K'oach 计划是针对以色列军队中患有 PTSD 的老兵所设计的长达一个月的密集治疗计划（Rabin & Nardi，1991；Solomon et al.，1992）。该计划提供有关 PTSD 的心理教育、沟通和问题解决技巧。在整个治疗过程中，老兵的配偶被邀请参与其中的几次会谈，以便学习认知、沟通和行为强化技巧。少量去验证 K'oach 计划有效性的实证研究结果表明，虽然参与者报告在人际满意度上有所提高，但 PTSD 症状并没有得到改善（Solomon et al.，1992）。

4. 教育和家庭促进式参与

（1）支持和家庭教育计划

支持和家庭教育计划（SAFE）是为患有精神疾病的老兵的爱人所设计的为期14 次的教育计划（Sherman，2003）。该计划是以每月一次的工作坊形式而开展的。它涉及多种精神疾病（如 PTSD、精神分裂症、抑郁症），并且也是为其家庭成员所设计的。该计划既包含有关精神疾病的心理教育，也包含 4 次有关技能训练、问题解决和应激减少方面的会谈。虽然该计划并没有对 PTSD 患者及其亲人的 PTSD 症状和/或人际功能的影响进行评估，但 3～5 年之后的计划评估报告显示参与者的满意度还是非常高的（Sherman，2003，2006）。结果显示，参与者对精神健康困

455

扰、对资源的觉察有了更多的理解，参与自我护理活动的能力也有所提高。但是也发现，亲人参与计划次数越少，其痛苦程度就越大（Sherman，2003）。

（2）教育和协助护理健康家庭计划

教育和协助护理健康家庭（REACH）计划是为精神疾病患者及其家庭成员所设计的为期 16 次的心理教育计划（Sherman et al.，2009b）。该计划包含 3 个阶段，第一个阶段是为期 4 次的会谈，工作对象为老兵及其家庭成员，主要集中在目标设置和关系建立上。第二个阶段是为期 6 次的会谈，为 4～6 位老兵及其家人进行诊断，并进行针对性的心理教育。第三个阶段是为期 6 个月的团体会谈，继续进行心理教育并维持已获得的疗效。正式实施该计划前，会进行动机性面谈，鼓励老兵参与 REACH 计划（Sherman et al.，2009a）。虽然在第一和第二阶段之后，人员上减少了 25%，但对 PTSD 患者来说，还是有相对较高的保留率（90% 的人完成了第一阶段，并有 97% 的人紧接着完成了第二阶段）（Sherman et al.，2011）。第三阶段的数据并没有被报告。参与者报告的对此项计划的满意度还是挺高的（Sherman et al.，2011）。PTSD 症状改变或人际满意度的相关数据没有被报告。

（3）护理指导计划

这是一个为疑似患有 PTSD 和其他与创伤有关症状的老兵的亲人所设计的计划。有需要的人可以拨打电话寻求支持，获得如何让他们的亲人参与到治疗当中的指导。该计划提供与可资利用的治疗选择相关的信息，允许亲人协助老兵在非强制性的情况下获得护理。最初的计划评估显示在参与该计划之后，老兵对精神健康服务的参与性提高了（Sayers et al.，2011）。

三、讨论

精神健康领域开始认识到创伤和 PTSD 对人际关系的深远影响，以及这些关系在提升 PTSD 患者生活和幸福感方面所扮演的角色。让伴侣加入治疗的方式有很多种，包括特定障碍的夫妻治疗、伴侣协助的干预、一般的夫妻治疗、教育和参与干预。从获得的多方面结果来看，特定障碍的夫妻治疗具有最强有力的实证支持（即 PTSD 症状的减轻、人际功能的增强、心理功能的改善）。因为 PTSD 在亲密关系上存在着系统层面的含义，将 PTSD 患者及其伴侣纳入治疗中对症状和关系都更有效。如果患者及其伴侣愿意参与 PTSD 的二元治疗干预，不管其人际痛苦的水平如何，都可以对其进行特定障碍的夫妻治疗。因为这些干预方法已经在具有不同人际满意度的伴侣中进行过验证。然而，需要注意的是，如果在干预过程中夫妻之间

456

存在着情感虐待，那么干预要集中在外在的情绪上。

然而，考虑到治疗的焦点和患者的偏好，在上述所提及的其他启发式治疗方法可能是最适合的。例如，如果患者应该参与到 PTSD 的个体治疗和/或不想要其伴侣与他们一起加入创伤治疗中，但他们之间却正经历人际痛苦，这时参与一般的夫妻治疗可能会有所帮助。社会人际关系中压力的减少可能有助于患者更多地参与到个体治疗中去，并且有助于提高治疗效果（例如，Price et al.，2013）。

PTSD 的循证个体、夫妻和团体干预只有当 PTSD 患者加入其中时才会起作用。因此，让伴侣及亲人加入治疗中以促进对评估和治疗的参与性代表了创伤性应激领域中的一种创新思想。另外，如果需要额外的支持来实施改善 PTSD 的个体干预，伴侣协助的干预可能会对其有所帮助。然而，我们建议，如果夫妻正在经历由在伴侣协助下对患有场所恐惧症的患者进行干预时所带来的明显痛苦时，要谨慎选择伴侣协助的方法并谨慎实施（Barlow et al.，1981）。

考虑到 PTSD 和其他创伤性应激相关疾病形成的社会因素的重要性，我们提出，为了防止急性应激障碍和 PTSD，在早期干预策略中要将重要的社会因素纳入进去。对于将这些重要因素纳入干预方面，研究者已做出了一些努力（Billette et al.，2008；Guay et al.，2004），但并没有一个完整的手册，到目前也还没有进行过随机对照试验。有些研究者建议，人际关系的干预在创伤后的早期也许能减少精神健康方面的问题（例如，Guay et al.，2006，2011；Litz et al.，2002；Wagner et al.，under review）。

除了考虑在干预和治疗的早期将重要的社会因素纳入以外，PTSD 的夫妻治疗可能对于复杂性 PTSD（C-PTSD）会特别重要，而这一点被很多学者都提出来过（例如，Cloitre et al.，2012）。C-PTSD 正在被考虑纳入即将出版的 ICD 最新版中（Maercker et al.，2012）。C-PTSD 的症状之一就是人际关系方面的障碍。因此，同时聚焦于人际功能的干预应该强调构成 C-PTSD 的症状，并且可能让针对 C-PTSD 的治疗有所增效。同样，夫妻治疗可能特别适合"复杂性/延长性哀伤"（Boelen & Prigerson，2013），特别是夫妻双方都有共同的丧失时。

针对 PTSD 的夫妻干预，有着多种可能的方式，就治疗效果而言，呈现了引人注目的初步数据。然而，此类研究仍处于初步阶段，还需要更多的研究来验证干预方法的长期有效性，并将研究成果扩展到社区样本中，因为迄今为止，绝大多数工作是在老兵群体中完成的。PTSD 的夫妻治疗强调了 PTSD 系统性的本质，不仅提供了改善患者 PTSD 症状的希望，还可以提高伴侣的功能及其人际满意度。

第 25 章　针对创伤幸存者的远程健康服务方式

Eric Kuhn

Julia E. Hoffman

Josef I. Ruzek

一、引言

在过去数十年间，科技飞速发展，其所能提供的服务也大幅扩展。现在新发明的电子产品几乎无处不在。事实上，如今全球 40％的人口都可以接触到网络，已认购移动电话的数量和地球人口一样多（Internation Telecommunications Union ［ITU］，2014）。事实上，我们日常生活中的行为，如信息检索、购物、办理银行业务以及联系家人朋友等也变得越发依赖于这些科技。沟通的方式有了综合的多种选择，如免费的网络视频通话，在家或户外的即时短信，能与他人联络、旨在表现自我的异步网络博客工具。智能手机作为最新一代的移动电话，其具备的功能在短短几年前是难以想象的，或只能在固定电脑上实现。科技在持续地改变我们每天的生活，可以满足创伤幸存者在卫生保健方面巨大的、未满足的需求。新发明的远程健康服务（telemental health，TMH）方式使得人们开始意识到科技的作用。

E. Kuhn，PhD（✉）• J. E. Hoffman，PsyD • J. I. Ruzek，PhD

Dissemination and Training Division,

National Center for PTSD,

Department of Veterans Affairs Palo Alto Healthcare System，Palo Alto，CA，USA

e-mail：Eric. Kuhn@va. gov；Julia. Hoffman@va. gov；Josef. Ruzek@va. gov

在这一章，我们将对 TMH 进行定义，并讨论它在为创伤幸存者提供卫生保健方面的潜能和所遇到的挑战。本章将会关注三个新兴的、应用于与个体创伤相关的精神健康问题的 TMH 方式。这些方式包括临床视频电话会议（CVT）、网络干预、移动电话干预三种。最后，我们将总结 TMH 在帮助受到创伤影响的人们方面的未来发展方向。

二、远程健康服务（TMH）

462

远程健康或远程医疗被广泛地定义为利用电信技术提供医疗信息和服务（Perednia & Allen，1995）。TMH 被归入这一标题之下，是因为它包括传递有关资讯并且服务于精神健康。TMH 提供的方式包括普通电话业务（POTS）、视频电话会议、网络干预、移动电话干预、以及最新的以智能手机为基础的干预。

TMH 在满足创伤幸存者精神健康需求方面有巨大的潜能。它可以增加治疗的有效性并扩展获取有效治疗的渠道。比如，TMH 可以延长可获取治疗的地理距离，如扩展到农村等缺乏精神科医生的区域（例如，Morland et al.，2010）。同样，异步的 TMH 方式（如网络干预）是可高度量化的，能够轻松容纳用户数量的增长，可以大幅增加现有护理提供者提供护理的能力（Marks et al.，2004）。通过利用 TMH 的渠道，提供者可以接待更多的患者，通过减少花在每个患者身上的时间来增加效率（例如，团体治疗、短程治疗和简短的电话指导），并且还不会降低护理的质量。TMH 方式可以将循证治疗提供给 PTSD 患者（Foa et al.，2009），可以允许没有接受过高水平训练的提供者提供更有质量的护理（即任务和技能迁移），还可以在减少花费的同时扩大接受服务的渠道。

TMH 还可以提高传统治疗的有效性。例如，当有需要时，在患者的自然环境中，对在个人在心理治疗会谈中学习到的技能进行练习和使用，从而提升效果（如促进智能手机干预的结果）。在典型的心理治疗中患者有一项巨大的责任，他们需要在过程中学习材料并且记得在会谈之外对应的环境（在某些时刻、地点以及场景）中运用学习到的材料。通过提供恰当的技能和提示，同时在需要的时候提供支持性的练习材料，可移动的 TMH 可以减少这种压力。另外，在典型的会谈间期，求助者与服务人员的沟通是非常有限的；TMH 可以增加沟通的机会，并且通过邮件或者信息来传递支持，这些或许可以增强最终治疗的效果。

TMH 还有其他的好处，如允许临床医生扩大他们可处理问题的范围。例如，临床医生可以通过使用网络或者以移动电话为基础的个人管理项目来参与处理次要的问题或共病的问题。它们同样可以用于事后护理，如可以预防再恶化、防止重返治疗或延迟重返治疗，或增加可能潜在的治疗后影响。最后，TMH 可以通过在高度结构化的程序中提供可及的标准化材料和促进协议遵守，来增强服务提供者和患者对循证治疗方案的保真度，从而改善疗效。

　　另外，在增强护理的潜在有效性方面，TMH 同样可以增加接受照料的途径。如果有需要，提供者和护理机构可以用 TMH 来吸引动力有限的个体或是无法有效参与传统治疗的个体，这些是迈向更好护理的第一步。如果护理中和精神健康专家的接触需要的是少量的或是非面对面的方式，这或许会移除污名化带来的阻碍，并减少寻求帮助时对隐私的顾虑（如在家的 CVT）。

　　TMH 拥有很大潜能这一点已经很清楚了，但在使用之前还是需要考虑多方面的问题。这其中最重要的是在远程参与过程中保证患者的安全。在对患者提供TMH 之前，提供者需要保证在有需要时可以向当地的急救资源求助，并且有成熟的求助方案。如果可以的话，这个方案同样应该包括一位重要他人的参与（如配偶、家长）。

　　伦理以及其他专业问题应该也被加入考虑中，包括信息安全问题的预防，这包括防止求助者的个人隐私受到侵犯（例如，在政治上不太稳定的区域或不够开放的社会中工作）。因此，必须保证数据在传递中的安全（即高度加密），并且在储存时被保护（例如，使用防火墙）。我们的目标是用最少的资源来达到这些设备及数据的保密性。

　　考虑到技术方面迅速的变化，TMH 的提供者需要接受 TMH 使用的伦理和法律的指导。同样，保持和增加胜任力的训练也是必备的。美国心理学会（American Psychological Association，2013）已建立了指南，其包含从患者数据安全到成功且合法地执行 TMH 所需要的知情同意和临床边界的一切内容（例如在职业执照管辖外提供服务）。

三、TMH 与精神创伤

　　TMH 可以填补创伤护理服务在很多情境中的空缺。这包括当精神健康提供者面对患者工作存在危险性时，TMH 可以用于帮助覆盖这些需要精神健康护理的地方。这些地方包括有战争的地区、政治局势不稳定的国家或地区、因自然灾害或人为灾害而缺乏基本必需品（饮用水、避难所、食物）的重灾区、未被控制的传染病暴发的地区（如禽流感）。除了对于提供者而言太过危险的区域，还有许多地方以及创伤暴露人群缺乏接受精神健康护理的有效渠道。许多稳定的发展中国家也存在着缺乏精神健康方面的基础设施的情况。但即便是在那些最发达的国家，精神健康护理也有未被覆盖的范围，比如，在乡村或是欠发达的少数族群地区。同样，虚弱的、年迈的或是残疾的创伤幸存者，可能无法便捷地得到他们所需要的精神健康护理。专业的精神创伤护理在监狱里是无法进行的，但监狱中人群的 PTSD 及其他精神健康问题的比例却是非常之高的（Goff et al.，2007）。

TMH 同样可以被用来监控受灾的人群，从而对那些受灾者进行识别和分流，以此确保有限的资源可以被最有效地利用。除此之外，它们还可以为精神健康护理供不应求的、交通受限的或无法通行的受灾地区提供帮助。创伤幸存者面临着大量的创伤后相关问题及后勤保障方面的挑战，TMH 同样可以为他们提供更加便捷的接受护理的渠道。例如，创伤事件可能导致身体上的损伤，从而可能会导致行动上的不便。

相对于传统的为某些创伤幸存者提供当面的精神健康护理，TMH 具有更少风险或更加合适的护理方式。这些幸存者包括遭受过的创伤涉及社会污名化的个体（例如，遭遇强暴的人）、担心披露创伤会招致不幸的人（例如，在军队中服役的人，或某些特定文化群体中的成员）。同样，许多个体对于说出自己正在经历的创伤后精神健康问题，以及因这些问题寻求帮助是存在耻辱感的。对于特定文化群体（例如，美籍华裔），个体可能担心寻求帮助会造成难堪和耻辱（Jimenez et al.，2013）。

一些 TMM 方式（例如，网络或移动电话干预）在其他选择不可利用或不可获取时或许能提供帮助。例如，对于那些社会经济地位较低的人，他们具有有限的医疗保险甚至根本没有医疗保险，或者不可能支付传统的精神健康护理服务，这些人就能从 TMH 服务中获益。同样，那些因为工作要求或儿童照料义务而无法抽出时间参与传统护理的人也能够从 TMH 方式中获益。

在考虑对创伤后个体使用 TMH 时，临床医生和其他护理提供者应该考虑潜在的缺点。比如，大多数针对 PTSD 的循证治疗是以创伤为焦点的，要求患者放弃适应不良的回避策略，代之以通过积极讨论或是重复面对令人痛苦的创伤记忆及情境进行暴露处理。对于一些创伤幸存者而言，与精神健康护理提供者当面联系是具有冒险性的，同时也是对克服回避具有治疗性的第一步。留在家里仅使用 TMH 渠道来获取护理（例如，以网站为基础的项目）会助长回避。

虽然对于 TMH 方式，例如以网站和手机为基础的项目，参与项目所需要的动机水平是相对较低的，但是全身心投入并保持有效使用 TMH 仍旧需要较高的动机水平，特别是在没有一定的常规支持的情况下（例如，以电话为基础的指导）。因此，使用 TMH 也存在失败的风险，中途放弃及其他不成功的诱因会导致个体无法很好地进行自我管理进而导致从 TMH 中获得的好处有限。这或许将会引发沮丧情绪，或者让个体相信这一面向大众的护理或许对个体不一定有效。

四、针对创伤群体的 TMH 方式应用实例

1. 临床视频电话会议（CVT）

CVT 需要使用视频设备，包括摄像头和显示屏（例如，电视、电脑或手机等移动设备），通过电信基础设施（例如，宽带）来提供精神健康护理。CVT 让患者和护理提供者可以实时地看见、听见对方，它提供的是接近传统的面对面护理的形式。但是，与传统的护理相比，CVT 的主要优点在于它减少乃至于避免了旅途奔波，从而提高了护理的便利性（例如，在家的 CVT 设备）。典型的 CVT 涉及健康护理机构（例如，中心医院）中的提供者和在远距离的健康护理机构（例如，乡村的诊所）中的患者。CVT 的优势和更广泛的应用（例如，价格低廉的可摄像的智能手机，扩大了 CVT 的使用范围），让患者可以在家里使用 CVT。这很大程度上减少了为了护理而进行的迁徙，降低了寻求护理的不方便程度。CVT 同样克服了不得不前往精神健康护理机构的耻辱感的问题，可以吸引更多的患者。还可以降低缺席护理预约的比例，并且防止护理过早终止。

CVT 是一种可以用于传递多种与精神创伤相关的精神健康护理的方式，包括筛查和诊断评估（例如，Nelson et al.，2004）、用药和个案管理（例如，Shore & Manson，2005），以及个体心理治疗（例如，Tuerk et al.，2010）和团体心理治疗（例如，Morland et al.，2011b）。尽管它有着广泛的应用性，但一些护理提供者会抗拒使用 CVT，因为他们顾虑到患者可能不愿意使用 CVT，或者使用 CVT 或许会干扰治疗关系，或者在给予护理的同时会产生一些负面的影响。事实上，经实践证明，CVT 是可以被 PTSD 患者接受的护理给予方式，一些患者喜欢现代技术护理更甚于人的护理（Thorp et al.，2012）。同样，研究显示，在 CVT 中也能发展并维持深厚的治疗关系（Germain et al.，2010），尽管在对团体使用的时候治疗联盟可能会经受一些考验（Greene et al.，2010）。此外，CVT 被证明可以为 PTSD 患者提供与传统治疗同样效果的护理（Frueh et al.，2007a；Morland et al.，2011a）。

大量可靠的护理效果证明，CVT 应用于多种精神健康状况的有效性与当面护理的有效性不存在差异（Backhaus et al.，2012）。已有关于 CVT 在诊所与诊所之

间（Morland et al.，2004，2011a，b；Frueh et al.，2007a，b；Germain et al.，2009；Tuerk et al.，2010；Gros et al.，2011；Hassija & Gray，2011），以及更多的在诊所与患者的家之间使用的研究探索（Strachan et al.，2012），这些研究更多的是针对创伤的护理。与大量的关于 CVT 的文献内容一致的是，CVT 与传统的当面治疗对 PTSD 患者的治疗效果是相当的（Gros et al.，2013）。然而，一些研究显示通过 CVT 进行的暴露治疗的效果虽然是好的（并且与现有文献中发现的当面治疗效果相当），但或许不及当面治疗的效果（Gros et al.，2013）。

在使用 CVT 时有一些注意事项，其中最重要的是设备和技术条件。早期使用 CVT 时需要昂贵的显示屏和摄像头系统，但现在它们已经被低价的、现成的、可即时使用的设备和软件所取代，同时具备广泛的、足够的加密功能。当具备了硬件时，临床医生应为可能出现的技术问题做好准备。例如由网速缓慢或中断导致会谈的延迟并打断了疗程的情况。要提前做好备选方案，例如改为使用电话等，从而可以减少不可避免的中断带来的影响。在远距离诊所使用 CVT 设置疗程时需要做好管理。例如，患者需要一个具备视频通话设备的独立办公室。诊所的工作人员需要为他们准备这样的空间，并且为可能出现的临床或技术问题做好准备。最后，临床医生在使用 CVT 时需要避免伦理问题。例如，在针对 PTSD 的循证治疗中，延长暴露治疗和认知加工治疗经常使用自我报告法和家庭作业的形式。为他们提供这些作业，让他们完成并反馈，这样他们就会习惯于使用这些需要额外技术支持（如扫描仪和传真机）的即时方式。很明显的是，在家使用 CVT 时，需要格外小心地事前考虑这些问题，并准备好应对意外事件的预防计划。

在对创伤患者使用 CVT 时还有一些可能会出现的特殊临床问题。在使用 CVT 过程中非言语的症状可能会被遗漏。例如一些需要被发现并诊断的情绪征兆（例如，低声哭泣、坐立不安），这些属于创伤的常规症状。同样，在精神创伤护理中出现需要诊断的其他临床方面问题，例如个体酗酒或吸毒行为，以及不良的个人卫生（Thorp et al.，2012）也可能会被遗漏。临床医生的诊断依赖于视频镜头中呈现的是什么，他们或许无法看见患者的全貌。Throp 等（2012）报告的一个完整的个案中记录了这一情况：由于轮椅在画面外，临床医生并不知道患者是坐在轮椅上的。

2. 网络干预

网络干预可以提供接触到更多人群的平台。任何可以接触到互联网的人都可以使用网络干预。网络干预可以被用于大量的人群，并且不产生额外的费用。大规模的灾难事件后，受到其影响的人成百上千，此时特别适合使用网络干预。

但网络干预除了易于接触的优势外，还有一些特点使它们尤为有效。循证治疗通常具有常规的、有效的治疗成分，它们包括信息和心理教育、有示范的技能训练、自我控制和个性化的反馈。网络干预融合了这些部分，许多现有的网络干预项目也包括了这些要素（Amstadter et al.，2009）。从这个意义上讲，很多针对PTSD患者的循证治疗适合通过互联网来提供服务。自动化的交互项目实质上就是试图复制面对面干预中的有效因素。

除了预防和治疗干预，基于网络的项目能够提供对创伤相关精神健康问题的筛查和评估。个体可以在自己家里根据问题进行自我评估，并获得个性化的反馈。他们可以跟随自己的项目来改善症状。他们的评估可以用于给他们呈现有针对性的信息、技能或素材，并以此来制定干预方案。这个评估的能力表明网络干预可以收集数据，包括使用信息和个体自动输入的信息，以及自动收集网站使用数据。在会谈前、中、后收集的数据可以帮助临床医生增加他们对疗程和治疗效果的掌控力，并且有利于做出循证决策。常规的精神健康结果测评的一个根本性障碍是它依赖于纸笔问卷填写来提供信息，这是不容易被整合进电子版健康记录并且在一段时间之后进行回顾的。网络干预可以在患者录入后将数据信息呈现在操作面板上，让护理提供者和患者可以在治疗中回顾，并且在做决策时用作参考。

如果网络干预方案设计得好，它带来的好处可以促进其使用率。网络干预是可以全天候使用的项目，可以让使用者在自己家里根据自身感受和时间来调整获取干预的节奏。个体可以匿名使用网络干预，从而避免寻求帮助时的羞耻感。鉴于患者可以支付低价或免费的护理，网络干预的费用也降低了。

网络干预有多种形式，干预的程度根据护理提供者的参与程度而不同。在这一连续体的一端，它们可以被设计为完全独立的、个人的自助干预，从而将症状评估和监控、心理教育和一些干预手段的指导（例如，自我调节技能），交付给用户进行自我管理。在这一连续体的另一端，网络干预可以作为治疗扩大的工具，在使用中可以由护理提供者来给予护理，并由网络项目支持。网络干预和传统护理的结合通过减少对每个患者治疗的时间，使得提供者可以治疗更多的患者，从而使护理更加有效（Marks et al.，2004）。

介于上述两端之间的是协助式自助，在这种自助中，虽然个体自我管理自身的问题或症状，但也提供比面对面精神健康治疗带来更低紧张感的人员支持。例如，可以通过简短的电话给予护理支持并指导和加强项目的使用，鼓励患者努力，通过实施干预来解决项目过程中产生的困难。这样的接触还可以增强干预的责任感来确保干预中的实际参与度。提供支持的人员可以是精神健康方面的专业人员，但其他帮助者也可以提供支持（例如，同行专家、神职人员）。

　　提供者需要考虑患者对这种 TMH 形式的抗拒程度，以及这样的抗拒对治疗可能产生的影响。比如针对 CVT，研究发现患者使用网络项目进行治疗的时候是接纳的、满意的（Marks et al.，2007），并且将网络行为纳入治疗与同治疗师建立良好的关系是可以共存的（Klein et al.，2009；Knaevelsrud & Maercker，2007）。一些研究证明，网络干预对于创伤患者的治疗效果是肯定的（Lange et al.，2000，2001；Hirai & Clum，2005；Knaevelsrud & Maercker，2007；Litz et al.，2007；Klein et al.，2009，2010；Steinmetz et al.，2012；Wang et al.，2013）。研究中对大多数网络干预项目效果的评估明显依赖于提供者的参与，但遗憾的是，许多项目没有在公众中广泛开展。可喜的是，有一些很好的、可被公众接触到的、免费的网络项目，经常可以在一些研究网站的循证干预部分中看到。这包括以下项目：为普通人群设立的退伍军人事务部 PTSD 在线指导国家中心（www. ptsd. va. gov/apps/PTSDCoachOnline），以及为军队服务人员和退伍军人设立的 DoD's AfterDeployment. org（Ruzek et al.，2011；Bush et al.，2013）。

　　临床医生使用网络干预治疗 PTSD 患者时有一些需要注意的地方。最重要的是患者必须能以私人或半私人的方式登录网站。同样重要的是选择合适的网络干预项目，项目应适合患者的症状、性格（例如，动机、自我效能感）、限制（例如，时间），以及问题的严重程度。临床医生还需要考虑给予患者需要或要求的最适合的支持和帮助程度。例如，高动机、自立、具有良好社会支持的患者，相比缺乏这些特质的患者，可能需要的支持水平更低。如果项目涉及异步通信（例如，电子邮件），应该和患者协商确定他们所期待的应该和不应该通过这些渠道沟通的信息传递类型，以及期待反馈的时间。

　　3. 移动健康

　　移动健康是远程服务的一种形式，它使用移动电子设备，例如智能手机，来传递健康评估和会谈的信息。远程服务的方式是根据其所使用的设备的材料和获取方式决定的（例如，手机、电子书阅读器、平板电脑、私人的电子笔记本和媒体设备），而不是设备的形式，包括移动设备优化的网站、移动应用软件、短信通知或小窗口提示。这些应用程序和服务可以支持自我管理，可以增加在会谈间期面对面治疗的机会，例如网络课程。它们除了设备和数据计划（不只是针对这些功能的使用，而是在用户的整个连接行为上摊销）以外，都是很便宜乃至于免费的。整体而言，远程医疗与以网络为基础的 TMH 的益处是相同的；然而，除了它们之间的相似之处，移动平台与典型的网络工具相比还是有一些明显区别的。

第一点，移动设备与电脑相比是更加普遍和个人化的。国际电信联盟（ITU，2014）的数据显示，无论是在发达国家还是在发展中国家，居民的移动蜂窝订阅率都非常高。智能手机的持有率在快速增长，估计在全球有 16.7％的持有率（ITU，2014），在发达国家中的持有率更高。例如在美国 55％～65％的成年人拥有一部智能手机（Duggan，2013；Nielsen，2013）。这样的高普及率和使用这些设备进行的诸如发信息（81％）、上网（60％）或下载 apps（50％）等非通话的活动，在不同人群中是相对一致的（Duggan，2013）。移动设备不像私人电脑，它是不经常与他人共用的，这可以回避与他人共享私人信息，可以保证设备是高度私人化的。

第二点，移动设备，特别是电话，几乎总是随身携带并且保持开机的。这使得对参与治疗行为进行及时的鼓励和支持更加容易（例如，保证完成家庭作业对于急性痛苦类疾病的治疗非常有效）。移动电话可以通知并提醒用户完成任务（与邮件提醒相反），并且对用户当时的悲痛进行评估，或评估用户一天之中情绪变化的趋势，或发现用户遇到的困难。

第三点，移动医疗根据需要为循证治疗提供支持。例如，在干预设置中，延长暴露疗法中的暴露练习需要较为生动真实的参与及记录。

第四点，移动设备通常包括对个人信息进行收集和整合，还包括在干预中提供不连接网络时可使用的媒介（例如，可以寻求社会支持的联系人列表、喜欢的音乐、可以激发个体改变的照片）。

第五点，移动设备与传统电脑显示器相比，其显示空间更少，并且更适用于短程的情形，这就要求在长度和复杂性方面对移动材料进行编辑，并导致在深度干预或指导方面机会更少。

移动医疗的方式所能提供的一些便利使得它们很适用于创伤相关的痛苦，并且这不受限于用户是否在接受针对 PTSD 的循证治疗。第一，PTSD 及相关疾病至少部分被定义为由内在或外在的创伤线索诱发的、个体所体验的急性发作。这使得移动医疗的即时性非常有价值，从而使用户在面对悲伤的时候可以及时地获得应对策略。在面对面护理中，在两次会谈的间期若患者的消极情绪来袭，就可以通过移动医疗来提供支持。为许多患者所熟知的是，有效地治疗 PTSD 可能导致暂时的悲伤加重，而远程健康可以应对一些这样的困难，从而可以减少患者的痛苦和能量的损耗。由退伍军人事务部 PTSD 国家中心和国防部远程健康和技术国家中心研发的一个此类 app 是"PTSD 指导"（PTSD Coach；Hoffman et al.，2011），它们提供心理教育、有效的自我评估（PTSD 检查表；Weathers et al.，1993），以及即时的自我管理工具。

470 　　PTSD 的第二个特征就是回避，它有很多种表现形式，其中有一些是可以通过使用远程健康来减少的。个体可能会因为耻辱感或害怕直面精神创伤而完全回避护理，而使用移动设备可以让用户处于一个自己感到舒适的干预进程中。当会谈是在用户的智能手机或其他可以支持任何类型人际沟通的移动设备上进行时，个体的社交联系就会增多，其回避行为可能会减少。社会支持的增加是一个广为人知的积极预后指标（Ozer et al.，2003）。设备的时间提醒功能可以提示用户，这可以减少对干预中任务的回避（例如，家庭作业）。预设的信息可以帮助用户克服回避的想法（例如，"你曾经做到过这个，你现在可以再次做到的"），并且患者不会轻易丢掉移动设备，或者不会在需要做任务时不带移动设备。我们也应该注意到，就回避而言，远程健康或许会遇到一些不利于治疗的影响，包括从干预目标（例如，在现实暴露中）上的无端分心（Clough & Casey，2011）。更值得深思的是，手机 app 可能会被一些用户当作可以减少暴露带来的刺激的安全选择，正如患有焦虑障碍的个体可能只愿意在携带药物的时候接触自己害怕的情境。

　　许多针对 PTSD 的干预，让求助者在面对会谈中的任务和会谈间期的作业时感到巨大的压力。使用移动技术可以缓解这其中的一些压力。例如，延长暴露治疗（PE）需要记录会谈，并在会谈间期听会谈的录音。以往经验证明，这要求购买和持有特殊记录设备，以及保存资料。随处可见的智能手机和其他自带记录功能的移动设备可以满足上述要求。比如使用"PE 指导"这款 app 可以减轻用户的压力（Reger et al.，2013）。对会谈的提醒和规定的治疗工具可以保证患者的参与，以此确保典型护理的进行。对于这些可以把信息传递给临床医生的远程健康工具，这些反馈设置可以对护理进行指导。文字的记录可以帮助评估循证治疗是否成功（Lambert，2011），通过移动设备记录的干预报告既可以识别可能会失败的个案，并在结果发生以前采取挽救措施，又能通过查看信息增加对临床治疗结果影响因素的理解。

　　现在，远程健康对创伤相关问题的干预有效性的证据还相对较少。这个领域还非常新，并需要时间来发展技术，但现在有迹象表明远程健康对创伤幸存者的治疗是有保障的（例如，Rizvi et al.，2011）。短信服务倡议已经被证实在行为问题管理上具有有效性，例如对吸烟（Free et al.，2011）、糖尿病（Holtz & Laucker，2012）和抑郁症（Agyapong et al.，2012）的管理。

471 　　与前面提到的 TMH 技术一致，供应商正确地认识到将设备引入临床护理的现实和挑战尚未完全实现。第一个问题是判断患者和护理提供者是否有意愿和兴趣用这些技术来替代传统护理方式。已有证据显示，个体会接受移动技术作为健康护理的支持工具，并认为它们是有帮助效果的。例如，患有 PTSD 的老兵报告了对"PTSD 指导"的高满意度，并且认为这对于掌控并减轻抑郁、PTSD 症状及睡眠问题是非常有效的（Kuhn et al.，2014）。他们同样发现，这可以帮助他们学习有关PTSD 的相关知识，并帮助他们将病情解释给家人和朋友。同样还有证据表明，提供者发现了在护理方面使用 apps 的潜能，并愿意使用它们来支持循证治疗（Kuhn et al.，2014）。例如，训练有素的 PE 治疗师指出，他们相信"PE 指导"app 可以显著地提升护理的效果。并且这并不是很难使用的，且不会改变治疗关系，3/4 的治疗师报告他们会使用这款 app（Kuhn et al.，2014）。

其他形式的 TMH，需要有接触技术的基础。尽管智能手机和其他智能移动设备被越来越多的人所持有（ITU，2014），并且在发达国家被大多数个体所持有（Duggan，2013；Nielsen，2013），但仍有许多人没有接触到它们。手机 apps 通常是为某一特定系统（例如，苹果或安卓）设计的，而不像网络干预可以在不同款的电脑之间使用，这可能会限制手机 apps 的适用范围。另外，独自使用 apps 的效果可能会受到个体的理解力的影响和限制。比如是否能正确地判别所需的工具类型，以及在大量的、良莠不齐的市场中如何选择合适的、科学的软件。网络收集的信息和远程健康信息是敏感的，并且是需要对传递和保存保持一定的保密水平的。

把远程健康 apps 和面对面护理相结合可能会增加额外的挑战。针对临床医生如何在一般情况下使用这些工具，以及在特定情况下使用给定 app 的培训相对较少。当患者可能对了解、使用移动设备感到舒适，并对接受临床护理有较高的动机时，临床医生可能会发现他们使用一个或多个平台是不那么流畅的，可能还会发现干预任务变得更难了。即使是愿意使用的临床医生，可试用性也会构成一个挑战；难以找到一个清晰的 apps 使用说明书来确保它们是适合在临床上使用的也是一个问题。当前可利用的 apps 通常是不相关联的——它们不会将数据传递给临床医生可以访问的任何设备，也无法从中收集数据——这可能会给试图将这些工具精心集成到护理中的临床医生带来困难。最后，在移动设备上的评估是具有不确定性的（即使同样的评估在纸笔测验中是有效的），并且，也不清楚基于评估的目的而使用这些工具是否会造成 app 之间的相互比较。

五、结论和未来发展方向

472

许多患者和我们一样，越来越期待和依赖技术在生活中带来的许多便利。许多产业因此被改变（例如，储蓄、购物），我们对于精神健康护理抱有同样的期待。

伴随着大量的技术的持续发展，利用这些新产品照料受精神创伤影响的人群的承诺也同时在增长。本章阐述了当前可供创伤幸存者使用的平台（囊括了有临床医生和无临床医生的情况），包括每个平台的潜在优势和劣势。和技术本身一样，TMH的潜能是无穷的。科学家和临床医生的责任是探索他们新的选择，同时保证自己是在给患者提供最好的选择，并且以批判的眼光看待这些有效可用的技术有没有影响心理治疗的基础要素。

对于合适的技术平台和干预的选择，是需要满足患者和护理提供者需求的。这是将干预技术引入创伤聚焦实践的重要的第一步。应采取特殊的护理来保证患者的期待和边界没有被在PTSD的护理中引入信息技术而破坏。不到一百年以前，与患者通过电信沟通是完全不可能的，而现在其中的许多已经被整合进实践之中，因此保证沟通安全性和保密性，以及不去增加临床医生和健康护理体系的不必要依赖或负担就变得重要起来。

科技会持续参与并为患者和护理提供者提供、创造机会和可依赖性。从一天疗程中的通话频率和持续时间来看，在TMH中双方并不会认为地理位置是遥远的。GPS已经被用于触发基于位置的应对工具（Gustavson et al.，2011），可放置和可携带的感知器可以提供地理数据来帮助更好地理解当时的生理特征（Morris & Aguilera，2012）。精神健康的科学研究和实践可能会从移动设备或其他技术带来的额外影响中获益。就像躯体健康需要评估多个身体系统一样，精神健康也需要一个类似的渠道，从而可以评估包括心理、环境、行为和社会支持在内的多个系统。需要考虑到的是可接触信息的丰富性，但认真的临床医生会努力工作以保证避免出现任何潜在的破坏隐私的因素或大量的可能干扰TMH的因素，并且在治疗同盟中避免真实或幻想的夸大。

TMH可以显著地提升护理传递过程的有效性。正如之前所提及的，日常结果的收集和信息的使用可以被临床医生视为做决策的依据。目前，关于治疗的决策很少依可视化评估设备所收集的数据。因此TMH在提升以信息为基础的护理的潜力方面是很有保障的。TMH具有发展阶梯治疗传递系统的潜力，这个系统中干预的频率和强度与患者的需求、问题严重程度、偏好（包括进程）是相匹配的。

具备这些能力使得护理提供者可以有效地管理更多的患者，而不需要降低护理的质量。

尽管在将TMH提供给遭受过创伤的人群方面与本章的首要关注点并不是直接相关的，但TMH可以增加护理提供者接触PTSD患者和增强对其进行循证治疗训练的效果。循证治疗在线训练的可获取性正在迅速增加，一些综合的针对PTSD的

473

循证治疗网络课程已经存在，包括 CPT 网站（https：//cpt. musc. edu/）、PE 网站（http：//pe. musc. edu/）和一个情感和人际调节技能训练网站（STAIR；ht-tp：//www. ptsd. va. gov/professional/continuing _ ed/index. asphttp）。

最后，需要强调的重要一点是，创伤相关障碍的国际性负担大多落在缺乏精神健康护理的地区。在这些地区，训练有素的精神健康专业人员非常少，传统的精神健康服务的提供注定会失败（Kazdin & Blase，2011）。随着世界上掌握新技术的人越来越多，TMH 具有的对于无数创伤幸存者的好处也将越来越明显和无可比拟。

第七部分　药物疗法

第 26 章　创伤相关心理障碍的药物治疗

第 26 章 创伤相关心理障碍的药物治疗

Lori L. Davis

Laura J. Van Deventer

Cherry W. Jackson

一、引言

管理核心症状是创伤后应激障碍（PTSD）的治疗目标，包括闯入性思维、情

L. L. Davis, MD（⊠）

Veterans Affairs Medical Center，Research Service，

3701 Loop Road East，Tuscaloosa，AL 35404，USA

e-mail：lori. davis@va. gov

Department of Psychiatry and Behavioral Neurobiology，

University of Alabama，School of Medicine，

Birmingham，AL，USA

L. J. Van Deventer，PharmD，BCPS

BayCare Health System，

Morton Plant North Bay Hospital，

6600 Madison Street，Port Richey，FL 34652，USA

C. W. Jackson，PharmD，BCPP，FASHP

Department of Pharmacy Practice，

Auburn University，

Auburn，AL，USA

Department of Psychiatry and Behavioral Neurobiology，

University of Alabama，

Bimingham，AL，USA

绪麻木、认知歪曲、回避和高度警觉。同时治疗目标还包括提升个体的社会功能。药理学的治疗同样可以帮助稳定精神状态，包括 PTSD 或个体经历创伤事件后常伴有的心境、焦虑、精神性症状和物质使用障碍。在临床治疗的基础上，大约半数的 PTSD 患者在接受 8~12 周足量的精神类药物治疗后能体会到30%~60%的症状改善。长程治疗以完全缓解症状为目标，但是一部分 PTSD 的治疗效果是不明显的。在症状无法减轻的个案中，在精神共病、症状反复、功能性和生活质量等方面可以通过结合精神类药物的治疗来提升改善。这一章讨论了应用于 PTSD 的药物治疗；并且这些治疗原理可以应用于与创伤相关精神障碍有关的抑郁症、焦虑症和睡眠问题的治疗。

怎样将药物治疗纳入治疗方案之中呢？治疗方案要求推荐的药物具备已发表的证据，证明药物的功效比安慰剂或其他比较对象更好。对于任何躯体或精神障碍，都需要昂贵的、大型的随机对照试验来提供有效性证据，以及达到美国食品药品监督管理局（FDA）的许可要求，这些试验通常由制药公司进行。因此，这个产业的利润会影响哪些药物得到研发和 FDA 的许可，而这反过来又会影响治疗中使用药物的指南。例如，在适用于 FDA 患者的药物发展过程中，在 20 世纪 80 年代几家公司具有极高的研发热情。这留下了大量的关于选择性 5-羟色胺再摄取抑制剂（SSRI）和 5-羟色胺去甲肾上腺素再摄取抑制剂（SNRI）的再摄取和抑制效果的随机对照试验，随后舍曲林和帕罗西汀获得了 FDA 的许可。但从那以后，制药产业在研发治疗 PTSD 的药物方面不那么顺利，FDA 没有再颁发治疗 PTSD 的药物许可。显然，像哌唑嗪等一般药物并不会促使制药公司对其投入研发力量。在过去的十年里，美国退伍军人事务部（VA）和美国国防部（DoD）对 PTSD 的药物治疗研究投入了更多力量，这为很多药物的有效性提供了证据，比如哌唑嗪现在被当作可用于治疗的药物。这些经 FDA 认证的可用于其他精神类适用症的药物，也被认为应该"去标签化"并在对 PTSD 的治疗中进行使用。

在药理学中对于药物的反应和症状缓解的研究应当被注意到，因为它能给临床医生提供更好的对药物治疗的潜能的理解。尽管定义各有不同，但"药物反应"通常被定义为个体使用药物后，其 PTSD 的量表得分比用药初期降低 30%以上。但是，在严格的基线研究中，一些患者可能在接受了 8~12 周的治疗之后，虽然达到药物反应的定义但仍然还有一定程度的症状残留。在已发表的研究中很少提及"症状缓解"或"康复"；但是当有所提及时，判断 PTSD 的信息中又通常缺乏达到阈限值的评分。大多数抗抑郁药物的使用效果中，可以完全康复的患者少于 30%，药物反应水平则很少达到 60%。

二、抗抑郁药是治疗 PTSD 的一线药物

抗抑郁药物除了用来治疗 PTSD 的主要症状以外，对治疗抑郁症和焦虑症也同样有效。SSRIs 被多数治疗指南认为是治疗 PTSD 最有效的药物。不过，讨论到其他抗抑郁药物同样可以有效地治疗 PTSD。帕罗西汀和舍曲林是 FDA 批准用于治疗 PTSD 仅有的两种药物。这两种药物都获准用于急性应激障碍的治疗，舍曲林同时还获准用于 PTSD 的长程治疗。总的来说，帕罗西汀对治疗 PTSD 的三种主要症状都是有效的。而舍曲林对治疗回避、情绪麻木和高度警觉的症状群是有效的，对重现创伤体验的症状也有所改善。抗抑郁药物的使用应该从小剂量开始，用药量随着治疗过程的推进和耐药性的提升而增加。总的来讲，PTSD 症状对于药物治疗的反应是比较缓慢的。用药剂量达到足量以后，患者应该在 6～12 周内维持该用量来确保药物的反应。在后续的临床治疗中，应该询问患者的 PTSD 症状以及其他症状，包括失眠、易激惹、精神病性和自杀倾向。

1. 5-羟色胺再摄取抑制剂（SSRIs）

帕罗西汀的治疗效果在两个关键的研究中有所呈现（Marshall et al.，2001；Tucker et al.，2001）。帕罗西汀在改善 PTSD 的三个症状群方面是有效的，对于男女而言均是如此，并且这一结果在平民和战争相关的创伤上也没有发生改变。每天 20mg 和 40mg 剂量的帕罗西汀是可以接受并且有效的。与安慰剂相比，服用帕罗西汀的群体所达到的药物反应和症状缓解是显著更好的。

同样的结果也出现在两个关键研究中，超过半数的研究参与者的结果验证了舍曲林与安慰剂相比对于减轻 PTSD 症状是显著更有效的；但是，这些研究的取样群体都是普通女性（Brady et al.，2000；Davidson et al.，2001b）。两个研究显示出药物对于回避、情绪麻木和高度警觉症状的显著缓解效果，但对闪回症状的影响却是不一致的。同时，两个设计相似的大样本研究没有发现舍曲林比安慰剂更具优势［一个是未发表的、以大量受到身体伤害和性侵犯的女性 PTSD 患者为主的研究（Pfizer Pharmaceuticals，written communication），一个是以美国老兵 PTSD 患者为主的研究（Friedman et al.，2007）］。一个样本量小一些的以老兵为被试的研究提供了舍曲林对 PTSD 具备积极影响的证据（Panahi et al.，2011）。其他 SSRI 类抗抑郁剂，像氟西汀（van der Kolk et al.，1994；Connor et al.，1999；Martenyi et al.，2007）和西酞普兰（Tucker et al.，2003），在治疗 PTSD 上具备一些有效性，尽管研究的结果是不一致的。

这些研究（Zohar et al.，2002）显示，SSRIs 对 PTSD 患者的临床治疗不是一贯有效的。在对研究证据进行分析时，医学研究所（IOM，2008）认为临床试验证据足以证明 SSRIs 对 PTSD 治疗的有效性，尽管委员会中有一个成员持不同观点，认为 SSRIs 是可以在非军人群体中使用的，尽管其效果并不是显著的。包括了男性老兵的 PTSD 患者使用 SSRIs 的效果是不显著的。抛开争论，仍有一些发表的 PTSD 治疗研究的结果支持 SSRI 抗抑郁药物的治疗有效性（VA/DoD，2004；APA，2004；NICE，2005；Forbes et al.，2010）。另外，SSRIs 是可以广泛应用于 PTSD 患者的，并且可以改善 PTSD 患者可能出现的状况，例如重性抑郁、焦虑和惊恐发作。

（1）SSRIs 的维持治疗

在一些具有代表性的长程治疗研究中，舍曲林和氟西汀对于维持对 PTSD 症状的治疗效果比安慰剂更好。舍曲林药物研究中的大多数被试是遭受过躯体损伤或性侵犯的女性。接受舍曲林治疗的患者在 PTSD 症状复发率上有显著减少，治疗效果更少反复，PTSD 症状加重的情况更少出现（Davidson et al.，2001a）。与使用安慰剂的患者相比，使用氟西汀的患有 PTSD 的老兵表现出更少的病情反复和更好的症状改善（Martenyi & Soldatenkova，2006；Martenyi et al.，2002）。总而言之，使用 SSRIs 的长程治疗可以防止 PTSD 的恶化和复发，同时还可以在长程治疗中起到改善症状的作用。还有残留症状的患者应该在达到药物治疗效果之后继续接受至少一年的治疗。如果患者在一年后还存在 PTSD 的症状，则治疗还应继续（International Psychopharmacology Algorithm Project：Post-Traumatic Stress Disorder，2005）。任何情况下的治疗中断应该考虑到患者当下的紧张程度、对药物的应答状况和治疗的不良反应。药物治疗的中断应该缓慢进行，至少历时一个月以减少复发的风险。

（2）SSRI 与行为治疗的结合和比较

对 PTSD 的患者的治疗，通常采用某种 SSRI 和某种行为治疗相结合的方式。但是只有少数研究致力于此。在已有研究中，研究结果是不统一的，并且由于样本量太小，其有效性较弱（Simon et al.，2008；van der Kolk，2007）。结合行为治疗后所带来的疗效与单纯的药物治疗相比是更加持久的。少量的研究聚焦于同时患有 PTSD 和酒精依赖的个体。舍曲林与安慰剂相比在降低 PTSD 得分上表现更好，但在统计上差异不显著（Brady et al.，2005）。所有患者每周接受一次针对酒精依赖的认知行为治疗。轻度酒精依赖患者在研究期间确实减少了他们的饮酒量，然而，重度酒精依赖患者却增加了饮酒量。在结合了药物和行为治疗的治疗中，需要通过更多的研究来比较单独使用药物治疗和行为治疗及两者结合的效果。

2. 5-羟色胺去甲肾上腺素再摄取抑制剂（SNRIs）

在 SNRI 类药物中，文拉法辛在治疗 PTSD 中是有效的，特别是在减少再体验症状和回避症状方面，并对 PTSD 症状有缓解作用（Davidson et al.，2006a，b）。它同样可以改善与 PTSD 相关的情绪问题。文拉法辛对于改善精神病性症状在最初两周效果很显著，包括抑郁、易激惹和闯入性思维。在之后在第 6～8 周的治疗中，文拉法辛对兴趣减低、感觉隔离、情感受限、感觉没有未来、注意力减退、过度警觉、易激惹和回避行为等症状有显著改善。但治疗效果未覆盖到睡眠中断，对活动、场所或人的回避，难以回忆创伤相关信息和失眠等方面（Stein et al.，2009）。这些临床结果表明，患者的精神病性反应和抑郁可以较快得到改善。而情绪麻木和高度警觉症状需要更多时间来改善，近半数的患者在接受氟西汀治疗 6 个月后达到康复水平。氟西汀的剂量在开始时应该为 37.5mg 一天，之后在可接受的程度内增加到每天 225mg，至多每天 300mg。另一项研究的结果表明，更高水平的治疗前复原力通常与对氟西汀的积极治疗反应和缓解有关（Davidson et al.，2012）。氟西汀对恢复力的提升可以用一个四因素量表来评估，这四个因素为耐久性、依从性、社会支持和充满意义的世界观（Davidson et al.，2008）。这些研究分析并没有在氟西汀的使用效果中发现性别差异，但创伤类型的不同可能会造成治疗效果的差异（Rothbaum et al.，2008a）。另一个有关 SNRI 的研究发现，度洛西汀的治疗效果是积极的（Walderhaug et al.，2010；Villarreal et al.，2010）。但是，安慰剂对照试验却尚未得到发表。

3. 其他的抗抑郁药

米氮平是一种 α2-肾上腺素能受体和 5-羟色胺 2 受体阻抗剂，可以增加去甲肾上腺素和 5-羟色胺的分泌。一个关于米氮平的与安慰剂组进行对比的研究证明（Davidson et al.，2003；Bahk et al.，2002），低剂量使用米氮平时其镇静的作用可以用来治疗与 PTSD 相关的失眠症。然而，高剂量使用米氮平时，对去甲肾上腺素和 5-羟色胺的影响更为明显。性功能方面的影响相比 SSRIs 是更低的，但是会更加容易促进食欲从而造成体重增加。

奈法唑酮是一种中枢突触前膜 α1-肾上腺素能受体和 5-羟色胺 2 受体阻抗剂，可以适当地抑制 5-羟色胺和去甲肾上腺素的再摄取。如果不是 FDA 的黑盒子警告中涉及的关于极少数的肝脏衰竭（1∶300 000）的个案的话，研究者或许会对治疗 PTSD 时使用的奈法唑酮的研究投入更多兴趣，尤其在已经取得了积极的研究结果的情况下（Hidalgo et al.，1999；Davis et al.，2004）。但是，两项未发表的、由企业赞助的奈法唑酮的安慰剂对照试验并不支持这些早期发现。两项随机双盲的研究比较了奈法唑酮和舍曲林的治疗效果，虽然结果并没有出现组间差异，但样本量很小，不足以支撑起一个主动比较试验（Saygin et al.，2002；McRae et al.，2004）。类似地，抗抑郁的奈法唑酮在针对越战老兵的开放试验中被证明可以改善睡眠质量和 PTSD 症状（Hertzberg et al.，1996）。奈法唑酮和曲唑酮具备镇静的作用，可以帮助改善与 PTSD 相关的失眠。

安非他酮是一种独特的抗抑郁药物，可以增加去甲肾上腺素和多巴胺的分泌。一些小样本的研究证明安非拉酮有助于缓解抑郁症状，但是对于治疗 PTSD 的效果并不稳定，特别是与安慰剂组相比（Canive et al.，1998；Becker et al.，2007；Davis et al.，1999；Herzberg et al.，2001）。

三环抗抑郁药物是带有不良反应的，用药过量有致命的风险。但是，并没有临床证据支持上述看法，医生可以决定让没有过度服药风险并且可以接受一定用量的患者服用三环抗抑郁药物。包含安慰剂组的研究提供了一些支持阿密曲替林（Davidson et al.，1990）、丙咪嗪（Frank et al.，1988；Kosten et al.，1991）和脱甲丙咪嗪（Reist et al.，1989）可用于治疗 PTSD 的证据。一个小型安慰剂对照试验证明，氯丙咪嗪可以减轻 PTSD 患者和强迫症患者的闯入性思维症状和无法摆脱的思想（Chen，1999）。

单胺氧化酶抑制剂（MAOI）在临床使用中，对于 PTSD 的治疗效果是不统一的。关于溴法罗明的研究发现，药物和安慰剂对于治疗 PTSD 的效果并没有显著区别（Baker et al.，1995；Katz et al.，1994）；但是，苯乙肼在另两个研究中被发现其效果与安慰剂是有区别的。在 20 位 PTSD 患者中，接近半数在接受吗氯贝胺治疗后表现出在减轻 PTSD 症状促进缓解方面的有效性（Neal et al.，1997）。使用单胺氧化酶抑制剂的不便利之处在于，患者需要坚持低酪胺的饮食，来防止 5-羟色胺综合征，特别是防止血压上升。

4. 苯二氮卓类药物

苯二氮卓类药物的治疗效果尚未取得一致意见，专家们对于是否该对 PTSD 患者使用苯二氮卓类药物分裂成了两派。尽管苯二氮卓类药物在 PTSD 患者的治疗中经常被用到，但支持这类药物可以治疗 PTSD 的证据仍然不足。到目前为止，只进行过一个随机双盲的研究，该研究对比了阿普唑仑和安慰剂的效果（Braum et al.，1990）。这一研究损耗高，样本量小，并存在其他方法上的限制。尽管在 PTSD 得分上，不同的治疗组之间没有差异，但阿普唑仑对于焦虑水平的得分有显著的降低

作用。由于中枢神经系统中苯二氮卓受体和神经传递质 GABA（γ-氨基丁酸）水平
较低，苯二氮卓类药物可能在理论上对 PTSD 患者表现出一定程度的药理学惰性。右旋佐匹克隆，一种非苯二氮卓类、GABA-A 受体拮抗剂，在一个大样本研究中被证明与安慰剂相比，能够改善患者在 PTSD 症状上的总评分（Pollack et al.，2011）。一个重复的研究证明其结果是有保障的。

在经历创伤事件后短时间内马上使用苯二氮卓类药物的结果是什么？它在医学上是表现为镇静还是麻醉呢？一些动物研究表明，苯二氮卓类药物可能会干扰创伤后症状的消退，并可能会增强恐惧反应的获取。这一现象仅限于急性创伤后阶段中的康复早期，因为此时正在进行自然的症状消退过程。反过来，苯二氮卓类药物可能会减弱巩固记忆的能力，从而干扰创伤事件后恐惧联结的形成（Makkar et al.，2010）。举个例子，咪达唑仑，一种短效的苯二氮卓类药物，被发现在动物模型中会损害恐惧记忆的再巩固（Bustos et al.，2006）。在一项对比在围手术期服用了咪达唑仑的烧伤士兵和那些没服用咪达唑仑的士兵 PTSD 的流行率研究中，研究者发现，在手术进行时使用咪达唑仑与 PTSD 的恶化没有关系，与创伤事件记忆强度的增加也没有关系（McGhee et al.，2009）。

苯二氮卓类药物会降低延长暴露疗法的有效性吗？一些动物研究（但并不是全部）发现，苯二氮卓类药物会干扰消退训练（即对老鼠的实施暴露疗法）。因此，这一领域已经开始关心苯二氮卓类药物干扰延长暴露疗法效果的可能性。尽管仍缺乏前瞻性研究，但苯二氮卓类药物被发现与延长暴露治疗后的较差效果有关（Van Minnen et al.，2002）。然而，一项最近发表的研究重新分析了行为治疗试验的结果，以探究苯二氮卓类药物是否具有减弱暴露疗法反应的作用，结果发现服用苯二氮卓类药物的患者并没有在延长暴露治疗中有更弱的反应（Rosen et al.，2013）。总而言之，尽管有人想要回避使用苯二氮卓类药物，但服用苯二氮卓类药物的患者还是可以从延长暴露治疗中获得更多好处。

苯二氮卓类药物具有好处和坏处，特别是用来治疗 PTSD 患者的时候。苯二氮卓类药物对抑制解除和成瘾患者是禁用的，而这些问题是很多 PTSD 患者需要面临的。显然，一个酒精成瘾或药物成瘾的人，服用苯二氮卓类药物也有成瘾的危险。这就是为什么苯二氮卓类药物被列于有潜在危险的药品名单中。虽然大多数临床指南建议临床医生避免对 PTSD 患者使用新型的苯二氮卓类药物，但在 2014 年英国精神药理学协会最新推出的治疗指南里一方面提及此类药品对于治疗惊恐发作、广泛性焦虑、社交焦虑（这些是 PTSD 患者的常见伴发症状）是有效的，而另一方面在提及用于治疗非上述障碍患者时指出："尽管长期使用会产生潜在的问题，但当

其他的治疗方法没有效果时，不应阻碍它们在具有持续的、剧烈的、令人痛苦的、具有损害性的焦虑症状的患者上的使用。"（Baldwin et al.，2014，p. 412）如果给PTSD患者开苯二氮卓类药物的处方，应该谨慎并监督随后的反应。

5. 其他药物

（1）抗肾上腺素能制剂

近期最激动人心的发现或许就是哌唑嗪不仅可以有效治疗PTSD相关睡眠困扰（Raskind et al.，2003，2008；Taylor et al.，2007），还可以治疗所有战争相关PTSD症状的完整谱系（Raskind et al.，2013）。哌唑嗪一直被用于治疗高血压、良性的前列腺肥大以及PTSD，并经常与SSRI一起使用。哌唑嗪常用的剂量是早晨2～4mg，睡前7～16mg，女性需要服用更低的剂量。哌唑嗪的耐药性较好，并且对血压的影响小。哌唑嗪不会带来许多不舒服的不良反应，如镇静、性功能障碍、血脂异常、高血糖症、体重增加等。尽管不常见，但其不良反应包括困倦、轻度头痛和体位变化时低血压导致的晕厥。一个关于哌唑嗪的大样本老兵群体研究即将得出研究结果。

（2）非典型性抗精神病药物

大多数关于非典型性抗精神病药物的研究被设计为抗抑郁药物的附加治疗，从而与临床实践保持一致。尽管一些证据在一开始很吸引人（Padala et al.，2006；Bartzokis et al.，2005；Monnelly et al.，2003；Reich et al.，2004），但总体证据表明使用利培酮或奥氮平来减轻PTSD症状仅能获得少量的临床效果（Stein et al.，2002；Butterfield et al.，2001）。两项小型单一位点研究发现，利培酮与安慰剂相比，在减轻与PTSD相关的失眠和妄想症状上更为有效（Rothbaum et al.，2008b；Hamner et al.，2003）。最终，目前最大型的安慰剂对照研究发现，对于至少接受过两次SSRI治疗但仍具有明显症状的患有慢性军队相关PTSD的美国老兵，与安慰剂相比，对他们使用附加的利培酮后，其PTSD症状、抑郁、焦虑或治疗6个月后的生活质量并没有明显改善（Krystal et al.，2011）。利醇酮的缓解率（5%）与安慰剂（4%）相比并没有显著差别，药物反应方面也没有显著差别。利培酮与PTSD的闯入和高唤起症状的减轻有显著相关，但是并不包括回避/麻木症状集。不管怎样，这些差别并没有被人认为具有临床意义。与安慰剂相比，不利事件在利培酮组更加常见，包括体重增加、疲倦、嗜睡、唾液分泌过多等。鉴于这类药物在治疗效果的维持方面仍有欠缺，研究对象主要是与军队环境相关的PTSD患者且以男性为主，因此还需要具有更多分组的研究来证明药效。在即将发表的安慰剂对照研究中，其他种类的抗精神病药物，例如喹硫平，具有更积极的结果。

487

非典型性抗精神病药物同样可以用来治疗 PTSD 的精神病性症状（Hamner et al.，2003）或者没有接受充分 SSRIs 或心境稳定剂治疗的 PTSD 患者抑郁或双相障碍的心境症状。PTSD 患者或许对抗精神病药物的不良反应更加敏感，所以从低剂量开始使用并在患者可接受的范围内逐步增加是很重要的。由于存在代谢障碍，例如糖尿病的风险，患者的体重和腰围应该接受有规律的测量，其新陈代谢方面的数据也应该至少每年被评估一次。

（3）抗惊厥剂

抗惊厥剂的临床使用中，采取的是与抗精神病药物不同的方式：单独使用而非作为附加治疗使用。安慰剂对照试验并没有证明丙戊酸钠（Davis et al.，2008）或噻加宾（Davidson et al.，2007）在治疗 PTSD 中的好处。一个针对非常小的样本的安慰剂对照研究发现拉莫三嗪的治疗效果优于安慰剂（Hertzberg et al.，1999），但还需要更大规模的研究来验证这一结果。尽管现有的元分析（Jonas et al.，2013；Watts et al.，2013）发现，托吡酯可以有效地治疗 PTSD，但在下定论之前，仍需要大样本安慰剂对照研究。鉴于没有证据证明可以使用抗惊厥剂作为治疗 PTSD 的单独疗法，仅有的证据是来自对具有双相障碍的 PTSD 患者的研究。

（4）研究下的治疗

临床试验将神经递质作为 PTSD 的病理生理学靶点，包括肾上腺皮质激素、促肾上腺皮质激素释放素、育亨宾、β-受体阻滞剂、谷氨酸盐、神经甾体、神经激肽受体阻抗剂、后叶催产素、阿片剂、内源性大麻素、亚甲蓝、亚甲二氧基甲基安非他命、米非司酮和西罗莫司。个案报告发现在治疗中辅助使用丁螺环酮、赛庚啶、可乐定具有好处。但是这些结果都没有达到研究要求的显著性水平。

三、PTSD 治疗指南综述

到目前为止至少有六个区发表的 PTSD 治疗指南，它们分别来自退伍军人事务部/国防部、美国精神病学会（APA）、国家临床优化研究所（NICE）、国际创伤应激研究会（ISTSS）、国际精神病理学运行计划——创伤后应激障碍、哈佛南岸计划。每个指南均有不同的方法去评估治疗的推荐度，这都是基于支持或反驳特定治疗的已有证据。

六个 PTSD 治疗指南中的五个指南都推荐使用 SSRI 作为治疗的首要选择，其有效证据也非常充分。哌唑嗪也被推荐作为单药或辅助药物用于治疗与创伤相关的噩梦。然而，一项最近的安慰剂对照研究证明了哌唑嗪治疗 PTSD 的有效性，这为前人研究增加了证据。通常只有涉及精神病性或双相性的元素时才建议使用抗精神病药物。一致的观点是，苯二氮卓类药物对治疗 PTSD 并无效果。大多数治疗指南并不推荐使用这些药物，尽管一组指南推荐在个人基础上将其作为治疗睡眠和焦虑的辅助药物。安眠药仅被国家临床优化研究所的指南推荐作为暂时使用以及作为辅助治疗使用的药物。与大多数指南不同的是，哈佛南岸计划推荐首先处理睡眠问题并在 SSRI 介入前使用哌唑嗪和曲唑酮。如果存在明显的 PTSD 症状，则用 SSRI 介入进行治疗。如果对一种 SSRI 的治疗反应并不充足，则可以考虑使用另一种 SSRI，或换成 SNRI，或换成米氮平。如果症状仍然存在，应根据特定症状进行治疗。

四、临床应用

针对 PTSD 的治疗首先应该从药物治疗、行为治疗或者二者结合开始，这需要考虑患者的个人偏好、专业的治疗师的可获取性和现有临床和心理社会的状况来选择。然而，当患者被诊断出存在共病的时候，强烈建议使用药物治疗，这些共病障碍如惊恐障碍、精神病性障碍或双相障碍，目标是在治疗 PTSD 的早期就将严重的精神问题控制住。

心理治疗师或行为治疗师在他们的专业领域中应联络一些服务提供者，以便将对治疗阻抗的患者转介到他们那里进行用药评估或干预。这些提供者可以是精神科医生、临床护理医生、临床药剂师或具备精神健康护理经验的护士。如果患者在经历几周的行为治疗或心理治疗之后其症状没有达到稳定的迹象，则治疗师应该建议患者预约药物治疗或药物评估，特别是因为预约治疗可能需要几周或更多时间。和药物提供方的合作应该包括关于需要药物治疗的核心症状的早期沟通，以及作为治疗反应进展的数月一次的后续沟通。

药物治疗的首选通常包括 SSRI，例如舍曲林或帕罗西汀，或 SNRI，例如文拉法辛，以及如果需要的话可以加上额外的睡眠辅助药物，例如曲唑酮或哌唑嗪。应该避免使用苯二氮卓类药物，因为一旦患者对这些药物产生依赖性，戒断就会很难。然而，急性或严重的惊恐发作可能需要短时间地服用苯二氮卓类药物直到 SSRI 治疗和/或行为治疗或心理治疗可以产生效果为止。

通常，抗抑郁药物都是从低剂量开始服用，然后在患者可接受的范围内慢慢增加。需要向患者解释，一些在治疗早期得到缓解的症状并不一定是 PTSD 的核心症

489

状（即闯入性回忆、闪回、噩梦），但一些不容易被意识到的 PTSD 症状会有所缓解，例如易激惹、高唤起、情绪波动。许多 PTSD 患者抱怨说自己的脾气"一点就着"，并认为药物治疗有能力在 2～4 周内促使自己脾气的导火索变得更长。更长的导火索给患者提供了可以评估状况并进行正确选择的空间，而非冲动地做出选择。然而，这仍取决于患者做出正确的选择，此时治疗师可以对其进行行为训练，来巩固治疗效果。

通常，PTSD 患者由于害怕潜在的不良反应（例如镇定或性功能方面的影响）或存在有关服用精神类药物的污名化想法而拒绝服药。为此，治疗师可以对药物治疗进行去污名化并提供有关治疗效果的保证。许多患者通过获取更高剂量的咖啡因来应对缺少睡眠的一天。良好的睡眠卫生习惯是很重要的。患者由于不断发展的回避行为养成了久坐的生活方式。另外，许多患者可能会吃高糖高热量的食物。所有这些导致了失眠、抑郁和焦虑。总而言之，治疗师应该鼓励基本要求，例如突出服药、好的睡眠卫生习惯、常规的锻炼、健康饮食的重要性。当然，精神健康提供者应该提醒可能怀孕的女性在服药期间采取充足的避孕措施，以避免生育缺陷。

尽管进行了第一线的治疗，但 PTSD 症状往往持续超过 12 周，同时临床医生也被要求实施下一步的治疗。在药物干预之前，询问依从性和不良反应方面的情况是很重要的，因为低依从性或许是药物未能很好发挥作用的原因。患者可能误以为他们只需在症状发作时服药而不是每天服药。还要对共病情况或应激源进行询问，例如物质滥用、正在持续的创伤（如持续的家庭暴力或在工作中暴露于威胁生命的事件）、诉讼问题（如破产或诉讼），还有自杀风险、精神应激源或失业问题，这些问题可能影响临床治疗管理并要求额外的支持系统。

并没有研究提供对第一步 SSRI 治疗或行为治疗没有显著反应的 PTSD 患者的第二步治疗指导。换句话说，还未有人直接研究过在第二步治疗中更换治疗方法或延长治疗的效果。如果 PTSD 症状需要额外的治疗，从 SSRI 治疗换到 SNRI 治疗，例如文拉法辛是有保障的。作为一种选择，如果患者没有接受过哌唑嗪的治疗，这种治疗就可以成为下一步治疗的候选方案。米氮平或曲唑酮可以被考虑用于治疗 PTSD，它们通过增强镇定来帮助睡眠。最后，如果患者未接受过循证的行为治疗（本书第三部分），他应该尽可能找到这种治疗方式。

490

一旦药物被认为是无效的，则逐渐减少或中断药物使用是十分重要的，这样，一旦可能，药物用量就可以控制在最低剂量。也要意识到一些药物的不良反应可以造成类似焦虑或 PTSD 的症状，例如注意力下降、易激惹、激动不安和疲倦。因此，减少或中断药物使用有时可以减轻令人讨厌的精神病性症状。

五、总结

总而言之，SSRI 和 SNRI 抗抑郁药物仍然是治疗 PTSD 的主要选择。然而，当发现大多数 PTSD 患者的症状没有减轻时，临床医生不应该太吃惊。下一步的治疗该如何进行是普遍的难题。哌唑嗪作为抗抑郁剂的附属药物，是疗效有保障的低风险选择，即便是对于无法承受 SSRI 和 SNRI 的不良反应而只使用单一疗法的患者，也同样有效且风险低。抗精神病药物和抗惊厥剂，在治疗 PTSD 上也是存在质疑的，尤其是考虑到其不良反应。然而，与精神病性障碍共病时，强烈的冲动和频繁的情绪波动可能使得临床医生不得不使用这些药物。苯二氮卓类药物应该控制使用，特别是如果患者真的有物质使用障碍史的话。

PTSD 已被证明具有一系列症状，这使得它成为一种混合而复杂的疾病，从而为选择治疗方法增加了挑战。遗传学研究的进展或许可以为患者提供最适合的治疗方案。很明显，需要更多的研究来评估新药物，将其与安慰剂以及已有的药物对比，评估药物和行为治疗相结合的效果，并且找出更好、更富个性化的针对 PTSD 的治疗方法。当有效的治疗具备了证据支持时，问题将变成对有效治疗的依从性。培养良好稳定的治疗关系可以增加治疗的依从性。保证以患者为中心并且纳入家庭支持系统同样可以提升 PTSD 的整体治疗效果。

第八部分　结论

第 27 章　如何对症下药？

第 27 章　如何对症下药？

Marylène Cloitre

Richard A. Bryant

Ulrich Schnyder

一、概览

　　很高兴有这样一本书，它在各个章节中为我们丰富翔实地呈现了整个创伤相关障碍领域中的各种治疗方案。这样的话，读者就可以根据患者的类型或者他们感兴趣的治疗方法去选择相应的章节进行阅读，并且能够获得关于特定问题的必需信息。虽然可能有读者认为有些章节描述的议题，看起来与他们的日常实践似乎并没

M. Cloitre（✉）

Division of Dissemination and Training，National Center for PTSD，Menlo Park，CA，USA

Department of Psychiatry and Child and Adolescent Psychiatry，

New York University Langone Medical Center，New York，NY，USA

e-mail：marylene. cloitre@nyumc. org

R. A. Bryant

School of Psychology，University of New South Wales，Sydney，NSW，Australia

e-mail：r. bryant@unsw. edu. au

U. Schnyder

Department of Psychiatry and Psychotherapy，University Hospital Zurich，

Zurich，Switzerland

e-mail：ulrich. schnyder@access. uzh. ch

有直接联系，但本书的这种安排形式往往也是有所裨益的，因为这些章节的集中展现，可以对我们针对不同类型的患者的治疗工作有所启发，并加强我们的治疗能力。因此，在本章中，我们将不仅综述和总结各种治疗方法的共性（见第 1 章），同时也考察各种治疗之间的差异性，并提出一个更大的问题：怎样才能最好地为患者匹配合适的治疗。有个成语叫"对症下药"，于是也对治疗师提出了这样一个问题：对特定的患者群体来说，什么样的干预被证实是有效的？这个问题与临床医生和患者直接相关，同时也牵连着临床管理机构、保险公司以及政策的制定者。

500
这本书的组织结构反映出了为不同类型的患者匹配相应的治疗方法这一基本假设。各种治疗方法通过敏锐和复杂的组织结构呈现出来。本书分别针对下面的几种人群呈现了相应的治疗方案：那些在急性事件后会有严重的应激反应的人（ICD-10，急性应激反应；DSM-5，急性应激障碍）、那些会发展出持续性的反应（PTSD）的人或更复杂的创伤反应形式和创伤反应变化（复杂性 PTSD、延长哀伤障碍）的人。于是，本书同时罗列了 DSM-5 和 ICD-10 / ICD-11 中关于各种疾病的诊断依据；同时，重要的一点是，考虑到创伤相关障碍可能会共病边缘型人格障碍和慢性疼痛，所以我们对创伤相关障碍的诊断做了延伸。

要想满足治疗方法与患者相匹配的要求，在治疗时仅仅考虑症状的敏锐性与复杂性是不够的，还要考虑更多的情况。[①] 在选择具体的干预措施时，年龄便是一个重要的考虑因素。如果针对儿童进行工作，设计治疗方案时应该考虑到他们的认知、情绪以及社会性发展需求，同时要敏锐地觉察到儿童成长的第一个十年里其快速变化和发展的轨迹。对年长者来说，应该考虑到他们的健康状态、记忆和认知能力都在慢慢衰退，同时也要对发生在特定年龄段的生活事件进行认知重构，比如朋友和亲人不可避免的死亡并且可能随之而来的孤独感以及生命意义和自我认识的丧失。

在本章中，我们首先就创伤治疗中的关键元素，来简要地讨论患者-治疗的匹配问题，这些元素似乎已经得到了广泛的共识，特别是治疗联盟以及对创伤经历的回顾和分析。不过，即使这样，如何优化这些元素以便给每个患者都能提供最大的获益，仍然是一个遗留未解的难题。我们将对患者的特点予以讨论，个体化历来都被认为是患者-治疗的匹配中必不可少的元素。迄今为止，已有的有关创伤的研究很少能够就如何使治疗最优化来给出合适的方案。就此，我们为未来的研究方向提供了一些思路。最后，我们就患者-治疗的匹配问题——以往很少能有一致的意

---

① 即除了症状本身之外，还应该考虑到其他因素。——译者注

见——提出了一些思考。其中包括：使用多成分治疗（multicomponent therapies）；将不同类型的干预措施与创伤聚焦治疗相结合，例如应对技能训练、情绪调节和稳定策略；讨论干预措施实施是应该按顺序进行还是应该同步进行。

一、共同因素

501

1. 治疗联盟

尽管在治疗的章节中很少明确地提到治疗联盟的问题，但无论是在案例展示中还是在患者与治疗师之间的互动中，都存在着一种积极的治疗联盟。它体现了治疗师对患者的经历的接纳和理解，其治疗的框架建立在患者的经验背景之下，同时也是一种来自治疗师的温暖和友善。研究表明，对各种类型的治疗方法和各种各样的患者的心理治疗效果而言，治疗联盟都是最一致的预测指标（Horvath & Symonds，1991；Martin et al.，2000）。通常，治疗联盟的定义包括多个方面：患者感受到的来自治疗师的理解和喜欢、治疗目标上所达成的一致，以及实现治疗目标所需要的任务或方式上达成的一致。

2. 患者与治疗师的匹配

要想使患者与治疗师相匹配，就需要考虑他们的族群和文化特点的匹配情况。一些研究已经发现，即使影响治疗效果的因素变化无常，但文化、族群和性别的匹配能够提高治疗的参与度。元分析研究一致表明，如果具有相同的族群背景，那么患者就会有比较强的治疗偏好，对治疗师也会有比较正面的评价，尤其在少数族群中，这一现象会更明显（Cabral & Smith，2011）。然而，这种匹配给治疗结果带来的好处经常充满变数——这种变数很大，以至于最近的一项元分析研究发现，患者-治疗师的匹配对治疗结果的影响几乎为零（ES＝0.09）（Cabral & Smith，2011）。

在族群和文化上相匹配可能只是一个表面现象，在它的背后可能还潜藏着一些因素，它们与治疗结果有直接的关系，比如共同的世界观、价值观以及心灵的或宗教的信仰。事实上，如果没有共同的价值观，匹配的好处可能就会消失，并且它还可能导致更多的敌意和防卫。治疗的收益可能取决于初始症状的严重程度以及感兴趣的结果。例如，在一个有关 PTSD/SUD 患者的临床研究中，族群/文化匹配会使那些初始症状较严重的个体获得更好的治疗效果，但是对物质滥用的治疗来说几乎没有什么作用（Ruglass et al.，2014）。另外的因素可能包括患者的人际交往技能、治疗的决心，以及调节治疗关系和为治疗而努力的整体应变能力。例如，研究发现美国黑人会比美国白人更少地受到患者-治疗匹配的影响，相应的解释是相对于白人来说，美国黑人早已适应了在他们的族群/文化群体之外去工作和生活（Ruglass et al.，2014）。

总之，族群/文化相匹配在促进治疗参与度以及治疗联盟的早期阶段中是有益的。然而，这种益处会受到一些背景因素的强烈影响，比如治疗师和患者是否持有共同的价值观、患者问题的严重程度和性质，以及某些族群/文化群体之间关系的背后的历史。治疗师需要发展多元文化的能力（例如，理解不同的世界观），同时避免任何一个个体都会持有其族群/文化的信仰这一假设。治疗师需要充分了解他们当地的族群/文化背景，同时也要明白，实际上，族群之间的紧张关系和差异都是动态的，这些会随着时间和地域而发生变化。

3. 治疗师的特征

这将是种有趣的推测，即一个治疗师身上是否存在某些气质特征可能会或多或少地吸引患者：安静的治疗师对更健谈的人，身体躁动不安的对比较内敛和克制的，指令式的对开放式的。尤其在创伤治疗中，对于治疗师面对创伤暴露时所做出的反应和行为（如悲伤、愤怒、厌恶、尴尬、担心、关于恢复的乐观性），及其在介绍创伤聚焦工作会包含哪些元素时所采用的策略，不同的患者的敏感性可能会有所差别。一些治疗师会迅速而明确地进入对创伤的讨论中，而另一些则会等待来自患者的询问。去询问患者他们喜欢什么样的专业特质与个人特征，这可能是有价值的，也许可以作为一种手段来增大治疗参与度和促进治疗效果。最后，治疗双方在治疗活动和过程中是怎样互动的，这是值得思考的。例如，一位活跃的治疗师不断地给予行为上的干预示范，可能对患者技能训练效果更有利，然而一位关注于与患者的情绪状态相协调的更加包容的、反应性的（与积极主动性的相区别）治疗师也许在想象暴露期间会取得更好的治疗效果。治疗师可以随着治疗任务的改变而灵活地改变自己的行为和情绪表达能力，这是治疗中一种重要的技巧。迄今为止，很少有研究或资料表明治疗师的特征、态度和行为会对患者与治疗效果产生怎样的影响。

许多治疗师把重点放在帮助患者重新控制自己过度的情绪化反应（如闪回）上，并鼓励他们掌控自己的生活。在治疗刚开始时的心理教育中，大多数创伤事件的核心要素之一就是极度不愉快的失控感（在许多情况下——但并非所有情形——主要是突然的和意外的情况）。他们还认为，PTSD的典型症状，尤其是再体验和过度唤起症状，同样可以被看作控制感丧失的一种表现。因此，他们认为，重获控制感是创伤治疗的主要目标之一。有力的实验证据表明，当人有控制感时调节痛苦的能力能够增强（Bryant et al.，2014）。同样，从临床方面来讲，治疗师也有充足的理由去帮助他们的患者提高控制感：当患者已重新控制了他们的记忆，以至于他们可以随意地在任何时候都可以决定是否要回到创伤经历发生时的想象中去的时候，这样就已经成功大半了！然而，强调控制感可能会忽略其他重要的治疗目标。帮助患者重新获得控制感的同时，也要让患者知道生活中的许多事情都是我们所无法控制的。生活中的许多事情，坏的或者好的，都只是简单地降临到我们头上。我们生病，我们坠入爱河，我们不能并且有时候也不愿意去做一些事情。与其说让我们的患者去尽量控制生活中的每一件事，不如说我们可能更想帮助他们能够更好地辨别可控性。在这种情况下，对他们而言重要的是，他们要拥有一定程度的控制感，他们应该学会自信和勇敢，并且尽量发挥自己的影响力。但是，在一些超出他们的控制和能力的情况下，他们应该学会足够明智地接受并适应这些情形。

4. 对创伤经历的回顾与分析

相对于没有对创伤事件进行关注并且详细回顾的治疗而言，有效地对创伤事件进行关注并引出它们，能够明显地减轻 PTSD 及其相关症状，这是一个共识。在本书提到的所有干预措施中，创伤事件都会用文字描述出来，有时还会附加使用其他的媒介（图画、字母、物体）。通过想象暴露、认知重评或叙事重构的方式，去明确地关注创伤经历和记忆，这在各种不同的治疗方法中都会被运用到。这些方法的目标是相同的：减少或者解决恐惧、愤怒、羞愧、内疚等情绪困扰，从而对事件形成一致性的理解，并从这些事件中寻找意义。

临床医生可能经常会问及有关创伤治疗的花费时间、强度和间隔方面的问题。但很少有研究可以用来指导临床医生去决定什么才是最好的，或者更具体地，怎样做才是对某一个患者最好的。有些治疗方法涉及对创伤事件详细的和重复的回顾，它们会强调感知细节（如 PE、NET）。而另外一些治疗方法会集中于叙事的发展，强调关注那些被忽视的感受（如 BEPP）或者适应不良的信念（如 CPT），并且不强调重复的回顾。但是还有一些方法会强调自传的发展（NET），以及通过对不同事件的叙述来聚焦于主题（如自我认同）的联结（STAIR 叙事疗法）。

将随机对照试验与创伤聚焦循证治疗做比较的研究非常少，但是它们足以表明不同干预措施之间的结果几乎没有差异（例如，Nijdam et al.，2012；Resick et al.，2002；Rothbaum et al.，2005；Taylor et al.，2003）。然而，这可能是因为患者并不是对所有的干预措施都有同等的兴趣并被激发出了同样的动机水平。这也可能是由于患者没有从所有干预中获得相同的益处。有关药物干预和心理治疗的新近研究都发现，患者确实是有治疗方法的偏好，给患者使用他们所偏好的治疗方法往往会产生好的治疗效果——相对于随机分配的治疗方案来说（Swift & Callahan, 2009）。从临床角度来看，这些数据提示我们，要决定用什么疗法，包括治疗的时间、强度、时长以及治疗过程中一起做出的决定，最好是遵从于患者的偏好来制定。虽然患者的偏好对于疗法的选择和治疗结果的影响的研究仍不充足，但是这方面的研究热度却在持续增长。

三、患者的具体特征

迄今为止，已经至少有 20 个研究把患者的具体特征作为评估 PTSD 治疗效果的预测因子。但是，对所有以往研究进行系统综述就会发现，其治疗结果的一致性非常低（Cloitre, 2011）。对每一个研究而言，它们都确定了一个特定的患者特征可以用来预测治疗效果，但同时也会至少有一个其他研究对此没有任何结论。已经得到评估的特征包括：创伤史（如儿童期虐待）、人口学特征（如年龄和受教育程度）、PTSD 的严重程度、一些同时出现的症状（包括愤怒、焦虑、抑郁和解离、边缘型人格特点、人格障碍），还有像智力、自尊以及对自己和对世界的信念之类的因素。

之所以会出现这些矛盾的研究结果，可能是因为样本量小，以及各研究群体、各干预方法之间存在巨大差异（如住院患者与门诊患者），从而降低了检验出实际差异的效力。更重要的是，统计和概念上对于识别预测因子的方法可能存在缺陷。传统的研究报告会把单独的因素作为治疗效果的预测因子来进行评估，以努力找到灵丹妙药。然而，众所周知的是，在 PTSD 患者中，存在着很大程度上的症状特异性，因此，很有可能有许多潜在的预测因子，这表明寻求某种灵丹妙药的思路将有可能在捕捉临床现象上功亏一篑，因而并不能真正揭示临床的真相。

另一种替代的并且可能有效的方法已经在全科医学中产生了，它一直被用于研究与 PTSD 相类似的疾病，并且允许疾病存在明显的复杂性和特异性（如糖尿病）。传统的统计分析表明，治疗效果可能有多个调节因素，但每一个调节因素的预测力都很低，并且没有哪个预测因子能够足以提供有临床意义的信息。而这种替代的方法可以把那些最有力的预测因子（即某个侧面）结合起来进行统计分析。例如，对冠心病治疗结果预测是在结合了每一个风险因素（如年龄、血压、胆固醇水平、糖尿病、吸烟）的严重程度的基础上计算出来的。在这种模型中，没有哪一个风险因素是核心的，但是每一个都会产生一定的影响，从而导致了一个整体的"结果"

（造成冠心病）。这种方法已经被用在对精神疾病治疗效果的分析之中（例如，Wallace et al.，2013）。对于 PTSD 的治疗，就像冠心病的情况一样，用这种方法可以找到具有调节作用的"侧面"，从而抓住某个患者的关键方面，如历史信息（如创伤史）、症状（如愤怒）、当前的共病情况（如解离性障碍）和那些可以预测结果的行为。

虽然仍处于起步阶段，但值得一提的是，已有初步研究表明治疗反应与 PTSD 患者某些特定的神经生物学特性有关。例如，最近有研究表明，基因剖面的不同可能会造成患者对治疗有不同的反应，这种情况无论在心理治疗（Bryant et al.，2010a；Felmingham et al.，2013）还是在药物治疗（Mushtaq et al.，2012）中都是如此。此外，脑成像研究表明，大脑结构会影响人们对心理治疗的反应（Bryant et al.，2008a），并且在治疗"开工"之前大脑就已经开始起作用了（Bryant et al.，2008b；Falconer et al.，2013）。虽然这项研究工作非常新颖，但它确实强调了：从根本上来说，并不是所有的患者都将对同一种治疗有同等的反应。 *505*

随着匹配问题在全球精神健康领域中越来越受关注，另一个重要方面便是，受教育较少的或者资源匮乏的人们对循证的干预措施能理解到什么程度。世界上大部分遭受创伤影响的人来自低收入和中等收入国家（LMIC），因此，转置干预——在资源丰裕的（通常是西方）国家完成试验，然后在贫穷的地方实施——并不是一项简单的任务。有必要使循证的干预措施与患者的情况相匹配，让患者能够理解并参与到干预中去。例如，对于一个被贫穷所困扰的人来说，他拿出一个小时来进行治疗的动机和行动能力，可能妥协于必须要去工作的需要，这样他才能养活一家人。有时，一个人（可能来自资源丰裕的国家）可能不识字并且受教育程度很低，那么他就可能难以理解那些可以用来识别和纠正无益想法的认知策略。出于这个原因，一些低强度的干预策略正在循证思想的指导下不断发展，以便能够帮助那些被创伤和灾难所影响的人（Forbes et al.，2010）。

还有一个大变化是，同时考虑患者的优势和症状可能会提升治疗效果。临床医生经常会发现，两个患者表现出同样严重程度的 PTSD 和共病情况，但是一个人在治疗中有很好的进展，而另一个却并非如此。患者并非只带着困扰他们的症状去接受治疗，他们还有自己的优势方面，而治疗师们就可以在治疗过程中运用这些优势。虽然这一点是显而易见的，但事实上，这方面还没有被纳入研究和预测模型中去。其他一些可能会提升治疗效果的"候选"因素包括：社会支持、乐观性和"复原力"。或许，能够最好地预测治疗效果的终极因素就是：负性因素（例如，症状的严重程度）与正性因素（例如，社会支持）的相对比例。

四、多成分治疗

就多成分或者多模块治疗的益处而言，存在着一些争论。一些研究者担心，将一些元素引入治疗中，而不是把关注点放到对创伤的干预中去，这是多余的，并且是不必要的，甚至可能是治疗师和患者一同为了避免讨论创伤事件而采取的手段。有人曾提出，短程创伤聚焦疗法并没有在干预中纳入直接的相应练习，但确实提高了患者情绪控制等社会适应和应对的技能。然而，研究者有时会指出，虽然目前的研究有限，但是仍有一些证据表明，对于更复杂的患者（复杂性 PTSD、PTSD 合并各种疾病）而言，更长时、更全面的治疗会产生更好的疗效。此外，有人认为，时间较长的多成分治疗的随机对照试验都是非常昂贵的并且需要耗费大量的时间来完成，因此对这方面的资助和开展都极具挑战性。

然而，发展出能给每个患者带来最佳疗效并以患者为中心的治疗这样"一套适用于所有人的方法"是不可能的。人们也认识到，通过系统地操纵多成分治疗中的每个成分来进行研究，会很耗费时间和金钱。不过，有一个重要的目标便是，针对一个具体的患者制定一个最佳的治疗策略，使它对患者而言既不是"治疗不足"，也不是"治疗过度"。

在过去十年里，使治疗与患者相匹配的问题在儿童和青少年的精神健康研究和服务中一直被当作重点来处理。儿童和青少年治疗的复杂性是由其发展的复杂性导致的。治疗方法必须要与其所处年龄阶段相关的问题（如尿床、物质滥用）相适应。此外，由于青少年的问题经常表现为跨越数个心理问题（如恐惧症、心境问题、行为失调）的混合，所以其诊断相对来说不是特别清晰。最后，要想使治疗有效，家长的参与是必要的，以及老师的参与也常常是必要的，可以说在治疗中成人通常都是不可或缺的搭档。因为患者、家人的卷入程度以及社会的大环境都是复杂的，所以研究设计也在相应不断地发展和完善。由此，有许多源于精神健康领域的研究中的研究设计和治疗策略，已经被用在对复杂性创伤患者的治疗中，他们身上存在多重症状或者共病，对他们来说，多个社会资源的运用可能会带来帮助。

在许多情形下都已证明，多成分治疗要比单成分治疗更加卓越和有效。举个例子，以社区患者作为被试的研究发现，在采用循证的针对某一种主要问题或疾病（如恐惧症）的治疗方案时，如果结合了一些其他治疗方案（并不主要针对研究中的患者的问题）的成分（如抑郁症治疗中的心境促进干预），治疗效果就会非常显著地提升，而且，多种元素的添加要比单一元素更好（Daleiden et al.，2006）。这并不一定意味着临床医生需要使用多种治疗方案来治疗有多重共病的患者,因为这实在是非常低效的,并且还会增加患者与治疗师的负担。针对具体问题,应该采取哪些方案中的干预措施,都已经被验证。这些干预模块都是相对简短和详细的(例如,恐惧相关问题中的分等级暴露、抑郁中的心境促进、不当行为中的差别关注)。模块的选择与使用的时长取决于每周的症状测查,并且在选择时需要患者和治疗师共同商议,这些还需要患者在本周的治疗中进行反馈。这种策略已经被证实要优于完整的治疗方案——不管是单独地或顺序地使用——以及优于社区中通常使用的治疗(Weisz et al.,2012)。这种方法类似于跨诊断的治疗方法,它作为一种治疗工具用来治疗那些临床表现没有达到诊断标准的患者,在这几年里已经赢得了相当大的支持(Barlow et al.,2011)。该研究强调了角色转换在优化治疗结果中的重要作用,以及针对已识别的问题把多种治疗方法整合为一个独立治疗手册的潜在价值。

虽然在创伤领域,并没有一个类似的研究主体,但上述治疗方法的发展策略中有许多都在这本书所呈现的治疗方案中体现了。针对创伤相关障碍的心理干预模块都含有一个创伤聚焦成分(暴露或者认知重评),并把它作为核心的干预。针对更加复杂的患者的治疗方案,则会涉及对患者的一些其他经历的干预。举个例子,深爱伴侣的死亡,可能会引起一个人的身份混乱(如在延长哀伤障碍中出现的),这种情况就可以通过对身份、角色和责任的修正来加以干预。持续的和慢性的创伤,特别是在儿童时期的创伤,常常会导致社会情感能力的受损,因此在治疗中,就可以加入针对解决这些问题的详细技能训练的干预模块(STAIR,第 14 章)。对于经常会出现的痛苦以及随之而产生的并发性疼痛障碍,可以在治疗方案中加入生物反馈和其他降低疼痛的方法来予以处理。在处理有显著的自伤和长期自杀倾向的患者时,针对他们的这些"生活干扰行为"可以采用综合的方法以及传统的创伤聚焦CBT(如 DBT+PE)进行干预。一些新近出现的创伤疗法一直小心翼翼地避免过度拉长治疗的战线,但却恰恰证明了在治疗中加入对目标问题和其他问题的特定干预措施的好处,例如,对在儿童期因受到性虐待而感觉被玷污的成年女性进行的认知重建和意象调整(CRIM)(Jung & Steil,2013)。

这些只是很有限的案例:干预措施是建立在以创伤聚焦(即直接解决创伤)——被用于处理创伤幸存者身上存在的诸多的可以识别出来的问题,并且提高疗效——为核心任务的基础上的。虽然这种方法没有经过检验,但是其他精神健康领域的历史和经验告诉我们:这种做法将是成功的,并且优于单一的治疗方案或是按顺序实施所有可行方法的方案。

五、确定各治疗成分的顺序

有关治疗成分的序列化实施的用途和效力，已经得到研究者的关注，其中更是着重强调了在开展创伤聚焦工作之前，将运用治疗模块作为一种"稳固的"干预措施。许多多成分治疗的目标是通过识别和解决患者身上存在的某些特定的问题，从而来提高其功能水平和生活质量。这一点便与"稳固的"干预措施所具有的"预备性"性质有所不同，因为后者的目标包括了诸如减少个人的自杀和/或情绪反应（如双相障碍的症状、精神病性状或者高基线水平的情绪反应）、加强与治疗师的关系并确保合适的药物使用情况，上述的目标都是旨在消除可能阻碍或干扰暴露疗法最佳运用的情形。最近的研究表明，在开展创伤聚焦工作之前引入诸如促进情绪管理和其他一些技能的训练之后，其治疗效果——有一系列的指标，如 PTSD 症状的减轻、焦虑情况以及情绪管理能力的提升——要优于标准的没有引入技能训练的暴露治疗工作，这一结论无论是在儿童期受虐（Cloitre et al.，2010）还是混合创伤（机动车辆、殴打）人群中（Bryant et al.，2010b）都有体现。这种治疗理念在一些难治性焦虑障碍的例子中同样有效（Keuthen et al.，2010）。

有另外一些研究改变了各成分的顺序，也就是在开展以创伤为焦点的工作之后加入技能训练。一项以越战老兵为被试的随机对照试验研究发现：在创伤聚焦治疗之后加入社会技能训练和情绪管理策略的多成分治疗在降低 PTSD 的效果上与暴露疗法是等同的，但在改善社会功能上却更加优越（Beidel et al.，2011）。有关治疗机理的研究将序列治疗（sequenced treatment）与纯粹的暴露治疗进行比较，以评估在暴露中增加社会和情绪的技能训练是否能在临床上增加明显的好处，但有研究结果对此提出怀疑（参见 Cahill et al.，2004）。Cloitre 和他的同事们（2010）完成了一个类似设计的研究，但是序列的顺序是相反的，即技能训练出现在暴露之前。Beidel 等（2011）和 Cloitre 等（2010）在研究中加入了技能训练，结果在改善人际和社会关系方面并没有任何差异，这表明治疗成分的排序并不是治疗效果的一个重要影响因素。然而，成分的排序确实在减轻 PTSD 症状上是有影响的，技能训练放在创伤聚焦工作之前（Cloitre et al.，2010）的疗效要比反过来安排（Beidel et al.，2011）的疗效更好。虽然我们应该意识到这些结论来自对两个不同研究的比较，但是数据表明治疗序列的排序可能并不重要，重要的可能是考察的目标和患者群体。

至今，仍然存在的问题是在一系列的干预或者模块中怎样最好地开展第一步，以及怎样安排各序列的顺序。对于顺序的研究发现：想要非常有效地减轻所有症状的严重程度并减少所符合的诊断条目的数量，就应该使用一个灵活的方案，而不是一个预先设计好的系列（Weisz et al.，2012）。Chorpita 和他的同事们（2014）描述了一个非常简单的策略：使用标准化的测量，然后根据患者的情况来排列等级，这样来确定最重要的三个问题是什么。确定最严重的问题，然后选择一个合适的干预措施最先去解决它；干预模块的时长是通过每周的症状评估和患者的反馈来决定的。这种患者与治疗方案相匹配的理念已经成功地取得了诸多疗效（Weisz et al.，2012）。

509

六、在相似的治疗方法中进行选择

随着越来越多的循证干预措施的出现，临床医生开始面临这样一个问题：当治疗方法都可行并且在干预措施和疗效上相对类似时，怎样去选择一个治疗方法？治疗方法的功效以及"金标准"疗法的鉴定，都倾向于使用一个单一标准进行评估，即症状的减轻（通常是 PTSD 症状的减轻）。在最开始的工作中，依赖一个单一的疗效指标是一个合理的评价方法。它可以最大化地将目标具体化（即这种治疗方法到底对什么是有益的）。然而，由于多重成分的治疗方法不断出现，并且以同样的方式被运用着，此时临床医生就会面临这样的问题：症状减轻这个参考标准可能不足以提供足够的信息来辨别任务（Schnyder，2005）。

一种方法是考虑治疗会出现哪几种结果，特别是功能性的改善。迄今为止的研究表明，大多数 PTSD 的疗法仍不能有效地解决功能方面的问题。虽然症状严重程度和功能损伤可能是积极关联的，但是这二者仍然不能被混为一谈，所以我们还是要给予区别对待。实际上，大约有三分之一的 PTSD 患者在完成治疗时还存在着明显的功能受损的情况（Bradley et al.，2005）。此外，从患者的角度来看，他们可能对实际的日常功能更有兴趣，而不是症状的严重程度。良好的功能，就像症状严重程度一样，也许可以被设想为就像是在个体能力的连续体上的某一点，它可以使人适应和做好日常中的角色，同时会随着时间而变化。功能与症状的关系很大程度上因人而异（个人的适应能力、社会支持），并且还受个体的一些症状的影响。功能和症状之间的关联因症状不同而有所差异。例如，焦虑症状与功能损伤的联系往往比抑郁症状与功能损伤的联系小（Siminoff et al.，1997）。因此，对创伤患者而言，功能损伤的水平可能没有必要通过对 PTSD 症状严重程度的评估或改变来予以精确的把握。这些结果表明，功能性损伤具有区别于 PTSD 或其他症状的相对自主性，在评估症状之外，功能性损伤的评估也是很重要的。

儿童精神健康的研究曾经历过一个治疗方法的暴发期，并且为创伤领域提供了一些"经验教训"。一项研究检验了 373 个治疗试验，结果发现，虽然将近三分之二的试验证明其中的治疗方法可以有效地减轻相关症状，但是只有 19％的试验显示能够减轻功能性损伤（Becker et al.，2011）。这在很大程度上是因为绝大部分研究并未涉及对功能性的测查。然而，在那些考虑到功能性的研究中，功能性损伤减轻的成功率要低于症状减轻的成功率。此外，某些治疗方法虽然改善了功能性，但在症状的变化上却没有多少帮助。

510

总之，这些数据突出了对症状严重程度和功能性损伤之间对应关系的研究的不足，从而为评估和治疗带来了新的启示。常规评估应该包括对功能性损伤的性质和严重程度的评定，而不仅仅是症状方面。虽然症状减轻常常伴随着功能水平增加，但是元分析表明大多数临床干预并没有产生显著的功能性的改善。当把功能性损伤作为首要治疗目标进行考虑时，包含技能干预（如社会融入）的治疗方案可能有助于使治疗效果最大化。

最后，虽然在选择治疗方法时我们一直在强调把功能性损伤作为一个重要指标，但是在决策时其他的因素也同样可能成为重要指标。这些因素包括患者的参与、治疗完成率和患者的满意度。很少有研究收集过有关多少患者拒绝了合适的治疗方法以及拒绝原因的数据。虽然研究会照常地提供治疗完成率的数据，并且报告患者的满意度，但是在某种程度上，它们并不会提供重要的一点，即如何确定首选的治疗方法。治疗方法在解决症状方面已经越来越成功，把其他因素纳入治疗考虑的时机也随之到来。这是至关重要的一个方面：这不仅仅是为了使患者得到最优化的护理，也是为了使治疗方法能够在以这些因素作为关键点的治疗团体中得以宣传和实施。

七、总结

本章综述了需要考虑的一系列因素，考虑这些因素是为了使患者和治疗相匹配，从而达到最佳的治疗效果。当然，也有必要使治疗师学会去接受患者的价值观和文化，并且在共同工作的过程中，要尊重患者，从患者身上学习一些东西。把患者特点作为疗效的预测因子的传统方法在很大程度上是失败的，所以我们需要新的方法。这需要去确认患者身上所存在的症状给他们带来的累积负担（而不是某一个症状），以及要去发现患者自身有哪些优势可以给治疗带来帮助，并积极地加以运用。此外，了解患者的认知偏好也是重要的一个方面。它包括识别和了解患者最烦恼的问题，以及调整治疗以便使治疗与患者关心的问题和目标保持一致。

　　探讨不同治疗方法结合的益处是很有必要的，并且需要发展出一个循证的策略，用来帮助我们确定干预的顺序以及确定什么时候从一个干预转到另一个干预中去。要意识到很多干预措施都有其独特的标签，从而在一定意义上表明它们是不同的方法，这能帮助我们在一些可能有效的疗法之间做出选择。我们也越来越能认识到，在那些经过实证检验的疗法中，相似性比差异性要多得多。实施一个完整的评估，制定一个问题解决方案，给患者提供一种控制感，激活创伤记忆和促进情绪处理，以及修正无益评价，这些几乎都可以在对创伤人群的心理治疗中观察到。鉴于此，临床医生明白选择合适的治疗策略才是重要的，而不要被困在对各种治疗包（treatment packages）的选择中。之所以各个治疗包之间存在着共性，部分原因是各种常见的心理障碍之间存在着共同的特点（如闯入性记忆、回避、唤起），而这一点便也催生了跨诊断的治疗理念（例如，Barlow et al.，2011）。

511

读者如需参考文献和索引，请登录人大出版社网站搜索本书书名进行下载：www. crup. com. cn。

图书在版编目（CIP）数据

抚平伤痛：创伤性心理障碍治疗指南/（瑞士）乌尔里希·施奈德，（美）玛丽莱纳·克卢瓦特编；王建平等译. —北京：中国人民大学出版社，2019.4
书名原文：Evidence Based Treatments for Trauma-Related Psychological Disorders：A Practical Guide for Clinicians
ISBN 978-7-300-23657-5

Ⅰ.①抚… Ⅱ.①乌… ②玛… ③王… Ⅲ.①精神疗法-指南 Ⅳ.①R749.055-62

中国版本图书馆 CIP 数据核字（2016）第 279511 号

抚平伤痛：创伤性心理障碍治疗指南

［瑞士］乌尔里希·施奈德（Ulrich Schnyder）
［美］玛丽莱纳·克卢瓦特（Marylène Cloitre） 编

王建平　徐　慰　徐佳音　等　译
施琪嘉　审校
Fuping Shangtong

出版发行	中国人民大学出版社			
社　　址	北京中关村大街 31 号		邮政编码	100080
电　　话	010 - 62511242（总编室）		010 - 62511770（出版部）	
	010 - 82501766（邮购部）		010 - 62514148（门市部）	
	010 - 62515195（发行公司）		010 - 62515275（盗版举报）	
网　　址	http://www.crup.com.cn			
	http://www.ttrnet.com（人大教研网）			
经　　销	新华书店			
印　　刷	涿州市星河印刷有限公司			
规　　格	170 mm×240 mm　16 开本		版　　次	2019 年 4 月第 1 版
印　　张	26.75 插页 1		印　　次	2021 年 2 月第 2 次印刷
字　　数	484 000		定　　价	89.00 元